안진아 공중보건

2025

기술직 공무원

보건직
의료기술직
보건연구사
보건진료직
군무원

1

공중보건 총론
역학과 보건통계
질병 관리
환경보건

안진아 2025 기술직 공무원
공중보건

10판 1쇄 2024년 9월 10일

편저자_ 안진아
발행인_ 원석주
발행처_ 하이앤북
주소_ 서울시 영등포구 영등포로 347 베스트타워 11층
고객센터_ 1588 - 6671
팩스_ 02 - 841 - 6897
출판등록_ 2018년 4월 30일 제2018 - 000066호
홈페이지_ gosi.daebanggosi.com
ISBN_ 979-11-6533-488-8(전2권)

정가_ 43,000원

머리말

자신의 미래를 준비하고 꿈을 이루기 위해 공부하는 학생들을 가르친다는 것은 늘 큰 열정을 필요로 하며 더 많은 교수학습을 요구합니다. 공중보건학이라는 학문은 다른 과목보다도 담고 있는 내용이 대단히 광범위하기 때문에 교재집필을 위해 효율적이고 체계적인 방법을 필요로 하였고, 그만큼 긴 시간과 열정을 담아 교재를 집필하였습니다. 본 교재는 공중보건학 시험을 준비하는 학생들이 더 쉽게 이해하고 효율적으로 공부할 수 있도록 내용을 편성하였습니다.

먼저 그동안의 출제 경향을 바탕으로 지속적으로 출제되는 내용에 대해 핵심을 빠르게 학습할 수 있도록 정리하였으며 출제빈도가 낮은 내용 중에서도 출제 가능한 새로운 범위의 내용을 포함하여 수험생이 만점을 목표로 학습할 수 있도록 하였습니다. 총 10편으로 구성되어 있으며 중요도와 출제비중이 높고 내용이 광범위한 chapter를 앞쪽에 배치하여 반복학습을 통해 주요 내용을 더 깊이 있게 학습할 수 있도록 편성하였습니다. 또한 단원별 기출문제와 예상문제를 통해 기본서에서 정리한 내용을 점검하고 온전히 자신의 지식으로 다질 수 있도록 구성하였습니다.

보건학은 매년 새로운 통계자료와 개정되는 법령 및 국가적 보건이슈의 흐름을 파악해야 합니다. 본 교재에서는 이러한 내용을 반영하여 최신의 자료 및 경향을 담고 있습니다.

교재의 한줄 한줄을 채워나가면서 이 교재로 공부하는 모든 학생들에게 도움이 되길 기도했고, 이 교재를 통해 공중보건학을 공부하는 학생들이 모두 자신의 꿈을 더욱 빠르게 이룰 수 있도록 기도했습니다. 부디 그 기도가 수험생 여러분들의 미래에 함께하길 바랍니다.

본 교재가 나올 수 있도록 큰 도움을 주신 하이앤북 출판사와 대방고시 여러분께 깊은 감사를 드립니다. 교재를 집필하는 내내 옆에서 도움과 응원을 준 사랑하는 남편 최재영에게 감사와 사랑의 마음을 전합니다. 막내딸을 늘 지지해주시며 끊임없이 격려해주신 부모님, 며느리를 딸처럼 아껴주시며 이 책이 많은 학생들에게 큰 도움이 되길 매일 기도해주시는 어머님, 아버님께 가슴 깊이 감사드립니다.

교수로서 느끼는 보람과 부담의 크기에 열정과 에너지를 더하여 수험생 여러분께 더욱 좋은 강의로 다가가겠습니다.

저자 안진아

구성과 특징

체계적인 이론 정리

출제경향을 완벽히 반영하여 핵심이론을 좀 더 이해하기 쉽게 정리하였습니다. 편별 핵심 키워드와 함께 장별 학습 길라잡이를 제시하여 반드시 알아두어야 할 이론을 미리 숙지하고 학습에 들어갈 수 있습니다.

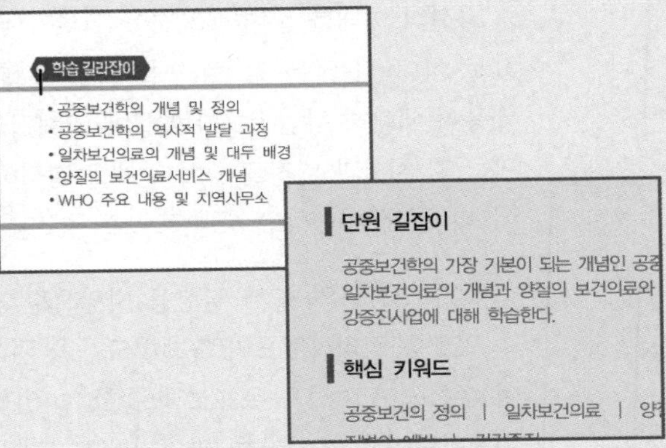

풍부한 부가자료

이론과 관련된 보충자료와 참고자료가 풍부하게 삽입되어 핵심이론만으로 부족한 부분을 보완할 수 있습니다. 여기에 고득점을 위해 알아두어야 할 도표와 그림이 이해를 돕고, 편별로 관련법규를 수록하여 전체적인 이론을 이해한 후 보강학습을 할 수 있습니다.

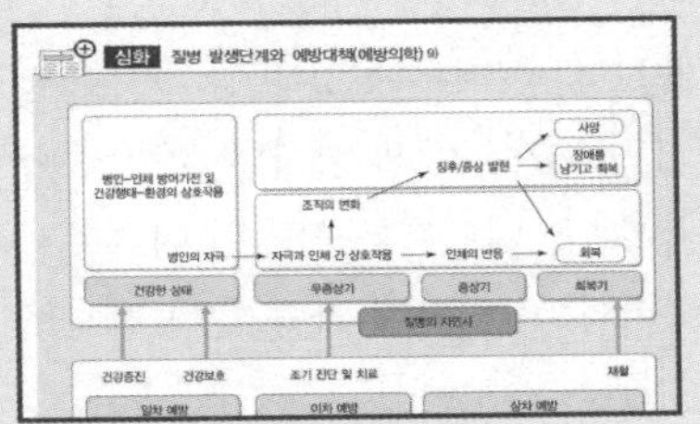

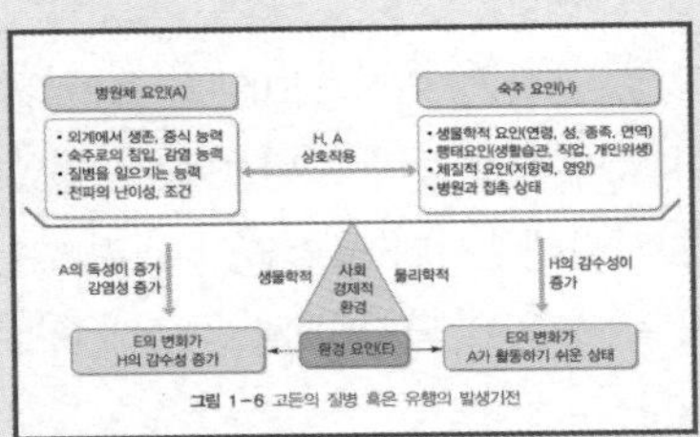

그림 1-6 고든의 질병 혹은 유행의 발생기전

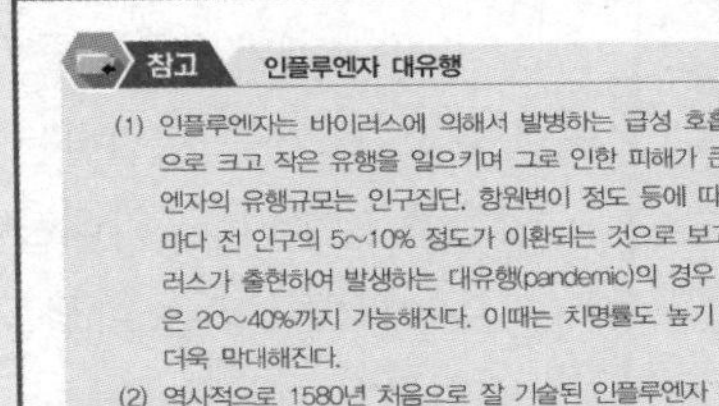

OX QUIZ로 자가진단

학습한 내용을 바로 확인할 수 있는 OX 퀴즈로 시험에 꼭 나오는 핵심이론에 대한 이해도를 점검하고 자가진단을 할 수 있습니다.

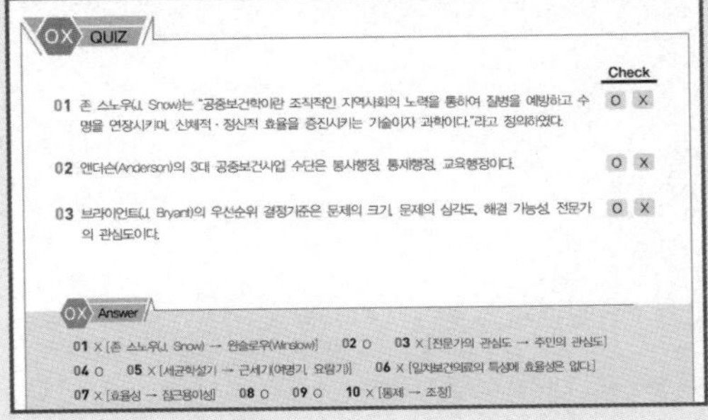

합격예감 기출문제

합격으로 가는 가장 확실한 길은 기출문제를 파악하는 것입니다. 편별 기출문제를 정리하여 실제 시험에서 해당이론이 어떠한 형식으로 출제되는지를 파악하여 더욱 빠르고 완벽하게 시험에 대비할 수 있습니다.

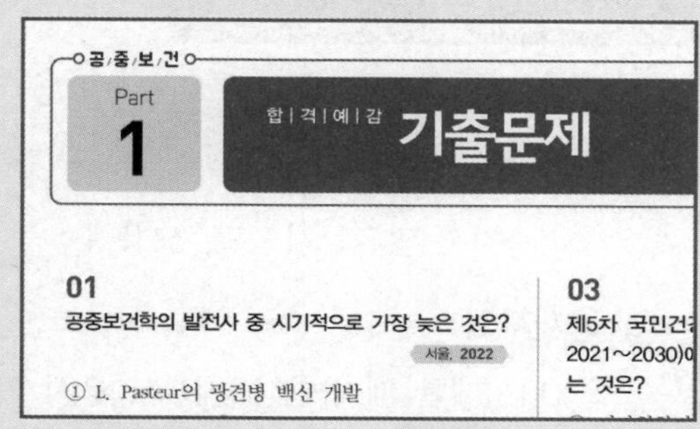

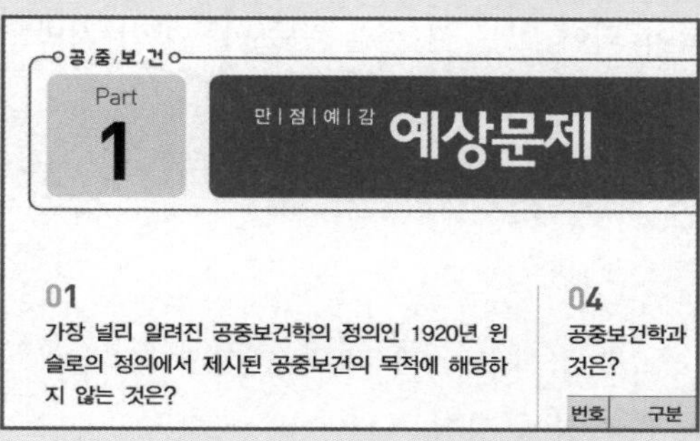

만점예감 예상문제

친절한 해설과 함께 기출문제를 분석·변형한 예상문제를 통하여 더욱 완벽하게 실전에 대비할 수 있습니다. 틀린 문제는 해설과 함께 오답노트로 정리하여 재확인하고 넘어갈 수 있도록 합시다.

기출문제로 최종점검

최신 기출문제 10회분을 수록하여 최근 공무원 시험의 경향을 파악하고 시험 전 최종점검을 할 수 있습니다. 실제 시험과 같은 환경에서 기출문제를 풀어본 후 친절한 해설과 함께 부족한 부분을 꼼꼼히 보완한다면 최종 합격에 한 걸음 더 다가갈 수 있을 것입니다.

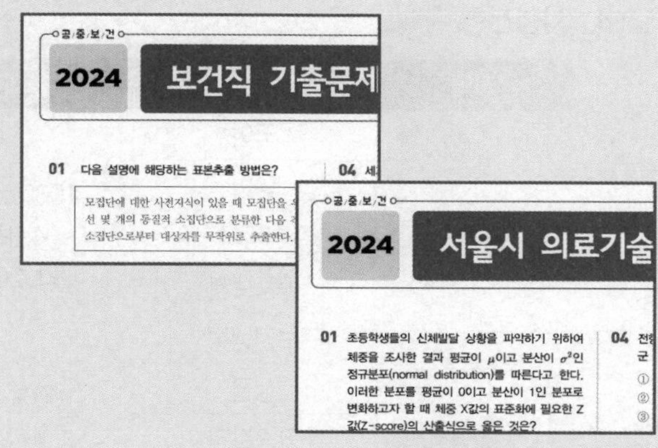

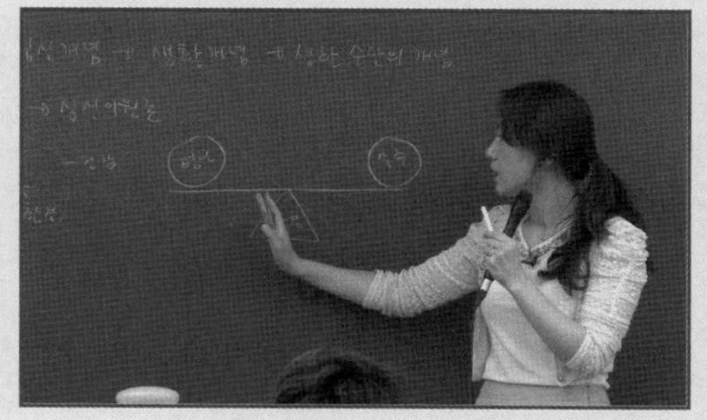

동영상 강의로 합격 플러스

개념과 실전을 동시에 준비하는 이해중심의 강의로 합격의 가능성을 높이세요. 머리에 쏙쏙 들어오는 명쾌한 강의는 수강생들의 꿈을 여는 열쇠가 될 것입니다.

보건직 공무원

1. 주관 및 시행

보건복지부 및 각 시 · 도, 교육청

2. 응시자격

① 나이제한 폐지(만 18세부터 응시 가능)

② 학력제한 없음(단 간호사, 임상병리사, 치위생사, 물리치료사, 방사선사, 의무기록사, 위생사 등 면허증 소지자 가산점 5점 혜택)

③ 시험 공고일 현재 응시하고자 하는 지역에 주민등록이 되어 있는 자(서울은 주민등록이 지방으로 되어 있어도 응시 가능)
- 주민등록 거주지 합산(3년 이상)
- 현재 주민등록이 되어 있는 지역
- 서울

3. 시행일자

① 지방직 · 서울시 9급은 매년 6월경, 7급은 매년 9~10월경에 시행

② 교육청은 지방직 시험일정과 동일하게 진행

4. 시험전형

지역	시험과목	출제유형	시험시간	시험전형
공개경쟁	국어	100% 객관식 4지선다 (각 20문항)	10:00~11:40 (100분)	1차: 필기시험 2차: 면접시험
	영어			
	한국사			
	공중보건			
	보건행정			
제한경쟁	생물	100% 객관식 4지선다 (각 20문항)	10:00~11:00 (60분)	1차: 필기시험 2차: 면접시험
	공중보건			
	환경보건			

5. 선발인원

매년 각 시 · 도에서 필요한 인원만큼 선발(상대평가 방식)

6. 합격 후 근무처

보건복지부 산하의 각 기관 및 시 · 군 · 구청 위생과, 보건소 등으로 발령
- 국민보건의료 행정계획 및 집행에 관한 업무
- 환경위생, 식품위생, 산업보건, 검역업무 등에 관한 업무

보건진료직

1. 주관 및 시행

각 시 · 도, 교육청

2. 응시자격

① 나이제한 폐지(만 18세부터 응시 가능)

② 학력제한 없음

③ 시험 공고일 현재 응시하고자 하는 지역에 주민등록이 되어 있는 자(서울은 주민등록이 지방으로 되어 있어도 응시 가능)

- 주민등록 거주지 합산(3년 이상)
- 현재 주민등록이 되어 있는 지역
- 서울

④ 간호사 · 조산사 면허증 소지자

3. 시험전형

지역	시험과목	출제유형	시험시간	시험전형
지방직	국어 영어 한국사 공중보건 지역사회간호	100% 객관식 4지선다 (각 20문항)	10:00~11:40 (100분)	1차: 필기시험 2차: 면접시험

4. 선발인원

매년 각 시 · 도에서 필요한 인원만큼 선발(상대평가 방식)

5. 합격 후 근무처

전국 각 시 · 군 보건진료소(보건의료 취약지역)에서 의료행위 및 보건 관련 업무 수행

의료기술직 공무원

1. 주관 및 시행

각 시 · 도, 교육청

2. 응시자격

① 나이제한 폐지(만 18세부터 응시 가능)

② 면허증 제한
- 의료기술직(방사선): 방사선사 면허 소지자
- 의료기술직(치위생): 치위생사 면허 소지자
- 의료기술직(임상병리): 임상병리사 면허 소지자
- 의료기술직(물리치료): 물리치료사 면허 소지자

③ 시험 공고일 현재 응시하고자 하는 지역에 주민등록이 되어 있는 자(서울은 주민등록이 지방으로 되어 있어도 응시 가능)
- 등록기준지 – 현재 주민등록이 되어 있는 지역 – 서울

3. 시행일자

서울시는 매년 6월경, 지방직은 지역마다 상이하므로 반드시 시험공고를 확인해야 함

4. 시험전형

지역	시험과목	출제유형	시험시간	시험전형
제한경쟁	생물	100% 객관식 4지선다 (각 20문항)	10:00~11:00 (60분)	1차: 필기시험 2차: 면접시험
	공중보건			
	의료관계법규			
공개경쟁	국어	100% 객관식 4지선다 (각 20문항)	10:00~11:40 (100분)	1차: 필기시험 2차: 면접시험
	영어			
	한국사			
	공중보건			
	해부생리학			

5. 선발인원

매년 각 시 · 도에서 필요한 인원만큼 선발(상대평가 방식)

6. 합격 후 근무처

보건복지부 산하 각 기관, 보건소, 보건지소, 시 · 군 · 구청 위생과, 병원 및 의료원 등

※ 국 · 공립병원 근무 경력 100% 인정
※ 대학병원 포함 일반병원, 준종합병원 등 근무 경력 80% 인정

보건연구사

1. 보건연구사란?

보건 및 위생관련업무의 기획과 정책수립, 식품 규격, 첨가제, 성분 검사, 안전성 검사, 의약품 분석 및 검사, 화장품 분석 및 안전성 검사 등을 담당

2. 주관 및 시행

각 시 · 도

3. 응시자격

① 나이제한 폐지(9급 18세 이상, 7급 20세 이상)

② 학력제한

㉠ 관련분야 전공 석사 학위 이상(울산, 충북은 학사 학위 이상. 매년 변경 가능하므로 공고확인 필수)

㉡ 각 지역마다 학사 · 석사 학위의 자격이 상이하므로 공고 확인 필수

③ 거주지 제한

㉠ 당해 1월 1일 이전부터 최종시험(면접)일까지 본인의 주민등록상 주소지가 해당지역으로 등록되어 있는 사람(해당기간 중 말소 및 거주불명으로 등록된 사실이 없어야 한다)

㉡ 당해 1월 1일 이전까지 본인의 주민등록상 주소지가 해당지역에 되어 있는 기간이 모두 합하여 3년 이상인 사람

㉢ 서울특별시, 인천광역시, 울산광역시는 거주지 제한 없음

4. 시험과목

경력경쟁: 보건학, 역학 필수 / 식품화학, 환경보건학, 보건행정학, 미생물학 선택 1

보건연구	과목	
	필수	선택
서울	보건학 / 역학	미생물학 or 식품화학
부산	보건학 / 역학	환경보건학 or 식품화학
대구	보건학 / 역학	환경보건학
인천	보건학 / 역학	미생물학
광주	보건학 / 역학	식품화학
대전	보건학 / 역학	환경보건학 or 식품화학
울산	보건학 / 역학	식품화학
세종	보건학 / 역학	식품화학
강원	보건학 / 역학	미생물학

보건연구	과목	
	필수	선택
경기	보건학 / 역학	환경보건학
경남	보건학 / 역학	보건행정학
경북	보건학 / 역학	환경보건학 or 보건행정학
전남	보건학 / 역학	미생물학 or 식품화학
전북	보건학 / 역학	환경보건학
충남	보건학 / 역학	식품화학
충북	보건학 / 역학	환경보건학
제주	보건학 / 역학	식품화학

※ 매년 지역에 따라 선택 과목 다르므로 공고 확인 필수

※ 의학직렬 보건연구사는 보건학, 예방의학, 역학

5. 시험방법

- 필기시험: 100% 객관식(과목당 4지선다형 20문항 출제)
- 면접시험: 필기시험 합격자에 한하여 면접시험을 거쳐 최종 합격자를 결정함(상대평가)

6. 선발 인원

매년 각 시 · 도에서 필요한 인원만큼 선발(상대평가 방식)

7. 합격 후 근무처 및 업무

- 보건환경연구원에서 보건 및 위생관련업무의 기획과 정책수립 등을 담당
- 주로 식품의약품분야와 질병연구분야의 업무를 주로 수행
- 식품의약품분야의 경우 식품안전성, 영양평가, 첨가물검사, 의약품분석, 화장품연구, 생활보건, 특수검사 및 연구기획 등 업무
- 질병연구의 경우 감염병검사, 미생물관리, 바이러스검사, 면역진단 등 업무

차례

Part 1. 공중보건 총론

Part 2. 역학과 보건통계

Part 3. 질병 관리

Part 4. 환경보건

Part 5. 산업보건

Part 6. 식품위생과 보건영양

Part 7. 인구보건과 모자보건

Part 8. 학교보건과 보건교육

Part 9. 노인 · 정신보건

Part 10. 보건행정 · 사회보장

부록. 기출문제

〈최근 10개년 영역별 평균출제빈도〉

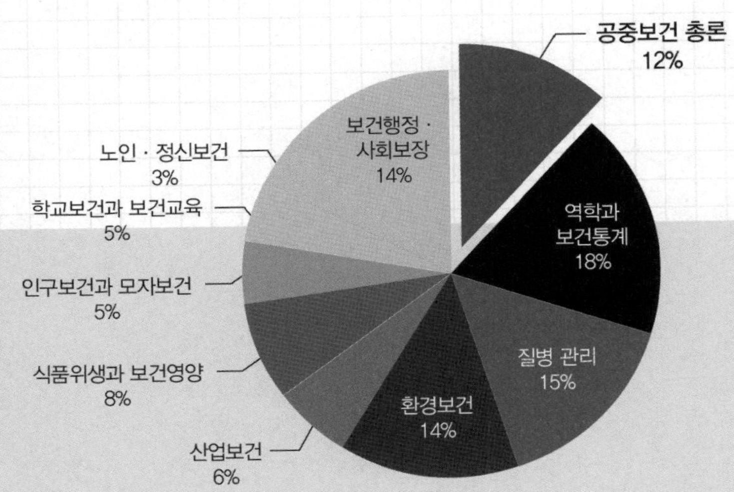

〈최근 10개년 서울시(지방직) 영역별 출제빈도분석(2015~2024)〉

구분	2015	2016	2017	2018	2019	2020	2021	2022	2023	2024	합계
공중보건 총론	1	2	3	1	2	3	4	3	2	2	23
역학과 보건통계	3	3	3	2	4	4	5	3	3	5	35
질병 관리	5	1	3	6	3	0	1	4	3	3	29
환경보건	3	2	3	2	3	2	3	4	4	2	28
산업보건	1	2	2	0	1	2	1	1	1	2	13
식품위생과 보건영양	2	1	2	2	2	3	1	0	1	2	16
인구보건과 모자보건	3	2	0	1	0	2	2	1	0	0	11
학교보건과 보건교육	1	3	1	1	1	2	0	1	1	0	11
노인 · 정신보건	0	0	1	0	1	0	1	1	1	1	6
보건행정 · 사회보장	1	4	2	5	3	2	2	2	4	3	28
합계	20	20	20	20	20	20	20	20	20	20	200

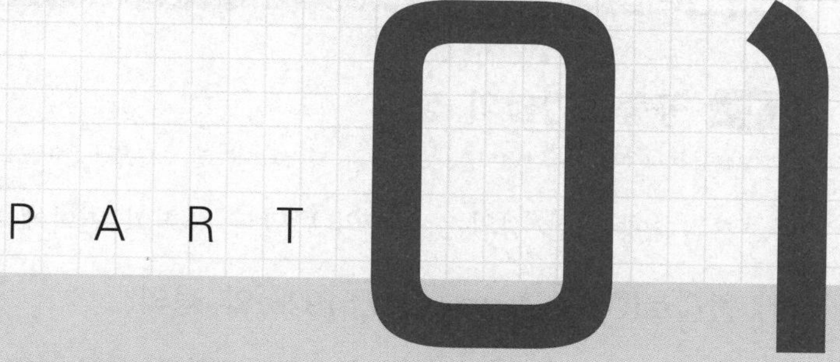

공중보건 총론

단원 길잡이

공중보건학의 가장 기본이 되는 개념인 공중보건의 정의, 건강 및 질병의 개념을 이해한다. 그리고 일차보건의료의 개념과 양질의 보건의료와 건강증진의 대두 배경 및 국제적 노력, 우리나라의 건강증진사업에 대해 학습한다.

핵심 키워드

공중보건의 정의 | 일차보건의료 | 양질의 보건의료 | 세계보건기구 | 건강 | 질병 | 질병의 예방 | 건강증진

Chapter 01

공중보건학의 이해

관계법규

- 공공보건의료에 관한 법률(2000)
- 보건의료기본법(2000)

학습 길라잡이

- 공중보건학의 개념 및 정의
- 공중보건학의 역사적 발달 과정
- 일차보건의료의 개념 및 대두 배경
- 양질의 보건의료서비스 개념
- WHO 주요 내용 및 지역사무소

제1절 공중보건학의 개념

1 공중보건학의 정의

16 경기 · 인천 · 충북 · 의료기술 · 보건연구사, 19 경북의료기술, 22 경북의료기술, 23 충북보건연구사, 24 경기의료기술

공중보건학에 대한 정의는 의학의 발달과 사회의 변화에 따라 변화한다.

(1) 윈슬로(C. E. A. Winslow, 1920)의 정의

① 공중보건학이란 조직적인 지역사회의 노력을 통하여 질병을 예방하고 수명을 연장시키며, 신체적 · 정신적 효율을 증진시키는 기술이자 과학이다.

② 조직적인 지역사회의 노력
 ㉠ 환경위생 관리
 ㉡ 전염병 관리
 ㉢ 개인위생에 관한 보건교육
 ㉣ 질병의 조기발견과 예방적 치료를 할 수 있는 의료 및 간호 서비스의 조직화
 ㉤ 자신의 건강을 유지하는 데 적합한 생활 수준을 보장받을 수 있는 사회제도의 발전

(2) 공중보건학의 범위[1] 20 서울(고졸) · 전남의료기술, 23 충북보건연구사

① **환경보건 분야**: 환경위생, 식품위생, 환경오염, 산업보건 등

② **보건관리 분야**: 보건행정, 인구보건, 모자보건, 가족계획, 보건영양, 보건교육, 학교보건, 보건통계 등

③ **질병관리 분야**: 전염병 및 비전염성 질환관리, 역학, 기생충 질병관리 등

1) 남철현 외, 공중보건학(제9판), 계축문화사, 2020, p.29.

(3) 공중보건 활동

공중보건 활동은 ❶ 보건 서비스체계(health service system), ❷ 보건 행태와 동기조성(health behavior and motivation), ❸ 환경재해(environmental hazards)의 넓은 영역으로 분류할 수 있으며, 더욱 구체적으로 다음과 같이 7대 범주로 구분할 수 있다.

① 지역사회 중심으로 이루어진 활동
② 질병, 신체장애, 조기사망의 예방을 위한 내용에 대한 관리 활동
③ 포괄보건 의료에 관련된 활동
④ 생정기록의 수집, 보존, 분석 그리고 이용에 관련된 활동
⑤ 공공 교육 그리고 개인 건강과 지역사회 보건의 동기조성
⑥ 포괄적 보건사업계획 및 평가
⑦ 과학적, 기술적 그리고 행정적 연구

(4) 공중보건학 유사 학문

① **공중위생학**
② **예방의학**: 의학을 기초로 개인 또는 가족 중심으로 질병을 예방하고 건강을 증진시키는 학문
③ **지역사회보건학 · 지역사회의학**: 역사 · 문화 · 경제 · 사회 · 정치적으로 비슷한 동질성인 지역사회를 단위로 주민 전체를 위하여 의료인과 지역사회의 자발적인 노력으로 그 지역사회의 가용자원을 이용하여 포괄적 의료를 제공하는 것
④ **사회의학**: 질병 또는 건강과 관련된 사회적 요인을 규명하여 유해요인을 제거함으로써 건강을 증진시키는 학문
⑤ **건설의학**: 최고 수준의 건강을 목표로 하여 건강을 향상시키기 위한 적극적인 건강관리 방법을 연구하는 학문

표 1-1 예방의학과 공중보건의 비교

	예방의학	공중보건
목적	질병의 예방, 수명의 연장, 육체적 · 정신적 건강과 능률의 향상	
대상 및 단위	개인, 가족	지역사회
내용	질병의 예방, 건강증진	불건강의 원인이 되는 사회적 요인 제거, 집단건강의 향상을 도모
책임소재	개인, 가족	공공조직
진단방법	임상적 진단	지역사회의 보건통계자료
문제해결	진료와 투약	보건관리와 봉사

*출처: 남철현 외, 공중보건학(제9판), 계축문화사, 2020, p.28.

2 공중보건사업

(1) 보건사업 20 경기의료기술

지역사회의 질병 예방, 주민의 생명 연장과 심신의 효율 증진 등 공중보건의 목적을 실현하는 모든 활동을 말한다.

① 중앙정부 주도 보건사업
- ㉠ 감염병 관리와 같이 지역 단위로만 목적 달성을 할 수 없거나 효율성 없는 사업 존재
- ㉡ 정부 각 부처 간의 조직이나 기술, 인력의 협력 없이는 수행하기 어려운 보건사업 존재
- ㉢ 보건사업의 일관성을 유지하여 업무의 중복 회피의 가능성 존재
- ㉣ 법적 규제만으로는 사업의 수행이 어렵고 정부의 예산지원 등이 필요한 사업 존재

② 지방정부 주도 보건사업
- ㉠ 지역사회 특성 및 요구 반영
- ㉡ 지역사회 개발사업과 연계
- ㉢ 장기적 · 지속적 사업 가능

③ 범세계적 보건사업: WHO 같은 국제기구가 추진하는 보건사업

(2) 공중보건의 대상 17 전북

지역사회 및 지역사회주민

(3) 공중보건의 3대 핵심원칙(WHO) 19 인천

① 참여(Participation): 공중보건사업을 기획하고 실시할 때 다양한 집단의 사람들을 참여시켜야 한다.

② 형평(평등, Equity): 사회 · 경제적 불평등을 극복하는, 즉 형평성을 제고하는 공중보건 정책을 수립 · 시행하여야 한다.

③ 협동(Collaboration): 공유된 프로젝트에 대해 다른 사람들과 함께 일하고 파트너십을 구축하는 것으로, 가령 정부 간행물을 발간할 때 지방 기관들은 해당 지역 주민의 의견을 물어볼 필요가 있고, 건강증진을 위해 다양한 단체와 협력하여야 한다.

(4) 앤더슨(Anderson)의 공중보건수단(공중보건사업의 3대 요소)

① 보건서비스에 의한 봉사행정: 보건 문제를 해결하기 위한 제도 · 장치 개발 및 집행하는 보건행정을 통하여 지역사회주민에게 간섭 · 개입

② 법규에 의한 통제행정: 보건관계법규의 적용을 통한 통제

③ 교육에 의한 조장행정: 보건교육을 통해 보건 문제를 스스로 해결할 수 있는 능력 배양 → 가장 능률적인 수단

(5) 애쉬튼과 시모어(Ashton & Seymour)의 공중보건변화 4단계

① 산업보건 시기: 산업화 · 도시화로 인한 보건 문제 대처 시기
② 개인위생 시기: 개인위생과 예방접종 중점 시기
③ 치료의학 시기: 과학기술과 의료기술의 발달로 인한 치료의학의 전성기
④ 신공중보건 시기: 생활습관, 환경공해, 생체적 요인, 보건의료서비스 제공

3 신공중보건 2), 3) 19 전북의료기술, 23 인천보건연구사

(1) 개념

① 질병 양상이 과거의 감염병에서 만성 퇴행성 질환으로 바뀌어 가면서 공중보건(Public Health) 시대에서 신공중보건(New Public Health) 시대로 옮겨지고 있다.

② 신공중보건은 위생적 · 환경적 · 건강증진적, 개인적 및 지역사회 중심의 예방서비스 간의 균형에 기반을 두고 조기 치료, 재활, 장기요양서비스와의 폭넓은 조화를 통해 개인 및 사회의 건강상태를 보호하고 증진하려는 포괄적인 노력이다.

(2) 신공중보건에서의 건강

① 신공중보건에서 건강은 신체적, 정신적, 사회적 차원을 총괄하는 긍정적이고 적극적인 개념으로 해석된다.

② 건강관리의 영역은 신체, 심리상태, 믿음, 문화나 관습, 사회적 관계, 자연적 및 사회적 환경 등으로 확대되었다.

③ 개인이나 사회가 건강관리를 위해 필요로 하는 물질적, 사회적 자원의 확보를 중시하고, 신체적, 지적, 정서적, 사회적 잠재력의 발현을 위한 건강한 환경 조성을 중시한다.

④ 신공중보건은 개인적 건강관리 보다 집단적 건강관리를 더 중시한다. 따라서 제도나 환경을 변경하여 모든 구성원에게 영향을 미치려 하는 보편적 접근을 중시한다.

---

2) 남철현 외, 공중보건학(제9판), 계축문화사, 2020, p.34~35.
3) 배상수, 신공중보건 건강사회를 향한 도전, 계축문화사, 2017, p.46.

(3) 신공중보건사업으로서의 건강증진

① WHO의 오타와(Ottawa) 헌장(1986년)
 ㉠ 제1차 건강증진 국제회의로 1986년 캐나다 오타와에서 개최
 ㉡ 건강증진을 공중보건 사업의 하나로 하는 신공중보건사업을 모든 국가가 받아들일 것을 권고함

② 1990년대 많은 국가들이 의료개혁의 주요 과제의 하나로 건강증진을 포함한 신공중보건사업 전개
 ㉠ 미국: 「Health People 2010」 및 「Health People」을 내세워 건강증진사업 추진
 ㉡ 캐나다: 「Health Canada」를 내걸고 건강증진 중심의 공중보건사업 전개
 ㉢ 일본: 1988년부터 「건강가꾸기사업」이라는 이름하에 건강증진사업을 추진하여 왔으며 최근에는 「Health Japan 21」을 통하여 건강증진을 공중보건사업으로 추진함
 ㉣ 우리나라: 「Health Plan 2010」을 시작으로 현재 제5차 국민건강증진 종합계획인 「Health Plan 2030」을 통해 건강증진사업 진행 중

(4) 신공중보건사업 관련 분야: 영양개선(영양과잉 및 실조), 운동, 휴식 및 정신안정, 금연, 절주사업

① **건강지원환경 조성**: 식품안전, 산업장안전, 학교안전, 주거안전, 지역사회안전, 지역사회 건강생활환경조성

② **질병예방**: 만성질병 예방, 장애 예방, 구강질환 예방, 감염병 예방과 관리, 여행 관련 질병 예방(신종질환 등)관리, 조기검진

(5) 공중보건과 신공중보건의 차이점

공중보건	신공중보건
물리적 환경개선에 초점 (적절한 주택공급, 깨끗한 식수, 위생 등)	물리적 환경개선 외 사회적 지원, 생활양식도 포함
"의료"분야의 전문가 중심	여러 분야(감염병 관리) 활동에 대한 중요성 인식. 의료분야는 기여하는 여러 전문분야 중 하나
19세기 공중보건은 생활조건 개선을 위한 일련의 사회운동 중 하나로서 주로 전문가가 주도	지역사회의 참여를 강력히 강조
역학적 조사방법	다양한 방법론 도입

질병예방에 중점 건강은 질병이 없는 상태라는 인식	질병예방 외에 건강증진에도 중점을 둠 건강증진에 대한 적극적(positive) 의미 부여
주된 관심사는 건강에 위협을 주는 감염병의 예방에 중점	건강에 대한 모든 위협에 관심을 가짐(만성질환과 정신건강을 포함) 그 밖에 물리적 환경의 지속성과 생활력도 포함

제 2 절 보건사업기획 [4]

1 지역사회 보건사업기획 17 서울, 18 서울, 20 경기의료기술, 23 전북경력경쟁

(1) 지역사회 보건사업 기획의 정의

기획이란 복잡한 상황하에서 발생하는 새로운 (국가나 지역사회) 보건 문제들을 해결함으로써 바람직한 (국가나 지역사회의) 건강보호 및 향상의 목표를 달성하기 위하여 최적의 전략을 개발하려는 의도적인 사회 활동 또는 조직 활동이다.

(2) 지역사회 보건사업기획의 특징

① **기획은 목표 지향적이다**: 기획은 미래에 대한 불확실성을 최소화하면서 미래를 우리의 의도(목표)에 맞게끔 변화시키고자 하는 수단이므로 기획은 목표지향적이다. 또, 같은 맥락에서 기획은 현재 지향적이 아니라 미래 지향적이다.

② **기획은 목표 달성을 위한 최적의 수단을 제시한다**: 기획은 꿈을 꾸는 것처럼 막연히 바람직한 미래를 상상하는 것과 다르다. 기획은 꿈과 달리 바람직한 미래를 달성하는 구체적인 수단을 제시한다.

③ **기획은 본질적으로 권한과 자원을 동반하며, 행동 지향적이다**: 기획의 목적은 단순히 계획을 수립하는 것이 아니라 기획가에게 권한을 부여하여 계획을 성공적으로 수행할 수 있도록 하는데 그 의의가 있다.

④ **기획은 체계적인 일련의 의사결정 과정이다**: 기획은 일회적이거나 단편적인 의사결정들이 아니라 하나의 연속적인 과정으로 이루어지며, 기획과정의 여러 단계는 체계적으로 연결되어 상호 영향을 미친다.

4) 대한예방의학회, 예방의학과 공중보건(제4판), 계축문화사, 2021년, p.1102~1103.

(3) 지역사회 보건사업기획의 구성 요소

① 현재의 상태
② 미래의 원하는 방향(목적)
③ 원하는 방향으로 가기 위한 방법(전략과 세부사업)
㉠ 무엇을 해야 하는가?
㉡ 필요한 행동을 어떻게 지원할 것인가?

(4) 지역사회 보건사업기획의 과정

① 1단계: 기획팀의 조직
② 2단계: 지역사회의 현황 분석
③ 3단계: 주요 건강 문제의 결정(우선순위의 결정)
④ 4단계: 목적과 목표의 설정
⑤ 5단계: 전략과 세부사업 계획의 작성
⑥ 6단계: 실행
⑦ 7단계: 평가

(5) 지역사회 보건사업기획의 필요성

① **지휘의 수단**: 조직이 필수적인 전략적 요소에 주의를 집중하도록 유도함
② **효과적 통제의 수단**: 조직원들로 하여금 수행해야 할 과제를 확인하고, 무엇을 할 것인지를 알게 해줌
③ **가용 자원의 효율적 사용**: 비계획적이고 즉흥적인 행동을 지양하고, 전략적 과제에 대한 효과적인 해결방안의 실행을 통해 자원의 효율성 제고
④ **업무 수행 능력 강화**: 성과 측정과 보상의 연계를 통해 업무 능력 강화
⑤ **미래에의 대비**: 미래에 발생할 가능성이 높은 사태에 대하여 대처하는 전략 준비

2 지역사회 현황분석 5)

(1) 현황분석의 정의

현황분석이란 현재의 상황과 바람직한 상황과의 차이를 규명하고, 목표 달성을 위해 해결되어야 할 요인과 조직 또는 지역의 문제 해결을 위한 능력과 한계를 분석하는 과정이다.

5) 대한예방의학회, 예방의학과 공중보건학(제4판), 계축문화사, 2021, p.1104.

(2) 현황분석의 필요성

① 기획의 대상이 될 건강문제를 찾아내기 위해서이다.

② 건강문제를 해결할 능력이 지역사회나 보건의료기관에 있는가를 파악하기 위해서이다. 지역의 건강문제를 해결하기 위해서는 지역사회와 보건의료기관이 문제를 해결할 수 있는 역량을 갖추어야 한다. 만일 그렇지 못하면 문제를 찾기만 하고, 해결하지 못하는 바람직하지 못한 사태가 벌어질 것이다.

③ 보건사업의 평가를 위한 기초자료를 확보하기 위해서이다. 현황분석을 통해 확보된 자료는 핵심문제를 찾는데 활용될 뿐만 아니라 사업의 평가를 위해서도 활용되게 된다.

④ 변화하는 환경이 보건사업에 어떤 영향을 미칠 것인지를 예측하기 위해서이다.

(3) 현황분석의 내용

① 지역사회의 건강 수준 평가
  ㉠ 지역의 인구·사회학적 특성
  ㉡ 건강 수준과 질병 부담
  ㉢ 건강에 영향을 미치는 결정 요인
  ㉣ 건강 불평등

② 지역사회의 관심과 장점

③ 지역사회 보건 체계의 평가
  ㉠ 지역보건사업의 현황과 평가
  ㉡ 보건의료기관의 건강문제 해결 능력

④ 건강문제와 해결 능력에 영향을 미치는 환경의 변화

(4) 현황분석에 사용되는 자료

현황분석을 위해 담당자들은 자신이 직접 수집한 일차 자료나 국민건강영양조사나 지역사회건강조사와 같은 기존에 조사된 자료나 행정자료 등의 이차 자료를 이용하게 된다.

3 우선순위 결정 6) 18 경기보건연구사

(1) 브라이언트(J. Bryant)의 우선순위 결정 기준 17 서울, 21 경기보건연구사 · 전남보건연구사,

브라이언트는 건강문제의 우선순위 결정기준을 처음으로 체계화하여 제시하였다. 그러나 아래 4가지 기준에 대한 측정방법이나 상대적 우선순위에 대해서는 언급하지 않았다.

① 문제의 크기(유병도)

② 문제의 심각성(심각도)

③ 사업의 기술적 해결 가능성(난이도)

④ 주민의 관심도(관심도)

(2) Hanlon과 Pickett의 우선순위 결정

17 강원, 19 경남, 21 경남 · 서울7급, 22 경남보건연구사, 23 충북 · 대구보건연구사

보건사업의 우선순위 결정에서 가장 널리 활용되고 있는 방법으로 다음의 공식을 통해 건강문제의 우선순위를 평가한다.

① **기본적 우선순위 결정**: BPR(Basic Priority Rating) = (A + 2B)C / 3

㉠ A: 문제의 크기 – 만성 질환은 유병률, 급성 질환은 발생률을 사용하여 0~10점까지 부여

㉡ B: 문제의 심각도 – 문제의 긴급성, 중증도, 경제적 및 사회적 손실을 고려하여 0~10점까지 부여

㉢ C: 사업의 효과 – 과학적 근거를 바탕으로 문제의 해결 가능성을 0~10점까지 부여

② **총괄적 우선순위 결정**: OPR(Overall Priority Rating) = [(A + 2B)C / 3] × D

㉠ D: PEARL Factors – 사업의 적정성, 경제성, 수용성, 자원 확보 가능성, 적법성을 0 또는 1점까지 부여(P × E × A × R × L)

㉡ PEARL Factors: BPR 계산 후 사업의 실현 가능성 여부를 판단하기 위한 잣대로 장기계획이나 사업의 우선순위가 쉽게 안 드러나는 경우에 활용

- Propriety: 업무 범위의 적절성
- Economic Feasibility: 경제적 타당성
- Acceptability: 수용성
- Resources: 충분성
- Legality: 적법성

---

6) 대한예방의학회, 예방의학과 공중보건학(제4판), 계축문화사, 2021, p.1105.

(3) 황금 다이아몬드(Golden diamond) 방식 19 서울, 20 인천보건연구사

① 미국의 매릴랜드 주에서 보건지표 상대적 크기와 변화의 경향을 이용하여 우선순위를 결정한 방식이다.

② 우선순위를 결정할 주요 건강문제를 선정한 뒤 이들 건강문제의 이환율과 사망률 그리고 변화의 경향을 미국 전체와 비교하여 "주가 좋음", "같음", "주가 나쁨"으로 구분하고, 이를 "황금 다이아몬드" 상자에 표시한다.

③ 1순위 사업은 미국 전체에 비해 주의 지표가 좋지 않고, 변화 추세도 나쁜 경우이다.

④ 이 방법은 자치단체별 건강지표가 확보가능하고, 과거의 추세를 알 수만 있다면 쉽게 우선순위를 정할 수 있으며, 형평성을 추구하는 데 매우 적합한 방법이다.

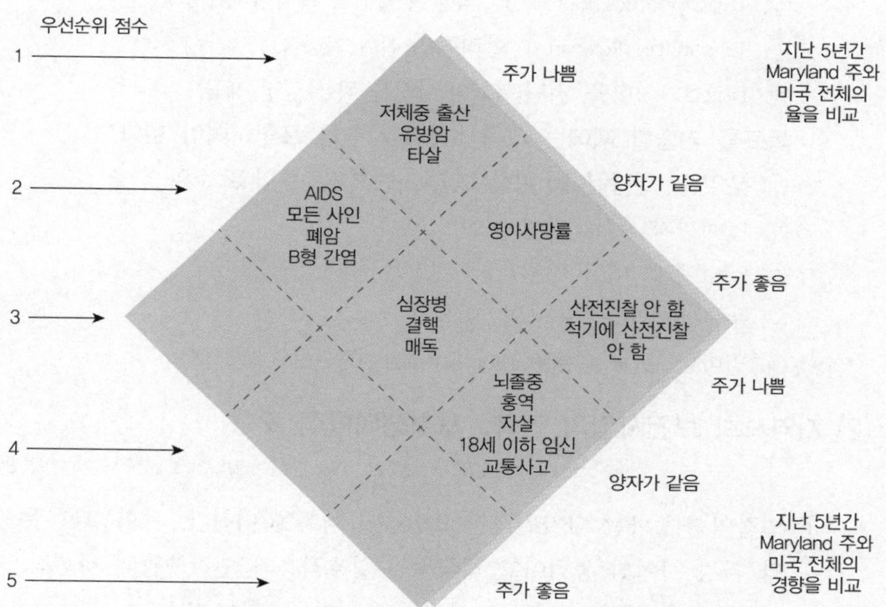

그림 1-1 건강문제의 우선순위를 결정하기 위한 "황금 다이아몬드"

*출처: http://www.healthypeople.gov/State/toolkit/priorities.htm#Priority%20 Setting%20 in Maryland.

4 지역사회 보건사업의 목표와 전략[7)]

(1) 지역사회 보건사업의 목표 18 서울 · 인천의료기술, 21 충남보건연구사

① 목적과 목표

㉠ 목적(Goal): 보건사업이 궁극적으로 달성하고자 하는 것에 대한 일반적인 기술

㉡ 목표(Objectives): 사업의 목적을 달성하기 위해 필요한 변화에 대한 구체적인 기술

② 목표가 갖추어야 할 기준: SMART

㉠ Specific: 구체적인(명확하고 간결함)

㉡ Measurable: 측정 가능한(평가에 활용 가능함)

㉢ Appropriate(Achievable): 적절한(사업의 목적에 부합됨)

㉣ Reasonable(Relevant): 합리적인(실현 가능함)

㉤ Timed: 기한을 지닌(목표의 달성을 위한 일정 제공)

③ 목표를 기술할 때에는 다음 5가지 사항을 포함하여야 한다.

㉠ 무엇을: 건강문제, 위험요인, 기여요인, 투입 요소와 산출 등

㉡ 언제까지: 목표 달성 기한

㉢ 어디에서: 대상 지역

㉣ 누구에게 또는 누구의: 대상자

㉤ 얼마나: 목표 수준(target setting)

(2) 지역사회 보건사업의 전략: 사회생태학적 모형

18 서울, 19 전북의료기술, 20 대구보건연구사, 21 전북보건연구사, 22 대구보건연구사

① 인간의 행동에는 다차원적인 요인들이 영향을 미친다. 사회생태학은 인간과 환경 사이의 동적이고 적극적인 상호작용과 인간생활의 사회적, 역사적, 문화적, 제도적 맥락을 이해하고자 하는 학문이다.

② 따라서 개인과 환경, 건강사이의 상호관계를 이해하기 위해서는 사회생태학의 틀을 이용하는 것이 좋다.

③ 사회생태학적 모형에 의하면 개인 또는 집단의 행태는 개인적 요인, 개인간 관계 및 일차집단, 조직 요인, 지역사회 요인, 정책요인의 상호작용에 영향을 받는다.

④ 따라서 보건사업의 성공을 위해서는 이들 각 수준에 영향을 미치는 전략을 다양하게 사용하는 것이 바람직하다.

---

7) 대한예방의학회, 예방의학과 공중보건학(제4판), 계축문화사, 2021, p.1106~1108.

표 1-2 사회생태학적 모형에 따른 건강에 영향을 미치는 요인 [8)]

단계	정의	전략 유형
개인적 수준	지식, 태도, 행동, 자아 인식, 기술과 같은 개인의 특성, 개인의 발달사를 포함	교육, 행태개선 훈련, 직접 서비스 제공(예방접종, 검진, 진료, 재활, 방문보건 등), 유인 제공
개인 간 수준	가족, 직장동료, 친구 등을 포함하는 공식적, 비공식적 사회적 관계망과 지지 시스템	기존 네트워크의 활용, 새로운 네트워크의 개발(후원자 및 동료 활용, 자조집단 형성), 자생집단(비공식적) 지도자 활용
조직 요인	조직적 특성을 지닌 사회적 기관들, 공식적 비공식적 규칙과 규제	조직개발 이론과 조직관계이론의 적용
지역사회 요인	일정한 경계 안에서 이루어지는 조직, 기관, 비공식 네트워크 사이의 관계	이벤트, 매체 홍보, 사회마케팅, 지역사회 역량 강화
정책 요인	각급 정부의 정책과 법	옹호, 정책 개발

(3) 지역사회보건사업의 성공적 수행을 위한 고려사항

① 전략의 개발에는 조직과 지역사회의 문화, 역량과 환경을 고려하여 지역사회의 지지와 협력을 확보하여야 한다.

② 지역사회보건사업의 전략은 과학적 근거가 있어야 한다.

③ 기존 사업의 실패와 성공요인을 고려하여야 한다.

④ 보건사업의 전략과 조직의 비전과 목표 간에 논리적 일관성이 있을 때 성공 가능성이 높다.

⑤ 모든 사업의 단독적인 수행보다 다른 사업과 시너지 효과가 있는 사업의 성공 가능성이 높다.

⑥ 사업 규모와 지속성이 보장되어야 한다.

⑦ 전략, 평가, 보상이 연계될 때 사업의 성공 가능성이 높아진다.

8) 배상수, 보건사업기획(제3판), 계축문화사, 2017, p.241.

제 3 절 지역사회보건사업의 평가

1 지역사회보건사업 평가 9)

(1) 지역사회 보건사업 평가의 목적 13 서울

① 평가는 사전에 설정된 목표를 어느 정도 성공적으로 달성하였는지를 결정하는 과정이다.

② 일반적으로 보건사업 평가의 목적은 보건사업 기획가나 관리자가 보건사업이나 활동에 대한 의사결정을 할 때 도움을 주고, 사업목표를 성취하는 데 효율성을 높이고 보건사업 활동을 더욱 효과적, 효율적으로 수행할 수 있도록 하고, 현재 수행되고 있는 사업내용이나 활동을 개선, 향상하고, 향후 수행될 보건사업에 있어 자원의 분배를 예측하는 데 있다.

③ 실제로 평가를 할 때는 평가와 관련된 모든 요소를 평가하는 것은 불가능하므로 평가의 목적을 더 명확하게 하고 우선순위를 둘 필요가 있다. 그 목적에 따라 수집할 정보의 종류와 방법이 결정될 뿐 아니라 사업의 기획이나 수행을 위해 사용될 수 있는 자원을 평가에서 활용하기 때문에 자원 이용을 정당화하기 위해서는 분명한 목적을 제시할 필요가 있다.

(2) 지역사회보건사업 평가의 원칙

① 명확한 목적 아래 시행되어야 한다.

② 계획에 관련된 사람, 사업에 참여한 사람, 평가에 영향을 받게 될 사람에 의하여 행해져야 한다.

③ 보건사업의 전 과정에 걸쳐 지속적으로 행해져야 한다.

④ 측정 기준이 명확하고, 객관적이어야 한다.

⑤ 사업의 기획 단계부터 최종 결과까지를 포괄해야 한다.

⑥ 장점과 단점이 지적되어야 한다.

⑦ 미래 지향적이며, 활동 중심적으로 시행되어야 한다.

⑧ 목표를 달성하는 데 발생하는 문제점을 기술하고, 이 문제점을 해결하기 위한 방안이 마련되도록 해야 한다.

⑨ 그 결과가 사업의 향상과 성장을 위하여 되먹임 되어야 한다.

⑩ 의사결정을 돕는 데 핵심적인 역할을 해야 한다.

⑪ 습득의 경험 자료로 사용되어야 한다.

⑫ 방법과 결과보고서는 누구든지 알 수 있고 쉽게 사용되도록 마련되어야 한다.

9) 대한예방의학회, 예방의학과 공중보건학(제4판), 계축문화사, 2021, p.1108~1109.

(3) 지역사회보건사업 평가 내용

평가 내용은 평가의 목적에 따라 달라지지만, 일반적으로 다음과 같은 네 가지 영역이 포함된다.

① 서비스 노력

② 서비스 성취도: 보건사업을 통해 이루어진 것

㉠ 서비스 성취도는 중간산출과 최종산출인 결과로 나누어 볼 수 있다.

㉡ 사업의 중간산출은 사업 실적과 적절성 평가가 포함되며, 이를 이용하여 보건사업이 계획한 대로 진행되었는가, 사업의 담당주체가 그 책임을 다하였는가를 점검한다.

③ 서비스 노력과 성취도의 비율: 통상 사업의 효율성 평가라고 하며, 사업의 성취도를 서비스 노력의 단위 즉, 예산, 인력, 시간의 비율로 측정하는 것이다.

④ 사업의 성공 및 실패 요인의 분석: 이 분석은 과정평가에서 주로 수행되며, 사업을 수행하면서 사업 목적의 달성에 긍정적으로 기여한 요인이나 부정적으로 기여한 요인 등을 찾아내고, 관련 이유와 기전을 찾아내는 것이다.

2 지역사회보건사업 평가의 방법[10)]

(1) 서치만의 평가기준

① 업무량/노력(effort) 평가: 사업 활동량 및 질을 포함하는 투입에너지와 투입량을 의미하는 것이다.

예 • 결핵환자 발견사업에서 방사선 관찰을 몇 명 했는가?
• 보건간호사가 가정방문을 몇 건 했는가?

② 성과(performance) 평가: 투입된 노력의 결과로 나타나는 측정된 효과를 의미한다.

예 예방접종 건수, 결핵환자 발견 건수

③ 성과의 충족량(adequacy of performance) 평가: 효과 있는 사업 활동이 얼마나 수요를 충족했는가를 보는 것이다. 실제로 기대 또는 요구되는 목표량에 대한 실적량의 비율이 클수록 충족량은 높다고 평가한다.

예 결핵발견을 위한 관찰대상자 중 실제 관찰을 한 대상자의 비율은 지역사회의 결핵발생률을 감소시키기에 충분한가라는 시각에서 점검

10) 문상식 외, 보건행정학(제8판), 보문각, 2020, p.475～477.
대한예방의학회, 예방의학과 공중보건학(제4판), 계축문화사, 2021, p.1109～1110.

④ **효율성**(efficiency) **평가**: 투입된 인력, 비용, 시간 등 여러 가지 측면에서 각 대안들을 비교 · 검토하는 방법이다. 이 평가는 투입된 노력이 과연 적절한 것이었던가를 측정하려는데 있다. 즉 투입된 인력, 예산, 시간 등을 고려하여 단위당 얻은 결과가 최대일 때 효율성이 가장 높다고 할 수 있다.

예 한사람의 결핵환자 발생을 예방하는 데 비용이 얼마나 들었으며 나아가 이만큼의 비용을 쓸 가치가 있는지를 가늠하는 것. 한 사람의 결핵발생 예방에 든 비용이 두 결핵환자를 완치하는 데 드는 비용보다 더 들었다면 이 결핵발견사업은 그만두어야 함.

⑤ **업무진행과정**(process) **평가**: 사업의 업무진행과정을 분석함으로써 그 사업의 성패요인을 파악하는 것이다.

예 결핵발견사업을 위한 관찰을 할 때 보건소에서만 수행하면 먼 거리에서 바빠서 못 오는 사람들이 많아 더 긴 시간이 걸리기 때문에 노력과 시간 그리고 비용이 더 들면서도 성과가 적어지므로 대상자가 있는 지역을 찾아가서 이른 아침이나 늦은 저녁을 이용하면 사업을 더 성공적으로 이끌어 나갈 수 있음.

(2) 미국공중보건협회 평가항목

① **사업의 적합성**(program appropriateness): 수많은 보건문제 중에서 특정 사업을 선정한 정당성을 따지는 것으로 가치의 타당성을 우선순위 결정에 비추어 본 것이다.

② **사업량의 충족량**(program adequacy): 전체 보건문제의 크기 중 얼마만큼을 해결할 수 있는 사업을 투입했는가를, 즉 보건문제는 100만큼인데 이중 80만큼을 해결할 수 있는 사업이 투입되었는지 또는 20만큼만 투입되었는지를 보는 것이다.

③ **사업의 효과성**(program effectiveness): 설정된 목표를 얼마나 달성했는지를 보는 것이다.

④ **사업의 효율성**(program efficiency): 목표달성에 쓰인 비용은 합리적이고 낭비 없이 가장 효과적인 방법으로 수행되었는지를 따져보는 것이다.

⑤ **사업에 의한 부수적 효과**(program side-effects): 사업의 계획 당시에는 전혀 예견하지 못했던 부수적 효과, 즉 바람직한 효과 또는 바람직하지 못한 부작용 모두를 점검하는 것이다.

(3) 평가의 주체별 구분

평가 주체가 사업 담당 조직 내에 있는지, 외부에 있는지에 따라 내부평가(자체평가라고도 함)와 외부평가로 나눌 수 있다.

(4) 평가 기준별 구분

평가 기준에 따라 질적 평가와 양적 평가로 나눌 수 있다. 평가 기준은 평가 지표별로 결과를 판단하는 기준으로 어떤 보건사업 활동을 측정하거나 비교할 때 사용되며, 이를 이용하여 보건사업 결과를 판단할 수 있다. 평가 기준이 계량화된 경우를 양적 평가라고 한다.

(5) 보건사업의 진행 단계별 구분

① **계획평가**: 사업계획이 잘 수립되었는지를 확인하기 위하여 사업 진행 이전에 시행하는 시초 평가

② **중간평가**: 사업 진행과정 중 계획대로 추진되고 있는지, 아니면 어떤 조정이나 변경이 필요한지를 점검

③ **종합평가**: 사업의 종료 시 소기의 목표를 어느 정도 달성하였는지, 만약 달성하지 못하였다면 그 원인이 무엇인지, 또 장차 그 사업이나 활동의 확장이 필요한지를 결정하는 최종평가

(6) 투입-산출 모형별 구분 21 전북보건연구사, 22 보건직

투입-산출 모형에 따라 구조 평가, 과정 평가 및 결과 평가로 나눌 수 있다.

① **구조 평가**(input evaluation, structural evaluation): 어떤 특정 보건사업을 수행하기 위해 투입된 인력 및 조직구조, 시설과 장비 및 재정 등이 적합한지를 판정하는 것이다.

② **과정 평가**(process evaluation): 보건사업의 집행이 보건사업계획과 일치하는지를 판단하고, 보건사업이 잘 수행되고 있는지를 평가하는 것이다.

③ **결과 평가**(outcome evaluation, impact evaluation)

㉠ 보건사업의 산출물(output), 효과(effect), 영향(impact)을 평가하여 보건사업에 의한 변화 또는 차이를 측정하는, 즉 수행한 프로그램에 대한 사업결과를 평가하는 것이다.

㉡ 산출물은 서비스 제공건수로서 서비스 제공인원, 보건교육 인원수 등이 된다.

㉢ 효과는 단시일 내에 나타날 수 있는 대상 주민의 지식 등의 변화를 의미하며, 건강생활 실천율의 향상이 그 예가 될 수 있다.

㉣ 영향은 장기적인 효과로서 건강상태와 사회·경제적 상태의 변화를 의미하며, 영아사망률의 감소 등이 그 예이다.

(7) 경제학적 평가방법

① **비용-효과 분석**(CEA, cost-effectiveness analysis) 20 경기보건연구사, 21 경기보건연구사

㉠ 투입과 결과가 다른 단위로 표시되는데, 투입은 비용을 화폐단위로, 결과는 사업의 효과로 표시된다.

예 사업 수행에 따라 낮아진 수축기 혈압의 수준

㉡ 동일한 목표를 가지는 하나의 사업에 있어 어느 대안이 가장 효과가 큰 것인가를 결정할 필요가 있을 때는 비용효과분석을 이용한다.

② **비용-편익 분석**(CBA, cost-benefit analysis) 20 경기의료기술, 21 울산의료기술, 24 경기의료기술

㉠ 투입뿐 아니라 결과도 모두 비용으로 표시하며, 결과는 사업에 따른 편익을 화폐단위로 환산하여 제시한다.

㉡ 비용편익분석은 효율성을 기준으로 다양한 목적의 여러 가지 사업을 비교하여 우선순위를 결정할 때, 그리고 단일 사업의 시행 여부를 결정할 때 사용한다.

③ **비용-효용 분석**(CUA, Cost-Utility Analysis) 20 경북

㉠ 보건의료프로그램의 비용과 효용을 비교하는 분석방법으로 효용은 건강일수 혹은 질보정수명(QALY)으로 측정한다.

㉡ 종류 및 양이 사업대안 간에 동일할 필요가 없다.

제 4 절 공중보건학의 역사

16 울산·충북보건연구사·부산·경기·광주·울산, 17 서울·강원·울산, 18 경기·충남, 18 서울·울산보건연구사, 19 서울, 19 충북, 20 서울·경북·충북·충북보건연구사, 21 서울·충남, 22 서울·경기의료기술, 23 대전의료기술·울산의료기술, 24 경기의료기술

Tip

보건행정의 역사
- 고대(~500년)
- 중세(500~1500년)
- 중상주의 시대 (1500~1760년)
- 계몽주의와 혁명시대 (여명기, 1760~1850년)
- 확립기(1850~1900년)
- 발전기(1900~현재)

고대기	중세기(암흑기)	여명기	확립기	발전기
장기설	전염병 유행 검역의 시작	산업 혁명 공중보건사상 시작	세균학설기 미생물 병인론기	사회보장제도 발전
기원전~500년	500~1500년	1500~1850년	1850~1900년	1900년 이후

1 고대기(기원전~500년) [11]

Tip

예방의학과 공중보건학의 역사
- 고대(~476년)
- 중세(476~1453)
- 르네상스시대 (1453~1750)
- 근대(1750~19세기 후반)
- 20세기 전반기 (2차대전 종말까지)
- 20세기 후반 (제2차 대전 후)

(1) 메소포타미아

① '함무라비 법전'에 의사의 지위, 제도, 진료, 보수 및 과오에 대해 규정하였다.

② 종교의식에 따른 목욕, 수도오염 금지법 같은 것은 공중위생에 한 몫을 하였다.

③ 나환자가 도시에 들어오는 것이 금지하였다.

11) 대한예방의학회, 예방의학과 공중보건학(제4판), 계축문화사, 2021, p.34.

④ 전염병의 방지를 위한 환자격리는 그 기원이 메소포타미아에 있는 것으로 추정된다.

⑤ 그 외 기생충 질환, 각기, 각종 전염병, 정신이상 등에 대한 것들이 여러 기록에서 발견되었다.

(2) 이집트

① 파피루스(papyrus)에 질병과 치료에 관한 기록이 존재하고, 위생학이 발달했던 것이 확인되었다.

② 건강한 사람도 정기적으로 토제(吐劑)나 하제(下劑)를 사용하여 신체를 정화하도록 권장하였다.

③ 주거, 의복, 신체 등의 청결을 유지하도록 가옥 청결법, 신체섭생법 등이 시행되었다.

④ 배수와 물대기를 위한 물도랑 등이 있었다.

(3) 그리스

① 고대 그리스의 히포크라테스(Hippocrates, 약 B.C. 460~B.C. 370)는 "질병의 원인은 환경이며, 병을 낫게 하는 것은 자연이다."라고 하였다. '공기, 물, 장소에 대하여(Air, water and places)'라는 논문은 그 지방의 계절 및 기후변화, 나쁜 물, 지질 등 환경의 여러 조건이 병의 발생 및 경과에 미치는 영향에 대한 설명을 하고 있다.

② 사람과 환경의 부조화가 질병을 발생시킨다는 장기설(Miasma theory)은 오염된 공기를 장기라 하고 이 장기가 몸에 들어가면 인체를 구성하고 있는 혈액, 점액, 황담즙, 흑담즙의 분비의 균형이 깨져(4체액설) 질병이 야기된다고 하였다.

③ 치료란 인간 생명이 가지고 있는 본래의 회복능력 작용을 강화하는 데 있다 하였다. 그래서 의미 없는 투약을 피하고 생활습관의 개선, 특히 식이요법에 주력했고, 보조적으로 하제, 토제, 이뇨제 등을 쓰기도 하였다.

④ 그는 건강과 질병을 자연의 현상으로 과학적으로 관찰하고, 의술에 있어서 관찰과 경험이 가장 중요하다는 것을 역설하였는데, 그의 이러한 의견은 정확하여 오늘날의 역학적 사고방식에 크게 영향을 준 흔적이 역력하다.

(4) 로마

① 고대 로마의 의학과 위생학은 고대 그리스 것을 그대로 계승하였으며, 치료의학에는 별 새로운 것이 없었으나 위생 시설에서는 하수도, 공동목욕탕, 급수, 기타 보건 시설에 있어서 괄목할 만한 바가 있었다.

② 의학은 주로 종교인의 손에서 이루어졌으며, 부유층의 독점물이었다.

③ 2세기경부터는 도시에는 공적인 의사제도가 채택되어 이들은 주로 빈자들에 대하여 의료를 실시하였다.
④ 임산부가 사망할 시 개복수술을 하여 생존한 아이를 구하는 오늘날의 제왕절개술이 시술되었다.
⑤ 갈레누스(Galenus, 129~200)
㉠ 최초의 Hygiene(위생) 용어를 사용하였다.
㉡ 히포크라테스(Hippocrates)의 학설 계승자로서 장기설(독기설, Miasma Theory)을 주장하였고 장기설은 17세기까지(19세기까지로 보기도 함) 지배적인 위치를 차지하였다.

2 중세기(500~1500년)

(1) 시기적 특성

① 기독교 중심의 사상이 지배이었던 시대이다.
② 비위생적이고 세속적인 생활 양식이 보건학적 측면에 영향을 미쳤다.
③ 나병, 콜레라, 페스트 등의 전염병이 집단적으로 만연되었으며 교회에 의해 치유되어야 하는 것으로 여겼다.
④ 방역의사, 빈민구제의사, 경찰의 등이 활동하였으며, 의사의 역할은 신체의 질병을 치료하는 데 국한되었다.
⑤ 중세 말 방역 규정과 과밀한 주거, 채광, 환기가 불완전한 가옥, 불충분한 배수구, 불량한 음료수, 비위생적인 사체 매장 등에 관한 규정이 있었다.

(2) 공중보건학적 사건

① 6~7세기경: 모하메드가 죽은 뒤 그의 출생지인 메카로 순례 → 콜레라 대유행
② 13세기: 십자군 원정, 나병과 콜레라 대유행 → 나환자의 교회 출입 금지, 특수 의복을 입히고 방울을 달아 접촉 차단 → 16세기경 한센병이 거의 사라짐
③ 14세기: 징기스칸의 유럽 정벌 → 유럽 전역에 페스트 대유행 21 경기7급
㉠ 14세기 페스트 대유행(1347~1348)은 전 유럽을 휩쓸어 전체 인구의 1/4에 해당한 2,500만 명의 사망자가 발생하였다.
㉡ 14세기의 페스트 유행 때는 병원균을 생각하지 못했으나 접촉 전염설이 대두된 것이 주목할 만한 사실이다.
㉢ 페스트에 대한 대책으로서 환자의 색출, 격리소의 설치, 환자의 의복과 침상의 소각, 항구의 폐쇄, 검역기간 규정 등 이론적으로는 오늘날의 대책과 별 차이가 없는 조치를 강구하였다.

㉣ 1377년 이탈리아 로구사에서 페스트 유행 지역에서 온 여행자는 항구 밖 일정 장소에서 질병이 없어질 때까지 머물다가 입항 허락하였으며 이는 검역(Quarantine, 40일 의미)의 유래가 되었다.

㉤ 1383년 프랑스 마르세이유(Marseilles) 최초의 검역법이 통과되어 검역소를 설치 운영하였다. 페스트를 옮기는 쥐와 벼룩의 역할을 알 수 없는 상황에서 검역의 효과는 크지 않았으나 전염병 관리 측면에서 중요한 업적이라 할 수 있다.

④ 15세기~16세기 말: 매독, 결핵 유행

(3) 보건의료활동

① 오늘날과 같은 공중보건 조직은 없었으나 각종 전염병 예방과 환경위생 감시 등을 위한 행정기구가 설치되었다.

② 길드: 많은 도시에서 전염병 예방 및 환경위생 감시와 같은 위생 관계 업무 수행

③ 진료 시설: 병원이 설립되었으나 요양소에 불과함, 주로 교회에 의해 설립

④ 중세 후기에 길드가 병원과 각종 복지 시설을 건설하기 시작하였으며, 병원의 관리도 성직자에서 지방자치단체로 넘어가게 되었다.

⑤ 아랍문명권에서도 병원설립의 움직임이 두드러졌다. 9~10세기에 병원들이 계속 설립되었고, 이들은 의학발전에 크게 공헌했다.

3 여명기(요람기, 근세기, 1500~1850년)

(1) 시기적 특징

① 이 시기는 문예부흥(1453~1600)과 산업혁명(1760~1830)으로 근대 과학기술이 발달되고 공중보건의 사상이 싹튼 시기이다.

② 프랑스와 영국에서 산업혁명으로 연소자와 근로자의 건강 문제 대두되었으며 인간의 건강, 복지에 대한 사회적 책임 인식과 함께 공중보건사상이 싹트게 되었다.

③ 유럽에 있어서 질병양상의 현저한 변화가 있었다. 한센병(나병) 등이 점차 사라지고 16~17세기에 걸친 발진티푸스, 괴혈병, 수두, 성홍열, 매독, 두창, 페스트가 유행하였다. 이 시기에 가장 무서운 질병은 매독이었는데 매독이 성교에 의하여 전염된다는 사실을 밝혀내고 이 병의 감염원을 없애기 위해 창녀들에 대한 규제와 환자 및 용의자의 격리 등의 조치가 시행되었다.

(2) 공중보건학적 업적 및 제도

① **얀센**(Janssen, 네덜란드): 최초의 현미경(확대경) 발명(1595)

② **프라카스토로**(Fracastoro, 이탈리아, 1478~1553): 『전염, 전염병 및 그 치료』에서 병인으로 눈에 보이지 않는 종의 존재 제시하였다. "모든 전염병은 전파력과 증식력을 가진 작은 전염성 물질에 기인한다."라는 전염설을 주장하였다. 종의 존재는 네덜란드의 레벤후크가 배율 200배의 확대현미경을 발명한 후 미생물의 존재가 밝혀져 확인되었다.

③ **베살리우스**(Vesalius, 벨기에, 1514~1564): 1543년 해부학 교재 『인체의 구조에 대하여』 발간하였다.

④ **하베이**(Harvey, 영국, 1578~1657): 『동물에서의 심장과 혈액의 운동에 관한 해부학적 연구』에서 혈액순환 발견하였다.

⑤ **시드넘**(시덴함, Sydenham, 영국, 1624~1689): 임상 소견에 따른 질병 분류를 시도하였고 개개 질병의 경과를 상세히 관찰하여 유행병 발생의 자연사를 기록하였다. 유행병의 원인에 대하여는 여전히 히포크라테스로부터 계승된 대기의 장기설을 믿었다.

⑥ **레벤후크**(Leeuwenhoek, 네덜란드, 1632~1723): 현미경을 발명(1676)하였고, 최초로 눈에 보이지 않는 종의 존재를 확인하였다.

⑦ **존 그랜트**(John Graunt, 영국, 1620~1674)
   ㉠ 『사망표에 관한 자연적, 정치적 제 관찰』이라는 사망통계에 관한 책을 저술하였다(1662년).
   ㉡ 그 당시 산업발전을 위한 건강한 노동력의 확보가 중요했고, 질병이나 사망에 의한 노동력의 손실은 국가적 및 경제적 차원에서 중대한 문제였기 때문에 모든 국민의 효율적인 건강관리를 위한 보건문제에 큰 관심을 갖게 되었다.

⑧ **윌리엄 페티**(William Petty, 영국, 1623~1687): 인구와 사망, 질병 기타 생리적 통계에 관한 업적이 있는 경제학의 선구자이며 의사인 페티는 친구인 그라운트에 조언하여 사망통계를 저술하게 하였다.

⑨ **라마치니**(Ramazzini, 이탈리아, 1633~1714)
   ㉠ 이탈리아 의사로 직업병에 관해 집대성한 『De Morbis Artificum Diatriba(직업인의 질병, 노동자 질병론)』를 발간(1700년)하여 산업보건에 이바지하였다.
   ㉡ 저서의 서두에서 "노동자들의 건강을 지키고 사회복지를 기여하는 것이 의학자의 의무이다."라고 기술하여 임상의학적 접근법에 의한 공중보건학의 선구적인 저작이 되었다(산업의학의 아버지).
   ㉢ 책에서 도금공, 인쇄공, 광산노동자, 제분공 등 54종의 근로자에 관련된 산업재해에 대해 기술하고 있다.

⑩ **스마일리**(Smellie, 1697~1763): 산과에서의 위생적인 요소를 강조하였다.

⑪ **피린글**(Pringle, 영국, 1707~1782): 병사, 감옥, 병원 등의 환기 및 위생상태 개선을 주장한 적십자운동의 선구자이다.

⑫ **베르누이**(Bernoulli, 1700~1782): 두창의 예방효과를 판정하기 위하여 통계적 방법을 적용하였으며 이후 종두뿐만 아니라 여러 질병에 대하여 보건문제의 통계적 분석이 적용되었다.

⑬ **린드**(Lind, 영국, 1716~1794): 괴혈병 원인 규명, 선박의 위생상태 개선에 공헌하였다.

⑭ 스웨덴에서 1749년 세계에서 처음으로 국세조사를 실시하였다.

⑮ **필립 피넬**(Philippe Pinel, 프랑스, 1745~1826): 1789년 정신병원에 수용된 53명의 정신병 환자를 해방시키고 정신병환자의 처우 개선에 힘쓴 의사로서 정신의학 창시자이다. 피넬은 정신의료에서 환자에 대한 면밀한 관찰과 환자의 말을 증례기록에 처음으로 도입하였다.'정신병의 의학 및 철학적 고찰'을 발표하였다. → 튜크(영국, 1796)가 새로운 정신병치료법 도입

⑯ **프랭크**(J. P. Frank, 독일, 1745~1821): 『전의사경찰체계』라는 의사(위생) 행정에 관한 12권의 저서를 발표(1779)하였다.

㉠ 신체위생, 개인위생, 정신위생, 국민보건에 관한 모든 문제를 망라하고 있으며 내용이 충실한 점에서 최초의 공중보건학 저서라고 알려져 있다.

㉡ "국민의 건강을 확보하는 것은 국가의 책임이다."라고 주장하였다.

⑰ **제너**(Jenner, 영국, 1749~1823): 우두접종법을 개발(1798)하였고, 19세기 초반부터 전 유럽에서 두창 예방법이 보급되었다.

⑱ **호움즈**(호메스, Homes, 1809~1894): 산욕열 예방에 공헌하였다.

⑲ **젬멜바이스**(셈멜바이스, Semmelweis, 헝가리, 1818~1865): 산과 의학자. 산욕열이 시체를 만진 의사의 손에 묻은 유기분해물질의 흡수에 의한 일종의 흡수열이라고 단정하고 예방법으로 조산에 임하는 사람의 손을 염화칼슘액으로 씻어야 한다고 주장하였다. 이를 통해 1847~1849년에는 산욕열 발생률을 1/10로 감소시키는 데에 성공하였다.

⑳ **파르**(Farr, 1807~1883): 영국 통계국에서 파르에 의하여 공중보건 활동의 나침반이라 할 수 있는 인구동태의 등록제가 확립되었다.

㉑ **에드윈 채드윅**(Edwin Chadwick, 영국, 1800~1890)

㉠ 1837~1838년에 런던을 중심으로 크게 유행한 열병의 참상을 조사하여 'Fever Report'를 정부에 제출하였다.

㉡ 열병보고서가 계기가 되어 1842년 공중위생감독 및 각종 위생조사를 위한 보건정책 조사위원회가 설치되어, Chadwick을 중심으로 '노동자계층의 위생상태보고서(The Sanitary Condition of the Labouring Population, 1842)'라는 보고서가 작성되었다.

Tip

영국을 비롯하여 서국 각국에서는 인구가 증가하였고 산업발달로 인해 인구의 급속한 도시집중을 볼 수 있었다. 이로 인하여 질병 발생이 증가하고 특히 영아사망률이 높아졌다. 런던에서 출생한 유아 중 5세 미만 사망자 백분율은 1730~1749년에 74.5%, 1810~1829년에는 31.8%였다. 호움즈(Homes) 등은 산욕열 예방에 공헌한 바가 컸으며 영아사망률 저하에 크게 기여하였다.

▶ 산과적 위생, 산욕열 예방에 기여한 학자: 스마일리(Smellie), 호움즈(Homes), 젬멜바이스 Semmelweis)

㉢ 보고서에 제시된 위생개혁의 긴요성, 지역 공중보건 활동의 중요성, 이를 위한 중앙 · 지방을 일괄하는 보건행정의 기구 확립의 중요성 등 제시된 개선책의 기본적인 개념은 오늘날에도 공중보건과 보건행정의 원칙으로 준용되는 불멸의 가치가 있는 것이다.

㉒ 영국에서 채드윅의 보고 결과로서 1848년에 세계에서 최초의 공중보건법(Public Health Act)을 제정하였다. 이 법에 근거하여 세계 최초로 중앙정보부에 공중보건국과 지방보건국이 설치되었다.

㉓ **레뮤얼 섀턱**(Lemuel Shattuck, 미국, 1793~1859): 1842년 보건 분야 지침서인 『매사추세츠 위생위원회 보고서』 발표. 주요내용은 ㉠ 중앙 및 지방보건국 설치, ㉡ 보건정보 교환체계, ㉢ 위생감시제도 확립, ㉣ 매연공해 대책, ㉤ 도시 및 건물위생관리, ㉥ 정기 신체검사, ㉦ 결핵 및 정신병관리, ㉧ 학교보건, ㉨ 보건교육, ㉩ 예방사업 등이다.

4 확립기(근대기, 1850~1900년): 세균학설기, 미생물 병인론기

(1) 시기적 특징

세균학 및 면역학 분야에서 업적, 예방의학적 사상이 싹트기 시작하고 공중보건학이 제도적으로나 내용적으로 확립되기 시작한 시기이다.

(2) 공중보건학적 업적

① **존 스노우**(John Snow, 영국, 1813~1858)

㉠ 저서 『콜레라 발생의 전파양식에 대하여(1855)』를 통해 콜레라 역학 조사로 전염병 감염설을 입증함으로써 장기설의 허구성을 밝혔다. 최초의 기술역학.

㉡ 스노우는 런던에 콜레라가 유행하였을 때 사망자의 발생 장소를 지도상에 표시하여 봄으로써 사망자가 브로드가(Broad Street)를 중심으로 발생하고 있으며, 동지역 내의 공동우물에 의한 것임을 입증하여 유행이 종식되었다. 이것은 코흐(Koch)가 콜레라균을 발견하기 30년 전의 일이다.

② **윌리엄 래스본**(William Rathbone, 영국): 1859년 리버풀 시에서 방문간호사업을 시작함으로써 오늘날 보건소 제도의 효시가 되었다(방문간호사법은 1962년에 통과됨).

③ **리스터**(Lister, 영국): 석탄산(페놀)을 소독제로 사용하여 수술실 무균기술 확립

④ **페텐코퍼**(Pettenkofer, 독일, 1818~1901): 1866년 뮌헨대학에 최초로 위생학 강좌 개설하여 영양, 의복, 환기, 난방, 상하수 등 위생학 전 분야를 실험실에서 연구하는 실험위생학의 기초를 확립하였다.

⑤ **파스퇴르**(L. Pasteur, 프랑스, 1822~1895)

㉠ 1860년 파스퇴르에 의해 감염병의 원인이 미생물이라는 것이 확인되면서 세균학과 면역학이 더욱 발전하였고, 발효와 부패에 관한 연구를 통해 젖산 발효는 젖산균에 의해, 알코올 발효는 효모균에 의해 일어난다는 것을 발견하였다.

㉡ 저온살균법, 닭콜레라 백신(1880년), 돼지단독 백신(1883년), 광견병 백신(1884년) 등을 개발하여 질병예방의 기틀을 확립하였다.

⑥ **코흐**(R. Koch, 독일, 1843~1910): 탄저균(1876~1877), 파상풍균(1878), 결핵균(1882), 콜레라균(1883) 등을 발견하고 1905년 노벨 생리 · 의학상을 수상하였다.

⑦ **베흐링**(Behring E., 독일, 1854~1917): 파상풍 항독소(1890)를 개발하였고, 디프테리아 균 독소의 항독소 혈청(1892)를 발견하였다.

⑧ **하프킨**(Waldemar Haffkine, 1860~1930)

㉠ 1889년 파스퇴르 연구소에서 콜레라 백신을 개발하였다.

㉡ 1893년 캘커타 콜레라 유행 시 백신을 사용하여 20~40%였던 사망률을 2%로 낮추는 데 공헌하였다.

⑨ **비스마르크**(Bismarck, 독일, 1815~1898): 세계 최초의 사회보장제도이자 최초의 사회보험법인 근로자 질병보호법(질병보호법, 1883)을 제정하였으며 이후 근로자 재해보험법(산재보호법, 1884), 폐질 · 노령보험법(1889)을 제정하였다.

⑩ 미국 매사추세츠 주에 보건국 설치(1869)

⑪ **에를리히**(Ehrlick, 1854~1915): 매독체료제인 Savarsan 발명(1910년)하여 화학요법이 시작되었다.

5 발전기(현대기, 1900년 이후)

(1) 시기적 특성

① 19세기 후반의 위생개혁과 세균학의 비약적인 진보에 의하여 20세기 초기에 이르러 각국의 사망률은 현저하게 감소하였다.

② 확립기의 공중보건학은 영국, 독일, 프랑스 등 유럽을 중심으로 발전하여 왔으나 발전기의 공중보건학은 영국과 미국을 중심으로 이루어지기 시작하였다.

③ 발전기에 접어들면서 임상의학의 발전과 인류 보건증진을 위한 국제기구의 설립, 인구집단을 대상으로 하여 질병발생의 분포 및 경향의 양상을 규명하고, 분포와 경향을 결정하는 요소들을 탐구하는 역학의 발달로 오늘날 공중보건은 개인 건강증진사업과 함께 국민건강 향상에 크게 이바지하고 있다.

④ 1960년대 이후 보건의료에 대한 지역사회의 다양한 요구에 부응하기 위해 포괄적 보건의료의 필요성이 대두되었으며, 지역사회 보건 문제를 해결하기 위한 노력으로 보건소제도의 보급이 활발하였다.

⑤ 제2차 세계대전 이후 영국에서는 의료보험과 같은 보험제도나 의료보호와 같은 공적부조를 통한 사회보장제도가 발전되었다.

⑥ 인구의 폭발적인 증가와 산업의 급격한 성장으로 인구의 질적, 양적 관리의 중요성이 대두되어 모자보건과 가족계획사업이 국가시책사업으로 이루어졌다.

(2) 공중보건학적 사건

① 1911년 영국 국민보험법 제정

② 1919년 영국 세계 최초 보건부 설립

③ 1920년 영국보건부의 '의료 및 관련 제 서비스에 관한 자문위원회'에 의해 도손(Dawson)보고서 발표

④ 1920년 Winslow의 공중보건 정의

⑤ 1935년 미국 세계 최초 사회보장법 제정. '사회보장' 용어 최초 사용

⑥ 1948년 세계보건기구(WHO) 발족(4월 7일 세계보건의 날)

⑦ 1972년 스웨덴에서 국제인간환경회의 개최(의제: The Only One Earth, '지구를 오염으로부터 보호'를 다짐하며 인간환경선언)

⑧ 1973년 국제연합 환경계획(UNEP, United Nations Environment Program) 설립

⑨ 1978년 알마아타회의: WHO는 1977년 'health for all by the year 2000'라는 인류건강 실현목표를 설정하고, 1978년 구소련 Alma-ata 회의에서 일차보건의료 확립을 주장함

⑩ 1986년 건강증진회의: 캐나다 Ottawa회의에서 건강증진에 관한 새로운 기준이 검토됨

⑪ 1992년 리우회의: 브라질 리우에서 소위 '지구환경정상회담'이라는 환경과 개발에 관한 유엔 환경회의를 개최하여 '리우선언' 및 그 행동강령을 채택하는 등 지구환경보건을 위한 적극적인 노력이 추진됨

Tip

도손보고서 21 전남경력

인구 규모와 지리적 특성을 고려하여 일정한 지리적 범위를 1차의료, 2차의료, 3차의료 수준으로 계층화하여 보건의료 서비스 제공과 행정관리 단위로 구획을 나누었다. 구획된 1차, 2차, 3차 지역별로 해당 지역사회 필요를 고려하여 이에 적합한 시설과 인력을 배치하여 서비스 공급 구조를 갖추며, 서비스 이용과 환자의 흐름을 1차, 2차, 3차로 단계화했다.

제 5 절 우리나라 보건행정의 역사

16 인천 · 울산 · 충남 · 인천의료기술 · 강원의료기술, 17 부산 · 울산의료기술, 19 인천 · 전북의료기술, 20 경북 · 광주, 21 복지부 · 인천의료기술

1 삼국시대 이전

① 우리나라의 보건에 관한 최초의 언급은 고조선의 단군신화이다.

② 단군신화 중 환웅천황이 인명과 질병 등 인간의 360여 가지를 다스렸다는 내용으로 볼 때 고대사회에서 질병이 매우 중요한 사실이었다는 것을 알 수 있다. 또한 마늘과 쑥 등 약초이름이 등장하는 것으로 보아 경험적인 약물요법이 존재했음을 추측할 수 있다.

③ 삼국지위지동이전 등의 기록을 보면 우리민족이 지저분하고 더러운 것을 피하고 의복을 청결하게 입었으며 질병으로 죽은 집에서는 그 집을 버리고 새로운 곳으로 가서 다시 집을 짓는다는 등의 기록이 있다.

2 삼국시대

(1) 고구려

① 시의(=어의): 왕실치료 담당

② 고려노사방: 명의들의 처방을 모아 놓은 것

(2) 백제

① 약부: 약물의 취급과 의학에 관한 일체 업무를 관장하는 관서

② 의박사: 의학을 담당

③ 채약사: 약초와 관련 업무를 담당

④ 약사주(주금사): 주술/기도로써 질병을 치료하던 고대의 의원

⑤ 의서: 백제신집방

(3) 신라

① 불교가 융성함에 따라 승의 활동.

② 김무의 「김무약방」 저술, 법탕(승의) 활동

3 통일신라 시대

① 비교적 잘 짜인 의료제도를 갖추고 있었다.
② **약전**: 의료행정을 담당하는 기관으로 공봉의사가 직접 의료에 종사
③ **내공봉의사**: 왕실의 질병을 진료하는 시의
④ **공봉복사**: 약전에 소속되어 있으면서 백제의 주금사와 같이 금주로써 질병을 예방하는 무주술사
⑤ **국의, 승의**: 의료기관 소속 직명이 아닌 당시의 명의를 일컫는 용어

4 고려시대

① **태의감**: 고려의 중앙의료기관으로 의약과 치료 담당, 의약행정 총괄(대의감)
② **상약국, 상의국**: 왕실 의료 담당
③ **혜민국**: 서민 의료 담당
④ **제위보**: 빈민 구료 사업(구제기관)
⑤ **대비원**: 빈민구제, 전염병 담당(보건의료기관)
⑥ **약점**: 지방의 경우에는 주, 부, 현의 행정말단단위에 약점이 설치되었는데, 오늘날의 보건소 역할을 담당하였을 것으로 보인다.

5 조선시대

(1) 조선전기

❖ 조선시대 삼의원
내의원, 전의감, 혜민서

① **전의감**: 일반 의료행정과 의학교육, 의과취재 등의 사무를 담당
② **내의원**: 왕실 의료 담당
③ **혜민서**: 일반의약과 일반서민 의료 담당
④ **제생원**: 향약의 수납과 병자들의 구료업무를 담당하였고, 1406년(태종6년) 때에는 의녀제도를 신설하여 제생원에 배치하였다.
⑤ **활인서**: 전염병 환자 치료 및 구호
⑥ **전향사**: 예조산하 의약 담당
⑦ **종약색**: 종약사무(種藥事務)를 담당하다가 태종 때에 전의감으로 배치되었다.
⑧ **치종청**: 종기 등 외부질환의 치료를 중심으로 한 전의감에 부속된 기관이었다.
⑨ **심약**: 지방의료기관으로 각 지방에서 향약 채취를 담당
⑩ **의학교유**: 지방의학교육을 담당

표 1-3 고려시대와 조선시대의 보건

시대 \ 내용	고려시대	조선시대
왕실의료 (왕실 의약관청)	상약국, 상의국	내의원
의료행정	태의감	전의감
서민의료	혜민국	혜민서
빈민 · 행려자 의료, 구호	제위보	제생원(후에 혜민서에 병합)
전염병관리, 병원 기능	대비원	활인서(후에 혜민서와 업무 통합)

(2) 조선 말기

① **종두법**: 1879년 지석영에 의해 최초의 종두법 실시. 『우두신설(牛痘新說)』 펴내 우두법 보급, 1899년 전국적으로 시행

② **광혜원**: 미국 선교사 알렌을 궁중전의로 위촉하여 1885년 최초의 서양식 국립의료기관인 왕립광혜원 설립(이후 제중원으로 개칭), 서양의학의 도입 → 연세대학교 의과대학

③ **갑오경장**(1894년, 고종31년): 내부(內部)에 **위생국**(위생과, 의무과) 신설. 최초의 근대적 의미의 보건행정기관으로 전염병의 예방 및 일체의 공중위생 업무에 관한 사항, 검역, 의약업무를 담당(공중보건사업의 효시)

④ **광제원**(1899년 내부 소속)

㉠ 1899년 내부병원 → 1900년 광제원 → 1907년 대한병원

㉡ 광제원은 일반 환자를 구료하는 이 외에 전염병을 취급하였다.

㉢ 내부병원에서는 종두업무를 취급하였으나 광제원으로 개칭되면서 한성종두사가 독립되어 종두업무는 분리되었다.

보충 명칭이 변경된 의료기관

(1) 동서대비원 → 동서활인서

조선이 건국된 다음에도 고려의 제도를 계승하여 동서소문 밖에 각각 대비원을 설치하고 서울 안에 거주하는 병들고 의지할 곳이 없는 사람을 모두 이곳에 모아 놓고 죽이나 밥과 국등 먹을거리를 제공하고 필요한 약재를 주었다. 아울러 옷과 이부자리를 주어 편하도록 보호해주었고, 만일 죽는 이가 있으면 잘 묻어주었다. 1414년(태종14)에 동서활인원으로 이름을 바꾸었고, 1466년(세조 12)에 다시 활인서로 고쳤다. 그러다가 1885년(고종 22)에 활인서는 혜민서와 함께 혁파되고, 그 재원은 장로교 선교사 알렌이 개설한 광혜원의 재원으로 충당되었다.

(2) 혜민국 → 혜민서

혜민서는 조선시대에 의약과 일반 서민의 치료를 맡아본 관청이다. 1392년(태조 1) 고려의 제도를 계승하여 혜민고국을 설치하였다가, 1414년(태종 14) 혜민국이라 고쳤다. 1466년(세조 12)에 혜민서로 개칭하였으며, 1882년(고종 19년)에 폐지되었다.

Tip

근세 이후 보건행정조직의 변천
위생국(1894)
→ 경찰국 위생과(1910)
→ 위생국(1945)
→ 보건후생부(1946)
→ 사회부(1948)
→ 보건부(1949)
→ 보건사회부(1955)
→ 보건복지부(1994)
→ 보건복지가족부(2008)
→ 보건복지부(2010)

6 조선시대 이후

(1) 일제 강점기(1910~1945)

① 1910년 8월 29일 한일합병 후 조선총독부 경찰국 산하에 위생과를 두어 공중위생업무, 의사 등의 면허업무, 병원 및 의약품 등의 관리업무를 수행하였다.

② 보건행정은 경찰행정이 담당하였으며 의학교육은 이루어지지 않았다.

(2) 미군정 시대(1945~1948)

해방 전까지 환경위생개선, 전염병 예방접종, 환자격리, 청결과 청소 등 소극적인 협의의 공중보건사업이 실시되어 오다 미군정이 시작되면서 광의의 보건사업이 시작되었다.

① 1945년 미군정령 제1호: 위생국 설치 공포

② 1945년 미군정령 제18호: 위생국을 보건후생국으로 개칭

③ 1946년 미군정령 제64호: 보건후생부로 개칭

(3) 대한민국정부 수립 이후(1948년 이후)

① **사회부**(보건국, 1948년) **설치**: 1948년 보건후생부가 폐지되고 사회부가 창설되었으며, 사회부 안에 보건국을 두었다. 보건국에는 의무과, 보건과, 약무과, 방역과, 한방과, 간호사업과 등 6개 행정과를 두었다.

② **보건부**(1949년) **독립**: 사회부의 보건국이 보건부로 독립되었으며, 1949년 세계보건기구에 65번째 회원국으로 가입하였다. 보건부에는 1실과 의정국, 방역국, 약정국의 3국과 11개 행정과를 두었다.

③ **보건사회부**(1955년) **출범**: 보건부와 사회부가 보건사회부로 통합되었다.

④ **보건복지부**(1994년) **개편**: 보건사회부를 보건복지부로 개편하였으며, 1998년과 1999년 두 차례에 걸쳐 보건복지부 직제를 크게 개편하여 기획관리실과 사회복지정책실 2개 실과 보건정책국, 보건증진국, 연금보험국 3개 행정국을 두었다.

⑤ **보건복지가족부**(2008년) **개편**: 보건복지부와 여성가족부를 통합하여 보건복지가족부로 개편하였다.

⑥ **보건복지부**(2010년) **재개편**: 청소년 및 가족 관련 사업과 업무를 여성가족부로 이관하여 보건복지부로 재개편하였으며, 4실 3국을 두었다.

제 6 절 보건의료

15 경북, 16 경기의료기술 · 대전 · 전북 · 전남 · 경남, 17 부산 · 전북

1 보건의료

(1) 보건의료의 개념 확립

① 의료란 질병을 치료하는 활동이고, 보건의료란 질병을 예방하고 치료하는 활동이다.

② 복합적이고, 포괄적인 성격을 지닌 것으로 보건인력의 팀워크로 이루어진다.

③ 1 · 2 · 3차 보건의료사업으로 이루어진다.

④ 건강의 개념 변화로 건강관리에서도 건강증진, 질병 예방, 치료, 재활서비스 전부를 포함하는 포괄적 보건의료의 중요성이 대두되고 있다.

보충 보건의료 용어의 법적 정의

(1) 보건의료와 의료

① **보건의료**: 국민의 건강을 보호 · 증진하기 위하여 국가 · 지방자치단체 · 보건의료기관 또는 보건의료인 등이 행하는 모든 활동

② **의료**: 의료인에 의해 행해지는 진단, 치료, 간호 등 임상 활동

(2) 보건의료인과 의료인

① **보건의료인**: 보건의료 관계 법령에서 정하는 바에 따라 자격 · 면허 등을 취득하거나 보건의료서비스에 종사하는 것이 허용된 자

② **의료인**: 보건복지부장관의 면허를 받은 의사, 한의사, 치과의사, 조산사 및 간호사

(3) 보건의료기관과 의료기관

① **보건의료기관**: 보건의료인이 공중 또는 특정 다수인을 위하여 보건의료서비스를 행하는 보건기관, 의료기관, 약국, 그 밖에 대통령령으로 정하는 기관

② **의료기관**: 의료인이 공중 또는 특정 다수인을 위하여 의료업을 행하는 의원(치과의원, 한의원), 병원(치과병원, 한방병원, 요양병원, 정신병원, 종합병원), 조산원

③ **공공보건의료기관**: 국가지방자치단체, 그 밖의 공공단체가 설립 · 운영하는 보건의료기관

(4) 보건의료서비스

국민의 건강을 보호 · 증진하기 위하여 보건의료인이 행하는 모든 활동

(5) 보건의료정보

보건의료와 관련된 지식 또는 부호 · 숫자 · 문자 · 음성 · 음향 · 영상 등으로 표현된 모든 종류의 자료

(2) 의료서비스의 수준에 따른 분류 19 강원보건연구사, 23 충남의료기술

① 1차 (보건)의료서비스

㉠ 비교적 간단한 의료조치에 의해 해결될 수 있는 건강문제

㉡ 일반의(GP)가 의료서비스를 제공할 수 있는 영역

예 예방접종, 보건교육, 건강증진서비스, 감기, 설사, 단순외상 치료, 정상분만 등

② 2차 (보건)의료서비스

㉠ 전문화된 단과 전문의원 및 병원급 의료기관에서 감당할 수 있는 서비스

㉡ 입원 및 장비, 전문적인 인력과 보조인력이 필요

예 급성충수돌기염 수술, 제왕절개 분만술 등

③ 3차 (보건)의료서비스

㉠ 전문적인 훈련을 받은 분과 전문의를 중심으로 여러 전문인력이 팀을 이루어 제공하는 서비스

㉡ 특수시설과 특수장비가 필요

예 주로 종합병원과 상급종합병원에서 제공되는 의료

(3) 포괄적보건의료(Comprehensive health care) 14 강원의료기술

① 치료의학과 예방의학이 조화를 이루는 개념이다.

② 지역사회 모든 인구 집단을 대상으로 질병의 치료뿐만 아니라 예방, 재활 및 사회복귀, 건강증진 등 인간의 전 생애에 걸친 건강관리 방안으로 현대 의료의 개념으로 정립되고 있다.

③ 자연과학과 사회과학의 통합으로 질병의 조기발견, 조기 치료, 무능력화 예방, 재활 및 건강증진 활동 등 건강 확보를 위하여 포괄적으로 접근한다.

2 일차보건의료(PHC, Primary Health Care)

16 경기의료기술 · 대전 · 전북 · 전남 · 경남, 17 부산 · 전북 · 인천 · 경기의료기술, 18 충북 · 울산 · 전남 · 전북 · 부산 · 서울, 19 경북의료기술 · 울산보건연구사 · 강원보건연구사, 20 인천의료기술 · 대전보건연구사 · 인천보건연구사, 21 경북의료기술 · 인천보건연구사, 22 서울 · 전북의료기술 · 전남경력경쟁 · 강원의료기술 · 충북보건연구사

(1) WHO 알마아타(Alma-Ata) 선언

① WHO와 UNICEF가 세계 인구 건강상의 불평등에 대처하기 위하여 1978년 구소련 카자흐스탄 수도 알마아타에서 개최한 국제회의

② 의제: Health for All by the Year 2000(HFA 2000)

③ 알마아타 선언의 내용

- 일차보건의료는 과학적 방법으로 지역사회가 수용할 수 있어야 한다.
- 주민의 적극적인 참여 속에 개개인이나 가족 단위의 모든 주민이 쉽게 이용할 수 있어야 한다.

- 국가나 지역사회가 재정적으로 부담이 가능한 방법이어야 한다.
- 국가의 보건의료체계상 핵심으로써 지역사회 개발 정책의 일환으로 유지되어야 한다.
- 일차보건의료는 질병의 치료나 예방 활동, 신체적 · 정신적 건강 증진과 사회적 안녕 및 생활의 질적 향상을 실현할 수 있어야 한다.

④ 건강증진을 위해서는 현대의학적인 접근보다는 사회접근법이 필요하며, 건강과 건강관리를 목표로 한다면 자기 스스로가 관심을 가지고 적극적 노력을 해야 한다는 개념이다.

⑤ 전세계 인구가 보건의료에 대해 평등해야 하고, 국민은 건강할 기본권리를 가지며, 국가는 국민의 건강에 책임을 져야 하며, 인구가 보건의료에 대해 평등해야 한다.

(2) 대두배경

① 많은 인구가 적절한 의료혜택을 받지 못하고 있다.

② 의료생산비용 증가로 인한 의료비용의 상승으로 소비자의 비용부담이 증가하였다.

③ 보건의료서비스의 지역적 편중문제가 심각하다.

④ 사회변화와 더불어 정치, 경제, 문화적인 요인으로부터 건강위해요인이 다양해졌다.

⑤ 질병예방, 건강증진의 필요성이 강조됨으로써 일차보건의료의 중요성이 대두되었다.

⑥ 일차보건의료는 국가의 핵심 보건사업조직과 그 지역사회의 전반적인 사회, 경제개발의 구성요소가 되었다.

⑦ 대부분의 건강문제는 1차 보건의료로서 해결이 가능하며 질병발생 이전에 예방관리 하는 것은 질병이 발생한 후 치료하는 것보다 효율적이고 경제적인 방법이 될 수 있다.

(3) 일차보건의료의 개념

① 일차보건의료란 필수적인 보건의료를 지역사회와 각 개인과 가족이 받아들일 수 있고 비용 지불이 가능한 방법으로 그들의 참여하에 골고루 활용할 수 있도록 하는 실제적인 접근 방법이다.

② 단순한 일차진료 · 간호만을 의미하는 것이 아니라 개인, 가족 및 지역사회를 위한 건강증진, 예방, 치료 및 재활 등의 서비스가 통합된 기능으로, 제도적으로는 주민들이 보건의료체계에 처음으로 접하는 관문이 되며, 기술적으로는 예방과 치료가 통합된 포괄적 보건의료를 의미한다.

③ 일차보건의료의 기본 이념은 사회정의 정신에 입각하여 형평의 원칙하에 모든 사람에게 양질의 보건의료를 제공하는 것이다.

④ 일차보건의료의 목적은 개인이나 지역사회의 자립을 증진시키는 데 있으며, 궁극적인 목표는 사회 · 경제적으로 생산적인 삶을 영위할 수 있게 하는데 있다.

⑤ 일차보건의료는 단순히 진료만을 뜻하는 것이 아니고 건강 그 자체를 취급하며, 인간개발, 보건개발 및 지역사회개발에 초점이 있다.

⑥ 보건의료사업에 관한 의사결정방법이 상향식 접근방법을 채택하고 있기 때문에 민주주의와 자치의 정신이 도입된 개념이며, 일차보건의료 접근방법은 민주주의 방법을 터득하게 해 주는 것이다.

Tip

말러(Dr. H. Mahler)
WHO 사무총장(1983)
인류의 건강을 실현하는 열쇠는 일차보건의료에 있고, 일차보건의료의 성공 열쇠는 보건인력 확보에 있다.

(4) 일차보건의료의 중요성[12)]

① 일차보건의료로 해결될 수 있는 1차적인 건강문제는 현재 인구가 가지고 있는 건강문제의 80% 이상이며 한 인간이 살아가는 동안 발생하는 건강문제의 80% 이상이다.

② 따라서 1차적인 보건문제는 조기에 적절한 진료를 받아 치료를 하거나 그 문제의 원인을 지역사회 공동노력으로 대처할 때, 그 1차적인 문제가 쉽게 해결되어 2차적인 중증의 문제로까지 진전되지 않게 된다.

③ 결과적으로 지역사회 주민의 건강유지와 증진은 물론 의료비의 절감을 가져올 수 있도록 지역사회가 적극적으로 참여하여 보건문제를 해결하는 것이 1차 보건의료의 철학적 근본원리이다.

④ 그러므로 일차보건의료사업만 성공하면 국민의 건강문제 중 80%가 저렴한 가격으로 쉽게 이용가능하고 받아들일 수 있는 방법으로 지역사회의 적극적인 참여로 해결되어 국민의 건강관리에 대한 자립력을 조장하게 된다는 것이다.

12) 문상식 외, 보건행정학(제7판), 보문각, 2018, p.458.

표 1-4 전통적인 기본의료와 일차보건의료의 차이

구분	전통적인 기본보건의료	일차보건의료
대상	환자	지역사회
접근법	질병중심, 질병치료, 치료중심접근, 임상중심접근	건강유지, 건강증진, 예방, 치료, 재활의 통합접근법, 원인추구적 접근법
관계	제공자와 소비자 관계	동반자 관계
팀개념	팀개념 희박	팀접근법
협조	의료인력 간의 협조	부문 간 협조
개발	의료기술개발, 의약품 개발	인간개발, 사회경제개발, 지역사회 개발
목표	질병의 치유, 건강의 회복	개인 및 지역사회의 잠재력 개발, 문제해결능력의 함양
주체	의료전문직	지역사회 주민

(5) 일차보건의료의 필수 요소(WHO, 1978) 21 서울 · 충남 · 경북의료기술 · 부산보건연구사

어떤 보건의료체계에서도 실천되어야만 할 최소한의 요소를 의미한다.

① 주요 보건 문제의 예방 및 관리 방법에 대한 교육
② 식량 공급의 촉진과 적절한 영양의 증진
③ 안전한 식수의 공급과 기본적 위생
④ 가족계획을 포함한 모자보건사업
⑤ 주요 감염병에 대한 예방접종
⑥ 지방풍토병의 예방 및 관리
⑦ 흔한 질병과 외상의 적절한 치료
⑧ 필수 의약품 제공
⑨ 심신장애자의 사회의학적 재활(정신보건증진 – 추가된 항목)

(6) WHO가 제시한 일차보건의료의 특성

① **접근성**(Accessibility): 지리적 · 경제적 · 사회적으로 지역주민이 쉽게 이용할 수 있어야 한다.
② **수용 가능성**(Acceptability): 지역사회가 쉽게 받아들일 수 있는 과학적 방법의 사업을 제공해야 한다.
③ **주민참여**(Active, Participation): 지역사회의 주민이 적극적으로 참여하여 사업요구 파악, 계획, 수행, 평가가 이루어져야 한다.
④ **지불부담능력**(Affordable): 지역사회의 지불 능력에 맞는 보건의료수가(收價)로 사업이 제공되어야 한다.

일차보건의료 접근원칙 4A
① 접근성(Accessibility)
② 수용 가능성 (Acceptability)
③ 주민 참여 (Active, Participation)
④ 지불 부담 능력 (Affordable)

1 공중보건 총론

⑤ **포괄성**(Comprehensiveness): 기본적인 건강관리서비스는 모든 사람에게 필요한 서비스를 제공해야 한다.
⑥ **유용성**(Availability): 지역 주민들에게 꼭 필요하고 유용한 서비스여야 한다.
⑦ **지속성**(Continuity): 기본적인 건강 상태를 유지하기 위해 필요한 서비스를 지속적으로 제공할 수 있어야 한다.
⑧ **상호협조성**(Coordination): 관련 부서가 서로 협조하여 의료 체계를 구축하여야 한다.
⑨ **균등성**(Equality): 누구나 어떤 여건이든지 필요한 만큼의 서비스를 똑같이 받을 수 있어야 한다.

(7) 일차보건의료의 접근 방법

① 예방에 중점을 둔다.
② 적절한 기술과 인력을 사용한다.
③ 쉽게 이용 가능해야 한다.
④ 원인 추구적 접근방법을 사용한다.
⑤ 지역사회가 쉽게 받아들일 수 있는 방법으로 사업이 제공되어야 한다.
⑥ 지역사회의 적극적인 참여가 이루어져야 한다.
⑦ 건강을 위해 관련 분야의 상호 협력이 이루어져야 한다.
⑧ 지역사회의 지불 능력에 맞는 보건의료수가로 사업이 제공되어야 한다.
⑨ 자조 · 자립 정신을 바탕으로 한다.
⑩ 지역사회 특성에 맞는 보건사업을 추진한다.

3 우리나라의 일차보건의료

(1) 우리나라 일차보건의료의 개념(1977년 '일차보건의료에 관한 전국 세미나' 개최)

① 일차보건의료는 전 국민을 대상으로 하는 보건의료체계의 하부 기초보건의료 단위 및 기능이다.
② 일차보건의료는 일정 지역사회(가정, 부락, 행정리 포함) 내에서 보건의료요원과 주민의 적극적인 참여로 이루어지는 보건의료활동이다.
③ 일차보건의료 활동은 지역사회의 자주적인 활동과 공중보건의료의 활동으로 구성된다.
④ 일차보건의료 활동은 지역사회의 기본적 보건의료욕구를 충족시켜야 하므로 전체보건의료 스펙트럼에서 예방 측면에 보다 치중한다.

⑤ 일차보건의료 활동은 각종 보건의료요원(의사, 간호사, 기타 보건의료요원)의 협동과 마을의 자원 요원의 협동으로 이루어지며, 각 요원은 치료, 예방 및 기타 기능이 부여된다.

⑥ 일차보건의료 활동은 전체 지역사회개발계획의 일부로서 이루어짐이 바람직하다. 물론 여기서의 보건의료란 치료, 예방, 재활 및 건강증진을 포함하는 포괄적 보건의료를 말한다.

(2) 후속조치

① 1980년 농어촌 등 보건의료를 위한 특별조치법 제정(보건진료원, 보건진료소 설치, 공중보건의 배치)

② 학교보건사업, 산업보건사업, 건강한 도시 가꾸기 사업 등에 일차보건의료 사업 접근법이 사용되었다.

(3) 문제점

① 우리나라는 일차보건의료의 개념을 받아들이면서 일차보건의료를 민간의료부문의 보충적 역할로서 도입하였다.

㉠ 의료취약지역에는 민간의료부문이 선호하지 않게 되고 농어촌 의료취약부분은 더욱 열악하게 되었다.

㉡ 취약부문을 공공부문이 채우기 위해 일차보건의료인력, 시설 등이 더 필요하게 되었다.

② 예방서비스보다는 진료 또는 치료위주의 서비스 공급이 이루어져 포괄적인 보건의료서비스 제공이라는 원래의 일차보건의료 철학은 무너지게 되었다.

(4) 일차보건의료 활동

① 우리나라의 일차보건의료의 핵심적인 역할은 대부분의 지역보건소가 담당하고 있다.

② 보건의료원 등장, 보건지소에 보건요원 배치

③ 1995년 기존의 보건소법이 지역보건법으로 대폭 개정되면서 지역보건의료 계획을 수립하고 일차보건의료의 체계적인 구축을 할 수 있는 여건은 갖추어졌다.

④ 건강도시 사업을 추진하고 있다.

4 마이어스(Myers)의 양질의 보건의료 요건

15 서울보건연구사, 18 울산, 21 서울 · 충북보건연구사, 22 인천보건연구사

(1) 접근성(Accessibility)

① 환자가 보건의료를 필요로 할 때 쉽사리 서비스를 이용할 수 있어야 함을 의미

② 의료기관을 찾았을 때 질병의 예방을 포함한 총괄적인 의료서비스를 받아야 함

③ 지리적 접근성: 지역 주민들이 거주하는 지역 내에 의료기관이나 의료인이 있어야 함(공중보건의 제도나 보건진료원 제도)

④ 경제적 접근성: 보건의료서비스를 필요로 하는데 돈이 없어서 이용하지 못하는 경우가 적어야 함(건강보험제도)

⑤ 시간적 접근성: 질병을 가진 환자가 바빠서 의료이용에 장애가 있어서는 안 됨(노동자, 농번기 농민)

(2) 질적 적정성(Quality)

① 지식과 기술에 대한 의료 제공자의 전문적 능력을 의미

② 의료서비스는 인간을 대상으로 하므로 전문적인 능력, 충분한 지식과 기술, 윤리 · 도덕적 측면의 적절성이 필요

③ 일정 수준의 질을 보장하기 위해서 사회적 통제기전이 마련되어야 할 뿐만 아니라 보건의료 제공자의 자발적인 노력이 출발점이 되어야 함

(3) 지속성(연속성, 계속성, Continuity)

① 의료이용자에게 공급되는 보건의료서비스의 제공이 예방, 진단 및 치료, 재활에 이르기까지 포괄적으로 이루어지는 것을 의미

② 개인적 차원에서는 건강문제를 종합적으로 다룸으로써 육체적인 치료와 더불어 정신적인 안도감을 갖게 하는 전인적 의료(Person-centered Care)가 지속적으로 이루어져야 함

③ 지역사회 수준에서는 의료기관들이 유기적인 관계를 가지고 협동하여 보건의료서비스 기능을 수행해야 함

④ 환자의 입장에서 보건의료서비스의 지속성은 의사나 의료기관 간에 긴밀한 협조를 하여 일관된 서비스를 환자에게 제공하는 것(한 병원에서 진료를 받다가 다른 상급병원으로 이송될 경우 중복된 서비스를 배제하고 신속히 다음 단계의 서비스가 진행될 수 있도록 함)

(4) 효율성(경제적 합리성, Efficiency)

① 경제적 합리성으로 한정된 자원을 얼마나 효율적으로 활용할 수 있는가 하는 것

② 의사에 대한 적절한 보상도 포함

③ 효율적인 관리운영 요망: 기존 자원을 최대한 효율적으로 활용하여 관리하는 일

예 진료시간 약속을 통해 의사와 환자의 시간절약, 적정 인력 활용을 통한 업무효율, 의료전달체계의 확립으로 국민의 의료문제를 효율적으로 해결하는 것 등

5 미국공중보건학회의 양질의 의료서비스 구성 요소

접근 용이성	개인적 접근성, 포괄적 서비스, 양적인 적합성
질적 적정성	전문적인 자격, 개인적 수용성, 질적인 적합성
지속성	개인중심의 진료, 중점적인 의료 제공, 서비스의 조정
효율성	평등한 재정, 적정한 보상, 효율적 관리

6 리 & 존스(Lee & Jones)의 양질의 의료 요건

'양질의 의료란 지역사회나 인구 집단에서 사회 · 문화 · 전문 분야의 발전과 더불어 의료계의 지도자들에 의해서 서비스되는 것'이라고 정의하고 다음과 같은 양질의 의료 조건 8가지를 제시하였다.

① 의과학에 기초

② 예방의 강조

③ 의사와 환자의 긴밀한 협조

④ 전인적인 치료

⑤ 의사와 환자의 지속적이고 친밀한 인간관계

⑥ 사회복지사업과 연계

⑦ 다양한 보건의료서비스와 협조

⑧ 과학적인 현대 의료서비스의 제공(필요충족에 요구되는 모든 보건의료서비스 제공)

7 바람직한 의료의 구성 요소(미국의학한림원)

21 부산보건연구사, 23 부산의료기술

① **효과성**: 예방서비스, 진단적 검사 등의 개입 조치가 다른 대안들에 비해 더 나은 결과를 가져올 것인지의 여부에 대해 근거를 바탕으로 의료를 제공해야 한다.

② **안전성**: 이용자를 위험하게 하거나 손상을 일으키지 않아야 한다.

③ **환자 중심성**: 환자 개개인의 선호, 필요 및 가치를 존중하고 그에 반응하는 방식으로 보건의료가 제공되고, 환자의 가치에 따라 모든 임상적 결정이 이루어지도록 해야 한다.

④ **적시성**: 대기 시간 단축, 제공자와 이용자 모두 불필요한 보건의료 제공 지연 감소, 적시조치가 필요한 질환에서 더 중요하다.

예 심혈관 질환, 뇌혈관 질환

⑤ **효율성**: 보건의료 제공에 사용되는 자원, 시간 등의 단위 투입 요소당 산출량을 말한다.

⑥ **형평성**: 소득이나 지역에 따른 불평등이 없어야 한다.

제7절 국제보건 관련 기구

1 세계국제보건기구(WHO, World Health Organization)

18 경기보건연구사

Tip

역대 사무총장

① **초대**: Dr. B. Chisholm (1948)

② **2대**: Dr. M. Candau (1953)

③ **3대**: Dr. H. Mahler (1973)

④ **4대**: Dr. Hiroshi Nakajima (1988~1998)

⑤ **5대**: Dr. Gro Harlem Brundtland (1998~2003)

⑥ **6대**: Dr. Jong Wook Lee (2003~2006)

⑦ **7대**: Dr. Margaret Chan (2006~2017)

⑧ **8대**: Dr. Tedros Adhanom Ghebreyesus (2017~현재)

(1) WHO 설립

1946년 샌프란시스코 회의에서 국제연합헌장이 기초될 때 국제보건기구의 필요성이 인정되었다. 1946년 6월 19일에서부터 7월 22일까지 뉴욕에서 61개국의 대표가 참석하여 개최된 국제보건회의 의결에 의하여 UN헌장 제57조를 근거로 세계보건기구 헌장을 기초하여 서명하였으며, 1948년 4월 7일에 그 효력을 발생하게 되어 세계보건기구가 정식으로 출범하게 되었다.

(2) WHO의 주요 내용 16 부산, 18 경기·경북의료기술

1946년 뉴욕에서 국제보건회의 의결에 의하여 WHO 헌장을 제정한 후 1948년 4월 7일 WHO가 정식 발족하였다.

① 1948년 4월 7일 발족

② UN 보건전문기관

③ 본부: 스위스 제네바

④ 사무총장 임기 5년, 연임 가능

⑤ 예산

㉠ 회원국의 법정분담금과 자발적 기여금

㉡ WHO 헌장 및 재정규칙에 따라 각 회원국이 WHO에 납부함

⑥ 194개국 가입

보충 세계보건기구(WHO) 예산의 특징

(1) WHO의 예산은 회원국의 정규분담금과 회원국의 자발적 기여금으로 채워진다. 연간 예산은 약 20억 달러인데, 회원국이 의무적으로 납부하는 정규분담금이 25%를 차지하고, 나머지는 자발적 기여금으로 조성되는데, 이 비중이 계속 증가 추세이다.

(2) WHO는 국가가 회원인 국제기구이기 때문에, 집행하는 예산의 원천은 회원인 국가가 내는 회비가 된다. 회부납부는 회원의 의무이므로 아무리 못 사는 나라도 최소한의 정규분담금을 납부해야 하고, 회비인 정규분담금은 2년 이상 밀리게 되면 투표권이 박탈된다.

(3) WHO 예산은 2년 단위로 편성된다.

(3) WHO의 조직

① 세계보건총회(World Health Assembly)

㉠ 매년 5월 회원국 대표들이 참석하여 제네바에서 개최되는 최고 의사결정 기구

㉡ 주요 임무: 2년간 프로그램 예산 승인, 주요 정책 결정

② 집행이사회(Executive Board)

㉠ 32명의 보건 분야 전문가로 구성되며 총회에서 선출됨

㉡ 1월, 5월 두 차례 걸쳐 개최

㉢ 주요 임무: 총회에 상정된 의안이나 결의문의 사전 심의 · 의결, 총회에서 위임한 사항 처리

③ 사무국

㉠ 약 3,700명의 보건 및 다른 분야 전문가로 구성

㉡ 사무총장: 이사회 추천으로 총회에서 비밀 투표로 선출하며 임기는 5년임

(4) WHO의 6개 지역사무소 23 경북의료기술

① 동지중해 지역(Eastern Mediterranean Region): 이집트의 카이로

② 동남아시아 지역(South-East Asia Region): 인도의 뉴델리 ▶ 1973년 북한 138번째로 가입

③ 서태평양 지역(Western Pacific Region): 필리핀의 마닐라 ▶ 1949년 우리나라 65번째로 가입

④ 범미주 지역(Region of the Americas): 미국의 워싱턴 D.C.

⑤ 유럽 지역(European Region): 덴마크의 코펜하겐

⑥ 아프리카 지역(African Region): 콩고의 브라자빌

(5) WHO의 주요 보건사업 17 충남, 21 경남보건연구사

① 결핵관리사업

② 모자보건사업

③ 영양개선사업

④ 환경위생사업

⑤ 보건교육사업

⑥ 성병 · 에이즈사업

⑦ 말라리아사업

(6) WHO의 목적 및 기능 17 서울, 22 서울보건연구사

① WHO는 크게 두 가지 입헌적 직무를 맡고 있다.

㉠ 국제 보건사업의 지도와 조정

㉡ 회원국 간의 기술원조 장려

② 세계보건기구 헌장 제2조에 의한 기능

㉠ 국제 검역 대책

㉡ 각종 보건 문제에 대한 협의, 규제 및 권고안 제정

㉢ 식품, 약물 및 생물학적 제재에 대한 국제적 표준화

㉣ 과학자 및 전문가들의 협력에 의한 과학의 발전 사업

㉤ 보건통계 자료수집 및 의학적 조사연구사업

㉥ 공중보건과 의료 및 사회보장향상사업

㉦ 회원국의 요청이 있을 경우 의료봉사

㉧ 모자보건의 향상

㉨ 전염병 관리

㉩ 진단검사 기준의 확립

㉪ 환경위생 및 산업보건 개선사업

㉫ 재해 예방

㉬ 정신보건 향상

㉭ 보건요원의 훈련 및 기술협력사업

(7) 우리나라의 세계보건기구(WHO) 활동 [13)]

① 2003년도에 제6대 세계보건기구 사무총장으로 고 이종욱 박사가 당선되어 우리나라는 최초로 최고위급 선출직 국제기구 수장을 배출하여 국제사회에서 한국의 위상을 높였다.

② 2008년 열린 제59차 세계보건기구 서태평양지역사무소에서 지역사무소 사무처장에 서울의대 신영수 교수가 당선되어 2009년부터 WHO 서태평양지역의 수장 역할을 담당하고 있다.

③ 우리나라의 WHO에 대한 지원은 법정분담금 및 자발적 기여금이 있으며 법정분담금은 외교통상부의 국제기구 분담금 예산에 편성되어 납부되었다가 2006년부터 보건복지부로 이관되었다. 우리나라는 자발적 기여금 지원을 통해 개발도상국의 지역보건체계개발 등 보건사업을 지원하고 있다.

(8) WHO의 주요 슬로건

2024	My health, my right(나의 건강, 나의 권리)
2023	Health for All(모든 사람에게 건강을)
2022	Our planet, our health(우리의 지구, 우리의 건강)
2021	Building a fairer, healthier world(더 공정하고 건강한 세상 만들기)
2020	Year of the Nurse and Midwife(간호사와 조산사의 해)
2019	"Health for All - Everyone, Everywhere"(보편적 건강보장)
2018	Universal health coverage: everyone, everywhere "Health for All" (보편적 건강보장)
2017	Depression: Let's Talk(우울증, 이야기합시다.)
2016	Beat Diabetes(당뇨병 퇴치)
2015	Food Safety(식품안전)
2014	Vector-borne Diseases: Small Bite, Big Threat (매개체감염, 작은 물림 큰 위협)
2013	Healthy Heart Beat, Healthy Blood Pressure(고혈압)
2012	Good Health Adds Life to Years(노화와 건강)

13) 문상식 외, 보건행정학, 보문각, 2018, p.201~203.

2 보건 관련 국제기구 17 광주

(1) 국제공중보건처(IOPH, International Office of Public Health)

① 감염병 예방을 위해 1851년 파리에서 지중해 연안의 125개국이 모여 국제적 협력의 필요성을 논의한 후 1907년 40개국이 모여 출범하였다.
② 본부: 프랑스 파리
③ 보건에 관한 최초의 국제회의(1851년 파리)
④ 1950년 WHO에 흡수되었다.

(2) 범미보건기구(PAHO, Pan American Health Organization)

① 1889년 워싱턴에서 미주 국제회의 개최 후 1902년 멕시코의 2차 회의에서 범미위생국이 창설되었다.
② 1948년 세계보건기구 지역사무처로 전환되었다(범미주 지역, Washington D.C).

(3) 국제연합부흥행정처(UNRRA, United Nations Relief and Rehabilitation Administration)

① 제2차 세계 대전 후 경제 문제와 보건 문제를 해결하기 위해 1943년 설립되었다.
② 질병 전파 방지 및 예방을 위한 국제 협력이 이루어져 오다가 1946년 WHO 발족의 기초가 마련되었다.

(4) 국제연합환경계획(UNEP, United Nations Environmental Program)

① 1972년 스웨덴 스톡홀름에서 개최된 최초의 유엔인간환경회의 권고에 따라 1973년 2월 1일 UNEP가 출범하였다.
② 6월 5일을 '세계환경의 날'로 지정하였다.
③ 1992년 리우 선언: 브라질 리우에서 열린 지구환경 정상회담에서 채택
④ 역할
㉠ 유엔의 환경 관련 정책 수립
㉡ 지구환경의 감시
㉢ 환경 관련 국제 협력 및 조정
㉣ 환경 관련 지식 발전 등을 목적으로 하는 활동

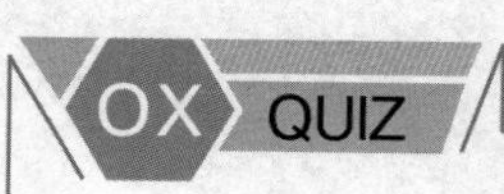

Check

01 존 스노우(J. Snow)는 "공중보건학이란 조직적인 지역사회의 노력을 통하여 질병을 예방하고 수명을 연장시키며, 신체적 · 정신적 효율을 증진시키는 기술이자 과학이다."라고 정의하였다. O X

02 앤더슨(Anderson)의 3대 공중보건사업 수단은 봉사행정, 통제행정, 교육행정이다. O X

03 브라이언트(J. Bryant)의 우선순위 결정기준은 문제의 크기, 문제의 심각도, 해결 가능성, 전문가의 관심도이다. O X

04 중세기에는 방역의사, 빈민구제의사 등이 활동하였으며 의사의 역할은 신체의 질병을 치료하는 데 국한되었다. O X

05 세균학설기에 독일의 프랭크(J. P. Frank)는 위생행정에 관한 책을 발간하였으며, 이는 공중보건학 최초의 저서이다. O X

06 1986년 알마아타 선언을 통해 일차보건의료가 대두되었다. O X

07 마이어스(Myers)는 양질의 보건의료 요건에서 보건의료서비스는 제때 치료를 받지 않으면 효과 및 비용 손해가 크기 때문에 효율성을 제고시키는 정책적 고려가 우선적으로 배려되어야 한다고 하였다. O X

08 리 & 존스(Lee & Jones)는 양질의 의료 요건으로 의사와 환자의 긴밀한 협조를 포함한 8가지 조건을 제시하였다. O X

09 WHO 사무총장의 임기는 5년이다. O X

10 WHO는 국제보건사업에 대해 지도하고 통제하는 입헌적 직무를 맡고 있다. O X

OX Answer

01 × [존 스노우(J. Snow) → 윈슬로우(Winslow)] **02** ○ **03** × [전문가의 관심도 → 주민의 관심도]
04 ○ **05** × [세균학설기 → 여명기] **06** × [1986년 → 1978년]
07 × [효율성 → 접근용이성] **08** ○ **09** ○ **10** × [통제 → 조정]

Chapter 02 건강 및 질병

관계법규

- 국민건강증진법(1995)

학습 길라잡이

- 건강의 정의에 대한 이해
- 질병의 자연사와 예방단계
- 건강-질병 결정요인의 특성
- 건강증진의 개념
- 건강모형
- 우리나라의 건강증진사업

Tip

이원론의 영향

이원론은 정신과 육체는 별개로 분리되어 있으며, 정신은 신의 몫이기 때문에 과학지식의 대상이 될 수 없으나 육체는 기계와 같은 것으로 인간의 지식에 의하여 변조할 수 있다는 개념이다.

❖ 건강 잠재력

신체적, 정신적, 사회적 활력소

제1절 건강의 개념

1 건강에 대한 개념의 변천 16 인천, 18 부산, 22 강원보건연구사

건강에 대한 이해와 개념은 시대적 상황, 즉 질병의 양상, 과학적 철학 사조, 삶의 가치관 등의 변화 및 진보와 함께 변천하고 있다.

(1) 신체 개념의 건강

① 19세기 이전의 건강은 '신체적인 질병이 없는 상태'로 이원론의 영향을 받은 개념이다.

② 질병: 신체의 부속 일부가 고장난 것으로 그 부분을 고치면 건강이 회복된다는 개념이다.

(2) 심신 개념의 건강

19세기 중엽 이후 인체를 정신과 육체로 각각 구분할 수 없다는 심신의 개념으로 변화되었다. 기계론적으로 설명이 안 되는 고혈압, 당뇨병 등과 같은 다요인성 질병이 많아지는 질병 양상의 변화에 의한 것이다. 또한 건강 문제의 요인으로 환경 변화나 행태적 요인이 중요하게 대두되어 환경에 대한 적응을 건강의 척도로 생각하게 되었다.

(3) 생활 개념의 건강

현대의 인간은 사회적 역할을 다하며 생활하므로 건강을 생활 개념에서 파악하고 있다. WHO의 건강의 정의는 인간 삶의 여러 가지 측면을 모두 포함하여 사회적, 정신적 안녕도 건강의 개념으로 인정하고 있다.

(4) 생활수단 개념의 건강

① 건강, 질병, 사망에 이르는 건강현상은 연속적인 변화로 설명된다. 생활수단 개념의 건강은 동적인 상태를 건강으로 보는 견해이다.

② 즉 건강이 연속선상에 있으며 건강 잠재력과 건강 위해 요소들 간에 평형이 이루어진 상태를 일컫는다.

③ 이러한 개념은 건강증진에 관한 오타와 헌장에 명시된 "건강은 생활의 목표가 아니라 일상생활을 영위하는 활력소로 이해되어야 한다."는 내용과 일치한다.

2 WHO 건강의 정의

18 경기, 18 충북, 19 인천의료기술 · 강원보건연구사, 21 인천보건연구사

(1) WHO 헌장 정의(1948년)

① "건강은 질병이 없거나 허약하지 않을 뿐만 아니라 육체적, 정신적, 사회적 안녕이 완전한 상태이다."

② 사회적 안녕이란 사회 속에서 각자에게 부여된 기능과 역할을 충실히 수행하면서 사회생활을 영위할 수 있는 상태를 말한다.

③ WHO 정의의 특징

㉠ 건강의 사회적 측면 강조 → 보건 부문의 사업범위를 확대하는 데 개략적 지침이 된다.

㉡ 건강을 당위적인 측면에서 규정한 선언으로서 의미 → 보건의료부문의 이념적 목표설정에 도움을 준다.

㉢ 실제 적용을 위하여 구체적이고 측정 가능한 요소로 구성된 개념으로 발전시켜야 함 → 내용이 모호하여 건강에 관한 실정적 분석에는 활용도가 적다.

㉣ 보편적인 인간의 가치가 모두 포함되어 있다.

④ 비판

㉠ 정의가 너무 비현실적이며 이상적이다.

㉡ 건강의 정의를 보는 관점이 정적(static)이다.

(2) 1957년 실용적 건강의 정의

① 유전적으로나 환경적으로 주어진 조건하에서 적절한 생체 기능을 나타내고 있는 상태이다.

② 건강한 사람은 연령, 성, 지역사회 및 지역 등 기본적 특성에 따라 정상 범위 내에서 정상적으로 기능할 수 있는 사람이다.

(3) 1998년 정의

> "Health is a dynamic state of physical, mental, social and spiritual well-being and not merely the absence of disease or infirmity."

① "건강은 질병이 없거나 허약하지 않을 뿐만 아니라 육체적, 정신적, 사회적 및 영적 안녕이 역동적(Dynamic)이며 완전한 상태이다."

② 건강의 정의에 영적인 개념을 추가하였다.

③ 세계보건기구 총회에서 채택되었으나 WHO에서 의결되지 않았다.

❖
사회 구성원으로서 자신의 역할과 소임을 충실히 할 때 그 구성원들로부터 존중받을 수 있으며, 존중받는 삶을 살 때 보람을 얻을 수 있기 때문에 사회적 안녕은 신체적 · 정신적 건강 개념보다도 우선되어야 할 중심적 가치이다.

(4) 건강의 사회적 안녕 개념의 중요성

WHO는 인간의 건강에 '사회적 안녕'의 개념을 추가하여 규정하였으며, 많은 학자는 신체적 · 정신적 건강보다도 사회적 안녕 개념의 건강을 강조하고 있다. 그 이유는 다음과 같다.

① 인간이 사회 구성원으로서 각자의 역할과 소임을 충실히 할 수 있을 때 진정 건강한 상태이다.

② 인간과 동물의 건강 개념을 차별화하는 척도이다.

③ 삶의 가치와 보람을 창출하는 핵심 개념이다.

3 학자에 따른 건강의 정의

16 대전, 20 울산보건연구사, 21 부산, 22 경남보건연구사

(1) 베르나르(Claude Bernard, 1895), 캐논(Cannon WB, 1871~1945)

19 대전, 21 강원보건연구사

① "건강이란 외부 환경의 변화에 대하여 내부 환경의 항상성(Homeostasis)이 유지된 상태이다."

② 질병이란 항상성이 깨진 상태이지만, 건강 상태일 때는 외부 환경이 크게 변동하더라도 내부 환경을 유지하는 능력이 크고 생체에 가해지는 여러 물리적 · 정서적 자극에 견디는 폭이 넓다.

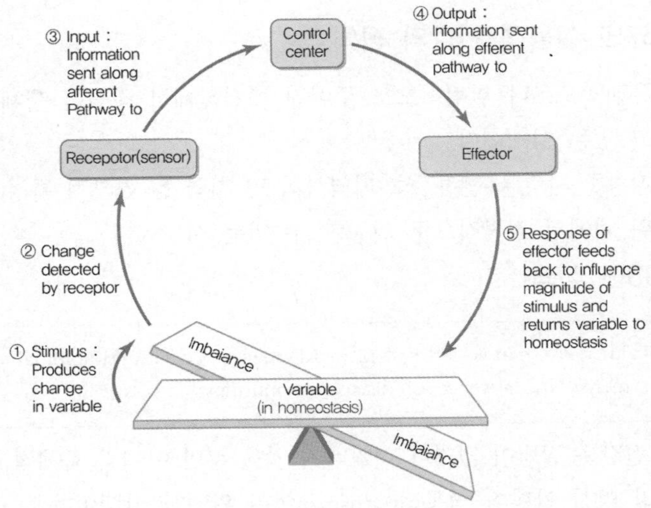

그림 1-2 항상성 유지 기능

(2) 와일리(Wylie)

① "건강이란 유기체가 외부 환경 조건에 부단히 잘 적응해 나가는 것이다."
② 환경과의 관계를 언급하였다.

(3) 지거리스트(Henry E. Sigerist)

건강이란 자연, 문화 및 습관의 제약하에서 일정 리듬 속에 살고 있는 우리들의 신체가 생활상의 요구에 잘 견디고 여러 가지 생활 조건의 변화에 대하여 일정 범위 내에서 신속히 적응할 수 있도록 내부 제 기관의 조화와 통일이 유지되는 상태이다.

(4) 파슨스(Talcott Parsons) 21 경남보건연구사

① "건강이란 각 개인이 사회적인 역할과 임무를 효과적으로 수행할 수 있는 최적의 상태이다."
② 건강을 개인의 사회적 기능 측면에서 그 기능의 역할 및 임무수행 여부와 연결시켜 정의하였다.

(5) 뉴먼(Newman)

단순히 질병이 없다는 것만으로 건강이라 할 수 없고 모든 자질, 기능, 능력이 신체적으로나 정신적으로 또는 도덕적인 면에서도 최고로 발달하고 완전히 조화된 인간만이 진실한 건강자다.

(6) 윌슨(Wilson)

① "건강이란 행복하고 성공된 생활을 조성하는 인체의 상태로서 신체장애가 있다 해도 건강하다고 할 수 있는 경우가 있다. 오늘날 의학기술로 판단하기에 아무런 이상이 없고 심리적으로도 문제가 없으며, 보기에 사회적으로 훌륭히 일을 해낼 수 있다고 생각되는 사람도 본인이 충족감을 느끼지 못하고 사는 보람을 찾지 못한다면 주관적으로 건강하다고 할 수 없다."
② 신체 조건을 무관하게 취급하였다.

(7) 블랙스터(M. Blaxter)

① **적극적인**(Positive) **정의**: 건강은 신체적으로 적절함을 의미하거나 정신적으로나 사회적으로 안녕한 상태를 의미한다.

예 "나는 운동을 하기에 신체적으로 알맞다."
"나는 정신적으로 안정되어 다른 사람과 같이 살아갈 수 있다."

② **소극적인**(Negative) **정의**: 건강은 아픈 증상이 없거나 질병이 없는 것을 뜻한다.

예 "나는 두통이 없다."
"나는 골절이나 관절염 등과 같이 의학적으로 진단받은 질병이 없다."

(8) 스미스(Smith)

건강을 4개의 개념으로 분류하였다.

① 임상개념: 질병, 증상, 불구 등이 없는 상태

② 역할수행개념: 일상적인 역할을 수행하는 데 어려움이 없는 상태

③ 적응건강개념: 물리적 · 사회적 환경과 상호작용을 통해 잘 적응하는 상태

④ 행복론적 개념: 일반적인 안녕과 자아실현으로 보다 높은 수준의 안녕을 추구하려는 능력

4 건강의 연속성

(1) 건강의 연속성 개념

건강과 불건강, 질병, 사망에 이르는 변화는 연속적이라고 할 수 있다. 이러한 건강과 질병을 그림으로 표시하면 아래와 같다.

① 범위

㉠ A 범위: 의학적으로 완전한 건강 상태로서 사회에 적응하는 단계

㉡ B 범위: 질병의 준비 단계로서 전염병인 경우에는 잠복기, 만성병인 경우에는 자각 증상이 없는 단계

㉢ C 범위: 완전한 질병 상태로서 노동력이 상실되어 사회생활에서 탈락된 단계

㉣ D 범위: 질병에서 회복되는 단계

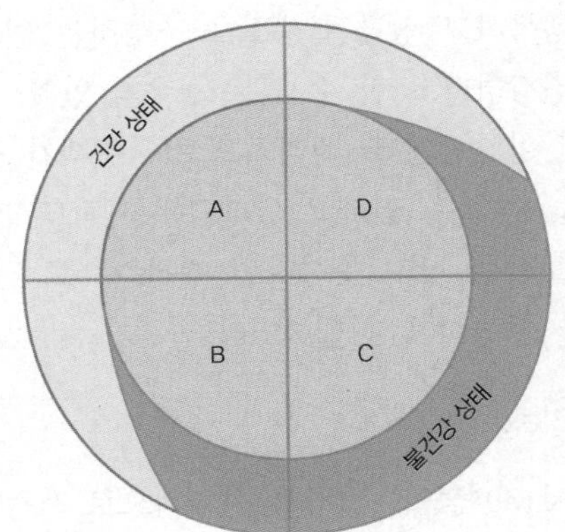

그림 1-3 건강의 연속성

② 해석

㉠ 보건의식이 향상된 계층: 그림 B, C, D 범위를 병적으로 인식

㉡ 보건의식이 취약한 계층: C 범위만을 병적으로 인식

(2) 던(Dunn)의 건강-불건강 연속선

① 건강-불건강 연속선 개념(1959): 건강과 질병은 연속선상에서 유동적으로 변화하고 있는 상태에 있다.

㉠ 건강 상태: 인간이 매일 생활에서 효율적으로 대처하고 기능하는 것

㉡ 불건강 상태: 적절히 대처하지 못하거나 통합하지 못하는 상태

㉢ 최적의 건강 상태(Optimal Health): 자신에게 가능한 안녕 상태. 사소한 몇 가지 결함이 있다 하더라도 일상생활을 유지할 수 있는 상태

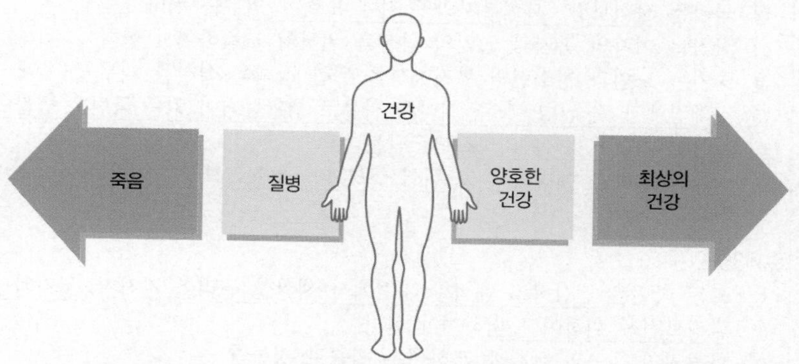

그림 1-4 건강-불건강 연속선

② Dunn의 고도의 안녕 모델(1977): 내외적 환경의 상호작용을 바탕으로 최적의 기능 수준을 얻기 위해 적극적으로 참여하는 복합적이고 역동적인 과정을 말한다.

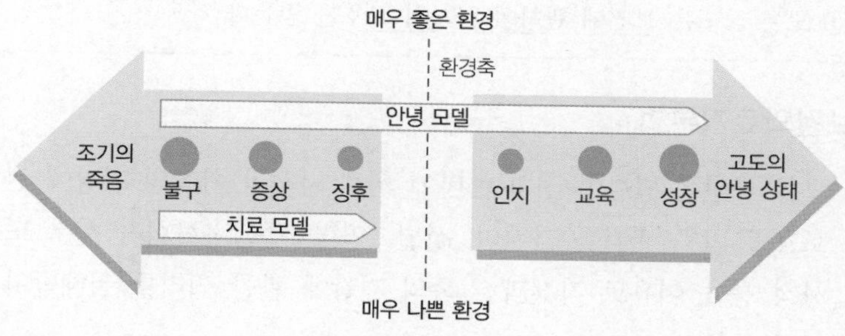

그림 1-5 고도의 안녕 모델

1 공중보건 총론

5 기본권으로서의 건강 개념

(1) 대한민국 「헌법」에서의 건강권

> 제10조
> 모든 국민은 인간으로서의 존엄과 가치를 가지며, 행복을 추구할 권리를 가진다. 국가는 개인이 가지는 불가침의 기본적 인권을 확인하고 이를 보장할 의무를 진다.
>
> 제34조
> ① 모든 국민은 인간다운 생활을 할 권리를 가진다.
> ② 국가는 사회보장 · 사회복지의 증진에 노력할 의무를 진다.
> ③ 국가는 여자의 복지와 권익의 향상을 위하여 노력하여야 한다.
> ④ 국가는 노인과 청소년의 복지향상을 위한 정책을 실시할 의무를 진다.
> ⑤ 신체장애자 및 질병 · 노령 기타의 사유로 생활능력이 없는 국민은 법률이 정하는 바에 의하여 국가의 보호를 받는다.
> ⑥ 국가는 재해를 예방하고 그 위험으로부터 국민을 보호하기 위하여 노력하여야 한다.
>
> 제35조
> ① 모든 국민은 건강하고 쾌적한 환경에서 생활할 권리를 가지며, 국가와 국민은 환경보전을 위하여 노력하여야 한다.
> ② 환경권의 내용과 행사에 관하여는 법률로 정한다.
> ③ 국가는 주택개발정책 등을 통하여 모든 국민이 쾌적한 주거생활을 할 수 있도록 노력하여야 한다.
>
> 제36조
> ① 혼인과 가족생활은 개인의 존엄과 양성의 평등을 기초로 성립되고 유지되어야 하며, 국가는 이를 보장한다.
> ② 국가는 모성의 보호를 위하여 노력하여야 한다.
> ③ 모든 국민은 보건에 관하여 국가의 보호를 받는다.

(2) 「보건의료기본법」

① 모든 국민은 법률이 정하는 바에 의해 자신과 가족의 건강에 관해 국가의 보호를 받을 권리를 가지며, 성별 · 연령 · 종교 · 사회적 신분 또는 경제적 사정 등을 이유로 자신과 가족의 건강에 관한 권리를 침해받지 않는다고 규정한다.

② 국가는 보건의료 발전계획을 수립하여 시행해야 하며, 평생국민건강관리사업을 통해 여성과 어린이, 노인, 장애인 등의 건강증진과 학교보건의료, 산업보건의료, 환경보건의료, 식품위생 · 영양 등을 관리해야 한다고 규정한다.

> 제2조【기본 이념】
> 이 법은 보건의료를 통하여 모든 국민이 인간으로서의 존엄과 가치를 가지며 행복을 추구할 수 있도록 하고 국민 개개인이 건강한 삶을 영위할 수 있도록 제도와 여건을 조성하며, 보건의료의 형평과 효율이 조화를 이룰 수 있도록 함으로써 국민의 삶의 질을 향상시키는 것을 기본 이념으로 한다.

(3) UN 세계인권선언(1948)

"건강권은 도달할 수 있는 가장 최고 수준의 신체적 정신적 건강을 향유할 권리"

> 제22조
> 모든 사람은 사회의 일원으로서 사회보장을 받을 권리가 있다.
> 제25조
> 모든 사람은 먹을거리, 입을 옷, 주택, 의료, 사회서비스 등을 포함해 가족의 건강과 행복에 적합한 생활수준을 누릴 권리가 있다.

(4) WHO 세계보건기구 헌장 서문

①

> "The enjoyment of the highest attainable standard of health is one of the fundamental rights of every human being without distinction of race, religion, economic or social condition."

"얻을 수 있는 최상의 건강을 향유하는 것은 인종, 종교, 경제적 또는 사회적 조건 등에 관계없이 모든 인간의 기본적 권리 중 하나이다."

②

> "Government have a responsibility for the health of their peoples which can be fulfilled only by the provision of adequate health and social measures."

"정부는 국민의 건강에 대하여 책임을 져야 하며, 이 책임의 완수는 적절한 보건 또는 사회적 방안의 개발을 통해서만 가능하다."

(5) 건강권의 정의

① 건강권은 의 · 식 · 주 다음으로 제4의 생존권적 기본권으로 인식된다.
② 건강이란 주어지는 것이 아니라 획득하는 것이다.
③ 국민의 건강권을 위해 국가적 책임이 정비되어야 한다.
④ 국민의 생존권적 기본권으로서 건강권의 확보를 위해 보건의료서비스를 개개인의 문제가 아닌 사회 전체의 구조적인 건강권 문제로 접근해야 한다. 즉, 지역 간 보건의료자원의 균형적인 배분으로 보건의료서비스의 이용에 대한 접근성 제고와 환경오염, 산업재해 등에 대한 국가사회의 책임성 제고, 필수적인 보건의료서비스의 양과 질에 대한 계층 간의 형평성 제고가 이루어져야 한다.

❖ 건강 개념의 변화
- 신체 개념 → 심신 개념 → 생활 개념(삶의 질)
- 정적 개념(불연속성) → 동적 개념(연속성)
- 수동적 개념 → 능동적 개념
- 절대적 개념 → 상대적 개념
- 임상적 개념 → 기능적 개념
- 해부학적 건강 → 최적의 건강
- 개인 책임 → 집단(국가, 지역사회) 책임

제2절 건강과 질병

1 건강의 장(Health Field) 이론

17 경기, 18 부산, 20 경북·서울·울산의료기술, 21 충남·경기경력경쟁, 22 경기의료기술

① 1974년 라론드(Lalonde) 보고서 「A New Perspective on the Health of Canadians」에 실려 있다.

② 건강 결정 주요 4요인: 생물학적 요인, 환경적 요인, 생활양식, 보건의료체계

③ 사망에 미치는 영향: 생활습관 43%, 생물학적 요인 27%, 환경 19%, 의료제도 11%로 제시하여 생활습관의 중요성 강조

④ 건강의 장 이론을 계기로 건강에 대한 개인의 생활양식과 환경의 중요성이 강조되기 시작하였다.

2 건강-질병의 결정요인14) 21 경기의료기술, 22. 보건직

질병발생의 주요 결정요인을 크게 4가지 범주로 구분하고 있는데, 생물학적 요인, 환경요인, 생활습관 및 행태요인, 그리고 보건의료체계요인이다. 생물학적 요인과 생활습관 및 행태요인과 같은 개인특이적 직접요인과, 환경요인 또는 보건의료체계 요인과 같이 피동적 노출을 통한 간접요인으로 구분할 수도 있다.

(1) 유전적 요인

① 유전적 요인이 질병발생에 영향을 미친다는 연구보고는 많다.

② 그러나 유전자가 질병 발생에 독자적으로 작용하는 경우는 적고, 대부분의 경우 다른 요인과의 상호작용을 통하여 영향을 미칠 수 있는 일종의 감수성(susceptible) 요인의 하나로 여겨지고 있다.

(2) 성(性) 관련 요인

① 건강과 질병 현상, 수명 등에서 성별 차이가 일관되게 나타나고 있어 성 관련 요인이 건강과 질병의 결정요인의 하나로 꼽힌다.

② 성이 하나의 생물학적 요인으로 건강의 결정요인으로서의 역할도 하지만, 사회문화적·행태학적 특성에 작용하는 요인으로서의 역할도 중요하여 성을 대상으로 한 '젠더의학'이 의학과 보건학의 한 연구 영역으로 자리 잡고 있다.

14) 대한예방의학회, 예방의학과 공중보건학(제4판), 계축문화사, 2021, p.12~13.

(3) 생활습관 및 건강행태 요인

① 생활습관 및 건강행태 요인으로는 흡연, 신체활동 및 운동, 일상생활, 음주, 식이, 자가 관리(self-care) 실천행위, 사회활동, 작업형태 등의 개인특이적 요인들이 포함되며 질병발생의 중요한 결정요인이라고도 알려지고 있다.

② 라론드(Lalonde M, 1929~)는 생물학적 요인, 환경요인, 생활습관 및 보건의료체계의 네 가지 건강 결정요인 중 생활습관 요인이 건강에 가장 많은 영향을 미친다고 하였다.

(4) 개인의 사회경제적 수준

① 직업 유무 및 종류, 주거/작업환경, 교육수준, 재산 보유 정도, 가족상태 등이 있으며, 이 모두를 포괄하여 사회경제적 수준 등의 포괄적 지표로 표현하기도 한다.

② 1980년 영국에서 발표된 '블랙리포트(Black report)': 연구책임자인 블랙(Black D, 1913~2002)의 성을 따서 명명된 이 보고서에서는 전문직에 비하여 비숙련 육체노동자에서 사망과 이환률이 높다고 보고하고 있다.

③ 1990년대 중반에 시행된 사회경제적 수준과 건강수준과의 관련성에 대한 연구에서는 사회경제적 수준이 높은 계층의 사람들이 그렇지 않은 계층의 사람들에 비하여 건강하게 오래 살고 더 나은 건강상태를 유지하는 것으로 보고하였다.

④ 사회경제적 계층에 따라 발생하는 질병의 양상도 차이가 있음을 보고하였다.

(5) 환경 요인

① 생물학적 환경: 세균, 바이러스, 기생충 등과 같은 원인체와 질병을 전파시키는 파리, 모기 등의 매개체가 있다.

② 물리 · 화학적 환경: 고열과 한랭, 공기, 물 및 소음, 그 밖의 여러 가지 환경오염 물질이 포함된다.

③ 사회적 환경: 보건의료체계, 사회보장 및 의료보험제도, 고용 및 실직, 입시제도 및 교육제도, 범죄율 및 사회 안정성, 개인의 사회적지지 정도, 지역 주민의 사회참여 정도와 의사결정에 관여할 수 있는 권한, 새로운 보건지식을 받아들이는 주민들의 태도, 사회적 관습, 정보교환이나 의사소통의 기전과 유용성, 대중매체 등이 포함된다.

(6) 문화적 요인

① 서로 다른 문화는 서로 다른 가치와 행동양식을 형성하며, 이는 건강의 결정요인으로 작용한다.

② 건강에 대한 인식과 견해도 문화권에 따라 차이가 커서, 예를 들어 피지(Fiji) 사람들은 뚱뚱한 것이 경제적 풍요와 건강의 표상으로 인식되고 있다.

③ 문화와 가치에 따라 건강과 질병에 대한 인식과 견해 및 행동양식이 다름으로써 건강 손실, 건강보호 등에 영향을 미친다.

(7) 정치적/사회제도 요인

① 한 국가의 정치체계는 사회경제적 부분과 보건의료체계에 영향을 미치며, 이는 전체 인구집단의 건강에도 중요한 영향을 미친다.

② 보건의료정책은 보건의료서비스 제공조직과 전달체계, 사회보장 및 의료보험제도와 직접적으로 연결되어 국민들의 건강-질병의 중요한 결정요인으로 작용한다.

보충 세계보건기구의 건강의 사회적 결정요인에 관한 3대 총괄권고

(1) 건강 불형평 문제를 해결하기 위하여 보편적 접근 전략으로 일상적인 삶의 조건을 개선한다.
(2) 권력, 재원, 자원의 불공정한 분포의 개선을 위해 모든 정책에 건강 형평성 개념을 포함한다.
(3) 불형평 문제를 측정하고 이해하며, 개선활동 및 개입 효과 등을 평가한다.

3 생의학적 모형(Biomedical Model)[15)]

16 복지부, 20 대구, 22 울산의료기술 · 인천의료기술, 23 인천의료기술

(1) 개념

데카르트의 정신 · 신체 이원론의 등장과 생물학의 세포 이론, 세균설 확립 이후 발전한 이론으로, 사회 · 문화 및 인간의 일상생활에 대한 설명을 배제하고 생물학적 구조와 과정에 발생하는 장애를 강조한 이론이다.

(2) 주요 내용

① **생명의 기계론적 관점:** 인체를 영혼이 배제된 기계와 같은 존재로 인식한다. 질병은 세포가 비정상적인 상태로 변화된 것을 의미하며, 기계의 고장과도 같은 것으로 간주되었고, 치료는 고장수리에 해당한다.

---

15) 대한예방의학회, 예방의학과 공중보건학(제4판), 계축문화사, 2021, p.13~14.

② **생물학적 일탈로서의 질병**: 질병을 생물학적으로 정상인 상태를 벗어난 것으로 규정하였다. 건강은 신체가 정상적으로 기능하는 상태, 즉 기능에 이상이 없고 질병이 없는 상태로 간주한다. 즉, 건강과 질병을 이분법적으로 분리하며, 병이 없으면 건강하다고 판정한다.

③ **특정병인설**: 특정 질병의 발생에는 특정 병인이 있다고 파악한다. 콜레라의 직접원인은 비브리오 병원체에 의한 것으로 밝혀지면서 비위생적인 음용수와 같은 매개 요인은 간접요인으로 중시하지 않는 경향이 만들어졌다.

④ **과학적 중립성과 전문가 중심의 보건의료체계**: 질병이 발생하는 기전은 모든 사람에게 똑같이 적용되고, 의학은 질병을 객관적으로 관찰하며 원인과 기전을 파악하는 과학적으로 중립적 자세를 취하면서 사회체계나 정치경제적 요인에 영향을 받지 않는 것으로 본다. 그 결과 건강 관리와 질병 치료에서 사회·문화적 영향은 배제되고, 제도화된 환경에서의 전문 보건의료인 중심의 보건의료체계가 나타나게 되었다.

⑤ **과도한 개입주의**: 건강과 질병 문제를 의학적 특성의 결합으로 해석하여 의학적 중재와 개입으로 문제를 해결할 수 있다고 본다. 예방보다 치료를 더 중요시한다.

⑥ **질병에 부속화된 건강 개념**: 질병에 대한 규정에 관심을 갖기 때문에 건강 개념을 적극적으로 규정하지 않는다.

(3) 한계

① 질병 발생에 관련된 사회적 요인, 환경요인, 행태요인 등을 규명하지 못하여 만성퇴행성질환의 증가를 정확히 설명하지 못한다.

② 의학이 기술 만능주의에 빠지는 결과를 초래하였다.

③ **대중적, 학문적 비판의 내용**: 의학의 효능이 과대평가되었다는 점, 인간을 사회·환경적 맥락에서 보지 못한다는 점, 환자를 전인적 존재가 아닌 수동적인 대상으로 취급한다는 점

4 생태학적 모형(역학적 모형, Ecological Model)

16 전북·충북보건연구사, 19 호남권·충북보건연구사, 20 전남의료기술, 21 서울복지부·전남보건연구사, 22 경기의료기술, 23 전남의료기술·경기경력경쟁

(1) 개념

질병은 인간을 포함하는 생태계 각 구성 요소들 간의 상호작용의 결과가 인간에게 나타난 것이라는 개념으로 병인(Agent), 숙주 요인(Host Factors), 환경 요인(Environmental Factors)으로 구성된다. 숙주, 병인, 환경이 평형을 이룰 때는 건강을 유지하게 되고 균형이 깨질 때는 불건강해지는데, 가장 중요한 요인은 환경적 요인이다.

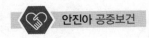

(2) 주요 3요인

병인	숙주 요인	환경 요인
• 병원체의 생존 및 증식 능력 • 숙주로의 침입 및 감염 능력 • 질병을 일으키는 능력	• 생물학적 요인(연령, 성, 종족) • 행태요인(개인위생, 생활습관) • 체질적 요인(선천적 · 후천적 저항력, 건강 상태, 영양 상태)	• 생물학적 환경 • 물리적 환경 • 사회 · 경제적 환경

(3) 고든(Gorden)의 지렛대 이론(Lever Theory)

① 질병 혹은 유행의 발생기전을 환경이란 저울받침대의 양쪽 끝에 병원체와 숙주라는 구가 놓인 저울대에 비유하여 설명한다.

② 여러 가지 환경에 둘러싸인 상태에서 복잡하게 얽혀 숙주와 병원체 간의 상호작용에 의하여 발생하는 질병 혹은 유행의 발생기전을 표현한다.

③ 구체적으로 어느 요인이 얼마나 더 많이 작용했는지 계량적 파악이 어렵다.

④ 평형이 깨지는 경우

㉠ 병원체 요인으로는 바이러스 혹은 세균이 변이를 일으켜 감염력과 병원성이 증가할 때

㉡ 숙주 요인으로는 면역 수준이 떨어져 숙주의 감수성이 증가할 때

㉢ 환경 요인이 좌측으로 이동하여 숙주의 감수성이 증가하는 경우

예 기근으로 인한 영양 불량, 대기오염으로 인한 상기도 감염

㉣ 환경 요인이 우측으로 이동하여 병원체가 생존 · 증식 · 전파되기 유리한 경우

예 홍수, 지진, 화재 등으로 병원체가 유포되어 숙주에게로 전파가 용이해져서 질병 유행

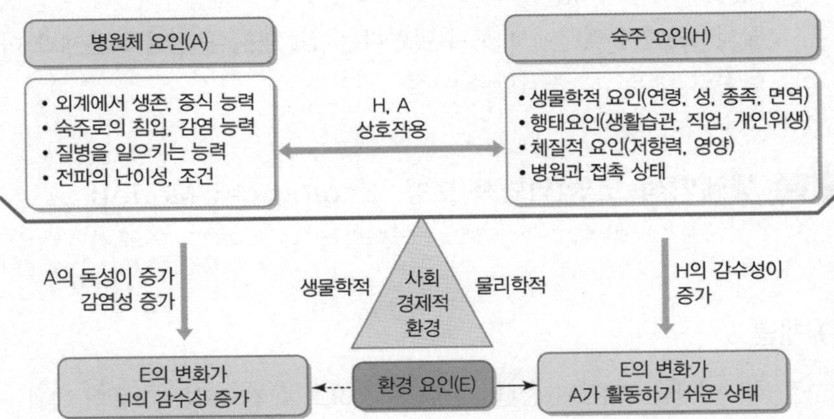

그림 1-6 고든의 질병 혹은 유행의 발생기전

(4) 클락(F. G. Clark)의 삼원론

병인, 숙주, 환경 세 요인의 상호작용에 의하여 질병이 발생한다.

5 사회생태학적 모형(Socioecological Model)

18 부산, 20 경기의료기술 · 광주보건연구사, 21 경남보건연구사

(1) 개념

① 개인의 행태적 요인의 중요성이 강조되는 모형으로, 개인의 행태는 심리적 및 사회적 요인과 밀접히 연관된다는 배경에서 사회학자나 심리학자의 입장을 대변하는 모형이다.

② 개인의 사회적, 심리학적, 행태적 요인을 중시하는 모형으로 숙주 요인, 외부환경 요인, 개인행태 요인의 세 가지 요인으로 구성되어 있다.

(2) 구성 요소

① **숙주 요인**(Host Factors): 내적 요인이라고도 하며 선천적, 유전적 소인과 후천적, 경험적 소인이 있고, 숙주 요인은 질병에 대한 감수성과 관련이 있다.

② **외부환경 요인**(External Environmental Factors): 외적 요인이라고도 하며 생물학적 환경(병인, 전파체인 매개곤충, 기생충의 중간숙주 존재 등), 사회적 환경(인구밀도, 직업, 사회적 관습, 경제적 생활 상태 등), 물리 · 화학적 환경(계절의 변화, 기후, 실내외의 환경 등)이 있다.

③ **개인행태 요인**(Personal Behavior Factors): 다른 모형에 비해 이 모형의 가장 큰 특징은 개인의 행태적 측면을 강조하고 있는 점이며, 질병 발생을 예방하고 건강을 증진시키기 위해서는 건강한 생활습관을 형성하는 것이 무엇보다 중요하다고 본다.

㉠ 급성 질병보다 만성 질병이 중요시되고 있음

㉡ 병리학적 소인에 의한 질병보다는 비병리학적 소인에 의한 질병이 점점 늘어나고 있는 추세임

㉢ 감염 질환이 점점 사라지고 그 자리를 대신하여 비감염 질환이 차지하고 있음

6 전인적 모형(총체적 모형, Holistic Model): 건강정책분석을 위한 역학적 모형16)

16 인천 · 충북 · 전남, 19 경남 · 부산, 21 경기7급 · 충북보건연구사 · 광주보건연구사, 22 충북보건연구사 · 대전보건연구사, 23 경기보건연구사

(1) 개념

① 인간은 그를 둘러싼 가정과 지역사회 등의 사회 체계의 구성원이며 각 개인의 정신과 육체는 그들 간에 또는 외부환경과 다양한 상호작용을 하고 있다. 따라서 건강의 개념도 인간 건강의 균형적인 발전을 위한 모든 요인들의 관계에서 설명된다.

② 건강이란 사회 및 내부 상태가 역동적인 균형 상태를 이루고 있는 것을 의미하며, 질병은 개인의 적응력이 감퇴하거나 조화가 깨질 때 발생한다.

③ 건강과 질병은 단순히 이분법적인 것이 아니라 그 정도에 따라 연속선상에 있으며, 질병은 다양한 복합 요인에 의해 발생되는 것이다.

(2) 구성 요인

① 환경(Environment)
사람의 건강과 질병에 직 · 간접적으로 영향을 주는 생활환경에는 물리적 환경과 사회적 · 문화적 · 심리적 환경이 포함됨

② 생활습관(Life Style)
㉠ 생활습관에 따라 개인의 건강 상태가 달라질 수 있음
㉡ 질병과 위험에의 노출은 자기 자신에 의한 책임이 상당 부분 있으며, 여가 활동, 소비 패턴, 식생활습관 등은 개인의 건강에 지대한 영향을 끼침

③ 생물학적 특성(Human Biology)
㉠ 개인의 신체적 특성 역시 질병 발생에 관여함
㉡ 유전적 소인 등과 같은 내적 요인은 질병 발생에 영향을 주는 중요한 요인 중의 하나임
㉢ 각 개인의 생물학적 특성에 따라 질병에 대한 감수성은 차이를 보임

④ 보건의료체계(Health Care System)
㉠ 건강모형에 국가나 지역사회의 보건의료체계를 포함시킴
㉡ 보건의료체계의 운영관리 상태에 따라 건강은 다른 양상을 나타낼 수 있음
㉢ 보건의료체계는 포괄적인 개념으로 예방적 요소, 치료적 요소, 재활적 요소 등을 포함함

16) 대한예방의학회, 예방의학과 공중보건학(제4판), 계축문화사, 2021, p.15~16.

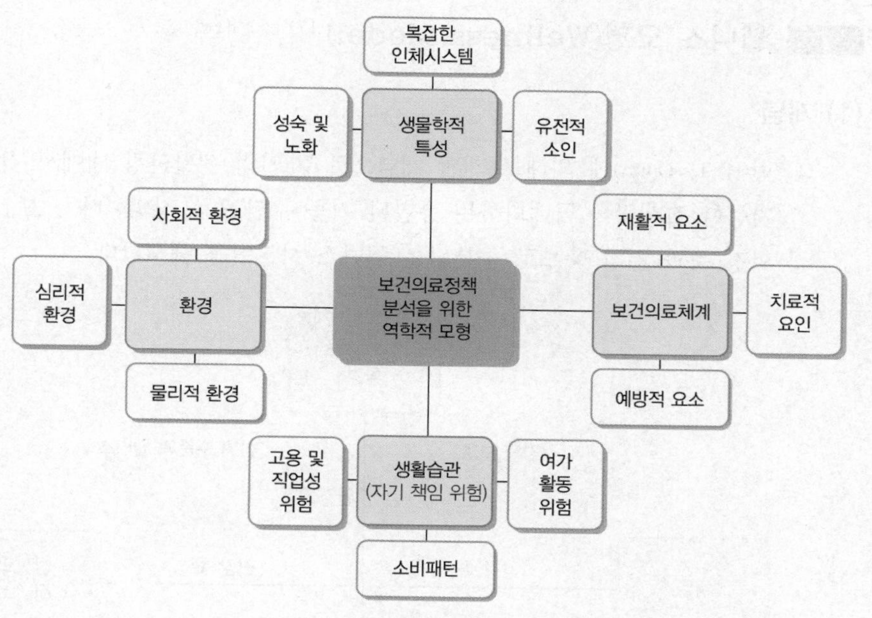
복잡한
인체시스템
성숙 및
노화
생물학적
특성
유전적
소인
사회적 환경
재활적 요소
심리적
환경
환경
보건의료정책
분석을 위한
역학적 모형
보건의료체계
치료적
요인
물리적 환경
예방적 요소
고용 및
직업성
위험
생활습관
(자기 책임 위험)
여가
활동
위험
소비패턴

그림 1-7 전인적 모형

7 웰니스 모형(Wellness Model)[17] 22 전북의료기술

(1) 개념

① 던(H. L. Dunn)에 의해 소개된 개념으로 '개인의 생활환경 내에서 각자의 가능한 잠재력을 극대화하는 통합된 기능 수단'으로 정의한다.

② 환경 축과 건강 축으로 구분되는 웰니스 사분면을 제시한다.

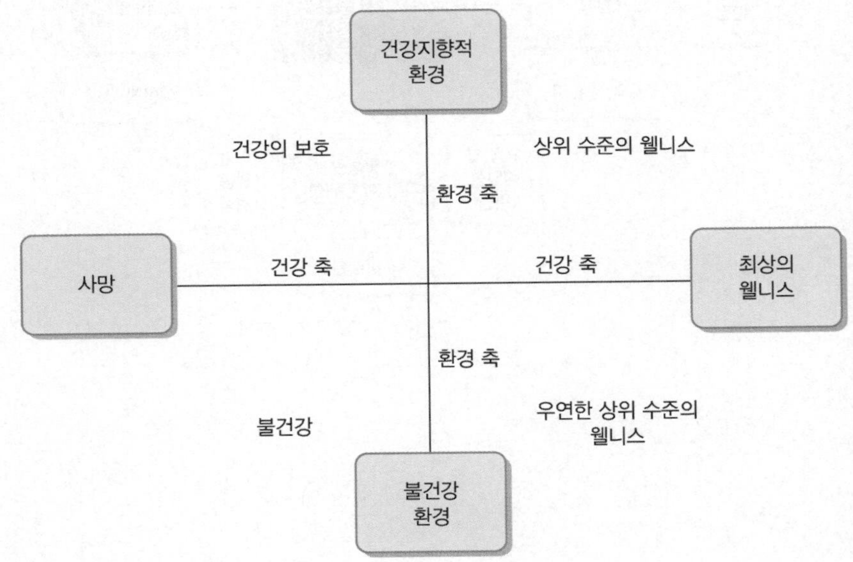

그림 1-8 웰니스 사분면

▶ 각각의 사분면은 건강 지향적 환경에서의 상위 수준의 웰니스, 불건강 환경에서의 우연한 상위 수준의 웰니스, 건강 지향적 환경에서 건강의 보호, 불건강 환경에서의 불건강 상태를 나타냄

③ 건강은 '충만하고 유익하며 창조적인 생활을 영위하기 위한 개인의 이상적인 상태'이며, '건강의 예비적 준비 상태인 불건강을 극복하기 위한 힘과 능력'으로 정의된다.

④ 정신과 신체의 잠재력의 연계가 중요하게 간주되며, 고차원의 웰니스는 개인이 고차원적인 기능을 하고, 미래와 개인의 전인적인 통합을 포함하는 개념이다.

⑤ 건강은 단순히 질병이 없는 것이 아니고 안녕 상태, 활력, 작업 능력, 그리고 효율 등의 긍정적 차원을 포괄하는 개념이다. 이 점에서 웰니스는 세계보건기구의 건강 개념과 관계가 깊다.

⑥ 많은 수의 질병들이 신체의 정화작용 자체만으로 치료가 되는 것으로 본다. 전통적 의료 외에 개인의 건강에 대한 신념 혹은 가치에 근거해서 대체요법이 추구되기도 한다.

---

17) 대한예방의학회, 예방의학과 공중보건학(제4판), 계축문화사, 2021, p.16~17.

(2) 비판 및 기여

① 주관적인 인지 혹은 지각 상태의 측정이 어렵다.

② 웰니스를 판단하는 정도가 연령 및 문화적 맥락에서 다양할 것이며, 웰니스의 의미에 행복, 삶의 질, 다른 광범위한 내용들이 건강의 의미에 확장되어 포함된다.

③ 웰니스 모형은 향후 건강증진 및 질병예방의 차원에서 의료 연구의 발전에 많은 기여를 할 것으로 기대된다.

제 3 절 질병의 자연사 및 예방[18)]

16 서울보건연구사 · 서울 · 충남, 17 서울 · 충북 · 강원의료기술, 18 경기 · 경기보건연구사, 19 경북의료기술 · 인천 · 전북의료기술, 20 서울 · 대전 · 충북, 21 서울 · 복지부 · 전남경력경쟁 · 경기7급, 22 보건직, 23 경기의료기술, 24 전북의료기술

1 질병발생과정

질병 발생은 병인, 숙주, 환경의 균형이 파괴되었거나 병인 쪽으로 유리하게 작용되었음을 의미하며, 증상이 없는 병원성 이전 시기에서 시작하여 병원성기를 지나 완전히 회복되거나 사망에 이르게 된다. 리벨과 클락(Leavell & Clark)은 질병의 자연사 과정을 5단계로 구분하였으며 각 단계마다 예방조치를 제시하였다.

단계	병원성 이전기		병원성기		
	비병원성기	초기 병원성기	불현성 질병기	현성 질병기	회복기
과정	병인, 숙주, 환경의 상호작용(1)	병인 자극의 형성(2)	병인 자극에 대한 숙주의 반응(3)	질병(4)	회복(재활) 또는 사망(5)
예방 조치	건강증진	특수 예방	조기 발견 조기 치료	악화 방지, 장애 방지를 위한 치료	재활 사회생활 복귀
예방	1차적 예방		2차적 예방	2차 또는 3차	3차적 예방

① 1단계(비병원성기): 병인, 숙주 및 환경 간의 상호작용에 있어서, 숙주의 저항력이나 환경 요인이 숙주에게 유리하게 작용하여 병인의 숙주에 대한 자극을 억제 또는 극복할 수 있는 상태로서 건강이 유지되고 있는 기간이다.

18) 남철현 외, 공중보건학(제9판), 계축문화사, 2020, p.24~26.

② 2단계(초기 병원성기): 병인의 자극이 시작되는 질병 전기로서, 숙주의 면역 강화로 인하여 질병에 대한 저항력이 요구되는 기간이다.
③ 3단계(불현성 질병기): 병인의 자극에 대한 숙주의 반응이 시작되는 조기의 병적인 변화기로서, 전염병의 경우는 잠복기에 해당되고, 비전염성 질환의 경우는 자각 증상이 없는 초기 단계가 된다.
④ 4단계(현성 질병기): 임상적인 증상이 나타나는 시기로서, 해부학적 또는 기능적 변화가 있으며, 이에 대한 적절한 치료를 요하는 시기이다.
⑤ 5단계(회복기): 재활의 단계로서, 회복기에 있는 환자에게 질병으로 인한 신체적, 정신적 후유증(불구)을 최소화시키고, 잔여 기능을 최대한으로 재생시켜 활용하도록 도와주는 단계이다.

2 질병의 예방 단계

(1) 일차 예방(질병발생 억제 단계)

① 건강한 상태에 있는 개인 또는 인구집단의 건강을 보호 또는 증진하는 것과 질병발생을 예방하는 것이다.
② 건강증진
㉠ 질병예방의 가장 기본적인 단계는 적극적인 건강상태를 유지하고 증진하는 일이다.
㉡ 가정 · 직장 · 학교의 좋은 생활환경, 적절한 영양섭취, 쾌적한 의복, 오락 · 운동 · 휴식시설 등이 확보되어야 한다.
㉢ 이 단계에서는 보건교육의 역할이 크다. 단순한 보건지도뿐만 아니라 성교육 · 결혼상담 · 퇴직준비자의 생활상담 등도 포함된다.
㉣ 만성질환의 예방에 있어서는 생활양식의 개선이 가장 중요하다.
③ 특이적 예방
㉠ 개별적 질환의 병인대책으로 명확한 병인 파악이 우선하여야 한다.
㉡ 감염병에 대한 예방접종, 예방목적의 약품, 사고의 방지대책, 직업병을 예방하기 위한 환경대책 등이 해당된다.

(2) 이차 예방(조기발견과 조기치료 단계)

① 질병발생을 억제하지 못한 경우 조기에 질병을 발견하여 치료하는 단계이다.
② 전염성 질환인 경우 전염기회를 최소화 함으로써 질병의 전파를 막고 치료기간은 물론 경제적 노력과 노동력 손실을 감소시킬 수 있다.
③ 비전염성 질환은 질병을 조기에 발견함으로써 치료기간을 단축시키고 생존율을 증가시킬 수 있다.

(3) 삼차 예방(재활 및 사회 복귀 단계)

① 질병으로 인한 신체적, 정신적 손상에 대한 후유증 최소화하는 단계이다.

② **의학적 재활**: 장애를 남긴 사람들에게 물리치료를 실시하여 기능을 회복시키는 것

③ **직업적 재활**: 기능 장애를 최소한으로 경감시키고 남아 있는 기능을 최대한으로 활용하여 정상적인 사회생활을 할 수 있도록 훈련하는 것

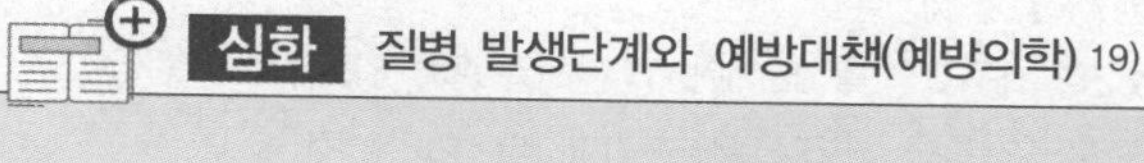

심화 질병 발생단계와 예방대책(예방의학) 19)

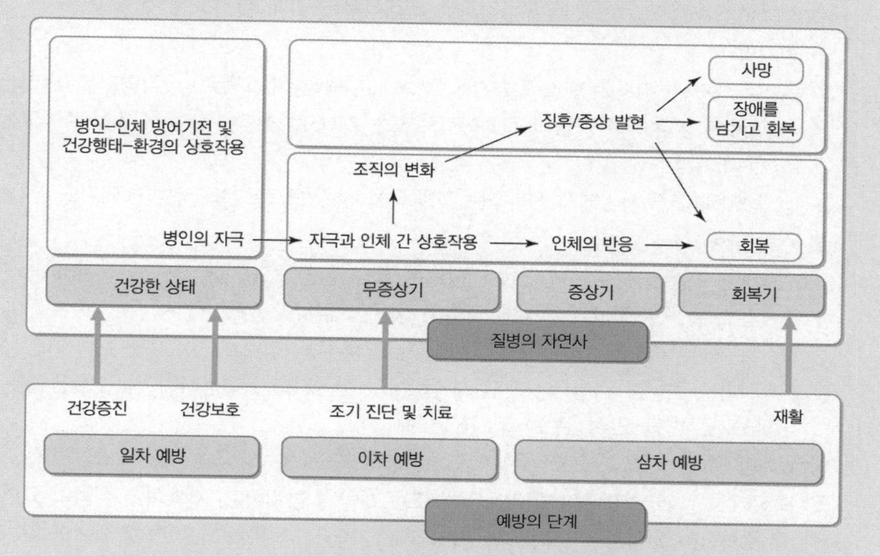

질병 발생단계별 예방대책

(1) **일차예방**: 건강한 상태에 있는 개인 또는 인구집단의 건강을 보호 또는 증진하는 것과 질병발생을 예방하는 것이다.

① 건강증진 방법

㉠ 보건교육을 통하여 적절한 영양섭취와 적절한 운동을 하게 함

㉡ 흡연, 과음, 위험한 성행위 등 건강의 위해요인을 피하도록 함

㉢ 자동차 안전벨트나 헬멧과 같은 보호장구의 사용으로 손상을 방지

㉣ 산모의 교육을 통해 자기 건강관리와 모유수유를 하도록 함

㉤ 쾌적한 생활환경 및 작업환경의 조성

② 질병 발생의 예방 방법

㉠ 예방접종, 개인위생관리, 안전한 식수 공급과 하수처리 등 환경위생 관리

㉡ 소음과 분진과 화학물질이나 방사능 등 유해작업환경으로부터 보호

㉢ 추락이나 익수나 화재 또는 교통사고 등을 방지할 수 있도록 시설 또는 제도적 장치를 통한 손상 예방

㉣ 비타민이나 철분과 같은 특수 영양소 보충

㉤ 발암물질로부터 보호, 알레르기 항원으로부터 보호, 혼전 상담을 통한 유전질환 예방

(2) **이차예방**: 무증상기의 개인 또는 인구집단의 불건강 상태를 조기에 발견하여 조기 치료 또는 효과적인 대응을 함으로써 큰 병으로 발전하는 것을 막거나, 전염병의 확산을 막거나, 합병증 또는 후유증을 막거나, 장애기간을 줄이는 것으로 선별검사, 환자발견, 건강진단 등이 대표적이다.

① 선별검사

㉠ 신생아를 대상으로 페닐케톤뇨증(PKU, phenyl-ketonuria)과 같은 선천성 대사이상, 선천성 갑상샘 기능저하증, 청력장애 등을 찾아내어 조기에 적절한 치료를 함으로써 장애를 방지하는 것

㉡ 팝도말검사(pap smear)로 자궁목암을 조기에 발견하는 것

㉢ 안압 측정 또는 시신경유두검사로 녹내장을 조기에 발견하는 것

② 환자발견

㉠ 흉부 X-선 검사로 폐결핵 환자를 찾아내고, HIV항체검사로 HIV감염자를 찾아내 치료를 시작하여 중증 폐결핵환자로 또는 AIDS로 진행하는 것을 막을 수 있다(이차예방).

㉡ 동시에 다른 사람에게 전파하는 것을 막을 수 있으므로 일차예방이 되기도 한다.

③ 건강검진

㉠ 개인 또는 특정 인구집단을 대상으로 특정 질병을 조기에 진단하기 위하여 개인 또는 인구집단의 특성에 맞추어 필요한 검사를 하는 것

㉡ 최근에는 종합건강검진이라는 이름으로 각종 혈액검사, PET-CT를 포함한 영상의학을 이용한 검사, 내시경검사 등 첨단 진단기법을 이용하여 암, 심혈관질환, HIV 감염 등 만성질환을 조기진단함

(3) **삼차 예방**

① 증상기 또는 회복기 환자의 기능장애 또는 사망을 방지하고, 지속적인 질병의 고통을 완화하며 환자를 적응시키고, 기능장애를 복구하거나 남은 기능을 최대한 활용하도록 훈련하거나(재활), 장애를 가진 사람을 가능한 한 직장에 복귀하도록 돕는 것 등이다.

② 퇴행성관절염 환자를 지속적으로 관리하여 관절이 굳어지는 것을 방지하는 것

(4) 뇌졸중과 같은 만성질환은 보건교육을 통해 위험요인을 제거하여 발병 자체를 막는 일차 예방이 제일 좋고, 고혈압 선별검사로 고혈압을 일찍부터 치료하여 뇌졸중 발생을 막는 이차 예방이 차선책이며, 뇌졸중이 발생하여 외과적 또는 내과적 치료로 생명을 구하여도 신경학적 후유증이 생긴 경우 재활치료로 기능회복을 돕는 삼차예방을 하는 것이 마지막 수단이 된다.

---

19) 대한예방의학회, 예방의학과 공중보건학(제4판), 계축문화사, 2021, p.23.

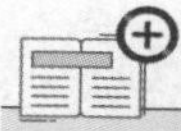

심화 공중보건과 예방의학의 접근전략

(1) 제프리 로즈(Geoffrey Rose)의 예방의학 전략

임상역학자 제프리 로즈(Geoffrey Rose)는 개인들의 불건강과 그들이 속한 인구집단 건강수준 사이의 관계에 대한 깊은 통찰로부터 예방의학의 두 가지 전략을 구분했다.

① 고위험 전략

㉠ 고위험 전략은 우리가 흔히 접하는 방식으로 선별검사를 통해 고위험 개인들을 가려내고 이들에게 예방 서비스를 제공하는 접근이다.

㉡ 이는 질병 발생 가능성이 가장 높은 이들에게 노력을 집중하고, 기존 보건의료 체계의 틀을 활용한다는 점에서 매력적이다.

㉢ 가장 필요가 큰 개인들에게 집중한다는 점에서 의사와 환자 모두에게 유인동기가 크고, 굳이 도움이 필요 없는 이들에게 간섭하지 않는다는 점에서 낭비를 피할 수 있다.

㉣ 또한 치료에 초점을 두는 기존의 의학적 기풍과 조직에 잘 부합하며, 자원을 비용 효과적으로 활용할 수 있다는 장점이 있다.

㉤ 하지만 예방이 의료화된다는 점, 사회와 동떨어진 개인의 행동 변화는 지속되기 어렵다는 점, 타당하고 저렴한 선별검사와 관리 수단이 불충분하다는 문제가 존재한다. 무엇보다도, 의학의 발전에도 불구하고 개인별 위험을 예측하는 능력은 여전히 제한적이며, 고위험군은 상대적으로 소수이기 때문에 인구집단 차원의 예방효과는 미미하다는 것이 큰 단점이다.

② 인구집단 예방 전략

㉠ 인구집단 예방 전략은 인구집단의 위험 분포 전체를 이동시키는 접근을 말한다.

㉡ 현실에서는 관리를 위해 질병과 건강상태를 임의로 구분하지만 실제로 질병 위험은 연속성을 가지며, 인구집단 내 환자의 대부분은 상대적으로 위험은 낮지만 유병률은 높은 집단에서 발생한다는 관찰로부터 출발한다.

㉢ 이러한 전략은 질병의 근본적 결정요인에 개입하며, 인구집단 전체에 미치는 영향이 크고, 개인 건강행동의 맥락을 고려하는 타당한 접근이라는 장점을 갖는다.

㉣ 그러나 선별검사처럼 임상의사와 개인들에게 익숙한 방법은 아니다. 또한 질병의 근본적 결정요인에 대한 사회적 · 정치적 관심이 높지 않고, 인구집단 전체를 대상으로 할 때 의도치 않은 안전 문제가 발생할 수 있다는 단점이 존재한다.

③ 이 두 가지 접근은 서로 배타적이지 않으며, 예방의학은 이 두 가지 접근의 장단점을 충분히 이해하고 받아들여야 한다. 그 과정에서 과학적 근거, 민주적 의사결정, 선택의 자유 보장과 정부의 책무성이 중요하게 고려되어야 한다. 그러나 제프리 로즈는 질병의 일차적 결정요인이 주로 경제적 · 사회적이라는 점에서 예방의학은 인구집단 전략에 좀 더 힘을 실을 필요가 있다는 점을 강조했다.

(2) 건강영향 피라미드 18 제주, 19 서울7급, 21 광주 · 충남보건연구사

① 미국 질병예방관리본부(CDC)의 책임자인 프리든(Frieden TR)이 제시한 모형이다.

② 건강영향 피라미드는 국민건강을 위해 예방의학과 공중보건학적 적용을 할 때 국가 보건의료체계의 수준 및 적용 대상에 따라 인구집단에 미치는 영향과 개인의 노력에 대한 요구도가 다르다는 것을 보여준다.

③ 건강영향 피라미드는 모두 5층으로 이루어져 있는데 아래쪽으로 갈수록 인구집단에 미치는 영향이 크고, 위쪽으로 갈수록 개인의 노력이 요구된다.

㉠ 1단계 사회경제적 요인(socioeconomic factor): 국가 또는 지역사회차원의 사회경제적 요인으로서 국민의 전반적인 건강수준에 미치는 영향이 가장 크다. 이는 세계보건기구에서 건강의 결정요인으로서 사회경제적 요인을 가장 중요시하는 것과 같은 개념이다.

㉡ 2단계 건강한 선택을 할 수 있는 환경 조성(changing the context to make individual's default decisions healthy): 개인의 의사나 결정에 상관없이 건강한 선택을 할 수 있는 환경을 조성하는 것으로서, 금연을 유도하기 위해 담뱃값을 인상하고 금연구역을 확대하거나, 심혈관질환을 예방하기 위해 판매식품의 나트륨 함유량을 법적으로 제한하는 것 등이 해당한다.

㉢ 3단계 장기간 지속할 수 있는 예방대책(long-lasting protective inteventions): 예방접종, 대장경 검사를 통한 폴립 제거, 금연치료 등이 해당된다.

㉣ 4단계 임상적인 개입(clinical interventions): 고혈압, 고지혈증, 당뇨병 관리와 치료 등이 해당된다.

㉤ 5단계 상담과 교육(counseling and education): 피라미드의 가장 윗부분은 개인이나 집단을 대상으로 생활습관을 바꾸기 위한 상담과 교육이 이에 해당되는데, 교육이나 상담을 받은 사람이 실제 행동으로 옮겨야 효과가 나타나므로 개인의 노력이 절대적으로 요구된다.

④ 프리든의 건강영향 피라미드는 국민의 건강을 향상하기 위해서는 개별적인 접근보다는 인구집단을 대상으로 한 정책적인 접근이 더 효율적이라는 것을 보여주는 것으로서, 예방의학과 공중보건학의 중요성을 알 수 있다.

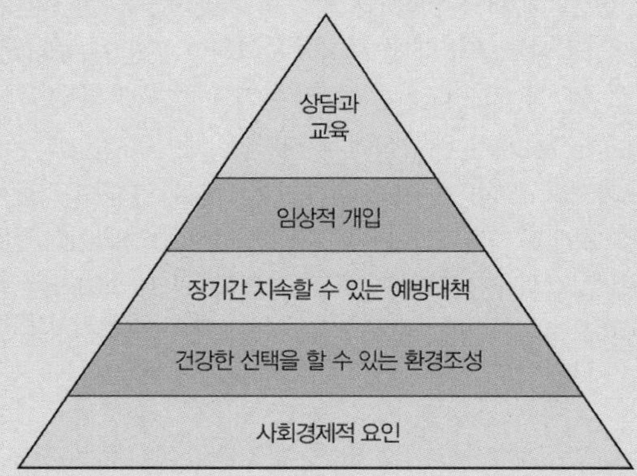

제4절 건강증진

1 건강증진의 대두배경

건강증진의 개념은 20세기 후반에 건강결정 요인(Health Determinants)에 대한 새로운 시각과 이에 따른 건강문제 해결 및 건강수준 향상을 위한 새로운 접근 전략의 필요성이 제기되면서 대두되고 발전하였다.

(1) 건강결정 요인에 대한 새로운 시각

① 질병 양상 변화로 인한 보건의료에 대한 사회 · 경제적 부담 증가

② 건강의 장 개념(Health Field Concept)

㉠ 1974년 「캐나다 국민건강에 관한 새로운 시각(A New Perspective on the Health of Canadians)」(Lalonde)

㉡ 건강결정 요인: 생활습관, 환경, 생물학적 요인, 보건의료체계의 네 범주로 제시

㉢ 생활습관에 대한 중요성 강조: 생활습관이 건강에 미치는 영향이 가장 큰 반면 개인 및 가족과 지역사회 수준에서의 접근과 노력을 통해 어느 정도 관리 및 통제가 가능

(2) 생활습관 등 건강 행태 변화를 위한 새로운 접근 전략의 필요성

다수준 다차원의 생태학적 접근 및 지역사회 참여

① 교육적, 사회적, 경제적, 규제적 접근 등 다양한 차원의 노력 필요

② 지역사회의 능동적 참여 및 타 분야와의 통합적 노력 필요

▶ 중앙 및 지방 정부와 보건의료 관련 기관뿐만 아니라, 지역사회 내 개인, 가족, 학교, 직장, 비정부 민간 조직 및 자원봉사 단체 등 지역사회의 다양한 구성원들이 능동적으로 참여하고 일상생활의 여건 조성과 관련 타 분야의 협력이 통합적으로 이루어질 때, 생활습관 및 주위 환경의 실제적 변화가 가능하고 지속할 수 있음

2 건강증진의 개념 15 경남, 17 서울, 18 경기, 20 제주의료기술, 21 경북, 22 서울

(1) 건강증진의 개념 [20)]

① 광의의 건강증진: 단순히 질병의 치료나 예방에 그치는 것이 아니라, 건강향상을 위하여 사람들이 지니고 있는 건강 잠재력이 충분히 발휘될 수 있도록 이를 개발하고 건강을 보호하기 위한 예방의학적, 환경보호적, 행동과학 및 보건교육적 수단을 강구하는 것이다.

---

20) 남철현 외, 공중보건학(제9판), 계축문화사, 20210 p.382.

1 공중보건 총론

② 협의의 건강증진

㉠ 어떤 특정한 질병이나 보건 문제의 해결을 목적으로 하는 것이 아니라, 비병원성기에 있는 개인의 신체적, 정신적 안녕과 능력향상을 도모하는 일차적 예방수단이다.

㉡ 질병발생의 위험성이 있는 사람들을 주대상으로 건강에 나쁜 생활양식이나 건강습관 등을 건강에 유익한 행동습관으로 바꾸고, 적당한 운동, 영양, 휴식과 스트레스 관리 등을 통하여 건강 잠재력을 함양함으로써 건강을 유지, 증진시키고 건강의 해악적인 요인들에 적극적으로 대처할 수 있는 저항력을 함양하는 것이라 할 수 있다.

(2) 건강증진의 정의[21)]

① WHO 오타와 헌장(1986)

㉠ "건강증진은 사람들이 스스로 자신들의 건강을 관리 또는 통제할 수 있어서, 결과적으로 건강수준을 향상시키는 것이 가능하도록 하는 과정이다."

▶ 건강증진은 사람들이 자신의 건강을 더욱 잘 관리할 수 있도록 하고 개선할 수 있도록 하는 과정이다.

㉡ 개인 및 지역사회 등 대상 집단이 사업의 주체로서 적극적으로 참여하고 건강증진 활동이 가능하도록 하는, 즉 사람들의 건강 문제 해결 능력 함양이 가장 중요하다는 것을 강조함

② 그린(L. W. Green) 등

㉠ "건강증진은 건강에 이로운 행태와 생활 여건 및 주위 환경 조성을 위해서 건강교육 등 교육적 접근뿐만 아니라, 사회적, 경제적, 조직적 접근 등 다차원적인 접근을 같이하며 다소 강제성을 띠는 정책적, 법적 및 규제적 접근도 포함한다."

▶ 건강증진이란 건강에 도움이 되는 행동을 위한 보건교육 및 건강과 관련된 조직적 · 경제적 · 환경적 지원들의 조합이다.

㉡ 생활습관 등 건강 관련 행태의 바람직한 변화를 위해서는 대상 집단뿐만 아니라 주위 환경과 생활 여건에 대한 다차원 다수준의 생태학적 접근이 같이 이루어져야 한다는 것을 제시함

③ 오도넬(O'Donnell): 건강증진이란 사람들이 최적의 건강상태에 도달할 수 있도록 생활양식을 변화시키는 데 도움을 주는 과학과 기술이다. 여기서 '최적의 건강상태'는 신체적 · 정신적 · 사회적 · 영적 · 지적 건강의 균형상

21) 대한예방의학회, 예방의학과 공중보건학(제4판), 계축문화사, 2021, p.1120~1121.
남철현 외, 공중보건학(제9판), 계축문화사, 2020, p.382.

태를 말한다. 생활양식의 변화는 의식의 강화, 행동의 변화, 바람직한 건강 습관을 지지하는 환경조성과 결합되어 강화될 수 있다.

④ **브레슬로**(Breslow): 건강증진이란 질적·양적으로 충분한 삶의 가능성을 향상시키는 수단으로서 특정 질환에 대한 예방 이상으로 신체적, 정신적 기능을 유지, 증대시키고 건강에 해로운 요인에 대한 저항력을 기르기 위한 수단을 포함한다.

⑤ **다우니**(Downie): 건강증진은 건강교육, 예방, 건강 보호를 통해 긍정적인 건강은 향상시키고, 나쁜 건강은 예방하는 노력이다.

⑥ 사람들이 스스로 건강을 관리하고 향상시키는 능력을 증진시키는 과정 → 보건교육적 수단, 건강보호적 수단, 예방의학적 수단 등을 통하여 건강잠재력을 기르고, 불건강의 위험요인을 감소함으로써 건강을 유지증진하려는 적극적인 건강향상책이다.

보충 Breslow의 건강증진[22)]

(1) 건강증진은 흔히 건강지표로 일컬어지는 해부학적, 생리학적, 화학적, 면역학적, 유전학적, 행동과학적인 지표를 강화하는 것을 의미한다.

(2) 건강증진에 대한 접근방식에는 예방의학적, 환경적, 행동과학적인 3가지 수단들이 있다.

건강 문제	예방의학적 수단	환경적 수단	행동적 수단
고혈압	조기발견	식품의 지방 및 염분 감소	과체중과 염분에 대한 인식고조, 저지방 저염분식사
폐암	조기발견치료	담배선전 억제, 발암물질에 대한 직업적 노출 감소	금연권장
치아상실	충치치료, 치석제거	음료수의 불소화, 설탕생산·선전 억제	이닦기 권장, 과당식 회피

*출처: L. Breslow, op.cit, 1982, p.52.

3 1978년 알마아타선언(Health For All 2000)[23)]

16 충남, 17 경기, 18 경기

세계 인류는 사회·경제적으로 생산적인 삶을 영위할 수 있는 건강수준을 달성하여야 한다고 선포하였다. 이를 위한 다섯 가지 주요 원칙을 제시하였다.

① 건강증진은 특정 질환에 위험이 있는 인구집단에 중점을 두기보다는 전체 인구집단을 포함한다.

22) 임국환 외, New 공중보건학(제7판), 지구문화사, 2017, p.38.
23) 문상식 외, 보건행정학(제8판), 보문각, 2021, p.545.

② 건강증진은 건강의 결정요인이 개인 차원을 넘어선 전체적인 환경을 보장하는 것에 초점을 두어야 한다.

③ 건강증진은 의사소통, 교육, 입법, 재정, 조직변화 및 지역사회의 자발적 활동과 같은 다양한 방법론으로 구성된다.

④ 건강증진은 자조운동의 원칙을 지지하고 지역사회주민 스스로가 지역사회의 건강을 관리하는 방법을 찾도록 격려하는 효과적인 대중 참여를 목표로 한다.

⑤ 건강증진은 건강과 사회분야에서의 기본적인 활동이다. 의료서비스가 아닌 보건전문가들은 건강증진을 양성하고 가능하게 하는 중요한 역할을 담당하고 있다.

4 WHO 건강증진에 대한 국제회의

(1) 제1차 건강증진을 위한 국제회의(1986년 11월 캐나다의 오타와)

20 대전, 22 경기의료기술

① **오타와 헌장**(WHO, 1986): 건강증진의 정의, 주요 접근 전략, 활동 영역과 방안 등 건강증진에 관한 기본 개념을 제시함

② **삶의 자원으로서의 건강**(Health as a Resource for Everyday Life): 건강이 갖는 가치 또는 의미는 삶의 목표로서가 아니라 사람들의 일상생활의 자원으로써 매우 중요하다. 건강은 단지 신체적인 능력뿐만 아니라 개인과 사회의 중요한 자원이므로 건강증진은 보건의료뿐만 아니라 사회 여러 분야가 책임을 나누어야 하며, 건강한 생활 실천을 넘어서서 삶의 질 차원의 안녕(Well-being) 수준까지 달성해야 한다.

③ **건강을 위한 필수 조건**(Prerequisites for Health): 건강을 위한 기본 여건은 주거 시설, 교통, 식품관리, 농산물 생산, 교육 및 근로 환경과 일정한 가계 수입의 보장과 고용 등이며, 건강수준 향상을 위해서는 이런 여건들이 확실하게 마련되어야 한다.

④ **건강증진 기본 접근 전략**

17 경기의료기술, 18 경기의료기술 · 강원, 19 대전, 20 경기 · 충남 · 울산의료기술, 21 경기 · 부산보건연구사, 22 경기의료기술 · 대전의료기술, 23 인천보건연구사

㉠ 옹호(주창하다, Advocate): 건강은 개인 및 사회, 경제 개발의 중요한 자원이며 행태 요인 및 신체적 요인과 사회, 경제, 문화 및 기타 환경적 요인들이 건강에 긍정적 혹은 부정적 영향을 미치므로, 건강의 중요성을 널리 알리고 옹호 또는 지지함으로써 건강에 영향을 주는 생활 여건들을 건강 지향적으로 만들어간다.

㉡ 가능화(가능하게 하다, Enable)

- 건강증진은 모든 사람들이 자신의 최대 건강 잠재력을 달성할 수 있도록 현재의 건강수준 차이를 줄이도록 노력하고 동등한 기회와 자원을 제공한다.
- 지원적 환경 조성, 정보 접근성 제고 및 건강한 선택을 위한 삶의 기술 습득 기회 제공 등을 통해서 가능하게 한다.

㉢ 조정(조정 및 중재하다, Mediate)

- 건강수준 향상을 위해서는 그 활동이 여러 수준 및 여러 분야 간에 통합되고 조정되어야 하므로, 보건의료 인력 및 관련 전문 집단은 사회 내 서로 다른 집단 간의 이해를 조정할 중요한 책임을 가진다.
- 서로 다른 사회, 문화 및 생태계 환경을 고려해서 건강증진 프로그램이나 접근 전략은 각 지역사회 및 나라, 지역의 요구에 적합하게 조절한다.

보충 **WHO 주최 개발도상국가 건강증진을 위한 실무회의**[24)]

1989년 10월, WHO 주최로 개발도상국가에 있어서의 건강증진 문제를 토의하기 위한 실무회의가 Geneva에서 열렸으며, 건강증진을 위한 사회변화를 가져오기 위하여 다음과 같은 구체적인 운동방향을 제시하였다.

(1) **Advocacy(옹호)**: 건강에 대한 대중의 관심을 불러일으키고 보건의료의 수요를 충족시킬 수 있는 건전한 보건정책을 수행해야 한다는 강력한 촉구가 필요하다.
(2) **Empowerment(역량강화)**: 본인과 가족의 건강을 유지하는 것을 그들의 권리로서 인정하며, 이를 위해 보건관리에 적극 참여하여야 한다는 책임을 느끼도록 한다.
(3) **Alliance(연합)**: 모든 사람의 건강을 위한 발전이 계속되도록 보건의료에 영향을 미치는 경제계 · 언론계 · 교육계 등을 포함한 모든 분야의 전문가들이 연합하고 협력하는 것이 필요하다.

⑤ **건강증진의 주요 활동 영역**: 건강증진의 주요 활동 영역을 개인, 지역사회, 사회 환경, 국가 수준 정책 및 보건의료서비스 분야 등 여러 수준으로 나누어 제시하였고 다수준적 접근의 중요성을 강조하였다.

16 전북 · 전남, 20 대전보건연구사, 21 경기의료기술

㉠ 건강 지향적인 공공 정책 수립(Build Healthy Public Policy)
㉡ 지원적인 환경 조성(Create Supportive Environment)
㉢ 지역사회 활동 강화(Strengthen Community Action)
㉣ 개인의 건강기술 개발(Develop Personal Skill): 학교, 가정, 직장 및 지역사회 등 생활터 중심
㉤ 보건의료서비스 방향 재설정(Reorient Health Services)

---

24) 남철현 외, 공중보건학(제9판), 계축문화사, 2020, p.388.

1 공중보건 총론

(2) 제2차 건강증진을 위한 국제회의(1988년 4월 호주의 애들래이드)

19 울산보건연구사

① 주요 의제: "건전한 공공 정책의 수립"

② 건강한 공공 정책 수립이 건강증진의 수단으로서 매우 강조되었고, 특정한 우선순위를 갖는 정책이 윤곽 지어졌다.

③ 우선순위 정책
- ㉠ 여성보건을 지원하는 정책
- ㉡ 영양 정책
- ㉢ 알코올·금연 정책
- ㉣ 환경과 관련된 정책

④ 정부정책에서 고려하여야 할 점
- ㉠ 정부정책을 통해 건강보장을 위한 국가자원의 공평한 배분이 이루어져야 함
- ㉡ 국민 모두의 건강을 위하여 쾌적한 생활과 작업환경의 조성이 필요함
- ㉢ 정책수립에 있어서 평화, 기본인권, 사회정의, 자연생태 보전, 지속적 발전이 보장되어야 함
- ㉣ 보건은 정치형태에 관계없이 모두의 책임으로 국민보건향상을 위하여 서로 협력이 요구됨
- ㉤ 보건정책수립에 있어서 의료기술의 발달과정에서 국민의료의 균등한 혜택이 저해되지 않고, 오히려 증진되도록 도움이 되어야 함을 강조함

(3) 제3차 건강증진을 위한 국제회의(1991년 6월 스웨덴의 선즈볼)

① 주요 의제: "보건 지원 환경 구축"

② 오타와와 애들레이드에서의 합의사항을 재확인함과 동시에 그 실현을 위하여 보건 지원 환경 구축의 중요성 강조하였다.

③ 이를 위하여 국가는 보다 적극적으로 행동할 것을 촉구하였다.
- ㉠ 건강의식의 고취를 위하여 여성을 포함하는 모든 지역사회를 통한 범국민적 계몽교육의 필요하다.
- ㉡ 개인과 지역사회는 그들의 건강을 지키고, 건강한 환경을 조성할 수 있는 능력을 구비할 수 있도록 교육되고 활성화되어야 한다.
- ㉢ 건강과 환경개선을 위한 사회적 운동이 일어나야 하며, 이를 효과적으로 이끌어가기 위하여 모든 관련기관 간의 협력체제가 이루어져야 한다.
- ㉣ 보건지원 환경구축을 위한 범사회적 운동을 전개함에 있어서 혹시 야기될 수 있는 기관 간, 단체 간 혹은 계층 간의 상반된 이해로 인한 협력관계 훼손을 예방할 수 있는 조정기능이 필요하다.

④ 건강과 물리적인 환경간의 필수적인 관계를 조명하였으며 6개 분야에 초점을 맞추었는데 교육, 식품과 영양, 가정과 이웃, 업무, 운송, 사회적 지지와 돌봄이었다.

⑤ 건강증진 촉진을 위하여 해야 할 일

㉠ 보건 지향적인 국가 정책의 수립

㉡ 보건 지원을 위한 물리적 · 사회적 환경 조성

㉢ 보건을 위한 지역사회 조직 활동의 강화

㉣ 건강의 유지 · 향상을 위한 교육

㉤ 현 의료 체제의 새로운 방향 정립

(4) 제4차 건강증진을 위한 국제회의(1997년 인도네시아의 자카르타)

① 주요 의제: "건강증진은 가치 있는 투자"

② 건강을 위한 사회 · 경제발전의 중요성을 강조하였다.

③ 회의 내용

㉠ 21세기 건강증진을 위하여 우선적으로 해야 할 일은 건강에 관한 사회적 책임을 지고 보건 발전에 대한 투자 증대

㉡ 민관에 걸친 보건사업 동반 관계 구축 및 확대

㉢ 지역사회의 능력 증대 및 개인 역량의 강화, 건강증진을 위한 하부 구조 확충

㉣ 건강증진의 전략이 생활양식과 사회 · 경제 · 환경 조건을 발전 · 변화시킬 수 있음

㉤ 보건교육 · 정보에 대한 접근성 강조

(5) 제5차 건강증진을 위한 국제회의(2000년 6월 멕시코의 멕시코시티)

19 경남보건연구사

① 주요 의제: "건강증진의 형평성 제고를 위한 계층 간 격차 해소"

㉠ 건강에 관한 사회적 형평성 제고

㉡ 건강증진을 위한 과학적 근거의 확보

㉢ 건강증진을 위한 파트너십 구축

② 회의 내용

㉠ 건강을 위한 사회적 책임감의 증진

㉡ 건강증진 및 개발을 위한 투자의 증대

㉢ 지역사회의 역량과 개인의 능력 향상

㉣ 건강증진을 위한 과학적 근거의 강화

㉤ 보건 조직과 보건서비스의 재구성

(6) 제6차 건강증진을 위한 국제회의(2005년 8월 태국의 방콕)

① 주요 의제: "세계화 시대의 건강증진"

② 방콕 헌장(WHO, 2005)

㉠ 급속하게 변화하는 사회 환경 속에서 새롭게 출현하고 변화하는 건강 결정 요인에 적절하게 대처하기 위한 건강증진 활동 전략 및 서약 등을 세계적 합의로서 제시하면서 WHO 회원 국가 및 관련 분야에서 적극적으로 실행할 것을 촉구하였다.

㉡ 특히 여러 수준에서의 일관된 정책과 민간 부문, 시민사회를 포함한 다양한 사회구성원 간 및 국제 수준의 파트너십을 강조하였다.

③ 글로벌 시대의 건강증진을 위한 전략

㉠ 인권에 기초한 건강에 대한 지지(건강의 중요성 및 형평성)

㉡ 건강 결정요소에 지속적으로 대처하기 위한 정책, 조치, 기간산업에 대한 투자(건강 위한 투자)

㉢ 정책개발, 리더십, 건강증진 실천, 지식의 전이 및 연구, 그리고 건강에 대한 인식 고양 등을 위한 능력 신장(건강증진을 위한 역량 함양)

㉣ 위험으로부터 최상의 보호를 보장하고, 모든 사람들에게 건강과 안녕에 대한 동등한 기회를 제공하는 규제와 정책 입안(규제 및 법규 제정)

㉤ 지속 가능한 활동을 위한 공적기관, 사적기관, 비정부기관(NGO) 그리고 시민사회와의 파트너십 및 연대형성(건강을 위한 파트너십 및 연대 구축)

(7) 제7차 건강증진을 위한 국제회의(2009년 10월 케냐의 나이로비)

① 주요 의제: "수행 역량 격차 해소를 통한 건강증진의 개발"

② 회의 내용

㉠ 지역사회 권능 부여: 지역사회 관여 및 참여 또는 개입 그 이상을 말하며, 보다 높은 통제력을 갖기 위해 재협상 능력을 기르는 과정

㉡ 건강 지식 및 건강 행동: 보건교육은 개인의 생활방식 결정뿐 아니라 건강결정요인 인지도 제고와 이러한 결정요인을 바꿀 건강 행동 장려를 목적으로 함

㉢ 보건시스템 강화

- 건강증진은 잘 갖추어진 보건시스템을 필요로 함
- 잘 갖추어진 보건시스템이란 적절한 인력, 지역사회 참여 메커니즘을 갖고 있으며 재정 지원이 안정적이고 리더십이 있어야 함

㉣ 파트너십 및 부문 간 활동: 보건 부문이 건강을 증진시킬 수 있는 정책을 수립하기 위해, 다른 부처와 협력하는 것에 대해 상호이익을 널리 알려 협력 체계를 구축하는 것이 중요함

㉤ 건강증진 역량 구축: 건강증진이 재정 및 인적 자원 계획, 지식 관리, 파트너십 구축, 효과적 수행 역량 등의 부분에 통합되어야 함을 의미함

(8) 제8차 건강증진을 위한 국제회의(2013년 6월 핀란드의 헬싱키) 19 경기의료기술

① 주요 의제: "모든 정책에서 보건(HiAP, Health in All Policies)"

② 헬싱키 성명서

㉠ 건강과 건강 형평성 및 사회·경제 개발의 목표 달성을 위한 HiAP 접근의 중요성과 정부의 책임 강조

㉡ 각 국가정부 및 WHO에 대한 HiAP의 구체적 활동 방안 제시 및 촉구

③ 모든 정책에서의 보건 지향적 노력

㉠ 건강과 건강 형평성을 향상시키기 위하여 모든 공공 정책에서 정책결정자들의 책무성을 높이고 관련 결정들이 건강에 미칠 수 있는 영향을 체계적으로 고려하고, 상승 작용을 위한 협력 방안을 찾으며 건강에 해로운 영향을 피하고자 하는 접근을 말함

㉡ 보건의료체계와 건강 및 안녕의 결정 요인들에 미칠 수 있는 공공 정책의 영향을 강조하는 것을 포함함

(9) 제9차 건강증진을 위한 국제회의(2016년 11월 중국의 상하이) 19 호남권

① 주요 의제

㉠ "지속가능한 개발목표(SDGs, Sustainable Development Goals) 달성을 위한 보건영역의 역할: 모든 사람에게 건강을, 모든 것은 건강을 위해"

㉡ "Health Promotion in the SDGs: Health for All and All for Health"

② 지속가능 개발 목표(SDGs, Sustainable Development Goals)

㉠ 2000년부터 2015년까지 시행된 밀레니엄개발목표(MDGs)를 종료하고 2016년부터 2030년까지 새로 시행되는 유엔과 국제사회의 최대 공동목표다.

㉡ 인류의 보편적 문제(빈곤, 질병, 교육, 여성, 아동, 난민, 분쟁 등)와 지구 환경문제 (기후변화, 에너지, 환경오염, 물, 생물다양성 등), 경제 사회문제(기술, 주거, 노사, 고용, 생산 소비, 사회구조, 법, 대내외 경제)를 2030년까지 17가지 주목표와 169개 세부목표로 해결하고자 이행하는 국제사회 최대 공동목표다.

③ 건강도시 관련 시장회의: '건강과 웰빙을 위해 일하는 도시가 지속가능한 도시'라고 정의하고 건강을 위한 거버넌스를 구축하고 건강도시 프로그램을 실현한다고 결의

④ 건강도시 실현의 10가지 우선순위

㉠ 교육, 주거, 고용, 안전 등 주민에게 기본적인 욕구를 충족하는 것

㉡ 대기, 수질, 토양오염을 저감하고 기후변화에 대응하는 것

㉢ 어린이에게 투자하는 것

㉣ 여성과 청소년 여학생에게 안전한 환경을 조성하는 것

㉤ 도시의 가난한 사람, 이민자, 체류자 등의 건강과 삶의 질 높이는 것

㉥ 여러 가지 형태의 차별을 없애는 것

㉦ 감염병으로부터 안전한 도시를 만드는 것

㉧ 도시의 지속가능한 이동을 위해 디자인하는 것

㉨ 안전한 식품과 건강식품을 제공하는 것

㉩ 금연 환경을 조성하는 것

(10) 제10차 건강증진을 위한 국제회의(2021년 12월 스위스 제네바)

① 주요 의제: 웰빙사회(well-being societies)

② 지구의 건강을 파괴하지 않으면서 현재와 미래 세대를 위한 평등한 건강과 사회적 결과를 달성하기 위한 글로벌 약속의 필요성을 강조하였다.

③ 제네바 헌장 주요 조치

㉠ 인간 개발에 기여하는 평등한 경제를 설계

㉡ 공익을 위한 공공정책 수립

㉢ 보편적 건강 보장 달성

㉣ 피해 및 권한 박탈에 대응하고 이익을 강화하기 위한 디지털 혁신 처리

㉤ 지구를 소중히 여기고 보존할 것

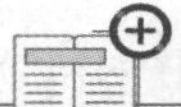

심화 새천년개발목표와 지속가능한 개발목표 22 서울보건연구사, 23 대구보건연구사

1. 새천년 개발목표

(1) 2000년 UN 정상회의에서 새천년개발목표를 담은 새천년선언을 채택하였다. 이 선언을 기초로 1천개가 넘는 국제비정부기구 및 민간단체들이 참여하여 2015년까지 달성할 '새천년개발목표(Millennium Development Goals, MDGs)' 8개와 세부목표 21개를 개발하였다.

(2) MDGs는 선진국들이 개발도상국을 지원하여

① 빈곤과 기아를 퇴치하고,

② 모든 사람이 기본 교육을 받게 하고,

③ 여성차별 철폐를 통한 성 평등을 이루고,

④ 5세 미만 어린이 사망률을 1990년 수준의 1/3로 감소시키고,

⑤ 모성건강을 증진하여 모성사망비를 1/4로 감소시키고,

⑥ 에이즈(HIV/AIDS)와 말라리아 등 감염병에 강력히 대응하고,

⑦ 환경의 지속가능한 개발, 그리고 개발을 위한

⑧ 선진국과 개발도상국 간의 동반자 관계로 협력을 목표로 세웠다.

(3) 8개 목표 가운데 아동사망률 감소, 모성건강 증진, HIV/AIDS와 말라리아 퇴치 등 건강과 직접적으로 관련된 목표가 3개로 높은 비중을 차지하였다.

(4) 2015년까지 MDGs의 빈곤퇴치, 초등교육 취학률 등에는 상당한 진전이 있었다. 그러나 대부분의 나라들이 이러한 목표를 달성하지 못하였고, 일부 나라에서 모성사망비가 오히려 증가한 경우도 있었다.

2. 지속가능한 개발목표

(1) UN은 2015년 9월 정기총회에서 MDGs의 후속 조치로 2016년에서 2030년까지 달성할 지속가능한 개발목표(Sustainable Development Goals, SDGs)를 채택하였다.

(2) SDGs는 사람, 지구, 번영, 평화, 파트너십의 5개 의제를 중심으로 한 17개의 목표와 169개의 세부목표로 구성되어 있다.

(3) SDGs는 MDGs를 포함하여 기후변화에 대한 대응, 해양자원 보호와 육지 생태계 보호, 일자리 창출을 포함한 경제 성장, 비용부담이 가능하고 지속가능한 에너지 공급, 안전한 식수 공급, 안전한 도시와 주거지, 지속가능한 소비와 생산 등 인간 삶에 필요한 중요한 요소를 모두 포함하여 매우 포괄적이다.

(4) 개발 대상이 MDGs는 개발도상국이었으나 SDGs는 선진국도 대상이다. 또 참여주체가 MDGs는 정부 중심이었으나 SDGs는 정부뿐만 아니라, 시민사회, 기업 등 모든 이해당사자들의 참여를 요구하고 있다.

지속 가능 개발 의제(5Ps)		SDGs	MDGs
People 사람	모든 사람이 가난과 기아로부터 벗어나고, 존엄성과 평등이 지켜지고 건강한 환경에서 자신의 잠재력을 최대한 발휘하도록 보장한다.	1. 빈곤 종식 2. 기아 종식 3. 건강한 삶과 안녕 증진 4. 양질의 교육 보장 5. 양성평등 달성 10. 국가 간 및 국내 불평등 감소	1. 절대빈곤과 기아 퇴치 2. 보편적 초등교육 달성 3. 양성평등과 여성 능력 향상 4. 유아사망률 감소 5. 모성건강증진 6. HIV/AIDS, 말라리아 등 질병퇴치
Planet 지구	지속가능한 소비와 생산, 자연자원의 관리, 그리고 기후변화에 대한 긴급대처를 통해 지구의 쇠퇴를 막아 현재와 미래세대의 수요를 지원한다.	6. 깨끗한 물과 위생 이용 보장 11. 지속가능한 도시와 지역사회 12. 지속가능한 소비와 생산 보장 13. 기후변화에 대응 14. 해양자원 보존 15. 육지 생태계 보존	7. 지속가능한 환경 보장
Prosperity 번영	모든 사람이 풍요롭고 이산실현의 삶을 누리고 경제적, 사회적, 기술적 발전이 자연과 조화를 이루도록 한다.	7. 부담가능한 가격의 깨끗한 에너지에 접근성 보장 8. 양질의 일자리와 경제성장 9. 지속가능한 산업화와 혁신촉진, 탄력적인 사회기반시설 구축	
Peace 평화	공포와 폭력이 없는 평화롭고, 정의롭고, 포용적인 사회를 만든다.	16. 평화롭고 포용적인 사회, 정의와 포용적 제도 구축	

Partnership **협력**	강력한 지구촌의 연대정신에 입각하여 가장 빈곤하고 취약한 사람들의 요구에 특별히 초점을 맞추어 모든 사람, 모든 이해당사자 및 모든 나라의 참여하에 지속가능 발전을 위해 전 세계적 협력 강화를 통해 개발의제 실행에 필요한 수단을 동원한다.	17. 목표달성을 위한 전 세계적 협력 활성화	8. 개발을 위한 전 세계적 협력

(5) **SDGs 3번(건강한 삶과 안녕 증진)의 세부목표와 목표달성을 위한 정책수단**

① 2030년까지 전세계 모성사망비를 출생아 100,000명당 70 이하로 감소

② 2030년까지 신생아와 5세 미만 아동의 예방 가능한 사망을 종식하고, 모든 국가가 신생아 사망률을 출생아 1,000명당 12 이하, 5세 미만 아동 사망률을 출생아 1,000명당 25 이하로 감소

③ 2030년까지 AIDS, 결핵, 말라리아 및 소외성 열대질환 유행을 종식하고, 간염, 수인성 질환 및 기타 전염성 질환을 통제(combat)

④ 2030년까지 비감염성 질병의 예방과 치료로 조기사망을 1/3로 감소하고 정신보건과 복지를 증진

⑤ 마약 남용과 음주 폐해를 포함한 약물 남용과 예방과 치료를 강화

⑥ 2020년까지 도로교통 사고로 인한 전세계 사망과 손상을 1/2로 감소

⑦ 2030년까지 가족계획을 포함한 성 · 생식보건서비스, 정보와 교육에 대한 보편적 접근을 보장하고 생식보건을 국가전략과 사업에 통합

⑧ 경제적 위험 보호, 양질의 필수 보건의료서비스 접근 및 안전하고 효과적이고 양질의 구매가능한 필수 의약과 백신에 대한 접근을 포함한 보편적 의료보장 달성

⑨ 2030년까지 유해 화학물질, 대기 오염, 수질 오염 및 토양 오염으로 인한 사망과 질병을 의미있게 감소

⑩ 모든 국가에서 적절한 방법으로 세계보건기구 담배규제기본협약 이행을 강화

⑪ TRIPS 협약과 공중보건에 대한 도하 선언에 의거해서 주로 개발도상국에서 발생하는 전염성 질환과 비전염성 질환을 위한 백신과 의약품의 연구 개발을 지원하고 구매 가능한 필수 의약품과 백신에 대한 접근성을 제고해서 공중보건의 보호, 특히 의약품에 대한 보편적 접근성 제고에 관한 지적재산권의 통상 관련 측면의 협약의 조항들에 대한 개발도상국의 권리를 완벽하게 보호

※ TRIPS: 무역관련 지적재산권에 관한 협정(Agreement on Trade-Related Aspects of Intellectual Property Rights.)

⑫ 개발도상국, 특히 최빈국과 소규모 도서 개발국의 의료 재정과 의료인력의 채용, 개발, 훈련 및 유지를 의미있게 늘림

⑬ 모든 국가, 특히 개발도상국에서 국가 차원 및 전세계 보건 위해를 조기 탐지, 위해 감소 및 관리할 수 있는 역량 강화

3 건강도시(Health City) 16 복지부

(1) 정의

사람들이 생활의 모든 기능을 수행하고 최대한의 잠재력을 개발함에 있어 상호 지지할 수 있도록 도시의 물리적, 사회적 환경을 지속적으로 창조하고 개선하며 지역사회 지원을 증대시키는 도시(세계보건기구)

(2) 특징

① 건강도시 사업은 세계보건기구 1978년 알마아타 선언의 "모든 인류에게 건강을(Health for All)"의 이념과 1986년 오타와 헌장의 건강증진 개념 및 전략을 도시에 적용할 수 있는 방안을 개발하고 이를 지방정부의 의제로 만드는 것이다.

② 건강도시란 경제적으로는 창의적이고 혁신적인 도시가 될 수 있으며, 도시계획의 관점에서는 주거 환경이나 교통, 녹지 환경이 잘 조성된 곳을 의미하며, 사회적 관점에서는 통합이 잘 이루어진 사회를 의미하고, 교육적으로는 사람들의 양육과 발달이 잘 이루어질 수 있는 도시를 의미하며, 보건의료 측면에서는 주민의 건강수준이 높고 모든 이에게 건강이 보장되는 도시를 의미한다.

③ 건강도시는 시민의 건강과 안녕을 의사결정 과정의 중심에 두는 도시를 말하며, 건강도시는 결과(outcome)가 아닌 과정(process)을 중시하는 도시이다.

④ 건강도시는 단순한 보건사업이나 프로젝트가 아닌 건강에 영향을 미치는 근본적인 원인들과 건강불평등을 개선하기 위한 운동이다.

(4) 건강도시의 요건

① 물리적인 환경이 깨끗하고 안전한 도시
② 지속가능한 생태계를 보존하는 도시
③ 상호협력이 잘 이루어지고 비착취적인 도시
④ 시민의 참여와 통제기능이 높은 도시
⑤ 모든 시민의 기본 욕구가 충족되는 도시
⑥ 다양한 만남, 교류, 의사소통이 가능한 도시
⑦ 활기차고 혁신적인 도시경제
⑧ 역사, 문화적 유산 등의 연속성이 장려되는 도시
⑨ 이상의 특성들을 충족하며 강화시키려는 도시계획을 가지고 있는 도시
⑩ 모든 시민이 접근할 수 있는 적절한 보건의료가 제공되는 도시
⑪ 지역주민의 건강수준이 높은 도시

(5) 건강도시의 주요 특징

① 건강도시의 주된 특징으로는 전폭적인 정치적 지원과 건강에 대한 전념, 부문 간 협조, 지역사회의 참여, 생활터 접근, 도시건강프로필과 활동계획 개발, 주기적인 모니터링과 평가, 정보의 공유 및 대중매체 활용, 지역사회 발전과 연계, 국내 및 국제적 네트워킹 등이 있다.

② 지역사회 주민들에게 건강 관련 정책결정과정에 참여할 수 있는 기회가 주어지고, 실제로 자신의 건강과 관련된 정책에 영향력을 발휘할 수 있는 것이 건강도시의 가장 핵심적인 특징이다.

제 5 절 우리나라의 건강증진사업

1 우리나라 건강증진사업의 발전과정

(1) 1995년 「국민건강증진법」 제정 20 경기보건연구사, 22 인천보건연구사

① 「국민건강증진법」을 통해 국민건강증진사업을 위한 법적 근거와 사업의 기본 내용 및 방향 제시

② 개인 및 가족 건강증진의 책임을 모든 국민이 국가 및 지방자치단체와 함께 가지며 타인에 대한 건강 위해 행위 금지 또한 책임인 것을 명시, 재정 확보를 위한 국민건강증진기금 조성의 근거 마련

(2) 국민건강증진 종합계획(Health Plan) 개요: 「국민건강증진법」 제4조에 따라 국민 건강증진 및 질병예방을 위해 매 5년마다 수립하는 국가 차원의 건강증진 로드맵이다.

① 2002년 제1차 계획(2002~2005) 수립

② 2005년 제2차 계획(2006~2010) 수립

③ 2010년 제3차 계획부터 2011~2020년에 이르는 10년 계획 수립

④ 2016년 제4차 계획(2016~2020)은 제3차 HP2020의 중간 수정의 형태로 수립

⑤ 2021년 제5차 계획 Health Plan 2030 수립

2 제5차 국민건강증진 종합계획(Health Plan 2030)

21 경기·광주·서울보건연구사, 22 서울·경기의료기술·경북의료기술·충북의료기술·전남경력경쟁·대구보건연구사, 22 충북보건연구사·서울보건연구사, 23 보건직·경북의료기술·부산의료기술·강원의료기술·인천의료기술·경기보건연구사, 24 경기의료기술

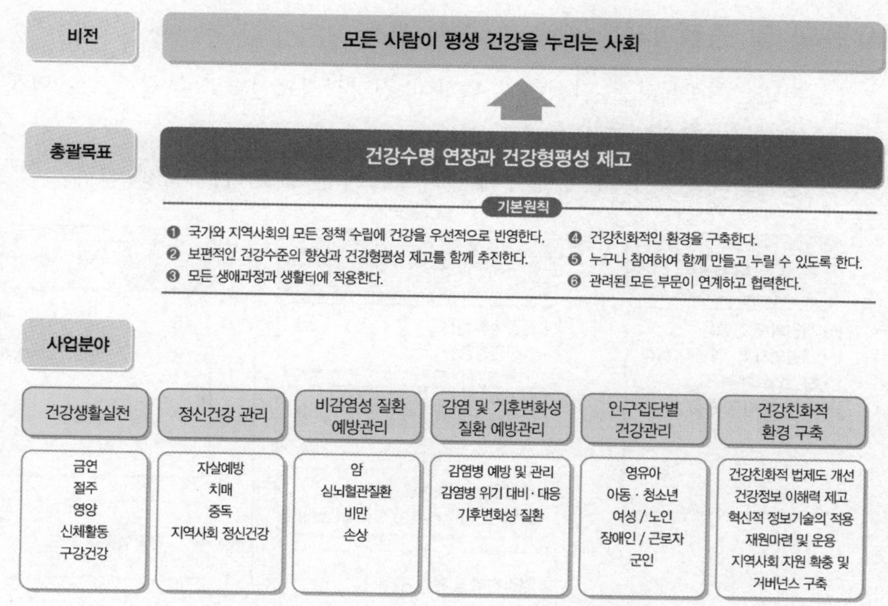

그림 1-9 제5차 국민건강증진 종합계획

(1) 비전: 모든 사람이 평생건강을 누리는 사회

① 모든 사람: 성, 계층. 지역 간 건강형평성을 확보, 적용 대상을 모든 사람으로 확대

② 평생 건강을 누리는 사회: 출생부터 노년까지 전 생애주기에 걸친 건강권 보장, 정부를 포함한 사회 전체를 포괄

(2) 목표: 건강 수명 연장, 건강 형평성 제고 22 경북의료기술·전남의료기술

① 건강수명: '30년까지 건강수명 73.3세 달성('18. 70.4세 → '30 추계치 73.3세)

② 건강형평성: 건강수명의 소득 간, 지역 간 형평성 확보

㉠ 소득: 소득수준 상위 20%의 건강수명과 소득수준 하위 20%의 건강수명 격차를 7.6세 이하로 낮춘다.

㉡ 지역: 건강수명 상위 20% 해당 지자체의 건강수명과 하위 20% 해당 지자체의 건강수명의 격차를 2.9세 이하로 낮춘다.

(3) 기본원칙

① 국가와 지역사회의 모든 정책 수립에 건강을 우선적으로 반영한다.

② 보편적인 건강수준의 향상과 건강형평성 제고를 함께 추진한다.

③ 모든 생애과정과 생활터에 적용한다.

Tip

22 경북의료기술

건강형평이란 모든 사람이 자신의 건강 잠재력을 완전하게 발휘할 수 있도록 공정한 기회를 가진다는 뜻을 지니고 있으며 이를 위하여 사회 공동체가 제도적, 법적 책임이 있다는 의미도 내포하고 있다. 따라서 보건의료서비스 형평은 다음과 같은 의미를 내포한다.

(1) 동등한 건강요구에 대한 가용 서비스의 동등한 접근
(2) 동등한 건강요구에 대한 동등한 이용
(3) 사회 구성원 모두에게 동등한 질적 서비스 제공

④ 건강친화적인 환경을 구축한다.

⑤ 누구나 참여하여 함께 만들고 누릴 수 있도록 한다.

⑥ 관련된 모든 부문이 연계하고 협력한다.

(4) 분과 및 중점과제: 6개 분과, 28개 과제

① 분과: 최종목표를 달성하기 위하여 건강결정요인별로 우선적으로 달성해야 하는 정책목표를 분과로 선정

② 중점과제: 각 분과 내에서 우선적으로 추진해야 하는 과제 선정

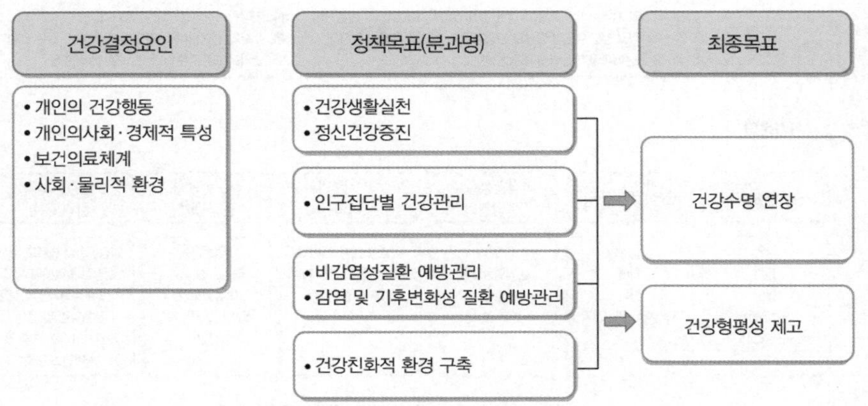

(5) 중점과제

① 건강생활 실천: 금연, 절주, 영양, 신체활동, 구강건강

② 정신건강 관리: 자살예방, 치매, 중독, 지역사회 정신건강

③ 비감염성 질환 예방관리: 암, 심뇌혈관질환(심혈관질환, 선행질환), 비만, 손상

④ 감염 및 기후변화성 질환 예방관리: 감염병예방 및 관리(결핵, 에이즈, 의료관련감염, 항생제 내성, 예방행태개선), 감염병 위기대비대응(검역/감시, 예방접종), 기후변화성 질환

⑤ 인구집단별 건강관리: 영유아, 청소년, 여성, 노인, 장애인, 근로자, 군인

⑥ 건강친화적 환경 구축: 건강친화적 법제도 개선, 건강정보 이해력 제고, 혁신적 정보기술의 적용, 재원마련 및 운용, 지역사회지원(인력, 시설) 확충 및 거버넌스 구축

(6) 지표 21 전북보건연구사, 23 대구보건연구사

① 성과지표: 28개 중점 과제별 성과지표는 총 400개 선정하였으며 성과지표 중 성, 소득, 지역별 분리되어 있거나, 그 격차를 모니터링 할 수 있는 형평성 지표는 176개 선정

② 대표지표: 24개 중점과제별 대표지표 64개 선정하였으며 대표지표에 대한 성, 소득, 지역 격차를 모니터링 할 수 있는 형평성 지표는 49개 선정

중점 과제	대표지표			형평성 지표		
	지표명	'18	'30	지표명	'18	'30
금 연	성인남성 현재흡연율 (연령표준화)	36.7%	25.0%	소득 1-5분위 성인남성 현재 흡연율 격차(연령표준화)	9.1%p	8.0%p
	성인여성 현재흡연율 (연령표준화)	7.5%	4.0%	소득 1-5분위 성인여성 현재 흡연율 격차(연령표준화)	7.5%p	5.0%p
절 주	성인남성 고위험음주율 (연령표준화)	20.8%	17.8%	소득 1-5분위 성인남성 고위험음주율 격차(연령표준화)	1.8%p	0.7%p
	성인여성 고위험음주율 (연령표준화)	8.4%	7.3%	소득 1-5분위 성인여성 고위험음주율 격차(연령표준화)	2.3%p	1.2%p
영 양	식품 안정성 확보 가구분율	96.9%	97.0%	소득 1-5분위 식품안정성 확보 가구율 격차	11.4%p	7.0%p
신체활동	성인남성 유산소 신체활동 실천율(연령표준화)	51.0%	56.5%	소득 1-5분위 성인남성 유산소 신체활동 실천율 격차(연령표준화)	9.2%p	7.0%p
	성인여성 유산소 신체활동 실천율(연령표준화)	44.0%	49.3%	소득 1-5분위 성인여성 유산소 신체활동 실천율 격차(연령표준화)	5.9%p	3.7%p
구강건강	영구치(12세) 우식 경험률(연령표준화)	56.4%	45.0%	-		
자살예방	자살사망률 (인구 10만명당)	26.6명	17.0명	지역 상-하위 20%의 남성 자살사망률 격차 (인구 10만명당)	19.1명	12.2명
	남성 자살사망률 (인구 10만명당)	38.5명	27.5명			
	여성 자살사망률 (인구 10만명당)	14.8명	12.8명	지역 상-하위 20%의 여성 자살사망률 격차 (인구 10만명당)	8.9명	5.7명
치 매	치매안심센터의 치매환자 등록·관리율(전국 평균)	51.5% ('19)	82.0%	지역 상-하위 20% 치매안심센터의 치매환자 등록·관리율 격차	52.2%p ('19)	35.0%p
중 독	알코올 사용장애 정신건강 서비스 이용률	12.1% ('16)	25.0%	-		
지역사회 정신건강	정신건강 서비스이용률	22.2% ('16)	35.0%	-		
암	성인남성(20-74세) 암 발생률(인구 10만명당, 연령표준화)	338.0명 ('17)	313.9명	지역 상-하위 20%의 성인남성 암 발생률 격차 (인구 10만명당, 연령표준화)	78.3명 ('17)	62.6명
	성인여성(20-74세) 암 발생률(인구 10만명당, 연령표준화)	358.5명 ('17)	330.0명	지역 상-하위 20%의 성인여성 암 발생률 격차 (인구 10만명당, 연령표준화)	97.3명 ('17)	70.4명
심뇌혈관 질환	성인남성 고혈압 유병률 (연령표준화)	33.2%	32.2%	소득 1-5분위 성인남성 고혈압 유병률 격차 (연령표준화)	5.4%p	4.4%p
	성인여성 고혈압 유병률 (연령표준화)	23.1%	22.1%	소득 1-5분위 성인여성 고혈압 유병률 격차 (연령표준화)	8.5%p	7.5%p
	성인남성 당뇨병 유병률 (연령표준화)	12.9%	11.9%	소득 1-5분위 성인남성 당뇨병 유병률 격차 (연령표준화)	4.4%p	3.4%p
	성인여성 당뇨병 유병률 (연령표준화)	7.9%	6.9%	소득 1-5분위 성인여성 당뇨병 유병률 격차 (연령표준화)	5.4%p	4.4%p
	급성 심근경색증 환자의 발병 후 3시간 미만 응급실 도착 비율	45.2%	50.4%	급성심근경색증 환자의 발병후 3시간 미만 응급실 도착비율의 최고-최저 시도간 격차	23.0%p	17.5%p

중점 과제	대표지표			형평성 지표		
	지표명	'18	'30	지표명	'18	'30
비 만	성인남성 비만 유병률 (연령표준화)	42.8%	≤42.8%	소득 1-5분위 성인남성 비만 유병률 격차 (연령표준화)	-1.1%p	0.0%p
	성인여성 비만 유병률 (연령표준화)	25.5%	≤25.5%	소득 1-5분위 성인여성 비만 유병률 격차 (연령표준화)	15.6%p	4.6%p
손 상	손상사망률(인구 10만명당)	54.7명	38.0명	-		
감염병 예방 및 관리	신고 결핵 신환자율 (인구 10만명당)	51.5명	10.0명	-		
감염병 위기 대비대응	MMR 완전접종률	94.7% ('19)	≥95.0%	-		
기후 변화성 질환	기후보건영향평가 평가체계 구축 및 운영	-	구축 완료	-		
영유아	영아사망률 (출생아 1천명당)	2.8명	2.3명	영아사망률 최고-최저 시도간 격차 (출생아 1천명당)	2.4명	1.2명
아동·청소년	고등학교 남학생 현재흡연율	14.1%	13.2%	-		
	고등학교 여학생 현재흡연율	5.1%	4.2%			
여 성	모성사망비 (출생아 10만명당)	11.3명	7.0명	-		
노 인	노인 남성의 주관적 건강인지율	28.7%	34.7%	소득 1-5분위 노인 남성의 주관적 건강인지율 격차	15.6%p	13.2%p
	노인 여성의 주관적 건강인지율	17.6%	23.6%	소득 1-5분위 노인 여성의 주관적 건강인지율 격차	5.9%p	3.5%p
장애인	성인 장애인 건강검진 수검률	64.9% ('17)	69.9%	성인남성 장애인 건강검진 수검률	66.6% ('17)	71.6%
				성인여성 장애인 건강검진 수검률	62.5% ('17)	67.5%
근로자	연간 평균 노동시간	1,993 시간	1,750 시간	-		
군인	군 장병 흡연율	40.7% ('19)	33.0%	-		
건강정보 이해력 제고	성인남성 적절한 건강정보이해능력 수준	-	70.0%	소득 1-5분위 성인남성 적절한 건강정보이해능력 수준 격차	-	6.0%p
	성인여성 적절한 건강정보이해능력 수준	-	70.0%	소득 1-5분위 성인여성 적절한 건강정보이해능력 수준 격차	-	10.0%p

3 국민건강증진법

(1) 목적(법 제1조) 20 울산보건연구사

이 법은 국민에게 건강에 대한 가치와 책임의식을 함양하도록 건강에 관한 바른 지식을 보급하고 스스로 건강생활을 실천할 수 있는 여건을 조성함으로써 국민의 건강을 증진함을 목적으로 한다.

(2) 정의(법 제2조) 23 인천보건연구사

① "국민건강증진사업"이라 함은 보건교육, 질병예방, 영양개선, 신체활동장려, 건강관리 및 건강생활의 실천 등을 통하여 국민의 건강을 증진시키는 사업을 말한다.

② "보건교육"이라 함은 개인 또는 집단으로 하여금 건강에 유익한 행위를 자발적으로 수행하도록 하는 교육을 말한다.

③ "영양개선"이라 함은 개인 또는 집단이 균형된 식생활을 통하여 건강을 개선시키는 것을 말한다.

④ "신체활동장려"란 개인 또는 집단이 일상생활 중 신체의 근육을 활용하여 에너지를 소비하는 모든 활동을 자발적으로 적극 수행하도록 장려하는 것을 말한다.

⑤ "건강관리"란 개인 또는 집단이 건강에 유익한 행위를 지속적으로 수행함으로써 건강한 상태를 유지하는 것을 말한다.

⑥ "건강친화제도"란 근로자의 건강증진을 위하여 직장 내 문화 및 환경을 건강친화적으로 조성하고, 근로자가 자신의 건강관리를 적극적으로 수행할 수 있도록 교육, 상담 프로그램 등을 지원하는 것을 말한다.

(3) 국민건강증진 종합계획의 수립(법 제4조) 18 경북, 19 경기의료기술 · 호남권

① 보건복지부장관은 제5조의 규정에 따른 국민건강증진정책심의위원회의 심의를 거쳐 국민건강증진 종합계획을 5년마다 수립하여야 한다.

② 계획에 포함되어야 할 사항

㉠ 국민건강증진의 기본 목표 및 추진 방향

㉡ 국민건강증진을 위한 주요 추진 과제 및 추진 방법

㉢ 국민건강증진에 관한 인력의 관리 및 소요재원의 조달 방안

㉣ 국민건강증진기금의 운용 방안

㉤ 아동 · 여성 · 노인 · 장애인 등 건강취약 집단이나 계층에 대한 건강증진 지원방안

㉥ 국민건강증진 관련 통계 및 정보의 관리 방안

㉦ 그 밖에 국민건강증진을 위하여 필요한 사항

(4) 건강증진사업(법 제19조)

① 국가 및 지방자치단체는 국민건강증진사업에 필요한 요원 및 시설을 확보하고, 그 시설의 이용에 필요한 시책을 강구하여야 한다.

② 특별자치시장 · 특별자치도지사 · 시장 · 군수 · 구청장은 지역주민의 건강증진을 위하여 보건복지부령이 정하는 바에 의하여 보건소장으로 하여금 다음 각호의 사업을 하게 할 수 있다.

㉠ 보건교육 및 건강상담
㉡ 영양관리
㉢ 신체활동 장려
㉣ 구강건강의 관리
㉤ 질병의 조기발견을 위한 검진 및 처방
㉥ 지역사회의 보건문제에 관한 조사 · 연구
㉦ 기타 건강교실의 운영 등 건강증진사업에 관한 사항

③ 보건소장이 보건교육 및 건강상담, 질병의 조기발견을 위한 검진 및 처방을 행한 때에는 이용자의 개인별 건강상태를 기록하여 유지 · 관리하여야 한다.

④ 건강증진사업에 필요한 시설 · 운영에 관하여는 보건복지부령으로 정한다.

(5) 기금의 사용(법 제25조) 21 인천보건연구사 · 전남보건연구사 · 대구보건연구사 · 경남보건연구사

① 기금은 다음 각호의 사업에 사용한다.

㉠ 금연교육 및 광고, 흡연피해 예방 및 흡연피해자 지원 등 국민건강관리사업
㉡ 건강생활의 지원사업
㉢ 보건교육 및 그 자료의 개발
㉣ 보건통계의 작성 · 보급과 보건의료관련 조사 · 연구 및 개발에 관한 사업
㉤ 질병의 예방 · 검진 · 관리 및 암의 치료를 위한 사업
㉥ 국민영양관리사업
㉦ 신체활동장려사업
㉧ 구강건강관리사업
㉨ 시 · 도지사 및 시장 · 군수 · 구청장이 행하는 건강증진사업
㉩ 공공보건의료 및 건강증진을 위한 시설 · 장비의 확충
㉪ 기금의 관리 · 운용에 필요한 경비
㉫ 그 밖에 국민건강증진사업에 소요되는 경비로서 대통령령이 정하는 사업

> **대통령령으로 정하는 사업(법 시행령 제30조)**
>
> 제30조(기금의 사용)
>
> 법 제25조제1항제12호에서 "대통령령이 정하는 사업"이란 다음 각 호의 사업을 말한다.
>
> 1. 만성퇴행성질환의 관리사업
> 2. 법 제27조의 규정에 의한 지도·훈련사업
> 3. 건강증진을 위한 신체활동 지원사업
> 4. 금연지도원 제도 운영 등 지역사회 금연 환경 조성 사업
> 5. 건강친화인증 기업 지원 사업
> 6. 절주문화 조성 사업

② 보건복지부장관은 기금을 제1항 각호의 사업에 사용함에 있어서 아동·청소년·여성·노인·장애인 등에 대하여 특별히 배려·지원할 수 있다.

③ 보건복지부장관은 기금을 제1항 각호의 사업에 사용함에 있어서 필요한 경우에는 보조금으로 교부할 수 있다.

(6) 보건교육(법 제12조 및 법 시행령 제17조) 17 인천, 20 인천의료기술, 22 전북의료기술

① 국가 및 지방자치단체는 모든 국민이 올바른 보건의료의 이용과 건강한 생활습관을 실천할 수 있도록 그 대상이 되는 개인 또는 집단의 특성·건강상태·건강의식 수준 등에 따라 적절한 보건교육을 실시한다.

② 국가 또는 지방자치단체는 국민건강증진사업관련 법인 또는 단체 등이 보건교육을 실시할 경우 이에 필요한 지원을 할 수 있다.

③ 보건복지부장관, 시·도지사 및 시장·군수·구청장은 제2항의 규정에 의하여 보건교육을 실시하는 국민건강증진사업관련 법인 또는 단체 등에 대하여 보건교육의 계획 및 그 결과에 관한 자료를 요청할 수 있다.

④ 제1항의 규정에 의한 보건교육의 내용은 대통령령으로 정한다.

⑤ 법 제12조에 따른 보건교육에는 다음 각 호의 사항이 포함되어야 한다.

1. 금연·절주등 건강생활의 실천에 관한 사항
2. 만성퇴행성질환등 질병의 예방에 관한 사항
3. 영양 및 식생활에 관한 사항
4. 구강건강에 관한 사항
5. 공중위생에 관한 사항
6. 건강증진을 위한 체육활동에 관한 사항
7. 그 밖에 건강증진사업에 관한 사항

OX QUIZ

Check

01 19세기 이전의 건강은 신체 개념의 건강으로 일원론의 영향을 받았다. O X

02 베르나르(C. Bernard)는 건강에 대한 정의에서 사회적 건강을 강조하였다. O X

03 1974년 라론드(Lalonde)는 보고서를 통해 건강 결정 주요 요인으로 생활습관, 환경, 생물학적 특성, 보건의료체계를 강조하였으며, 4가지 요인 중 가장 영향이 큰 것은 생활습관이라고 하였다. O X

04 생의학적 모형은 파스퇴르(Pasteur)와 코흐(R. Koch)의 세균설 확립 이후에 발전한 이론이다. O X

05 생태학적 모형은 질병 발생에 있어서 병인, 숙주, 환경의 상호작용을 주요 개념으로 설명하는 모형이며 가장 중요한 요인은 병인이다. O X

06 웰니스 모형에서 건강이란 사회 및 내부 상태가 역동적인 균형 상태를 이루고 있는 것을 의미한다. O X

07 예방접종은 질병의 자연사 5단계 중 병인에 의한 자극이 형성되는 시기에 필요한 예방활동이다. O X

08 오타와 헌장에서는 건강증진의 기본 접근전략으로 옹호, 가능화, 조정을 제시하였다. O X

09 제8차 건강증진 국제회의인 헬싱키 회의에 주요 의제는 '세계화 시대의 건강증진'이었다. O X

10 Health Plan 2030에서 건강생활실천을 위한 중점 과제는 금연, 절주, 운동, 영양, 정신건강이다. O X

OX Answer

01 X [일원론 → 이원론] 02 X [사회적 건강 → 항상성] 03 O 04 O
05 X [가장 중요한 요인: 병인 → 환경요인] 06 X [웰니스 모형 → 전인적 모형] 07 O 08 O
09 X [세계화 시대의 건강증진 → 모든 정책에서의 보건] 10 X [금연, 절주, 영양, 신체활동, 구강건강]

Part 1 합|격|예|감 기출문제

01

공중보건학의 발전사 중 시기적으로 가장 늦은 것은?

서울, 2022

① L. Pasteur의 광견병 백신 개발
② John Snow의 「콜레라에 관한 역학조사 보고서」
③ R. Koch의 결핵균 발견
④ Bismark에 의해 세계 최초의 근로자 질병보호법 제정

02

1978년 카자흐스탄에서 열린 일차보건의료에 대한 국제회의에서 채택된 「알마아타 선언 (Declaration of Alma-Ata)」에서 정의한 일차보건의료(Primary health care)에 대한 설명으로 가장 옳지 않은 것은?

서울, 2022

① 국가와 지역사회의 경제적, 사회문화적 정치적 특성을 반영한다.
② 지역사회 건강문제, 건강증진, 질병 예방, 치료, 재활서비스를 다룬다.
③ 농업, 축산, 식품, 산업, 교육, 주택, 공공사업 등 지역 및 국가개발과 관련된 다양한 분야가 고려된다.
④ 지역사회의 필요에 대응하고자 전문의를 중심으로 한 수준 높은 의료서비스 제공을 강조한다.

03

제5차 국민건강증진종합계획(Health Plan 2030, 2021~2030)에서 제시한 기본원칙에 해당하지 않는 것은?

서울, 2022

① 건강친화적인 환경 구축
② 전문가와 공무원 주도의 건강 책무성 제고
③ 보편적인 건강수준 향상과 건강 형평성 제고
④ 국가와 지역사회의 모든 정책 수립에 건강을 우선적으로 반영

04

공중보건의 역사적 사건을 과거부터 순서대로 바르게 나열한 것은?

경기 의료기술, 2022

ㄱ. 파스퇴르 광견병백신 개발
ㄴ. 장기설
ㄷ. 제너 우두종두법
ㄹ. 검역법

① ㄱ - ㄷ - ㄴ - ㄹ
② ㄴ - ㄹ - ㄱ - ㄷ
③ ㄴ - ㄹ - ㄷ - ㄱ
④ ㄹ - ㄴ - ㄱ - ㄷ

05

제5차 국민건강증진종합계획(HP2030)의 중점과제 중 건강친화적 환경 구축 분과에 해당하는 것은?

경기 의료기술, 2022

① 신체활동
② 정신건강
③ 건강정보 이해력제고
④ 감염병관리

06

다음 중 라론드보고서에서 제시한 건강의 주요 결정 요인에 해당 하지 않는 것은?

경기 의료기술, 2022

① 환경 ② 생활습관
③ 의료서비스 ④ 보건의료체계

07

다음 중 오타와 헌장에서 제시한 건강증진의 주요 활동영역에 해당하지 않는 것은? 경기 의료기술, 2022

① 건강지향적인 공공정책
② 지지적인 환경조성
③ 지역사회 활동강화
④ 임상적 치료기술개발

08

윈슬로우 정의로 조직적인 지역사회의 공동노력에 해당하는 것은?

경북 의료기술, 2022

> ㉠ 전염병 관리
> ㉡ 환경위생 관리
> ㉢ 개인위생에 대한 보건교육
> ㉣ 질병의 조기발견과 예방적 치료를 위한 의료 및 간호서비스의 조직화

① ㄱ, ㄴ, ㄷ ② ㄱ, ㄴ
③ ㄱ, ㄴ, ㄷ, ㄹ ④ ㄱ, ㄷ, ㄹ

09

〈보기〉의 내용을 의미하는 용어로 옳은 것은?

경북 의료기술, 2022

> 〈보기〉
> 사회적, 경제적, 인구학적 또는 지리적으로 구분된 인구집단 사이에 건강수준 측면에서 차이가 없고, 누구나 차별없이 보건의료서비스 혜택을 누리는 것

① 건강관 ② 평등권
③ 건강형평성 ④ 일차 보건의료

10

1978년 알마아타 선언에서 강조된 일차보건의료의 특성으로 옳지 않은 것은? 전북 의료기술, 2022

① 적절한 서비스 제공
② 수용가능한 사업
③ 국가의 관심과 적극적 참여
④ 지역주민의 지불부담능력

11

〈보기〉에서 설명하는 건강모형은 무엇인가?

전북 의료기술, 2022

〈보기〉

개인의 생활환경 내에서 각자의 가능한 잠재력을 극대화하는 통합된 기능을 강조하는 모형으로 개인을 둘러싼 환경과 개인의 건강의 균형을 중요시한다.

① 역학적 모형
② 생태학적 모형
③ 웰니스 모형
④ 생의학적 모형

12

「국민건강증진법」에 따라 시행해야 하는 보건교육의 내용으로 옳지 않은 것은?

전북 의료기술, 2022

① 구강건강에 관한 사항
② 만성퇴행성 질환 예방에 관한 사항
③ 공중위생에 관한 사항
④ 감염성질환에 관한 사항

13

인구집단의 건강을 결정하는 요인 중 사회적 결정요인에 해당하지 않는 것은?

보건직, 2022

① 노동과 고용조건
② 불건강한 생활습관
③ 소득불평등
④ 성과 인종차별

14

질병의 발생단계에 따른 예방 수준을 1, 2, 3차로 구분할 때, 코로나19와 같은 호흡기계 감염병에 대한 2차 예방활동에 해당하는 것은?

보건직, 2022

① 예방접종
② 올바른 손씻기와 마스크 착용
③ 접촉자 추적을 통한 질병의 조기검진
④ 방역수칙 준수 등에 대한 홍보 및 보건교육

15

지역사회보건사업평가 중 특정 보건사업을 수행하기 위해 투입된 인력, 조직, 시설, 장비, 재정 등이 적합한지를 판단하는 것은?

보건직, 2022

① 과정평가 ② 구조평가
③ 결과평가 ④ 영향평가

16

A군에서 지역보건사업으로 당뇨병관리사업을 진행하고자 한다. 다음 중 이차 예방에 해당하는 사업은?

경기 의료기술, 2023

① 공복혈당 검사
② 걷기 실천율 증진
③ 금연교육
④ 당뇨환자 식단관리

17

제5차 국민건강증진종합계획(HP2030)의 분과 중 〈보기〉의 내용을 중점과제로 하는 것은? 경북 의료기술, 2023

〈보기〉

- 건강친화적법제도 개선
- 건강정보이해력 제고
- 혁신적 정보기술의 적용

① 건강생활실천
② 건강친화적 환경 구축
③ 비감염성질환 예방관리
④ 인구집단별 건강관리

18

세계보건기구의 지역사무소 연결이 옳지 않은 것은? 경북 의료기술, 2023

① 동남아시아지역 – 필리핀 마닐라
② 아프리카지역 – 콩고 브라자빌
③ 유럽지역 – 덴마크 코펜하겐
④ 동지중해지역 – 이집트 카이로

19

지역사회 보건사업의 계획을 수립할 때 가장 먼저 시행해야 할 활동은 무엇인가? 전북 경력경쟁, 2023

① 요구사정　② 계획수립
③ 목표설정　④ 사업수행

20

「국민건강증진법령」상 '과다한 음주는 건강에 해롭다'는 경고문구를 판매용 용기에 표기해야 하는 주류의 알코올분 기준은? 보건직, 2023

① 1도 이상　② 5도 이상
③ 10도 이상　④ 17도 이상

21

제4차 국민건강증진종합계획(HP 2020)과 비교하여, 제5차 국민건강증진종합계획(HP 2030)의 기본틀에서 신설된 사업분야는? 보건직, 2023

① 건강생활 실전 확산
② 감염질환 관리
③ 인구집단 건강관리
④ 건강친화적 환경 구축

22

제5차 국민건강증진종합계획의 목표인 건강형평성 제고의 대상으로 옳은 것은? 경기 보건연구사, 2023

① 남녀 간 기대수명 차이 해소
② 지역 간 고령인구 비율 격차 해소
③ 교육수준 상위 20%와 하위 20%의 건강수명 격차 해소
④ 소득수준 상위 20%와 하위 20%의 건강수명 격차 해소

23

〈보기〉의 설명에 해당하는 건강모형은 무엇인가?

경기 보건연구사, 2023

〈보기〉

- 건강과 질병은 단순히 이분법적인 것이 아니라 그 정도에 따라 연속선상에 있으며, 질병은 다양한 복합 요인에 의해 발생되는 것이다.
- 건강에 영향을 미치는 주요 구성요소는 환경, 생활습관, 생물학적 특성, 보건의료체계이다.

① 전인적 모형 ② 생의학적 모형
③ 사회생태학적 모형 ④ 웰니스 모형

24

다음 중 공중보건에 대한 설명으로 옳지 않은 것은?

경기 의료기술, 2024

① 인구집단을 대상으로 한다.
② 건강의 사회적 결정요인에 관심을 둔다.
③ 임상치료를 위한 전문적 의료기술에 집중한다.
④ 건강증진을 위한 생활환경 개선에 관심을 둔다.

25

공중보건의 역사상 여명기(1500~1850년)에 해당하는 업적은 무엇인가?

경기 의료기술, 2024

① 영국의 제너(Jenner)가 우두종두법을 개발하였다.
② 영국의 래스본(Rathbone)에 의해 방문보건사업이 시작되었다.
③ 독일의 페텐코퍼(Pettenkofer)가 뮌헨대학에 최초로 위생학 강좌를 개설하였다.
④ 독일의 비스마르크(Bismarck)가 세계 최초의 사회보험법인 근로자 질병보호법을 제정하였다.

26

생태학적 모형에 따른 보건사업 단계 중 개인 간 수준의 전략 유형에 해당하는 것은?

서울 의료기술, 2024

① 청소년 성교육
② 집단규범 변경과 사회적 지지그룹 구성
③ 보건소와 어린이집연합회가 공동으로 '건강한 어린이집 인증제' 실시
④ 실내와 공공장소에서의 금연 정책

27

〈보기〉의 공중보건 역사상 발생했던 사건들을 시간 순서대로 바르게 나열한 것은?

서울 의료기술, 2024

〈보기〉

ㄱ. 제너에 의해 우두접종법이 발견되었다.
ㄴ. 라마치니가 '노동자의 질병'을 발간하였다.
ㄷ. 영국의 채드윅은 '열병보고서'를 정부에 제출하였다.
ㄹ. 페스트 예방대책으로 라구사에서 40일 간의 격리기간을 두었다.

① ㄴ - ㄹ - ㄱ - ㄷ
② ㄹ - ㄱ - ㄴ - ㄷ
③ ㄹ - ㄱ - ㄷ - ㄴ
④ ㄹ - ㄴ - ㄱ - ㄷ

28

알마아타 선언에서 제시한 일차보건의료의 필수내용이 아닌 것은? 보건직, 2024

① 예방접종
② 안전한 식수의 공급
③ 치료기술의 개발
④ 모자보건사업

29

세계보건기구(WHO)에 대한 설명으로 옳지 않은 것은? 보건직, 2024

① 1948년에 발족하였다.
② 5개의 지역사무소를 두고 있다.
③ 우리나라는 서태평양 지역사무소 소속이다.
④ 우리나라는 65번째로 가입하였다.

합격예감 기출문제 정답 및 해설

[Answer]

01 ①	02 ④	03 ②	04 ③	05 ③
06 ③	07 ④	08 ③	09 ③	10 ③
11 ③	12 ④	13 ②	14 ③	15 ②
16 ①	17 ②	18 ①	19 ①	20 ①
21 ④	22 ④	23 ①	24 ③	25 ①
26 ②	27 ④	28 ③	29 ②	

01

(1) L. Pasteur의 광견병 백신 개발 – 1884년
(2) John Snow의 「콜레라에 관한 역학조사 보고서」 – 1855년
(3) R. Koch의 결핵균 발견 – 1882년
(4) Bismark에 의해 세계 최초의 근로자 질병보호법 제정 – 1883년

02

일차보건의료의 접근 방법
(1) 예방에 중점을 둔다.
(2) 적절한 기술과 인력을 사용한다.
(3) 쉽게 이용 가능해야 한다.
(4) 원인 추구적 접근방법을 사용한다.
(5) 지역사회가 쉽게 받아들일 수 있는 방법으로 사업이 제공되어야 한다.
(6) 지역사회의 적극적인 참여가 이루어져야 한다.
(7) 건강을 위해 관련 분야의 상호 협력이 이루어져야 한다.
(8) 지역사회의 지불 능력에 맞는 보건의료수가로 사업이 제공되어야 한다.
(9) 자조 · 자립 정신을 바탕으로 한다.
(10) 지역사회 특성에 맞는 보건사업을 추진한다.

03

제5차 국민건강증진종합계획(Health Plan 2030) 기본원칙
(1) 국가와 지역사회의 모든 정책 수립에 건강을 우선적으로 반영한다.
(2) 보편적인 건강수준의 향상과 건강형평성 제고를 함께 추진한다.
(3) 모든 생애과정과 생활터에 적용한다.
(4) 건강친화적인 환경을 구축한다.
(5) 누구나 참여하여 함께 만들고 누릴 수 있도록 한다.
(6) 관련된 모든 부문이 연계하고 협력한다.

04

ㄱ. 파스퇴르 광견병백신 개발 – 1884년, 확립기
ㄴ. 장기설 – 고대기
ㄷ. 제너 우두종두법 – 1798년, 여명기
ㄹ. 검역법 – 1383년, 중세기

05

제5차 국민건강증진종합계획 HP2030 중점과제
(1) 건강생활 실천: 금연, 절주, 영양, 신체활동, 구강건강
(2) 정신건강 관리: 자살예방, 치매, 중독, 지역사회 정신건강
(3) 비감염성 질환 예방관리: 암, 심뇌혈관질환, 비만, 손상
(4) 감염 및 기후변화성 질환 예방관리: 감염병예방 및 관리(결핵에이즈, 의료관련감염, 손씻기 등 포함), 감염병위기대비대응(검역 감시 예방접종 포함), 기후변화성 질환(미세먼지, 폭염, 한파 등)
(5) 인구집단별 건강관리: 영유아, 청소년(학생), 여성(모성, 다문화 포함), 노인, 장애인, 근로자, 군인
(6) 건강친화적 환경 구축: 건강친화적 법제도 개선, 건강정보 이해력 제고, 혁신적 정보기술의 적용, 재원마련 및 운용, 지역사회지원(인력시설) 확충 및 거버넌스 구축

06

「라론드 보고서」에서 건강결정 주요요인으로 생활습관, 환경, 유전, 보건의료체계를 제시하였으며, 그중 가장 중요한 요인은 생활습관이라고 하였다.

07

오타와헌장 건강증진 주요활동영역
건강증진의 주요활동영역을 개인, 지역사회, 사회환경, 국가 수준정책 및 보건의료서비스 분야 등 여러 수준으로 나누어 제시하였고, 다수준적 접근의 중요성을 강조하였다.
(1) 건강지향적인 공공정책 수립(Build Healthy Public Policy)
(2) 지원적인 환경 조성(Create Supportive Environment)
(3) 지역사회활동 강화(Strengthen Community Action)
(4) 개인의 건강기술개발(Develop Personal Skill): 학교, 가정, 직장 및 지역사회 등 생활터 중심
(5) 보건의료서비스 방향 재설정(Reorient Health Services)

08

윈슬로(C. E. A. Winslow, 1920)의 정의

(1) 정의: 공중보건학이란 조직적인 지역사회의 노력을 통하여 질병을 예방하고 수명을 연장시키며, 신체적 · 정신적 효율을 증진시키는 기술이자 과학이다.

(2) 조직적인 지역사회의 노력
① 환경위생 관리
② 전염병 관리
③ 개인위생에 관한 보건교육
④ 질병의 조기발견과 예방적 치료를 할 수 있는 의료 및 간호 서비스의 조직화
⑤ 자신의 건강을 유지하는 데 적합한 생활 수준을 보장받을 수 있는 사회제도의 발전

09

건강형평이란 모든 사람이 자신의 건강 잠재력을 완전하게 발휘할 수 있도록 공정한 기회를 가진다는 뜻을 지니고 있으며 이를 위하여 사회 공동체가 제도적, 법적 책임이 있다는 의미도 내포하고 있다. 따라서 보건의료서비스 형평은 다음과 같은 의미를 내포한다.

(1) '동등한 건강요구에 대한 가용 서비스의 동등한 접근'으로, 이는 모든 사람은 가용 서비스를 이용할 수 있는 동등한 권리를 가지며, 건강요구에 근거하여 서비스는 지역적으로 공평한 분포가 되어야 하며 접근이 용이해야 할 뿐만 아니라 접근을 방해하는 여타 장애요소는 제거되어야 한다.

(2) '동등한 건강요구에 대한 동등한 이용'으로 이는 사회경제적 불리함으로 인해서 필요한 보건의료서비스를 이용하지 못하는 경우에, 이를 개선하기 위해서 동등한 이용률을 목표로 대책을 강구해야 한다.

(3) '사회 구성원 모두에게 동등한 질적 서비스 제공'은 사회의 모든 계층의 구성원들은 보건의료 제공자들로부터 똑같은 양질의 보건의료서비스를 제공받을 권리가 있으며, 보건의료 제공자들은 양질의 보건의료서비스를 필요로 하는 모든 사람들에게 제공할 의무가 있다.

10

WHO가 제시한 일차보건의료의 특성

(1) 접근성(Accessibility): 지리적 · 경제적 · 사회적으로 지역주민이 쉽게 이용할 수 있어야 한다.

(2) 수용가능성(Acceptability): 지역사회가 쉽게 받아들일 수 있는 과학적 방법의 사업을 제공해야 한다.

(3) 주민참여(Active, Participation): 지역사회의 주민이 적극적으로 참여하여 사업요구 파악, 계획, 수행, 평가가 이루어져야 한다.

(4) 지불부담능력(Affordable): 지역사회의 지불 능력에 맞는 보건의료수가(收價)로 사업이 제공되어야 한다.

(5) 포괄성(Comprehensiveness): 기본적인 건강관리서비스는 모든 사람에게 필요한 서비스를 제공해야 한다.

(6) 유용성(Availability): 지역 주민들에게 꼭 필요하고 유용한 서비스여야 한다.

(7) 지속성(Continuity): 기본적인 건강 상태를 유지하기 위해 필요한 서비스를 지속적으로 제공할 수 있어야 한다.

(8) 상호협조성(Coordination): 관련 부서가 서로 협조하여 의료 체계를 구축하여야 한다.

(9) 균등성(Equality): 누구나 어떤 여건이든지 필요한 만큼의 서비스를 똑같이 받을 수 있어야 한다.

11

웰니스 모형(Wellness Model)

(1) 던(H. L. Dunn)에 의해 소개된 개념으로 고차원적 웰니스를 '개인의 생활환경 내에서 각자의 가능한 잠재력을 극대화하는 통합된 기능 수단'으로 정의하였다.

(2) 환경 축과 건강 축으로 구분되는 웰니스 사분면을 제시하였다.

(3) 건강은 '충만하고 유익하며 창조적인 생활을 영위하기 위한 개인의 이상적인 상태'이며, '건강의 예비적 준비 상태인 불건강을 극복하기 위한 힘과 능력'으로 정의된다.

(4) 정신과 신체의 잠재력의 연계가 중요하게 간주되며, 고차원의 웰니스는 개인이 고차원적인 기능을 하고, 미래와 개인의 전인적인 통합을 포함하는 개념이다.

(5) 건강은 단순히 질병이 없는 것이 아니고 안녕 상태, 활력, 작업 능력, 그리고 효율 등의 긍정적 차원을 포괄하는 개념이다. 이 점에서 웰니스는 세계보건기구의 건강 개념과 관계가 깊다.

(6) 많은 수의 질병들이 신체의 정화작용 자체만으로 치료가 되는 것으로 본다. 전통적 의료 외에 개인의 건강에 대한 신념 혹은 가치에 근거해서 대체요법이 추구되기도 한다.

12

「국민건강증진법」에 따른 보건교육

(1) 보건교육의 실시 등(법 제12조)
① 국가 및 지방자치단체는 모든 국민이 올바른 보건의료의 이용과 건강한 생활습관을 실천할 수 있도록 그 대상이 되는 개인 또는 집단의 특성 · 건강상태 · 건강의식 수준등에 따라 적절한 보건교육을 실시한다.
② 국가 또는 지방자치단체는 국민건강증진사업관련 법인 또는 단체등이 보건교육을 실시할 경우 이에 필요한 지원을 할 수 있다.

③ 보건복지부장관, 시·도지사 및 시장·군수·구청장은 제2항의 규정에 의하여 보건교육을 실시하는 국민건강증진사업관련 법인 또는 단체 등에 대하여 보건교육의 계획 및 그 결과에 관한 자료를 요청할 수 있다.
④ 제1항의 규정에 의한 보건교육의 내용은 대통령령으로 정한다.

(2) 보건교육의 내용(법 시행령 제17조)
① 금연·절주 등 건강생활의 실천에 관한 사항
② 만성퇴행성 질환 등 질병의 예방에 관한 사항
③ 영양 및 식생활에 관한 사항
④ 구강건강에 관한 사항
⑤ 공중위생에 관한 사항
⑥ 건강증진을 위한 체육활동에 관한 사항
⑦ 기타 건강증진사업에 관한 사항

13

건강을 결정하는 사회적 결정요인은 사회경제적 수준이나 사회적 환경요인으로 볼 수 있다.
개인의 사회경제적 수준으로는 직업 유무 및 종류, 주거/작업환경, 교육수준, 재산 보유 정도, 가족상태 등이 있으며 사회적 환경요인으로 고용 및 실직, 입시제도 및 교육제도, 범죄율 및 사회 안정성, 개인의 사회적지지 정도, 지역 주민의 사회참여 정도와 의사결정에 관여할 수 있는 권한, 새로운 보건지식을 받아들이는 주민들의 태도, 사회적 관습, 정보교환이나 의사소통의 기전과 유용성, 대중매체 등이 포함된다.
불건강한 생활습관은 사회적 요인이 아니고 개인의 특성이다.

14

① 예방접종 – 1차 예방
② 올바른 손씻기와 마스크 착용 – 1차 예방
③ 접촉자 추적을 통한 질병의 조기검진 – 2차 예방
④ 방역수칙 준수 등에 대한 홍보 및 보건교육 – 1차 예방

질병의 예방단계

(1) 1차 예방: 질병발생 억제단계. 건강증진, 환경개선, 예방접종, 사고방지 대책 등
(2) 2차 예방: 조기발견과 조기치료 단계. 조기검진, 조기발견, 조기치료
(3) 3차 예방: 재활 및 사회복귀 단계

15

지역사회 보건사업 평가의 투입-산출 모형

투입-산출 모형에 따라 구조 평가, 과정 평가 및 결과 평가로 나눌 수 있다.

(1) 구조 평가(input evaluation, structural evaluation): 어떤 특정 보건사업을 수행하기 위해 투입된 인력 및 조직구조, 시설과 장비 및 재정 등이 적합한지를 판정하는 것이다.
(2) 과정 평가(process evaluation): 보건사업의 집행이 보건사업계획과 일치하는지를 판단하고, 보건사업이 잘 수행되고 있는지를 평가하는 것이다.
(3) 결과 평가(outcome evaluation, impact evaluation)
① 보건사업의 산출물(output), 효과(effect), 영향(impact)을 평가하여 보건사업에 의한 변화 또는 차이를 측정하는, 즉 수행한 프로그램에 대한 사업결과를 평가하는 것이다.
② 산출물은 서비스 제공건수로서 서비스 제공인원, 보건교육 인원수 등이 된다.
③ 효과는 단시일 내에 나타날 수 있는 대상 주민의 지식 등의 변화를 의미하며, 건강생활 실천율의 향상이 그 예가 될 수 있다.
④ 영향은 장기적인 효과로서 건강상태와 사회·경제적 상태의 변화를 의미하며, 영아사망률의 감소 등이 그 예이다.

16

① 공복혈당 검사 – 2차 예방
② 걷기 실천율 증진 – 1차 예방
③ 금연교육 – 1차 예방
④ 당뇨환자 식단관리 – 3차 예방

17

제5차 국민건강증진종합계획 HP2030 중점과제

(1) 건강생활 실천: 금연, 절주, 영양, 신체활동, 구강건강
(2) 정신건강 관리: 자살예방, 치매, 중독, 지역사회 정신건강
(3) 비감염성 질환 예방관리: 암, 심뇌혈관질환(심혈관질환, 선행질환), 비만, 손상
(4) 감염 및 기후변화성 질환 예방관리: 감염병예방 및 관리(결핵·에이즈, 의료관련감염, 손씻기 등 포함), 감염병위기 대비대응(검역 감시 예방접종 포함), 기후변화성 질환(미세먼지, 폭염, 한파 등)
(5) 인구집단별 건강관리: 영유아, 청소년(학생), 여성(모성, 다문화 포함), 노인, 장애인, 근로자, 군인
(6) 건강친화적 환경 구축: 건강친화적 법제도 개선, 건강정보 이해력 제고, 혁신적 정보기술의 적용, 재원마련 및 운용, 지역사회지원(인력시설) 확충 및 거버넌스 구축

18

WHO의 6개 지역사무소

(1) 동지중해 지역(Eastern Mediterranean Region): 이집트의 카이로
(2) 동남아시아 지역(South-East Asia Region): 인도의 뉴델리
▶ 1973년 북한 138번째로 가입
(3) 서태평양 지역(Western Pacific Region): 필리핀의 마닐라
▶ 1949년 우리나라 65번째로 가입

(4) 범미주 지역(Region of the Americas): 미국의 워싱턴 D.C.
(5) 유럽 지역(European Region): 덴마크의 코펜하겐
(6) 아프리카 지역(African Region): 콩고의 브라자빌

19

지역사회 보건사업기획의 과정

(1) 1단계: 지역사회의 현황 분석(요구사정)
(2) 2단계: 주요 건강 문제의 결정(우선순위의 결정)
(3) 3단계: 목적과 목표의 설정
(4) 4단계: 전략과 세부사업 계획의 작성
(5) 5단계: 실행
(6) 6단계: 평가

20

「국민건강증진법」

(1) 금연 및 절주운동등(법 제8조)
  ① 국가 및 지방자치단체는 국민에게 담배의 직접흡연 또는 간접흡연과 과다한 음주가 국민건강에 해롭다는 것을 교육·홍보하여야 한다.
  ② 국가 및 지방자치단체는 금연 및 절주에 관한 조사·연구를 하는 법인 또는 단체를 지원할 수 있다.
  ③ 「주류 면허 등에 관한 법률」에 의하여 주류제조의 면허를 받은 자 또는 주류를 수입하여 판매하는 자는 대통령령이 정하는 주류의 판매용 용기에 과다한 음주는 건강에 해롭다는 내용과 임신 중 음주는 태아의 건강을 해칠 수 있다는 내용의 경고문구를 표기하여야 한다.
  ④ 경고문구의 표시내용, 방법 등에 관하여 필요한 사항은 보건복지부령으로 정한다.

(2) 경고문구의 표기대상 주류(법 시행령 제13조)
법 제8조③에 따라 그 판매용 용기에 과다한 음주는 건강에 해롭다는 내용의 경고문구를 표기해야 하는 주류는 국내에 판매되는 「주세법」에 따른 주류 중 알코올분 1도 이상의 음료를 말한다.

21

제4차 국민건강증진종합계획 VS 제5차 국민건강증진종합계획

구분	제4차 국민건강증진종합계획(HP2020)	제5차 국민건강증진종합계획(HP2030)
비전	온 국민이 함께 만들고 누리는 건강세상	모든 사람이 평생 건강을 누리는 사회
목표	건강수명 연장과 건강형평성 제고	건강수명 연장, 건강형평성 제고
기본원칙	–	① HiAP, ② 건강형평성, ③ 모든 생애과정, ④ 건강친화환경, ⑤ 누구나 참여, ⑥ 다부문 연계

	총 6분과	27개 중점과제
사업분야	Ⅰ. 건강생활 실천확산	1. 금연 2. 절주 3. 신체활동 4. 영양
	Ⅱ. 만성퇴행성 질환과 발생위험 요인관리	5. 암 6. 건강검진(삭제) 7. 관절염(삭제) 8. 심뇌혈관질환 9. 비만 10. 정신보건(분과 확대) 11. 구강보건(분과 이동)
	Ⅲ. 감염질환 관리	12. 예방접종 13. 비상방역체계 14. 의료관련감염 15. 결핵 16. 에이즈
	Ⅳ. 인구집단 건강관리	16. 모성건강(→ 여성) 17. 영유아건강 18. 노인건강 19. 근로자건강증진 20. 군인건강증진 21. 학교보건 22. 다문화가족건강(→ 여성) 23. 취약가정방문건강(→ 노인) 24. 장애인건강

총 6분과	28개 중점과제
Ⅰ. 건강생활 실천	1. 금연 2. 절주 3. 영양 4. 신체활동 5. 구강건강
Ⅱ. 정신건강 관리	6. 자살예방 7. 치매 8. 중독 9. 지역사회 정신건강
Ⅲ. 비감염성 질환 예방관리	10. 암 11. 심뇌혈관질환 ① 심뇌혈관 질환 ② 선행질환 12. 비만 13. 손상
Ⅳ. 감염 및 기후 변화성 질환 예방관리	14. 감염병 예방 및 관리 ① 결핵 ② 에이즈 ③ 의료감염·항생제 내성 ④ 예방행태 개선 15. 감염병위기 대비대응 ① 검역/감시 ② 예방접종 16. 기후변화성 질환
Ⅴ. 인구집단별 건강관리	17. 영유아 18. 아동·청소년 19. 여성 20. 노인 21. 장애인 22. 근로자 23. 군인

사업 분야	V. 안전 환경 보건	25. 식품정책 (삭제) 26. 손상예방	VI. 건강 친화적 환경 구축	24. 건강친화적법제도 개선 25. 건강정보 이해력 제고 26. 혁신적 정보 기술의 적용 27. 재원마련 및 운용 28. 지역사회자원 (인력, 시설) 확충 및 거버넌스 구축
	VI. 사업 체계 관리	27. 사업체계 관리(인프라, 평가, 정보·통계, 재원)		

※ 건강검진: 비감염성질환 '암' 등에 검진내용 포함하고 중점과제에서 제외

※ 관절염: 정책담당부서가 없어 관리 어려움. 노인 등에 포함하고 중점과제에서 제외

※ 식품정책: 건강생활실천 '영양' 과제 등에 포함하고 중점과제에서 제외

22

제5차 국민건강증진종합계획 목표: 건강 수명 연장, 건강 형평성 제고

(1) 건강수명: '30년까지 건강수명 73.3세 달성('18. 70.4세 → '30 추계치 73.3세)

(2) 건강형평성: 건강수명의 소득 간, 지역 간 형평성 확보
  ① 소득: 소득수준 상위 20%의 건강수명과 소득수준 하위 20%의 건강수명 격차를 7.6세 이하로 낮춘다.
  ② 지역: 건강수명 상위 20% 해당 지자체의 건강수명과 하위 20% 해당 지자체의 건강수명의 격차를 2.9세 이하로 낮춘다.

23

전인적 모형(총체적 모형, Holistic Model)

(1) 이 모형에 의하면 인간은 그를 둘러싼 가정과 지역사회 등의 사회 체계의 구성원이며 각 개인의 정신과 육체는 그들 간에 또는 외부환경과 다양한 상호작용을 이루고 있다. 따라서 건강의 개념도 인간 건강의 균형적인 발전을 위한 모든 요인들의 관계에서 설명된다.

(2) 건강이란 사회 및 내부 상태가 역동적인 균형 상태를 이루고 있는 것을 의미하고, 질병은 개인의 적응력이 감퇴하거나 조화가 깨질 때 발생한다. 건강과 질병은 단순히 이분법적인 것이 아니라 그 정도에 따라 연속선상에 있으며, 질병은 다양한 복합 요인에 의해 발생되는 것이다.

(3) 치료의 목적은 단순히 질병을 제거하는 것만이 아니라 개인이 더 나은 건강을 성취할 수 있도록 건강을 증진시키고, 자기관리 능력을 향상 및 확대시키는 넓은 개념을 포함한다. 의사는 조언자의 역할에 중점을 둔다(건강의 주체는 개개인 자신이며, 의사는 그 개인이 질병을 극복하고 건강한 삶을 누릴 수 있도록 도와주는 역할을 하는 것).

(4) 구성요소: 환경, 생활습관, 생물학적 요인, 보건의료체계

24

공중보건은 인구집단(지역사회 주민)을 대상으로 하며 건강에 영향을 미치는 여러 요인들에 관심을 둔다. 특히 현대사회에서는 건강에 영향을 미치는 사회경제적 요인에 관심을 두고 있으며 생활습관, 환경개선을 중요하게 다룬다.

25

① 영국의 제너(Jenner)가 우두종두법을 개발하였다. – 1798년(여명기)

② 영국의 래스본(Rathbone)에 의해 방문보건사업이 시작되었다. – 1859년(확립기)

③ 독일의 페텐코퍼(Pettenkofer)가 뮌헨대학에 최초로 위생학 강좌를 개설하였다. – 1866년(확립기)

④ 독일의 비스마르크(Bismarck)가 세계 최초의 사회보험법인 근로자 질병보호법을 제정하였다. – 1883년(확립기)

26

지역사회보건사업에서 활용되는 전략의 유형

단계		전략의 유형
개인적 수준		교육, 행태개선 훈련, 직접 서비스 제공(예방접종, 검진, 진료, 재활, 방문보건 등), 유인 제공
개인 간 수준		기존 네트워크의 활용, 새로운 네트워크의 개발(후원자 활용, 동료 활용, 자조집단 형성), 자생집단(비공식적) 지도자 활용
지역사회 수준	조직 요인	조직개발 이론과 조직관계이론의 적용
	지역사회 요인	이벤트, 매체 홍보, 사회마케팅, 지역사회 역량 강화,
	정책 요인	옹호, 정책 개발

[오답해설]

① 청소년 성교육 – 개인적 수준

③ 보건소와 어린이집연합회가 공동으로 '건강한 어린이집 인증제' 실시 – 조직 요인

④ 실내와 공공장소에서의 금연 정책 – 정책 요인

27

ㄱ. 제너에 의해 우두접종법이 발견되었다. – 1798년(여명기)
ㄴ. 라마치니가 '노동자의 질병'을 발간하였다. – 1700년(여명기)
ㄷ. 영국의 채드윅은 '열병보고서'를 정부에 제출하였다. – 1838년(여명기)
ㄹ. 페스트 예방대책으로 라구사에서 40일 간의 격리기간을 두었다. – 1377년(중세기)

28

일차보건의료의 필수 요소(WHO, 1978)

(1) 주요 보건 문제의 예방 및 관리 방법에 대한 교육
(2) 식량 공급의 촉진과 적절한 영양의 증진 – 영양개선사업
(3) 안전한 식수의 공급과 기본적 위생 – 식수관리사업
(4) 가족계획을 포함한 모자보건사업
(5) 주요 감염병에 대한 예방접종
(6) 지방풍토병의 예방 및 관리
(7) 흔한 질병과 외상의 적절한 치료
(8) 필수 의약품 제공
(9) 심신장애자의 사회의학적 재활(추가된 항목) – 정신보건사업

29

세계보건기구(WHO)

(1) 1948년 4월 7일 발족한 UN 보건전문기구
(2) 본부: 스위스 제네바
(3) 6개 지역사무소
  ① 동지중해 지역: 이집트의 카이로
  ② 동남아시아 지역: 인도의 뉴델리(1973년 북한 138번째로 가입)
  ③ 서태평양 지역: 필리핀의 마닐라(1949년 우리나라 65번째로 가입)
  ④ 범미주 지역: 미국의 워싱턴 D.C.
  ⑤ 유럽 지역: 덴마크의 코펜하겐
  ⑥ 아프리카 지역: 콩고의 브라자빌

Part 1 만|점|예|감 예상문제

01

가장 널리 알려진 공중보건학의 정의인 1920년 윈슬로의 정의에서 제시된 공중보건의 목적에 해당하지 않는 것은?

① 생명 연장 ② 질병 예방
③ 질병 치료 ④ 정신적 효율 증진

02

WHO의 공중보건 정의에 대한 설명으로 옳지 않은 것은?

① 전문 의료인의 노력을 통해 질병을 예방하고 생명을 연장하며, 건강과 인간적 능률의 증진을 추구하는 과학이자 기술이다.
② 목적 달성을 위해 환경위생 개선, 전염병 예방, 개인위생 교육, 의료 및 간호 업무 조직화, 사회기구 발전에 대한 노력을 필요로 한다.
③ 윈슬로의 공중보건에 대한 정의에 기초를 두고 있다.
④ 1973년 WHO 제25차 회의에서 정의되었다.

03

공중보건사업의 대상자는?

① 지역사회주민 ② 지역사회 노인
③ 지역사회 저소득층 ④ 지역사회 환자

04

앤더슨이 제시한 공중보건사업의 3대 요소는?

① 예방, 치료, 재활 ② 병인, 환경, 숙주
③ 봉사, 교육, 환경 ④ 봉사, 법규, 교육

05

공중보건사업 수행 시 지역사회에 가장 능률적인 접근 방법은?

① 보건행정 ② 체계적인 보건교육
③ 보건관계법규 ④ 강제집행

06

지역사회보건사업의 기획 과정에서 가장 먼저 시행해야 할 활동은 무엇인가?

① 지역사회 현황분석 ② 목표설정
③ 사업 계획의 작성 ④ 주요 건강문제 결정

07

보건사업의 우선순위 결정에 널리 활용되는 BPR기법에 대한 설명으로 옳지 않은 것은?

① 문제의 크기, 문제의 심각도, 사업의 효과, 주민의 관심도를 기준으로 평가한다.
② 문제의 크기를 확인할 때 만성질환은 유병률, 급성질환은 발생률을 사용하여 점수를 부여한다.
③ 문제의 심각성은 문제의 긴급성, 중증도, 경제적 및 사회적 손실을 고려하여 평가한다.
④ 구성요소 중 우선순위 결정에 가장 큰 영향을 미치는 것은 사업의 효과이다.

08

공중보건학의 발달 순서가 올바른 것은?

① 고대기 – 중세기 – 여명기 – 확립기 – 발전기
② 중세기 – 여명기 – 요람기 – 발전기 – 확립기
③ 여명기 – 고대기 – 중세기 – 확립기 – 발전기
④ 여명기 – 고대기 – 요람기 – 발전기 – 확립기

09

인체는 혈액, 점액, 황담즙, 흑담즙을 가지고 있다는 4체액설을 주장한 사람은?

① Hippocrates ② Galenus
③ E. Jenner ④ Leewuen Hock

10

공중보건의 역사 중 아래 사건이 일어났던 역사적 순서로 알맞은 것은?

> 가. 최초로 위생(Hygiene) 용어 사용
> 나. 방역의사, 경찰의 활동
> 다. 현미경의 발견으로 눈에 보이지 않는 종의 존재 확인
> 라. 최초의 방문간호사업 시행

① 가 → 나 → 다 → 라
② 가 → 나 → 라 → 다
③ 가 → 다 → 라 → 나
④ 나 → 가 → 다 → 라

11

직업인의 병을 저술하였으며, 산업보건의 기초를 확립한 이탈리아의 의학자는?

① John Snow ② Pasteur
③ Ramazzini ④ Chadwick

12

병원체 발견, 백신 개발 등으로 질병예방의 기틀을 확립한 시기는?

① 18세기 후반 ② 19세기 전반
③ 19세기 후반 ④ 20세기 전반

13

질병의 자연발생설을 부인하고 미생물 병인설을 주장하였으며, 근대의학의 창시자로 불리는 사람은?

① E. Jenner ② J. Graunt
③ B. Ramazzini ④ L. Pasteur

14

세계 최초로 근로자 질병보호법이 제정되어 사회보장제도를 마련하는 계기가 된 나라와 연도, 사람을 올바르게 연결한 것은?

① 독일, 1883, Bismark ② 영국, 1883, Bismark
③ 미국, 1935, Bismark ④ 영국, 1935, Bismark

15

포괄적 의미의 공중보건이 대두된 시기는?

① 중세기 ② 근세기
③ 근대기 ④ 현대기

16

공중보건학의 발전 과정을 시대적으로 잘못 서술한 것은?

① 고대기 – 장기설, 4체액설
② 중세기 – 요람기, J. P Frank가 보건학 최초의 저서 출간
③ 여명기 – 태동기, 세계 최초로 공중보건법 제정
④ 확립기 – 미생물 병인론기, 실험위생학, 예방의학 사상 싹틈

17

공중보건학의 발전에 영향을 미친 연구자와 설명이 틀린 것은?

① Koch – 콜레라균 발견
② Pasteur – 미생물설 주장
③ Rathborne – 최초의 방문간호사업
④ Snow – 콜레라 세균감염설

18

Alma-Ata 선언에 의한 일차보건의료에 대한 설명으로 보기 어려운 것은?

① 필수보건의료를 지역사회의 각 개인과 가족이 받아들일 수 있고, 비용 지불 가능한 방법으로 그들의 적극적 참여하에 손쉽게 골고루 이용할 수 있도록 실제적 접근 방법의 보건의료를 제공하는 일차보건의료 관련 선언이 이루어졌다.
② 일차보건의료의 대두 배경에는 질병의 변화, 질병관리 방법의 변화 필요성이 있다.
③ 국민의 건강권에 대한 중요성에 기본철학을 두고 있다.
④ 1차 진료의사의 역할이 핵심적이다.

19

WHO에서 제시한 일차보건의료의 필수 요소에 해당하는 것은?

가. 보건교육	나. 영양 개선
다. 노인보건	라. 풍토병 관리
마. 전문의약품 제공	

① 가, 나, 다 ② 나, 다, 라
③ 가, 나, 라 ④ 다, 라, 마

20

마이어스(Myers)의 양질의 의료 요소로 알맞은 것은?

① 접근성, 양, 계속성, 효율성
② 접근성, 질, 계속성, 효율성
③ 접근성, 양, 계속성, 효과성
④ 접근성, 질, 계속성, 효과성

21

전인적 보건의료와도 관련되는 것으로서 각종 서비스 간의 상호조정과 계획을 하며 서로 관련된 서비스 및 영역 간의 연계성을 높이기 위한 조정을 하는 것은 양질의 의료서비스를 제공하기 위한 어떤 요건에 해당하는가?

① 지속성　② 접근성
③ 질적 적정성　④ 효율성

22

포괄적 보건의료에 관한 설명으로 옳은 것은?

가. 질병예방	나. 질병치료
다. 재활	라. 건강증진

① 가, 나, 다　② 나, 다, 라
③ 가, 다, 라　④ 가, 나, 다, 라

23

한국과 북한이 각각 가입한 WHO의 지역사무소가 순서대로 옳게 나열된 것은?

① 동남아시아, 서태평양 지역사무소
② 서태평양, 동남아시아 지역사무소
③ 서태평양, 동지중해 지역사무소
④ 동남아시아, 동지중해 지역사무소

24

WHO 지역사무소와 본부가 잘못 연결된 것은?

① 서태평양 – 마닐라　② 동남아시아 – 뉴델리
③ 범미주 – 뉴욕　④ 아프리카 – 브라자빌

25

WHO의 주요사업이 아닌 것은?

① 환경위생 관리　② 전염병 관리
③ 환경오염 관리　④ 모자보건사업

26

세계보건기구의 건강에 대한 정의에서 '사회적 안녕(Social Wellbeing)'이 의미하는 바는?

① 보건교육제도가 잘 마련된 상태
② 국민경제가 고도로 성장된 상태
③ 사회에 도움이 되는 역할을 수행하고 있는 상태
④ 사회질서가 잘 확립될 수 있도록 법이 마련된 상태

27

건강의 연속성을 나타내는 그림 안에서 B 범위에 대한 설명으로 옳은 것은?

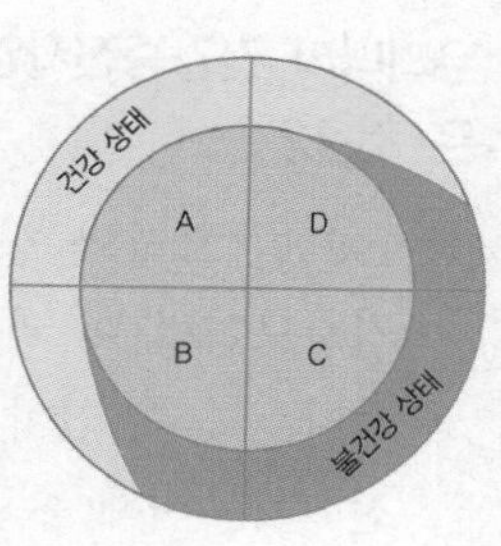

① 의학적으로 완전한 건강 상태
② 자각증상이 없는 초기 위암 상태
③ 뇌혈관 질환자 재활치료 시기
④ 심혈관 질환으로 치료중인 상태

28

WHO의 건강 정의에 대한 설명으로 옳지 않은 것은?

① 성취가 어려운 이상적 목표를 제시하고 있다.
② 보건사업의 이념적 기준을 제시하고 있다.
③ 애매모호한 개념을 제시하고 있다.
④ 건강의 상태에 대한 측정 가능한 지표를 제시한다.

29

건강의 개념에 대하여 '개인이 사회적인 역할과 임무를 효과적으로 수행할 수 있는 최적 상태'라고 정의한 학자는?

① Claude Bernard　② Newman
③ Wilson　④ Talcott Parsons

30

건강과 질병의 이론 중 생의학적 모형에 대한 내용으로 맞지 않는 것은?

① 질병에는 특정한 원인이 있다.
② 의사만이 질병을 해결할 수 있다고 주장한다.
③ 건강과 질병을 판단함에 있어서 환경적 요소를 고려하였다.
④ 질병의 부재가 곧 건강이다.

31

사회학자나 심리학자의 입장을 대변하는 질병 발생 모형으로 개인의 사회적, 심리적, 행태학적 요인을 중시한 모형은?

① 생태학적 모형
② 생물의학적 모형
③ 사회 · 생태학적 모형
④ 전인적 모형

32

건강-불건강 연속성 개념과 관련이 있는 설명으로 옳지 않은 것은?

① 죽음에서 최고의 건강까지 연속선상에서 변화하는 것을 설명한다.
② 건강 상태는 인간이 매일 생활에서 효율적으로 대처하고 기능하는 것이다.
③ 질병 상태는 적절히 대처하지 못하거나 통합하지 못하는 상태이다.
④ 지역사회에서 개인이 역할과 기능을 충실히 할 수 있는 상태를 강조하였다.

33

건강증진에 대한 설명으로 옳지 않은 것은?

① 생활양식을 건강의 관점에서 바람직하게 변화시키는 것
② 자신의 건강에 대한 관리 능력을 높이는 행위
③ 건강 취약 집단이 최우선 순위의 대상
④ 예방 중심의 보건의료 활동

34

1986년 1차 국제건강증진회의 오타와 헌장에서 제시한 건강증진의 활동 영역이 아닌 것은?

① 개인 건강기술의 개발
② 지역사회 활동의 강화
③ 건강지원적 환경의 구축
④ 의료연구의 개발

35

여성보건을 지원하는 정책수립을 강조하였던 건강증진 국제회의는?

① 애들레이드 회의 ② 선즈볼 회의
③ 멕시코시티 회의 ④ 자카르타 회의

36

건강증진회의에서 '모든 정책에서의 보건'을 목적으로 제시한 회의는?

① 헬싱키 회의 ② 선즈볼 회의
③ 자카르타 회의 ④ 멕시코시티 회의

37

우리나라 건강증진사업에 대한 설명으로 적절하지 않은 것은?

① 1986년 오타와 헌장이 채택된 후 1989년 「국민건강보험법」이 제정되면서 다소 늦게 출발하였으나, 그 후 십여 년간 국가 차원의 국민건강증진 기본 시책 수립, 국민건강증진 기금 마련 및 확대로 많은 발전과 성과가 있었다.
② 건강증진 활동 주체로서 중앙과 지방 정부의 공공보건 조직과 보건 인력뿐만 아니라 우리 사회의 다양한 구성원이 주도적으로 참여할 수 있는 기전 마련 및 기회 제고가 필요하다.
③ 우리나라의 국가적 건강증진사업인 제5차 국민건강증진 종합계획 2030의 목표는 건강 수명 연장과 건강 형평성 제고이다.
④ 국민건강증진 종합계획 2030의 목표인 건강 수명(Healthy Life Expectancy)은 평균 수명에서 질병이나 부상으로 활동하지 못한 기간을 뺀 기간으로, '단순히 얼마나 오래 사는가'가 아닌 '얼마나 건강하게 오래 사는가'를 나타내는 지표이다.

38

「국민건강증진법」에서 규정하고 있는 건강증진사업의 범위에 해당하지 않는 것은?

① 보건교육 ② 질병예방
③ 환경위생 개선 ④ 영양 개선

39

「국민건강증진법」에서 규정하고 있는 보건소의 건강증진사업의 내용에 해당하는 것은?

가. 보건교육
나. 식품위생
다. 구강건강 관리
라. 질병의 조기발견을 위한 검진 및 처방
마. 모자보건

① 가, 나, 다, 라　② 가, 다, 라, 마
③ 가, 다, 라　④ 나, 라, 마

40

「국민건강증진법」에서 규정하고 있는 건강증진사업 중 보건교육의 내용에 해당하지 않는 것은?

① 금연 · 절주
② 만성 퇴행성 질병 예방
③ 영양
④ 정신건강에 관한 사항

41

공중이 이용하는 시설의 소유자 · 점유자 또는 관리자는 해당 시설의 전체를 금연구역으로 지정하는 근거는 무엇인가?

① 「금연법」
② 「국민건강증진법」
③ 공중이용시설의 정관
④ 시·군·구의 조례

만점예감 예상문제 정답 및 해설

[Answer]

01 ③	02 ①	03 ①	04 ④	05 ②
06 ①	07 ①	08 ①	09 ①	10 ①
11 ③	12 ③	13 ④	14 ①	15 ④
16 ②	17 ④	18 ④	19 ③	20 ②
21 ①	22 ④	23 ②	24 ③	25 ③
26 ③	27 ②	28 ④	29 ④	30 ③
31 ③	32 ④	33 ③	34 ④	35 ①
36 ①	37 ①	38 ③	39 ③	40 ④
41 ②				

01

윈슬로의 공중보건학 정의

조직화된 지역사회의 공동 노력을 통해 질병을 예방하고, 수명을 연장시키며, 신체적 · 정신적 효율을 증진시키는 기술이며 과학이다.

02

WHO의 공중보건 정의(25차 회의)

환경위생의 개선, 전염병의 예방, 개인위생의 원리에 기초를 둔 위생교육, 질병의 조기 진단과 예방적 치료를 위한 의료 및 간호 업무의 조직화, 지역사회의 모든 주민이 건강을 유지하기에 충분한 생활수준을 보장하는 사회 기구의 발전을 겨냥하고 행하며, 지역사회의 노력을 통해서 질병을 예방하고, 생명을 연장하며, 건강과 인간적 능률의 증진을 꾀하는 과학이자 기술이다.

03

공중보건의 최소 단위인 대상은 지역사회 혹은 지역사회주민이다.

04

공중보건사업의 3대 요소(앤더슨)

- 서비스에 의한 봉사행정(간섭, 개입)
- 법규에 의한 통제행정(즉시, 강제 적용)
- 교육에 의한 조장행정

05

공중보건사업의 요소인 봉사, 법규, 교육 중 가장 능률적인 접근 방법은 교육을 통해 지역주민이 스스로 건강 행위를 할 수 있도록 조장하는 것이다.

06

지역사회 보건사업기획의 과정

지역사회 현황분석 → 주요 건강문제 결정(우선순위 결정)→ 목표설정→전략과 세부사업 계획의 작성→실행→평가

07

Hanlon과 Pickett의 우선순위 결정

보건사업의 우선순위 결정에서 가장 널리 활용되고 있는 방법으로 주요 구성요소는 문제의 크기, 문제의 심각도, 사업의 효과이다. 다음의 공식을 통해 건강문제의 우선순위를 평가한다. BPR(Basic Priority Rating) = (A + 2B)C / 3

A: 문제의 크기 – 만성 질환은 유병률, 급성 질환은 발생률을 사용하여 0~10점까지 부여

B: 문제의 심각도 – 문제의 긴급성, 중증도, 경제적 및 사회적 손실을 고려하여 0~10점까지 부여

C: 사업의 효과 – 과학적 근거를 바탕으로 문제의 해결 가능성을 0~10점까지 부여

공식에 의해 문제의 크기에 비해 심각도는 두 배의 영향을 미치게 되고 사업의 효과성은 곱해지기 때문에 가장 큰 영향을 미치게 된다.

08

공중보건학의 발달 순서

고대기(기원전~500년) – 중세기(500~1500) – 근세기(여명기, 1500~1850) – 근대기(확립기, 1850~1900) – 현대기(발전기, 1900~)

09

① 히포크라테스(Hippocrates): 사람과 환경의 부조화가 질병을 발생시킨다는 장기설(Miasma theory)은 오염된 공기를 장기라 하고 이 장기가 몸에 들어가면 인체를 구성하고 있는 혈액, 점액, 황담즙, 흑담즙의 분비의 균형이 깨져(4체액설) 질병이 야기된다고 하였다.

② 갈레누스(Galenus, 129~200): 히포크라테스의 학설 계승, 장기설(Miasma Theory), 최초로 위생(Hygiene) 용어 사용

③ 제너: 우두 접종법 개발(1798)

④ 레벤후크(네덜란드, 1632~1723): 현미경 발견, 최초로 눈에 보이지 않는 종의 존재 확인

10
- 최초로 위생(Hygiene) 용어 사용 – 고대기. 갈레누스
- 방역의사, 경찰의 활동 – 중세기 보건
- 현미경의 발견으로 눈에 보이지 않는 종의 존재 확인 – 근세기, 레벤후크
- 최초의 방문간호사업 시행 – 근대기, 윌리엄 래스본

11
① John Snow: 저서 『콜레라 발생의 전파양식에 대하여(1855)』를 통해 콜레라 역학 조사로 전염병 감염설을 입증함으로써 장기설의 허구성을 밝혔다.
② Pasteru: 저온살균법, 닭콜레라 백신(1880년), 돼지단독 백신(1883년), 광견병 백신(1884년)등을 개발하여 질병예방의 기틀을 확립하였다.
③ Ramazzini: 직업병에 관해 집대성한 『직업인의 질병, 노동자 질병론』을 발간(1700년)하여 산업보건에 이바지하였다.
④ Chadwick: 열병보고서를 작성하고 1842년 '노동자계층의 위생상태보고서(The Sanitary Condition of the Labouring Population, 1842)'라는 보고서를 작성하였다.

12
파스퇴르, 코흐 등에 의해 병원체가 발견되고 백신 등이 개발되어 예방의학의 기틀을 마련한 시기는 확립기(1850~1900년)로 19세기 후반에 해당한다.

13
파스퇴르(L. Pasteur, 프랑스, 1822~1895)
(1) 1860년 파스퇴르에 의해 감염병의 원인이 미생물이라는 것이 확인되면서 세균학과 면역학이 더욱 발전하였고, 발효와 부패에 관한 연구를 통해 젖산 발효는 젖산균에 의해, 알코올 발효는 효모균에 의해 일어난다는 것을 발견하였다.
(2) 저온살균법, 닭콜레라 백신(1880년), 돼지단독 백신(1883년), 광견병 백신(1884년)등을 개발하여 질병예방의 기틀을 확립하였다.

14
비스마르크(Bismarck, 독일, 1815~1898)
세계 최초의 사회보장제도이자 최초의 사회보험법인 근로자질병보호법(질병보호법, 1883)을 제정하였으며 이후 근로자재해보험법(산재보호법, 1884), 폐질 · 노령보험법(1889)을 제정하였다.

15
1900년 이후인 현대기에는 현대의학과 근대보건의 발전을 이루며 보건소제도 및 국제보건기구가 발족하였으며 사회보장제도가 발전하고 포괄적 보건의료가 대두되었다.

16
프랭크의 보건학 저서인『전의사경찰체계』가 출간된 시기는 여명기이다.

17
- 존 스노우: 1855년 콜레라에 관한 역학조사로 전염병 감염설을 입증하였으나 이때까지는 세균에 대한 확인이 이루어지지 않았다.
- 콜레라 세균은 근대기 코흐에 의해 발견되었다.

18
지역사회주민의 참여와 보건의료 분야의 부문 간 팀워크가 중요시된다.

19
WHO가 제시한 일차보건의료의 필수 요소
보건교육, 적절한 식생활과 영양 개선, 안전한 물의 공급과 기본 환경위생, 모자보건, 예방접종, 지방 풍토병 관리, 통상 질환과 상해에 대한 적절한 치료, 필수 의약품 제공, 심신장애자의 사회의학적 의료

20
마이어스가 제시한 양질의 의료 요소는 접근 용이성, 질적 적정성, 계속성, 효율성이다.

21
지속성(Continuity, 연속성, 계속성)
(1) 의료이용자에게 공급되는 보건의료서비스의 제공이 예방, 진단 및 치료, 재활에 이르기까지 포괄적으로 이루어지는 것을 말한다.
(2) 개인적 차원에서는 건강문제를 종합적으로 다룸으로써 육체적인 치료와 더불어 정신적인 안도감을 갖게 하는 전인적 의료(Person-Centered Care)가 지속적으로 이루어져야 한다.
(3) 지역사회 수준에서는 의료기관들이 유기적인 관계를 가지고 협동하여 보건의료서비스의 기능을 수행해야 한다.
(4) 환자의 입장에서 보건의료서비스의 지속성은 의사나 의료기관 간의 긴밀한 협조로 일관된 서비스를 환자에게 제공하는 것이다(한 병원에서 진료를 받다가 다른 상급병원으로 이송될 경우 중복된 서비스를 배제하고 신속히 다음 단계의 서비스가 진행될 수 있도록 함).

22

포괄적 보건의료는 인간의 전 생애적 생활 개념의 건강 관리를 목적으로 하는 개념으로 치료, 예방, 재활, 건강증진을 모두 포함한다.

23

- 서태평양 지역: Manila(Philipines) – 1949년 우리나라 65번째로 가입
- 동남아시아 지역: New Dehli(India) – 1973년 북한 138번째로 가입

24

WHO의 6개 지역사무소

(1) 동지중해 지역(Eastern Mediterranean Region): 이집트의 카이로
(2) 동남아시아 지역(South-East Asia Region): 인도의 뉴델리
▶ 1973년 북한 138번째로 가입
(3) 서태평양 지역(Western Pacific Region): 필리핀의 마닐라
▶ 1949년 우리나라 65번째로 가입
(4) 범미주 지역(Region of the Americas): 미국의 워싱턴 D.C.
(5) 유럽 지역(European Region): 덴마크의 코펜하겐
(6) 아프리카 지역(African Region): 콩고의 브라자빌

25

WHO 주요 보건사업

(1) 결핵관리사업
(2) 모자보건사업
(3) 영양개선사업
(4) 환경위생사업
(5) 보건교육사업
(6) 성병 · 에이즈사업
(7) 말라리아사업

26

사회적 안녕은 각 개인이 사회생활에 있어서 개인의 역할을 충분히 수행하며 사회적 기능을 다하여 사회생활에 적응할 수 있는 상태이다.

27

- A – 의학적으로 완전한 건강 상태
- B – 자각 증상이 없거나 잠복기 상태
- C – 완전한 질병 상태
- D – 회복 또는 재활

28

WHO의 건강 정의

- 비판: 성취하기 어려운 이상적 목표를 제시, 애매모호한 안녕의 개념, 측정 어려움
- 특징: 사회적 측면을 강조, 적극적인 건강증진 강조
- 가치: 보건사업의 이념적 기준 제시

29

① Claude Bernard: 건강이란 외부 환경의 변화에 대하여 내부 환경의 항상성(Homeostasis)이 유지된 상태이다.
② Newman: 단순히 질병이 없다는 것만으로 건강이라 할 수 없고 모든 자질, 기능, 능력이 신체적으로나 정신적으로 또는 도덕적인 면에서도 최고로 발달하고 완전히 조화된 인간만이 진실한 건강자다.
③ Wilson: 건강이란 행복하고 성공된 생활을 조성하는 인체의 상태로서 신체장애가 있다 해도 건강하다고 할 수 있는 경우가 있다. 오늘날 의학기술로 판단하기에 아무런 이상이 없고 심리적으로도 문제가 없으며, 보기에 사회적으로 훌륭히 일을 해낼 수 있다고 생각되는 사람도 본인이 충족감을 느끼지 못하고 사는 보람을 찾지 못한다면 주관적으로 건강하다고 할 수 없다.
④ Talcott Parsons: 건강이란 각 개인이 사회적인 역할과 임무를 효과적으로 수행할 수 있는 최적의 상태이다.

30

생의학적 모형은 특정 질병의 발생에는 특정 병인이 있다고 파악하였으며 사회, 문화, 일상생활, 환경 등에 관한 설명은 배제되었다.

31

사회 · 생태학적 모형은 개인의 사회적, 심리학적, 행태적 요인을 중시하는 모형으로 숙주 요인, 외부 환경 요인, 개인행태 요인의 세 가지 요인으로 건강과 질병을 설명하였다.

32

사회 속에서 개인의 역할과 기능을 강조한 것은 사회적 건강으로 건강의 연속성 개념에 대한 설명이 아니다.

33

건강한 사람이 최우선 순위의 대상이다.

34

오타와 헌장의 건강증진 활동 영역
- 건강 지향적인 공공 정책 수립
- 지원적인 환경 조성
- 지역사회 활동 강화
- 개인의 건강기술 개발
- 보건의료서비스 방향 재설정

35

제2차 건강증진을 위한 국제회의는 1988년 호주 애들레이드에서 진행되었으며 주요한 정책으로 여성보건을 지원하는 정책, 영양정책, 알코올·금연 정책, 환경과 관련된 정책이 제시되었다.

36

제8차 건강증진을 위한 국제회의는 2013년 핀란드 헬싱키에서 개최되었으며 주요 의제는 '모든 정책에서의 보건'이었다.

37

우리나라 「국민건강증진법」은 1995년에 제정되면서 오타와 헌장 이후 다소 늦게 건강증진사업이 시작되었다.

38

「국민건강증진법」

"국민건강증진사업"이라 함은 보건교육, 질병예방, 영양개선, 신체활동장려, 건강관리 및 건강생활의 실천 등을 통하여 국민의 건강을 증진시키는 사업을 말한다.

39

「국민건강증진법」 제19조 건강증진사업등

(1) 보건교육 및 건강상담
(2) 영양관리
(3) 신체활동장려
(4) 구강건강의 관리
(5) 질병의 조기발견을 위한 검진 및 처방
(6) 지역사회의 보건문제에 관한 조사·연구
(7) 기타 건강교실의 운영 등 건강증진사업에 관한 사항

40

「국민건강증진법」의 보건교육 내용

(1) 금연·절주 등 건강생활의 실천에 관한 사항
(2) 만성 퇴행성 질환 등 질병의 예방에 관한 사항
(3) 영양 및 식생활에 관한 사항
(4) 구강건강에 관한 사항
(5) 공중위생에 관한 사항
(6) 건강증진을 위한 체육 활동에 관한 사항
(7) 기타 건강증진사업에 관한 사항

41

「국민건강증진법」 제9조 【금연을 위한 조치】

(1) 담배사업법에 의한 지정소매인 기타 담배를 판매하는 자는 대통령령이 정하는 장소 외에서 담배자동판매기를 설치하여 담배를 판매하여서는 아니 된다.
(2) (1)의 규정에 따라 대통령령이 정하는 장소에 담배자동판매기를 설치하여 담배를 판매하는 자는 보건복지부령이 정하는 바에 따라 성인인증장치를 부착하여야 한다.
(3) 공중이 이용하는 시설의 소유자·점유자 또는 관리자는 해당 시설의 전체를 금연구역으로 지정하여야 한다. 이 경우 금연구역을 알리는 표지와 흡연자를 위한 흡연실을 설치할 수 있으며, 금연구역을 알리는 표지와 흡연실을 설치하는 기준·방법 등은 보건복지부령으로 정한다.

〈최근 10개년 영역별 평균출제빈도〉

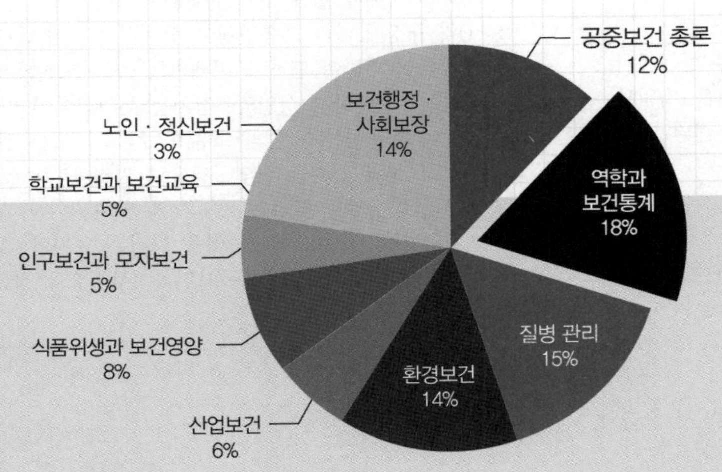

〈최근 10개년 서울시(지방직) 영역별 출제빈도분석(2015~2024)〉

구분	2015	2016	2017	2018	2019	2020	2021	2022	2023	2024	합계
공중보건 총론	1	2	3	1	2	3	4	3	2	2	23
역학과 보건통계	3	3	3	2	4	4	5	3	3	5	35
질병 관리	5	1	3	6	3	0	1	4	3	3	29
환경보건	3	2	3	2	3	2	3	4	4	2	28
산업보건	1	2	2	0	1	2	1	1	1	2	13
식품위생과 보건영양	2	1	2	2	2	3	1	0	1	2	16
인구보건과 모자보건	3	2	0	1	0	2	2	1	0	0	11
학교보건과 보건교육	1	3	1	1	1	2	0	1	1	0	11
노인 · 정신보건	0	0	1	0	1	0	1	1	1	1	6
보건행정 · 사회보장	1	4	2	5	3	2	2	2	4	3	28
합계	20	20	20	20	20	20	20	20	20	20	200

PART 02

역학과 보건통계

단원 길잡이

인구 집단의 건강 문제 결정요인 규명 및 질병 예방을 위한 역학과 보건사업의 기초자료이자 평가를 위한 자료를 제공하는 보건통계의 기본적인 목적과 연구 방법, 통계 지표에 대해 학습한다.

핵심 키워드

기술역학 | 분석역학 | 단면 연구 | 환자-대조군 연구 | 코호트 연구 | 비교위험도 | 타당도 | 유행조사 | 발생률 | 유병률

Chapter 01 역학

학습 길라잡이
- 역학의 정의와 활용 분야
- 역학적 연구 방법
- 연구 및 검사법의 타당도
- 질병 발생의 위험도 측정

제1절 역학의 이해

1 역학의 정의 및 개념

11 서울, 14 대구, 16 경기 · 경북의료기술, 18 울산보건연구사, 22 지방직, 23 전북경력경쟁, 24 전북의료기술

(1) 역학(Epidemiology)의 어원

① 돌림병(Epidemia)을 연구하는 학문(Logos)을 말한다.

② 20세기 이후 만성병을 포함한 다양한 건강 문제를 연구한다는 측면에서 epi는 '~에 관한', demos는 '인구 집단(Population)', logos는 '학문(Science)'으로 본다.

(2) 역학의 정의

인구 집단들을 대상으로 (질병을 포함한) 건강 상태 혹은 건강과 관련된 사건의 빈도 및 분포와 그 결정요인을 연구하고 이를 질병예방과 건강증진에 활용하는 학문이다.

① 역학의 대상은 개인이 아닌 인구 집단이다.

② 질병뿐만 아니라 건강의 모든 스펙트럼을 포함한다.

③ 질병의 빈도와 분포를 인구 집단에서 시간, 공간, 인적 특성에 따라 기술하여 질병의 특성을 파악한다(기술역학).

④ 이를 바탕으로 가설을 설정하고 이 가설을 역학 연구 방법으로 원인요인 혹은 위험요인을 찾아낸다(분석, 실험역학). 이 요인에는 물리적, 생물학적 요인뿐만 아니라 건강에 영향을 미칠 수 있는 행동요인, 사회 · 문화적 요인을 모두 포함한다.

⑤ 이렇게 얻어진 인과적 연관성 혹은 위험요인을 건강증진과 질병의 예방 및 관리에 이용한다.

(3) 역학의 활용 및 기여 분야

① 질병의 원인과 위험요인을 파악한다. 감염병의 전파 방법과 질병의 원인을 파악하는 것은 질병예방 대책 수립의 기초가 된다.

② 지역사회의 질병 규모를 파악한다. 발생률, 유병률 및 사망률을 파악하는 것은 이를 관리하기 위한 보건의료 인력, 시설 및 재원에 대한 기획 시에 긴요한 일이다.

③ 질병의 자연사와 예후를 파악한다.
④ 질병을 예방하고 치료하는 등 질병관리 방법의 효과를 평가한다.
⑤ 공중보건 또는 환경문제에 대한 정책을 수립하는 데 기초 자료를 제공한다.

(4) 역학과 임상의학 19 울산보건연구사

특성	임상의학	역학
대상	개인(환자)	지역사회 인구 집단(건강인과 환자)
목적	개인의 건강수준 향상	인구 집단의 건강수준 향상
진단 결과	정상 혹은 이상	인구 집단 중 이상자 수
이론적 근거	요인(치료수단)의 작용기전	요인과 질병의 연관성

(5) 역학의 영역

① 원인의 종류에 따른 분류: 유전역학, 환경역학, 직업역학, 영양역학, 약물역학, 사회역학, 분자역학 등
② 결과의 종류에 따른 분야: 감염병역학, 만성병역학, 암역학, 심혈관질환역학, 사고역학, 손상역학 등
③ 연구 시행되는 곳의 특성에 따른 분류: 임상역학, 지역사회역학, 병원역학 등
④ 연구방법에 따른 분류: 기술역학, 분석역학, 실험역학, 이론역학 등

2 역학의 역사 18 경기보건연구사, 21 부산 · 경남보건연구사, 22 광주의료기술

(1) 고대-중세: 역학 개념 성립 이전

① 히포크라테스(Hippocrates, BC. 460~BC. 370)
㉠ 저서 『On Air, Water, and Places』에서 '인간 질병 발생에 계절 특성, 지역 특성과 공기, 물, 햇빛 등의 환경요인이 관여함'을 주장하였다.
㉡ 전염병 및 풍토병과 같은 환경 문제를 질병 발생의 원인으로 고려하였다.
㉢ 기술역학에서 사용되는 시간과 지역 변수를 이용하여 합리적 근거를 들어 질병 발생과 분포 변화를 설명하려 한 최초의 역학자

② 프라카스토로(Fracastoro, G.): 1546년 'De Contagione'이란 저서에서 전염체에 의해서 유행병이 발생한다고 주장하였다.

(2) 역학의 기반 개념과 감염병 역학 방법론 정립

① 스노(John Snow)
㉠ 1854년 "콜레라는 오염된 물을 통해 전파된다"고 주장하였다.

18세기 중반까지 학계는 유행병의 원인을 독기설(miasma theory)로 보고 있었다. 독기설은 유기질이 부패할 때 발생하는 나쁜 공기를 흡입하여 병에 걸린다는 이론이다. 이 독기설은 전염체설(contagum vivium theory)의 발전을 저해하는 결과를 초래하였다.

㉡ 콜레라가 물을 통해서만 전파되는 것은 아니지만, 스노가 거주지에 따른 이환과 사망에 대한 역학조사를 실시하여 오염된 물 전파 가설을 수립하고 적극적 방역대책을 실시하여 유행을 종식시킴으로써 독기설은 의심받기 시작하였고, 1876년 코흐가 탄저균을 발견함에 따라 독기설은 거의 폐기되었다.

② 패넘(Panum p. 1820~1855)

㉠ 덴마크 정부의 조사관인 패넘은 1846년 4월에서 10월 사이 파로아(Faroe)섬의 주민 7,864명 중 6,100명이 홍역에 감염되어 170명이 사망한 홍역 대유행 역학조사를 시행하였다.

㉡ 그 결과 홍역의 잠복기와 전염력이 있는 시기, 환자와 접촉에 의한 전파, 감염 후 만들어지는 평생 면역 등의 주요한 역학적 특성들을 밝혔다.

(3) 역학의 방법론에 대한 학문적 기반 확립

① 기술역학

㉠ 보건통계학의 창시자라고 일컫는 존 그랜트(Graunt J)가 개발한 생정통계(생명표)의 형태로 이용되었다.

㉡ 영국 통계청의 파(Farr W)는 질병분류 방법을 개발하여 1893년 국제 통계에 의해 채택된 최초의 국제사망원인 목록을 작성하였다. 파는 역학에 보건통계 기법을 도입한 첫 인물로 볼 수 있다.

② 비교집단에 대한 개념

㉠ 라마치니(Ramazzini B, 1633~1714)는 수녀들 사이에서 일반 여성에 비해 상대적으로 높은 유방암 발병률은 임신·출산을 하지 않는 독신 생활 때문이라는 가설을 제기하였다.

㉡ 포트(Pott P, 1714~1788)는 런던 굴뚝 청소부에서 음낭암 사망률이 다른 근로자에 비해 200배 이상 높음을 보고하여 비교집단에 대해 노출집단이 몇 배나 높은지를 정량화함으로써 구체적인 결과를 제시하였다.

③ 환자-대조군 연구

㉠ 1843년에 수행된 가이(Guy WA, 1810~1885)의 폐결핵 환자 대상 연구가 첫 번째 환자-대조군 연구로 여겨진다.

㉡ 기념비적인 환자-대조군 연구로는 1950년 돌과 힐(Doll과 Hill)의 흡연과 폐암의 연관성에 대한 환자-대조군연구(폐암 환자 1,465명과 성/연령으로 짝짓기한 대조군)를 꼽을 수 있다.

④ 코호트 연구

㉠ 1951년 흡연-폐암 연관성 및 흡연 관련 기타 만성질환 연구를 위하여 2만 명의 영국의사를 대상으로 한 영국의사 코호트 연구가 시작되었고, 50년 이상 추적관찰이 시행되었다.

㉡ 1948년 미국 매사추세츠주 프레이밍햄에서는 심장병 역학연구인 프레이밍햄 심장연구(Framingham Heart Study)가 시작되었다.

⑤ 임상시험

㉠ 의사 린드(Lind J, 1716~1794)는 괴혈병의 원인과 치료 및 예방법을 찾는 데에 처음으로 임상시험 및 비교군의 개념을 도입하였다.

㉡ 백신에 대한 첫 예방시험은 제너(Jenner E, 1749~1823)에 의해 수행되었다.

㉢ 엄격한 임상시험 방법론은 1948년 이후 폐결핵의 스트렙토마이신(streptomycin) 임상시험을 통해 확립되었다.

㉣ 기념비적인 백신 예방시험은 소아마비 소크(salk) 백신의 무작위 평행설계 예방시험이다.

1954년 미국에서 약 100만 명의 초등학생을 대상으로 이중맹검법의 임상시험이 시행되었으며, 위약군 대비 백신접종군의 소아마비 발생률이 50% 감소함을 확인하였다. 이 임상시험은 전 세계적으로 예방접종 프로그램 실행의 근간이 되었다.

제2절 질병 발생 모형

19 인천의료기술, 20 대구보건연구사·서울보건연구사, 22 대구보건연구사

(1) 역학적 삼각형(Epidemiology Triangle)

15 서울보건연구사, 17 경기의료기술, 19 대구·경기의료기술, 21 서울·전북보건연구사, 22 강원보건연구사

① 질병 발생의 생태학적 모형 중 현재까지 가장 널리 사용되어 온 모형이다.

② 질병 발생을 병인, 숙주, 환경의 3요소 간의 상호 관계로 설명한다.

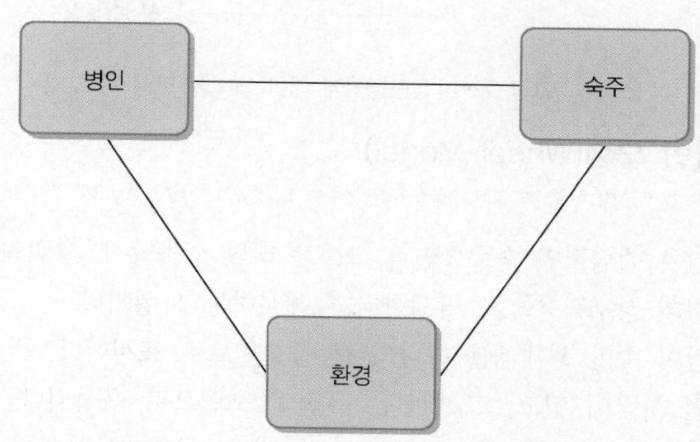

그림 2-1 역학적 삼각형

③ 3가지 요소 중 하나라도 변화가 있어 3요소 간의 평형 상태가 깨어질 때 질병 발생이 증가 혹은 감소한다고 보고 있다.

④ 질병 발생의 원인이 되는 병원체를 명확하게 알고 있는 감염병을 설명하는 데는 적합하지만 특정 병인이 불분명한 비감염성 질환의 발생을 설명하기에는 적절하지 않다.

(2) 거미줄 모형(원인망 모형, Web of Causation) 19 인천보건연구사, 20 경기보건연구사

① 맥마흔(B. MacMahon)이 제시한 모형으로, 질병 발생에 관여하는 여러 직·간접적인 요인들이 거미줄처럼 서로 얽혀 복잡한 작용 경로가 있다는 모형이다.

② 병인과 숙주, 환경을 구분하지 않고 모두 질병 발생에 영향을 주는 요인으로 파악한다.

③ 많은 원인요소 중 질병 발생 경로상의 몇 개의 요인을 제거하면 질병을 예방할 수 있음을 보여 준다.

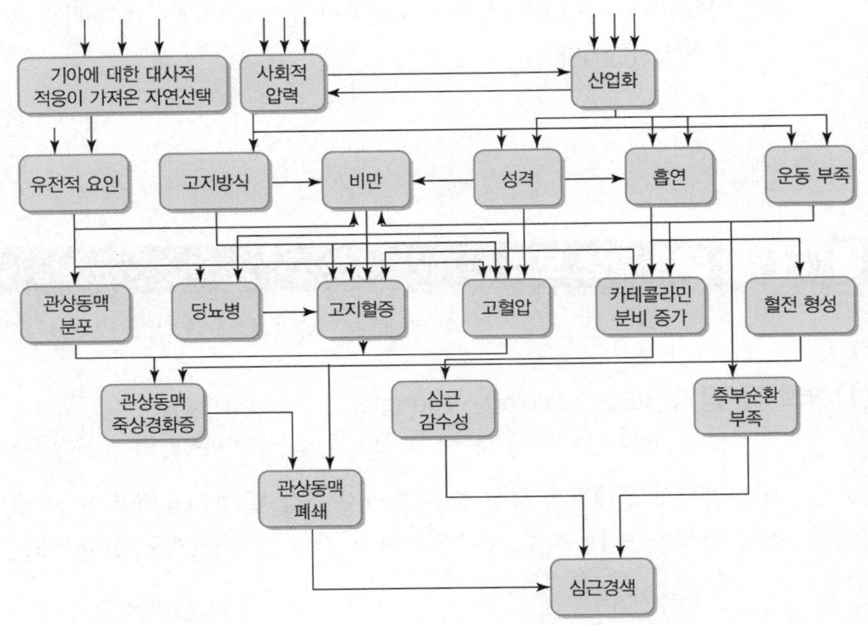

그림 2-2 심근경색에 대한 거미줄 모형[25)]

(3) 수레바퀴 모형(Wheel Model)

17 부산의료기술, 19 부산, 20 충북보건연구사, 21 전북의료기술·경기, 23 경기의료기술, 24 전북의료기술

① 질병은 핵심적인 숙주요인과 그를 둘러싼 생물학적, 사회적, 물리·화학적 환경의 상호작용으로 발생한다고 해석하는 모형이다.

② 인간이 속한 생태계를 하나의 큰 동심원으로 표시한다. 원의 중심부는 숙주인 사람이 있고, 그 핵심은 유전적 소인으로 구성된다. 환경적 요인은 가장자리에서 숙주를 둘러싸고 있으며, 생물학적·사회적 및 물리화학적 환경으로 구분된다.

③ 질병별로 바퀴를 구성하는 면적은 각 부분의 기여도 크기에 따라 달라진다. 유전성 질환에서는 유전적 소인 부분이 크며, 홍역과 같은 감염성 질환에서는 숙주의 면역상태와 생물학적 환경이 크게 관여한다.

25) Friedman GD. Primer of Epidemiology, 5th ed, New York: MacGraw-Hill Inc., 2003.

④ 수레바퀴모형은 질병발생에 대한 원인 요소들의 기여 정도에 중점을 두어 표현함으로써 역학적 분석에 도움이 된다.

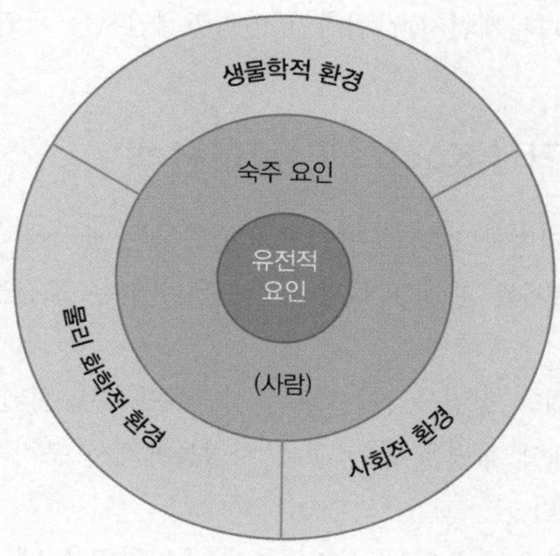

그림 2-3 수레바퀴 모형

제 3 절 원인적 연관성

1 연관성

(1) 연관성의 의미

① 위험요인에 대한 노출과 질병 발생 사이의 연관성을 판단하는 것은 역학의 중요한 목적이다. 그러나 위험요인에 대한 노출과 질병 사이에 관찰되는 연관성이 항상 원인적 연관성 혹은 인과 관계가 있는 것은 아니다.

② 연관성은 두 변수 사이의 상관성(Correlation)을 의미한다.

(2) 독립적 연관성(비통계적 연관성)

두 변수 사이에 관련성이 없는데 마치 관련이 있는 것처럼 보이는 것

(3) 비독립적 연관성(통계적 관련성)

두 변수 사이에 관련성이 존재한다. 즉 원인이 존재할 때 질병 발생 확률이 높아지거나 혹은 낮아지는 결과를 보여준다.

① 비원인적 관련성: 학생들의 국어성적과 영어성적이 통계적 연관성을 가지고 있지만 두 변수 간에 인과관계를 확정짓기 위한 조건을 갖추지 못한 관련성을 말한다.

② **원인적 관련성:** 한 변수의 양과 질을 변화시켰을 때 뒤따르는 다른 변수의 양과 질도 따라서 변화하는 두 변수 간의 관계. 인과관계가 있다면 직접적인 인과관계인지 간접적인 인과관계인지를 확인해야 한다.

2 코흐의 가설(Koch's Postulates)

19세기 코흐는 탄저병과 결핵의 병인론을 정립하는 과정에서 특정 균과 감염성 질환 사이에 인과 관계를 판단하기 위해서 다음과 같은 조건을 충족해야 한다고 주장하였다.

① 그 균은 해당 질병을 앓는 모든 사람에게서 발견되어야 한다.
② 그 균은 해당 질병을 앓는 모든 사람들에게서 분리되어야 하고 순수 배양되어야 한다.
③ 그 균을 감수성이 있는 실험동물에 주입하였을 때 같은 질병이 발생하여야 한다.
④ 그 균은 그 동물에서 다시 순수 분리되어야 한다.

3 브레드포드 힐(Bradford Hill)의 인과 관계 판단 기준[26)]

15 서울보건연구사, 16 충북보건연구사, 17 서울, 20 서울보건연구사, 21 경북의료기술 · 인천보건연구사 · 대전보건연구사
23 보건직 · 경기의료기술

관찰적인 연구에서 평가된 관련성이 정말 인과관계인지를 판단하기 위해서는 Bradford Hill의 기준 9가지를 검토해야 한다. 그러나 Hill이 주장하듯이 이 9가지 기준이 모두 만족되어야 인과관계가 확립되는 것은 아니다. 단지 이 기준을 근거로 역학자는 엄격한 실험 없이도 인과관계의 가능성을 제시할 수 있다.

(1) 요인에 대한 노출과 질병 발생과의 시간적 선후 관계(Temporality)

① 요인에 대한 노출은 항상 질병발생에 앞서 있어야 한다. 시간적인 순서만이 아니고 노출과 질병발생 간의 기간도 적절하여야 한다.
② 예를 들면 석면은 폐암의 위험요인인데, 폐암 발생을 위하여 필요한 기간은 15~20년 이상으로 알려져 있는 상황에서 첫 석면 노출 후 3개월 후에 폐암이 발생하였다면 이 환자의 폐암이 석면 노출 때문이라고 결론 내리기 어렵다.
③ 일반적으로 조사하는 질병의 잠복기간이 길거나 노출요인이 시간이 지남에 따라 변할 때 시간적 선후관계를 입증하기 힘들다.

26) 대한예방의학회, 예방의학과 공중보건(제4판), 계축문화사, 2021. p.65~66.

(2) 연관성의 강도(Strength of Association)

① 연관성의 강도가 클수록 인과 관계일 가능성이 높다는 증거가 된다.

② 폐암과 관련된 요인 중 흡연자는 비흡연자보다 폐암 발생률은 4~16배 높고 대기오염 수준이 높은 지역의 폐암 발생률이 낮은 지역에 비하여 1.01~1.16배 높을 경우, 흡연이 대기오염보다는 폐암의 원인일 가능성이 높다는 것을 시사한다.

(3) 연관성의 일관성(Consistency of Association)

① 요인과 결과 간의 연관성이 관찰 대상 집단과 연구 방법, 연구 시점이 다름에도 비슷하게 관찰되면 일관성이 높다고 하고 이 경우 인과관계일 가능성이 높다.

② 흡연과 폐암, 혈중콜레스테롤과 허혈성 심질환의 관계는 이러한 일관성이 관찰된 예이다.

(4) 연관성의 특이성(Specificity of Association)

① 한 요인이 다른 질병과 연관성을 보이지 않고 특정한 질병과 연관성이 있거나, 한 질병이 여러 요인과 연관성을 보이지 않고 특정 요인과 연관성을 보일 경우를 말한다.

② 만성 질환의 경우 특이성을 보이는 경우는 드물지만 특이성이 있다면 원인적 연관성일 가능성이 높다.

(5) 용량-반응 관계(Dose-Response Relationship)

① 요인에 대한 노출의 정도가 커지거나 작아질 때, 질병 발생 위험도가 이에 따라서 더 커지거나 더 작아지는 경우 인과관계일 가능성이 커진다.

② 하루 한 개비씩 담배를 피운 사람보다 하루에 한 갑씩 담배를 피운 사람이 폐암이 발생할 확률이 더 높은 경우 담배가 폐암을 유발하는 원인일 가능성이 크다.

(6) 생물학적 설명 가능성(Biological Plausibility)

① 역학적으로 관찰된 두 변수 사이의 연관성을 분자생물학적인 기전으로 설명이 가능하다면 인과관계일 가능성이 높다.

② 그러나 이는 현재 가지고 있는 생물학적 지식의 정도에 의하여 좌우된다. 예를 들어 19세기 중엽에는 미생물의 존재를 알지 못하여 수술 전에 손을 씻는 것이 산욕열을 감소시킬 수 있다는 역학적 관찰은 생물학적으로 설명할 수가 없었다.

(7) 기존 학설과 일치(Coherence of the Evidence)

① 추정된 위험요인이 기존 지식이나 소견과 일치할수록 원인적 인과성이 있을 가능성이 커진다.

② 즉, 질병의 자연사나 생물학적 특성과 일치할수록 인과 관계가 인정되기 쉽다.

③ 반면, 연관성의 강도가 높더라도 해당 질병의 발병 과정 또는 자연사 등에 관한 지식과 맞지 않는다면 인과성일 가능성은 낮아진다.

(8) 실험적 입증(Experimental Evidence)

① 실험으로 요인에 노출할 때 질병발생이 확인되거나 요인을 제거하여 질병발생이 감소한다면 인과성에 대한 확증을 확보할 수 있게 된다.

② 때로 자연적인 실험으로 확인되는 경우도 있다.

(9) 기존의 다른 인과 관계와의 유사성(Analogy)

① 기존에 밝혀진 인과 관계와 유사한 연관성이 관찰되면 인과관계로 추론할 수 있다.

② 임신 초기 풍진 감염이 태아의 선천성 기형의 원인이 된다는 인과 관계가 밝혀졌는데, 유사한 종류의 바이러스에 노출된 임산부에서 선천성 기형을 가진 아이가 태어났다면 인과적 연관성을 의심할 수 있다.

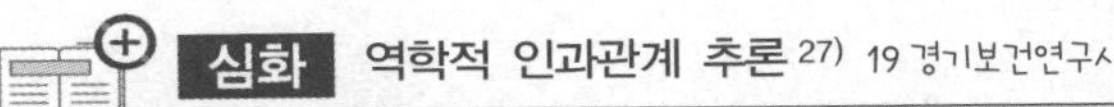

심화 역학적 인과관계 추론 27) 19 경기보건연구사

(1) 역학연구에서 어떤 요인과 질병발생 간의 인과관계는 먼저 위험요인에 노출된 집단과 노출되지 않은 집단 간의 질병 발생률을 비교하여 결과에 영향을 줄 수 있는 여러 가지 바이어스의 영향을 배제하고 위험요인과 질병발생 사이의 통계적 연관성을 평가한 다음, 여러 기준을 이용하여 연관성이 인과관계인가를 판단하게 된다.

(2) 관찰된 연관성에 대한 인과관계를 판정하는 기준은 1965년 힐(Hill AB, 1897~1991)에 의하여 체계적으로 제시되었으나, 기준 중 요인에 대한 노출과 질병발생과의 시간적 선후관계를 제외한 나머지 항목은 절대적인 조건으로 볼 수 없으며 예외가 있을 수 있다.

27) 대한예방의학회, 예방의학과 공중보건(제4판), 계축문화사, 2021. p.59.

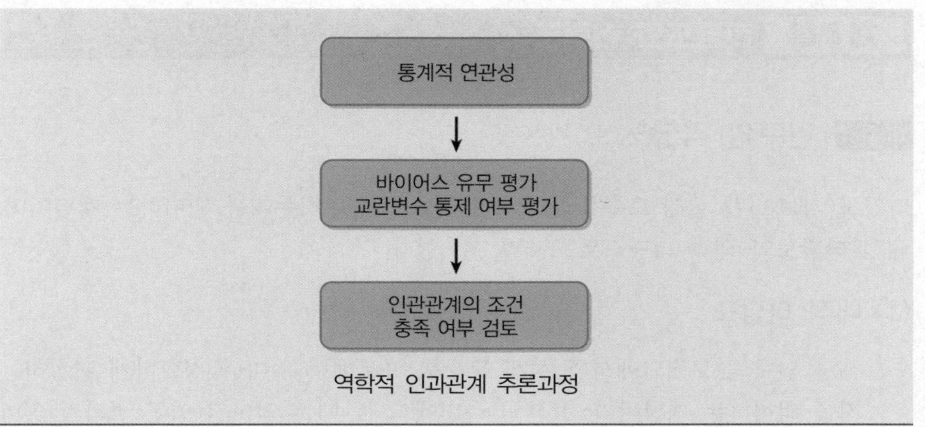

역학적 인과관계 추론과정

보충 인과관계 판정기준 적용 사례_흡연과 폐암[28)]

오늘날 흡연은 인구집단에서 폐암을 비롯하여 여러 가지 질병발생을 높이는 요인으로 잘 알려져 있으나 1950년대까지만 하더라도 흡연이 건강에 장해를 가져온다고 생각한 사람은 많지 않았다. 흡연으로 인한 건강장해를 밝힌 것은 20세기 의학사에 있어서 가장 중요한 업적 중 하나이며, 이를 밝히는 데 사용된 역학적 방법은 20세기 중반 이후 대두된 암을 비롯한 만성질환의 원인구명과 예방을 위한 과학적 근거를 제공하는 가장 중요한 도구가 되었다. 흡연과 폐암 간의 연관성에 대한 연구결과를 힐의 인과관계 판정기준에 따라 살펴보면 아래와 같다.

(1) **요인에 대한 노출과 질병발생과의 시간적 선후관계:** 흡연과 폐암의 연관성에서 폐암에 걸린 사람들을 조사했더니 과거에 흡연을 한 사람들이 대부분이었다.
(2) **연관성의 강도:** 하루 한 갑 이상을 피우는 흡연자는 비흡연자와 비교할 때 20배 이상 폐암 발생위험이 높았다. 이와 같이 강한 연관성은 교란변수로 인한 것으로 설명하기 힘들다.
(3) **연관성의 일관성:** 서로 다른 지역에서 다른 연구자가 서로 다른 방법으로 시행한 연구에서 흡연과 폐암간의 연관성은 일관성 있는 결과를 보인다.
(4) **양-반응 관계:** 흡연량이 증가함에 따라 폐암 발생위험도 높아진다.
(5) **생물학적 설명가능성:** 담배에서 추출한 타르를 이용한 동물실험에서 발암성이 입증되었으며, 거의 모든 실험동물에서 가능한 모든 노출 경로를 통하여 암이 발생하였다.
(6) **실험적 입증:** 계속 흡연군보다 금연군에서 폐암발생률이 낮다.

28) 대한예방의학회, 예방의학과 공중보건(제4판), 계축문화사, 2021. p.67.

제4절 타당도와 신뢰도

1 연구의 타당도 20 경기의료기술

타당도(Validity)란 실제 모수를 얼마나 정확하게 관찰하는지를 의미하는 개념이며, 내적 타당도와 외적 타당도로 구분할 수 있다.

(1) 내적 타당도

해당 연구의 모집단에서의 실제 모수를 표본에서 얼마나 정확하게 관찰하는지를 의미하는 개념이며, 표본의 측면에서 볼 때는 얻어진 연구 결과가 얼마나 연구의 모집단에 적용 가능한 것인가, 즉 정확성을 의미한다.

① 연구 대상의 선정 과정, 연구의 수행 과정(자료 수집 과정), 얻어진 자료의 분석 과정에 의해 결정된다.

② **내적 타당도의 결여**: 선정 과정과 관련된 문제는 선택 바이어스를 초래, 수행 과정에서 발생하는 문제는 대부분 정보 바이어스를 초래한다.

③ 교란 바이어스의 원인은 인구 집단 내 존재하는 다양한 특성 및 그 측정 변수 간의 상호 관련성 때문에 발생한다.

(2) 외적 타당도

표적 집단의 모수를 연구 대상에서 얼마나 정확하게 관찰할 수 있는가에 대한 정확성을 의미하며, 표적 집단의 측면에서는 표본의 대표성을 의미한다. 표본의 측면에서는 얻어진 연구결과를 표적 집단에 일반화할 수 있는지를 의미한다.

① 연구 대상이 표적 집단에 대한 대표성, 즉 표본 추출의 타당성에 따라 결정된다.

② 연구 모집단 및 표적 집단에의 대표성이 높은 표본을 선정하는 것은 일반화 가능성을 평가하는 데 가장 중요하다.

2 측정 방법의 타당도

15 경남, 16 서울 · 부산 · 충북보건연구사, 17 전남 · 충북, 18 충남의료기술 · 울산 · 호남권 · 서울, 19 서울 · 충북 · 경기의료기술 · 강원보건연구사, 20 경기 · 광주 · 경기의료기술 · 부산보건연구사, 21 경기의료기술 · 복지부 · 강원 · 경북 · 충남 · 경기7급 · 충북보건연구사 · 전북보건연구사, 22 서울 · 경기의료기술 · 광주의료기술 · 충북의료기술 · 대구보건연구사, 23 경기의료기술 · 전북경력경쟁

(1) 타당도의 의미

검사법이 진단하고자 하는 질병의 유무를 얼마나 정확하게 판정하는가에 대한 능력을 의미한다.

(2) 타당도의 측정법

		질병(Disease)		계
		있음	없음	
검사결과(Test)	양성	a	b	a+b
	음성	c	d	c+d
계		a+c	b+d	a+b+c+d

① **민감도**(Sensitivity, 감수성): 질병이 있는 환자 중 검사 결과가 양성으로 나타날 확률

$$민감도 = \frac{a}{a + c}$$

② **특이도**(Specificity): 질병이 없는 사람 중 검사 결과가 음성으로 나타날 확률

$$특이도 = \frac{d}{b + d}$$

③ **의음성률과 의양성률**

㉠ 의음성률: 질병이 있는 사람의 검사 결과가 음성으로 나타나는 경우

㉡ 의양성률: 질병이 없는 사람의 검사 결과가 양성으로 나타나는 경우

- 의음성률 = $\frac{c}{a + c}$
- 의양성률 = $\frac{b}{b + d}$

④ **예측도**

㉠ 질병을 진단하는 데 있어서의 검사도구의 효용성을 평가한다.

㉡ 양성예측도: 검사 결과가 양성인 사람이 실제 질병이 있는 환자일 가능성

㉢ 음성예측도: 검사 결과가 음성인 사람이 실제 질병이 없는 사람일 가능성

㉣ 예측도는 검사법의 민감도와 특이도, 그리고 해당 인구집단의 유병률에 의해 결정된다. 해당 집단의 유병률이 높은 집단에서는 양성예측도가 높아지고, 음성예측도가 낮아진다.

㉤ 예측도는 임상에서 많이 사용하는 지표이다. 예를 들어 어떤 검사를 시행 후 의사가 환자에게 "검사 결과가 암의 확률이 90%정도입니다."라고 얘기한다면 그렇게 말할 수 있는 근거는 이 검사에서 진단결과 양성으로 나올 경우 질병이 있을 확률인 양성예측도가 90%라는 뜻이 된다.

- 양성예측도 = $\frac{a}{a+b}$ • 음성예측도 = $\frac{d}{c+d}$

ⓑ 민감도와 특이도, 대상집단의 유병률을 알면 양성예측도와 음성예측도의 관계를 계산할 수 있다.

- 양성예측도 = $\frac{민감도 \times 유병률}{(민감도 \times 유병률)+(1-특이도)\times(1-유병률)}$
- 음성예측도 = $\frac{특이도 \times (1-유병률)}{(1-민감도)\times 유병률 + 특이도 \times (1-유병률)}$

유병률 변화에 따른 비교	민감도 변화에 따른 비교 (동일한 특이도)	특이도 변화에 따른 비교 (동일한 민감도)
유병률 ↑	유병률 ↔	유병률 ↔
민감도 ↔	민감도 ↓	민감도 ↔
특이도 ↔	특이도 ↔	특이도 ↓
양성예측도 ↑	양성예측도 ↓	양성예측도 ↓↓
위양성률 ↔	위양성률 ↔	위양성률 ↑
위음성률 ↔	위음성률 ↑	위음성률 ↔

(3) 진단기준 경계값과 타당도

① 진단기준을 높이면 민감도는 감소하고 특이도는 증가한다.

② 진단기준을 낮추면 민감도는 증가하고 특이도는 감소한다.

예 당뇨병 진단 기준이 126mg/dL에서 110mg/dL로 변경되는 경우
→ 민감도 증가(↑), 특이도 감소(↓)

③ 두 가지 검사를 함께 사용하는 경우

㉠ 한 검사에서 질병을 진단하는 것 보다 두 검사에서 동시에 양성인 대상자를 '질병 있음"으로 진단한다면, 이는 더 엄격한 기준을 사용하는 것으로 민감도는 감소하고, 특이도는 증가할 것으로 예측할 수 있다.

㉡ 두 검사 중 어느 하나에서 양성인 경우를 '질병 있음'으로 진단하고자 한다면, 이는 하나의 검사를 사용하였을 때보다도 덜 엄격한 기준을 사용하는 것이므로 민감도는 증가하며, 특이도는 감소할 것이다.

(4) 진단검사 적용

① 조기 진단이 필요한 경우엔 민감도가 높은 검사가 유리

② 유병률이 낮은 지역엔 특이도가 높은 검사가 유리

보충 ROC(Receiver Operator Characteristic) 곡선 18 울산보건연구사역학

① 검사결과가 연속형 변수일 때 각 경계값에 따라 특이도, 민감도를 산출할 수 있다.
② 수평축에 1-특이도, 수직축에 민감도의 수치로 각 기준에 따른 점들을 찍을 수 있고, 그 점들을 이은 곡선을 ROC곡선이라 한다.
③ 민감도와 특이도가 높을수록 진단에 적합한 검사이므로, 수직축에서는 위쪽으로, 수평축에서는 왼쪽으로, 즉 곡선상의 어떤 점이 왼쪽 상부 쪽에 있을수록 타당도가 높은 검사로 볼 수 있다.
④ 그림에서 보면 최적의 지점은 왼쪽 위의 구부러지는 어느 곳이 될 것이다. 이곳은 민감도의 변화에 대하여 특이도의 변동이 가장 작은 곳이다.

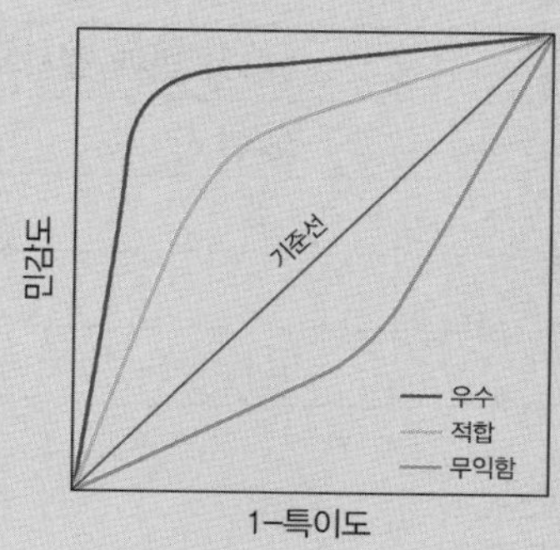

3 측정 방법의 신뢰도 20 대구·전남의료기술

(1) 신뢰도의 의미

검사를 반복하였을 때 비슷한 검사 결과가 얻어지는지를 의미하는 개념으로, 검사 결과의 정확성의 전제 조건은 검사의 신뢰도이다.

(2) 신뢰도에 영향을 미치는 변이

① 피검사자의 생물학적 변이

㉠ 검사를 시행한 시기는 물론 검사를 시행한 조건에 따라 변화하며, 검사법 자체에 기인하여 변화하는 것보다는 검사대상이 되는 현상 자체의 생물학적 변이라 할 수 있다.

㉡ 재현성에 미치는 영향을 최소화하기 위해서, 검사 시기나 검사 조건을 표준화한다.

㉢ 검사-재검사의 신뢰도를 측정하는 방법을 통해 검사의 표준화 정도를 파악할 수 있다.

② 검사자 내 변이와 검사자 간 변이

㉠ 검사자 내 변이는 검사자의 주관적인 평가 방법과 숙련도에 따라 검사 결과에 영향을 미치는 검사법에서 유발된다.

㉡ 검사자에 대한 교육 및 훈련을 통해 신뢰도를 높일 수 있다.

㉢ 검사자 간 변이는 2명 이상의 측정자가 같은 검사를 평가할 때 발생할 수도 있고, 다른 검사방법을 도입하여 하나의 질병을 평가하고자 할 때도 발생할 수 있다.

(3) 신뢰도의 측정 18 충남, 19 인천의료기술

① **일치율**(agreement percent): 질병 유무를 진단하기 위한 검사를 n명의 연구대상에 대해 두 사람의 검사자가 각각 독립적으로 검사하였을 때 두 검사자의 검사결과가 서로 일치하는 분율이다.

		첫 번째 검사자		계
		양성	음성	
두 번째 검사자	양성	a	b	a+b
	음성	c	d	c+d
계		a+c	b+d	a+b+c+d

$$\text{일치율} = \frac{a+d}{a+b+c+d} \times 100$$

② **카파통계량**(kappa statistics, kappa value)

㉠ 일치율의 문제점을 보정하기 위하여, 두 검사자 간 검사결과가 우연히 일치하는 부분을 고려하여 계산한 지표이다.

㉡ $\text{카파통계량} = \frac{\{(\text{관찰된 일치율}) - (\text{우연한 일치율})\}}{\{1 - (\text{우연한 일치율})\}}$

㉢ 관찰된 일치율 $= (a+d)/n$

㉣ $\text{우연한 일치율} = \frac{\frac{(a+c) \times (a+b)}{n} + \frac{(b+d) \times (c+d)}{n}}{n}$

㉤ 카파통계량이 1에 가까울수록 일치율이 높고, 0의 값은 우연히 일치하는 정도에 해당하는 값으로 일치율이 낮은 것으로 해석한다.

③ **상관계수**(correlation coefficient): 연속변수로 측정되는 검사법의 신뢰도를 평가하는 방법으로 군내 상관계수, 블랜드-알트만 도표 등이 종종 사용된다.

제 5 절 바이어스(Bias)

15 충북, 18 경기보건연구사, 19 강원, 20 인천보건연구사, 21 대구의료기술

1 무작위 오류와 체계적 오류

(1) 무작위 오차(random error)

① 측정값과 참 값의 차이가 우연에 따라 변하는 경우

② 무작위 오차의 종류

㉠ 표본 오차(sampling error): 모집단에서 연구대상자를 선정하는 과정에서 발생(연구대상자↑ ⇒ 표본 오차↓)

㉡ 생물학적 변이(biological variation): 정상범위에 있는 사람들이라도 생물학적 측정치(혈당, 혈압, 혈색소, 신장, 체중 등)가 다르게 나타나는 것

㉢ 측정 오차(measurement error): 측정과정에서 발생하는 오차로 관찰자나 측정기기에 의하여 생기는 오차, 관찰자 내 오차, 관찰자 간 오차, 끝수 선호도(digit preference) 등이 있다.

③ 표본 오차를 완전히 없애기 위해서는 모집단 전수를 대상으로 연구를 해야 하지만 불가능할 수 있다. 표본 오차를 줄이고 연구의 신뢰도를 높이기 위해서는 연구대상자의 수를 크게 해야 한다.

④ 무작위 오차를 줄이고 신뢰도를 높이는 전략 17 경기의료기술

㉠ 측정 방법의 표준화

㉡ 관찰자를 훈련시키고 자격을 부여

㉢ 측정기기의 정교화

㉣ 기구의 자동화

㉤ 측정의 반복

(2) 계통 오차(체계적 오차, systemic error)

① 바이어스라고도 하며, 일정한 방향으로 참값과 차이가 나는 것

② 종류: 선택 바이어스(selection bias), 정보 바이어스(measurement or information bias), 교란 바이어스(confounding bias)

③ 계통 오차를 줄임으로써 연구의 타당도를 높일 수 있다.

㉠ 선택 바이어스↓: 모집단으로부터 '대표성'이 있는 표본을 무작위표본 추출 등으로 선정

㉡ 측정의 타당도를 높이는 전략 세 가지

- 측정 대상자가 모르게 측정
- 맹검법(blinding) 적용
- 기구를 보정

❖

바이어스란 체계적 오류(Systemic Error)로 내적 타당도를 저해한다. 바이어스는 연구의 전 과정에서 발생할 수 있으며, 연구 대상의 선정 과정에서 발생하는 선택 바이어스(Selection Bias), 연구의 수행 과정, 특히 각종 정보의 수집 과정에서 발생하는 정보 바이어스(Information Bias), 제3의 변수인 교란 변수에 의해 초래되는 연구 결과의 왜곡, 즉 교란 바이어스(Confounding Bias)로 분류된다.

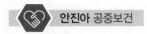

2 선택 바이어스 21 경기의료기술

연구대상을 선정하는 과정에서 특정 대상이 선택적으로 뽑힘에 따라 발생하는 바이어스이다. 연구에 참여한 집단과 이론적으로는 연구 대상자가 되어야 하는데도 연구 대상으로 선정되지 않았던 사람이 서로 달라서 발생한다.

(1) 무응답 바이어스(Non-response Bias)

① 일부 대상자가 연구에 참여한 이후 중요한 조사 항목에 응답하지 않는 경우 연구 결과를 산출하게 되는 최종 참여 집단에서 제외된다.
② 이런 무응답인 대상자의 특성이 응답한 참여자와 다름으로 인해 바이어스가 발생한다.
③ 개인적 문제에 대해 민감한 질문일 경우 더욱 흔하게 발생한다.

(2) 버크슨 바이어스(Berkson's Bias) 22 광주의료기술

① 병원 환자를 대상으로 연구할 때 주로 발생한다.
② 특정 병원에만 한정하여 연구 대상자를 뽑을 때 병원의 특성에 따라 연구 대상이 될 수 있는 환자의 입원율이 다를 수 있으며 이로 인해 발생한다.
③ 극복하기 위해 여러 등급의 병원을 포함하는 다기관 연구를 수행한다.

(3) 선택적 생존 바이어스(Selective Survival Bias)

① 치명적인 질병과 그 요인을 연구하고자 할 때 선택적 생존 바이어스를 고려해야 한다.
② 치명적 질병이면 이미 많은 대상자가 연구 시작 시점에서 사망하였을 가능성이 있어 연구에 포함된 대상자들은 생존하고 있는 대상자만이 포함됨으로 인해 발생한다.

(4) 자발적 참여자 바이어스(Volunteer Bias)

자발적 참여자는 비자발적 참여자보다 더욱 건강하거나 특별한 문제가 있어 연구집단에 참여하고자 하는 대상자들이다.

(5) 탈락 바이어스(Follow-up Loss Bias)

① 추적관찰을 시행하는 연구에서 추적관찰 중 탈락으로 인하여 질병 발생 여부를 확인할 수 있는 대상자가 줄어들게 된다.
② 최종 연구 참여 집단에서 선택적 선정을 유발하게 되며 탈락된 집단의 특성이 추적 관찰된 집단의 특성과 다를 수 있다.

(6) 기간차이 바이어스(Length bias)

① 질병의 진행 속도나 암의 성장 형태는 아주 빠른 것과 아주 느린 것 등 매우 다양하다. 선별검사는 대부분 진행속도가 느린 질병의 발견에 유용하고, 반면에 성장 속도가 빠르면 선별검사를 시행하여 진단을 받게 되는 확률이 적어지게 된다.

② 기간차이 바이어스는 서서히 진행되는 질병의 분율이 클 때 발생하는 바이어스로 진행 속도가 느린 질병이 많이 포함됨으로 인하여, 실제로는 조기진단의 효과가 없는데 선별 검사로 발견된 환자의 예후가 더 좋은 것처럼 나타나는 경우를 의미한다.

3 정보 바이어스 21 경기경력경쟁

연구 대상자를 선정한 후 연구에 필요한 정보를 수집하는 과정에서 발생하는 측정의 오류이다.

(1) 면담자 바이어스(Interviewer Bias)

설문조사자의 편견이나 유도질문 때문에 수집된 정보의 질이나 응답 자체의 차이를 유발하는 경우이다.

(2) 측정 바이어스(Measurement Bias) 21 인천보건연구사

잘못된 조사 방법 때문에 요인 노출을 잘못 측정하는 바이어스로 민감한 개인 생활 관련 설문조사 혹은 잘못된 검사 방법이나 타당도가 떨어지는 검사 방법을 사용하는 경우이다.

(3) 기억소실 바이어스(Memory Decay Bias)와 회상 바이어스(Recall Bias)

① 기억소실 바이어스: 피조사자의 기억력에 의존하여 과거 요인 노출에 대한 정보를 수집하는 경우 정보의 정확성이 떨어지게 된다.

② 회상 바이어스: 특정 질병과 관련된 요인이면 회상 효과 때문에 그것을 더 잘 기억하게 된다.

(4) 호손 효과(Hawthorne Effect)

특별한 중재나 실험 없이도 연구에 참여하거나, 위험요인에 대해 반복 측정하는 것 때문에 행동의 변화를 유발하여 요인 자체의 변화를 가져올 수 있다.

(5) 확인 바이어스(Ascertainment Bias)

코호트 연구에서 추적관찰을 시행하면서 요인에 노출된 대상자를 더욱 철저하게 질병 발생을 조사하거나 요인에 노출된 대상이 노출되지 않은 대상에 비해 과다하게 자신의 질병을 보고하게 됨으로써 질병 발생이 높은 것처럼 관찰되는 경우이다.

(6) 시간 바이어스(Time Bias)

시간적 흐름에 따라 요인을 측정하거나 질병을 진단하고자 할 때 개인적 요인이 변화되거나 진단의 기준 자체가 변화됨으로 인해 요인-결과 간 관련성에 바이어스가 생기는 것이다.

(7) 출판 바이어스(Publication Bias)

체계적 고찰 및 메타분석을 시행할 경우 유의하지 않은 연구 결과는 출판하지 않을 가능성이 높다.

(8) 인지 바이어스(Detection Bias, 검출 바이어스, 선택적 환자 발견에 의한 바이어스)

① 건강 위험과 관련된 위험요인을 가진 대상자는 더 자주 진단검사를 받고 그렇지 않은 대상자는 진단검사를 자주 받지 않음으로 인해 발생한다.

② 이는 위험요인 여부에 따라 진단검사 대상이 선별되기 때문에 선택 바이어스가 게재되었다고 볼 수 있으며, 또한 위험요인 여부에 따라 검사에 의해 질병 빈도의 차이가 관찰되는 오분류가 발생되며, 이러한 측면에서 정보바이어스로도 볼 수 있다. 따라서 검출 바이어스는 선택 바이어스와 정보 바이어스의 혼합이라 볼 수 있다.

4 교란 바이어스

① 결과변수(질병)와 관련되어 있으면서(질병의 또 다른 위험요인), 설명변수(연구에서 평가하고자 하는 위험요인)와 연관성이 있으며, 설명변수와 결과변수 사이의 중간매개변수는 아닌 변수이다.

② 교란변수는 연구자가 평가하고자 하는 주요 변수의 관계를 왜곡시키는 제3의 변수이다.

③ 대상자의 나이, 성별, 결혼, 교육 수준, 경제 수준 등의 인구사회적 특성이다.

④ 연구계획 단계에서는 연구대상에 대한 제한(restriction), 교란변수로 의심되는 변수에 관한 짝짓기(matching), 혹은 임상시험일 때는 무작위배정(randomization)을 통해 교란변수의 영향을 제어할 수 있다.

⑤ 연구분석 단계에서는 앞의 층화분석, 다변량 분석, 특정 집단에 한정하여 분석하거나 짝짓기 등의 방법으로 제어할 수 있다.

제 6 절 역학연구방법론 _ 기술역학

1 역학연구방법 개요

역학 연구 방법은 크게 요인 노출이 자발적으로 일어나는가, 아니면 연구자가 노출 여부를 결정하는가에 따라 관찰적 연구와 실험적 연구로 분류한다.

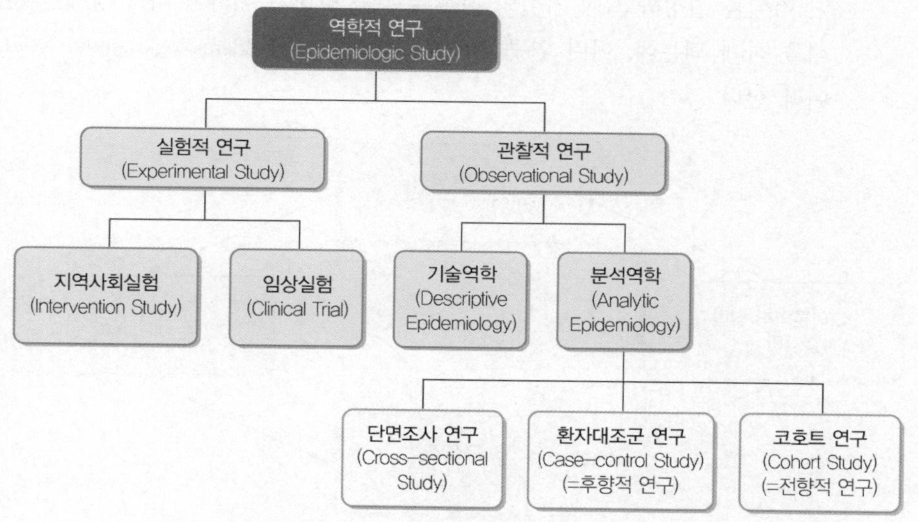

그림 2-4 역학적 연구 방법의 분류

(1) 관찰연구

① 연구자가 연구대상자에 대한 노출과 질병 양상을 있는 그대로 관찰함으로서 양자의 인과적 연관성을 밝히고자 하는 역학적 연구이다.

② 관찰연구에는 기술역학적 연구와 분석역학적 연구가 있다.

㉠ 기술역학연구: 인구집단에서 질병발생의 양상을 인적, 지역적, 시간적 특성별로 파악하여 질병발생의 원인에 관한 가설을 설정하는 데 중점을 둔 연구(사례연구, 사례군 연구, 생태학적 연구, 단면연구)

㉡ 분석역학연구: 비교군을 가지고 있으면서 두 군 이상의 질병빈도 차이를 관찰하는 연구로, 분석역학방법의 종류에는 단면조사 연구, 환자-대조군 연구(후향성 조사 연구), 코호트 연구가 있다.

(2) 실험연구

① 연구자가 연구대상자의 참여, 주요인 및 교란요인에의 노출, 무작위 배정 등 여러 연구 조건을 직접 배정하거나 통제하여 연구수행의 과정에서 발생할 수 있는 바이어스가 연구결과에 영향을 미치지 못하도록 고안된 연구형태이다.

② 환자 대상의 무작위 임상시험이나 지역사회시험 등이 해당된다.

(3) 역학조사의 환 17 경기, 20 서울, 24 전북의료기술

① 어떤 역학적 연구 방법을 실시하든 반드시 가설을 설정하여야 하며, 이 가설은 앞으로 전개될 연구에 대한 목적과 방향을 제시하는 데 중요한 역할을 한다.

② 기술역학적 조사를 통하여 얻어진 자료를 수집 분석하여 질병 발생에 대한 가설을 설정하고 이 가설의 진실 유무를 밝히기 위하여 더욱 상세한 분석을 하게 되는데, 이런 연구 과정을 역학조사환(Epidemiologic Study Cycle)이라 한다.

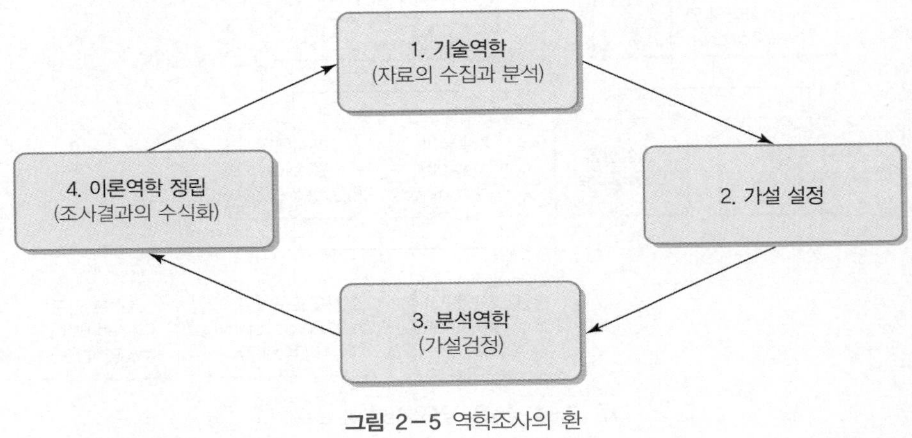

그림 2-5 역학조사의 환

2 기술역학(Descriptive Epidemiology)의 세 가지 주요 변수

15 경북, 19 인천의료기술, 21 복지부 · 강원

인구 집단에서 건강, 질병 현상을 시간적(Time), 지역적(Place), 인적(Person) 변수별로 기술하여 건강, 질병 빈도 차이를 일으키는 요인이 무엇인지에 대한 가설을 생성하는 역학 연구이다.

(1) 인구학적 특성

① 연령

② 성별

③ 결혼 상태
④ 가족 관계와 유전적 감수성
⑤ 인종과 종교
⑥ 사회 · 경제적 상태(직업, 교육 정도, 수입, 거주지 등)

(2) 시간적 변수

16 서울보건연구사 · 인천 · 충북보건연구사, 17 강원, 18 충남의료기술 · 울산, 20 충북보건연구사 · 광주보건연구사, 21 경남보건연구사, 23 경북의료기술 · 전남의료기술 · 인천의료기술

시간의 경과에 따른 질병의 발병양상의 변화에 대한 관찰을 통해 해당 질병발생과 관련된 요인, 조기발견, 그리고 치료효과의 영향이 어떠한지 종합적으로 평가할 수 있다.

① **장기 추세 변화**(secular trends over a long period of time)
  ㉠ 주로 암, 심장병 등 주요 만성질환의 수십 년에 걸친 변동을 관찰함으로써 이들 질환의 장기적 경향을 관찰할 수 있다.
  ㉡ 우리나라 암 사망률의 장기 추세 변동을 보면 지난 30년간 폐암 사망률은 꾸준히 상승하고 위암 사망률은 지속적으로 감소하는 장기적 추세를 보이고 있다.

예 장티푸스(30~40년 주기), 디프테리아(10~24년 주기), 인플루엔자(약 30년 주기)

② **주기 변화**(cyclic variation over several years): 유행성이하선염이나 홍역 같이 주로 전염성 질환에서 몇 년을 주기로 집단발병이 재현되는 양상을 말한다. 이는 주로 해당 지역주민의 집단면역(Herd Immunity)에 의한 것으로 설명될 수 있다.

예 홍역(2~3년), 백일해(2~4년), 풍진 · 유행성이하선염 · 일본뇌염(3~4년)

③ **계절 변화**(seasonal variation): 매년 겨울철에 유행하는 인플루엔자나 가을철에 많이 발생하는 신증후군출혈열 같이 특정 계절에 집중적으로 발생하는 양상을 말한다.

예 신증후군출혈열, 쯔쯔가무시증, 렙토스피라증 등

④ **단기 변화**(short-term variation): 시간별, 날짜별 혹은 주 단위로 질병발생의 양상이 변하는 양상으로 주로 급성 감염병의 집단발생 시 나타난다.

⑤ **불규칙 변화**(irregular variation): 외래 전염병의 국내 침입, 콜레라처럼 시간적 특징을 나타내지 않고 돌발적으로 질병이 발생하여 집중적으로 많은 환자가 발생하는 양상을 말한다.

예 콜레라, SARS, MERS, 동물인플루엔자

⑥ **유행곡선**
  ㉠ 감염성 질환의 집단발병 시 전파 양상과 경로의 파악을 위해 짧은 주기(주나 일 단위)로 질병의 발생건수를 기록하는 것이다.

㉡ 유행의 잠복기나 전파양상의 특성을 보고 공통 매개물에 의한 노출인지 점진형으로 전파되는 양상인지를 파악하여 질병전파를 억제할 수 있는 방안을 마련하는 데 도움을 준다.

(3) 지역적 변수

16 인천·충북보건연구사, 17 울산의료기술, 19 전북보건연구사, 20 경북·충남·경기보건연구사, 21 대구의료기술, 23 울산의료기술

① **범발적**(범세계적, 대유행성, Pandemic): 질병의 유행이 한 지역에 국한되지 않고 최소 두 국가 이상의 광범위한 지역에서 동시에 유행되는 질환이다.
예 인플루엔자, 치아우식증(충치), SARS, 신종인플루엔자 등

② **유행병적**(Epidemic): 한 지역사회나 집단에 평소에 나타나던 수준 이상으로 많이 발생하는 상태의 질병을 말한다. 따라서 유행 여부를 판단하기 위해서는 과거 발생 수준과 비교하여 판단한다. 예 콜레라

③ **토착병적**(편재적, 지방적, Endemic): 특정 지역에 어떤 형태이건 항상 지속적으로 존재하면서 시간적으로 비교적 오랜 기간 동안 발생 수준이 일정한 질병이다.
예 우리나라의 낙동강 유역에서 많이 발생하는 간디스토마

④ **산발적**(Sporadic): 질병의 유행이 아니고 시간이나 지역에 따라 어떠한 경향성을 보이지 않을 때를 말한다.
예 렙토스피라증, 사상충증

(4) 가설 유도의 원칙

① **공통점에 근거하는 방법**(Method of Agreement): 예를 들면 폐암에 걸린 사람들의 대부분이 흡연자라든가, 어느 마을에서 콜레라에 걸린 사람들의 대부분이 그 지역 상가에 조문 갔다가 음식을 대접받은 사람들이라면, 전자는 흡연, 후자는 상가 음식이 해당 병의 원인일 것이라는 가설

② **차이점에 근거하는 방법**(Method of Difference): 관찰하고자 하는 사건이 일어난 집단과 일어나지 않은 집단과의 차이점이 존재한다면 그 차이점이 바로 해당 사건의 원인일 가능성이 있다는 논리

③ **동시에 변화하는 점에 근거하는 방법**(Method of Concomitant Variation): 연구하고자 하는 사건이 어떤 다른 사건이 변화함에 따라 변화한다면 후자는 전자의 원인일 가능성이 있다는 논리

④ **유사점(동류성)에 근거하는 방법**(Method of Analogy): 어떤 감염성 질환의 호발 연령, 호발 계절, 전파 방법, 증상 등이 이미 알려진 병과 비슷하다면 이 병의 원인균도 비슷한 종류의 것으로 유추할 수 있다는 논리

3 기술역학의 연구 방법

(1) 생태학적 연구(상관 연구, Ecological Study) 18 제주 · 경기보건연구사, 19 광주보건연구사

① 개념: 다른 목적을 위해 생성된 기존 자료 중 질병에 대한 인구 집단 통계자료와 관련 요인에 대한 인구 집단 통계자료를 이용하여 상관 분석을 시행한다.

예 세계 여러 나라의 폐암 사망률과 그 나라의 일인당 담배 생산량 간의 높은 상관성

② 장점: 기존 자료를 이용하므로 소요되는 경비와 시간이 적다.

③ 단점

㉠ 원인적 요인과 질병 발생 간의 시간적 선후 관계가 불명확함

㉡ 생태학적 오류 발생

- 생태학적 연구 결과에서 유의한 상관성이 관찰되더라도 개인 수준에서는 요인과 질병 간의 관련성이 관찰되지 않을 수 있음(생태학적 연구의 기만성)
- 요인과 질병에 대한 변수 모두 인구 집단 수준에서만 측정했기 때문에 생기는 한계

❖ 우리나라 대장암의 발생 빈도가 증가하고 비슷한 시기에 휴대폰 사용 시간이 늘어났다고 해서 휴대폰 사용과 대장암을 인과적인 연관성으로 해석할 수 없는데, 이것이 대표적 생태학적 오류이다.

(2) 사례 연구(Case Study)

① 단일 환자에 관한 기술로서 기존에 보고되지 않았던 특이한 질환 양상이나 특이한 원인이 의심되는 경우 임상적 특성을 기술하여 보고하는 것

② 새로운 질병뿐 아니라 치료에 대한 예외적인 부작용, 특이한 치료 경과와 예후, 기존에 잘 알려진 질병이라도 특이한 질병의 자연사나 발현 양상 등에 대한 연구를 위해 시행한다.

(3) 사례군 연구(case series study)

① 사례 연구의 연장선으로, 이전에 알려지지 않았던 새로운 질환이나 새로운 증상 혹은 치료에 대한 반응을 공유하는 사례들을 가지고 이들의 공통점을 기술하여 수립하는 연구 설계이다.

② 연구대상들의 공통점이 명확할 때는 원인적 요인과 질병 간의 인과성에 대해 사례연구보다 강력한 가설을 제기할 수 있다.

③ 그러나 비교군이 없기 때문에 노출요인과 질병발생 간 인과성을 밝힐 수는 없다.

(4) 단면 연구(Cross-sectional Study)

① 유병률 산출이 주 목적인 단면 연구는 기술역학 연구에 해당된다. 그러나 위험요인을 파악하기 위한 연구는 질병군과 질병이 아닌 정상군, 요인 노출군과 요인 노출이 없는 군을 가지는데, 즉 질병과 요인 모두 비교군을 가지게 된다.

② 이는 분석역학 연구 설계에 더 가깝다. 따라서 단면 연구는 기술역학 연구와 분석역학 연구의 중간에 위치한 연구 방법이다.

제7절 역학연구방법론 _ 분석역학

1 단면조사 연구(Cross-sectional Study)

15 경기의료기술, 16 서울·충북보건연구사, 17 광주, 18 서울, 19 인천, 20 대구·경기보건연구사, 21 경기의료기술·울산·제주의료기술·전남보건연구사, 22 서울·충남의료기술, 23 보건직·경기의료기술·충북보건연구사, 24 경기의료기술

(1) 특성

① 질병과 특정 노출요인에 대한 정보를 같은 시점, 또는 짧은 기간 내에 얻는 역학적 연구 형태

② 유병률, 혹은 어떤 요인의 노출률을 파악하기 위해 수행(유병률 조사)

③ 단면 연구에서 질병과 관련 요인에 대한 노출 정보를 얻을 수 있기 때문에 질병의 위험요인을 밝히기 위해 수행

④ 질병의 자연사나 규모를 모를 때 시행하는 연구 설계이며, 서서히 진행되는 질병으로 발생 시점이 불분명하거나 초기 증상이 없어 진단까지의 시간이 많이 걸리는 질병 연구에 적절함

(2) 장단점

① 단면조사 연구의 장점

㉠ 환자-대조군 연구나 코호트 연구에 비해 시행하기가 쉬움

㉡ 단시간 내에 결과를 얻을 수 있어 경제적임

㉢ 어떤 사실을 찾거나 가설 검증에 도움이 됨

㉣ 동시에 여러 종류의 질병과 요인과의 관련성을 조사할 수 있음

㉤ 해당 질병의 유병률을 구할 수 있음

ⓑ 유병률 산출이 목적일 때 연구 결과를 표적 집단에 대해 일반화할 수 있음

ⓢ 질병의 자연사나 규모를 모를 때 유리함

② **단면조사 연구의 단점**

㉠ 시간적 선후 관계가 모호함

㉡ 상관관계만을 알 수 있을 뿐이며, 인과 관계를 규명하지는 못함

㉢ 일정한 시점에서 조사를 하기 때문에 빈도가 낮은 질병이나 이환 기간이 짧은 질병에는 부적합함

㉣ 현재와 과거 사항만을 주 대상으로 하므로 예측력이 낮음

㉤ 복합요인들 중에서 원인요인을 찾아내기 어려움

㉥ 대상 인구 집단이 비교적 커야 함

㉦ 대상이 연구 시점에 만날 수 있는 환자로 제한되어 이미 사망한 환자는 제외되므로 선택적 생존 바이어스를 유발함

㉧ 발생률을 구하지 못함

(3) 분석

		질병 여부		합계
		질병 있음	질병 없음	
위험요인	있음	a	b	a + b
	없음	c	d	c + d
합계		a + c	b + d	a + b + c + d

① **유병률 측정:** 전체 연구 대상 중 환자의 분율로, 시점유병률, 기간유병률 산출

> 단위인구당 유병률 = [(a + c) / (a + b + c + d)] × 단위인구수

② **연관성 측정:** 노출요인과 질병의 연관성을 측정하기 위해서 유병비교위험도(Prevalence Ratio, PRR, Prevalence Relative Risk)와 유병교차비(POR, Prevalence Odds Ratio)를 계산한다.

- $\text{유병비교위험도} = \dfrac{\text{노출군의 질병유병률}}{\text{비노출군의 질병유병률}} = \dfrac{[a / (a + b)]}{[c / (c + d)]}$
- $\text{유병교차비} = \dfrac{\text{노출군의 질병 대응비}}{\text{비노출군의 질병 대응비}} = \dfrac{[a / b]}{[c / d]} = \dfrac{ad}{bc}$

③ 단면 연구는 단시간에 진행된 연구이기 때문에 환자군은 새로 질병이 발생한 환자가 아닌 유병환자이며, 노출요인과의 선후관계가 명확하지 않다.

2 환자-대조군 연구(Case-control Study)

15 경북, 17 서울 · 충북, 19 인천 · 충북 · 경북의료기술 · 전북의료기술, 20 제주의료기술 · 대구 · 경기의료기술, 21 서울 · 강원 · 경북 · 충남 · 충북 · 전남경력경쟁 · 인천의료기술, 22 경기의료기술, 23 경북의료기술 · 울산의료기술

(1) 특성

질병이 있는 환자군과 질병이 없는 대조군에서 위험요인에 대한 두 집단의 노출 비율을 비교하는 연구

(2) 연구 수행

① 대상자의 선별

㉠ 환자군 선정: 환자군은 정의에 입각하여 명백히 환자이어야 한다.

㉡ 대조군 선정: 연구 시점에는 관심 질병을 가지고 있지 않아야 한다.

② 짝짓기(Matching)

㉠ 환자군에서의 교란 변수의 분포가 대조군에도 동일하게 분포하도록 미리 계획적으로 대조군을 뽑는 방법

㉡ 교란요인의 영향을 효과적으로 통제하기 위해서 사용하는 방법

(3) 장단점

① 환자-대조군 연구의 장점

㉠ 연구가 비교적 용이하며, 비용이 적게 듦

㉡ 적은 연구 대상자로 연구가 가능함

㉢ 발생이 적은 질병이나 잠복기가 긴 질병의 연구도 가능함

㉣ 연구 결과를 비교적 빠른 시일 안에 알 수 있음

㉤ 연구를 위해 피연구자가 새로운 위험에 노출되는 일이 없음

② 환자-대조군 연구의 단점

㉠ 환자군과 모든 조건이 비슷한 대조군 선정이 어려움(선택 바이어스)

㉡ 연구에 필요한 정보가 과거 행위에 관한 것이므로 정보 편견이 발생할 수 있음

㉢ 정보 수집이 불확실함

(4) 바이어스

① 환자군, 대조군 선정에서 선택 바이어스 위험

㉠ 환자를 대조군으로 잘못 분류하는 오분류 바이어스

㉡ 병원 환자-대조군 연구 질병 종류에 따른 버크슨 바이어스

② 과거 위험요인 노출에 대한 부정확한 정보 수집이 정보 바이어스 초래

㉠ 기억력에 의존하는 경우 기억소실 바이어스

㉡ 질병 관련 요인만 잘 기억하게 되는 회상 바이어스

(5) 분석: 교차비(비차비, Odds Ratio)

21 강원 · 서울, 22 대전의료기술 · 부산의료기술 · 충남의료기술 · 인천의료기술, 23 부산의료기술 · 전남의료기술, 24 경북의료기술

① 환자-대조군 연구에서의 요인과 질병과의 연관성 지표

② 교차비: '환자군에서의 위험요인 노출[비노출] 비에 대해 대조군에서의 노출[비노출] 비' 혹은 '위험요인 노출군에서의 질병 있음[없음] 비에 비해 위험요인 비노출군에서의 질병 있음[없음] 비'

③ 교차비는 비교위험도의 좋은 추정치이며 특히 해당 질병의 발생률이 10% 이하인 경우는 비차비와 비교위험도의 값이 거의 같다. 질병발생빈도가 낮은 경우 교차비가 비교위험도와 거의 같아지기 때문에 교차비를 비교위험도처럼 해석할 수 있다.

		질병 여부		합계
		질병 있음	질병 없음	
위험요인	노출됨	a	b	a + b
	노출되지 않음	c	d	c + d
합계		a + c	b + d	a + b + c + d

$$교차비 = \frac{[위험노출\ 환자(a)\ /\ 위험노출\ 비환자(b)]}{[비위험노출\ 환자(c)\ /\ 비위험노출\ 비환자(d)]}$$

$$= \frac{[환자군\ 위험노출(a)\ /\ 환자군\ 위험\ 비노출(c)]}{[대조군\ 위험노출(b)\ /\ 대조군\ 위험\ 비노출(d)]} = \frac{ad}{bc}$$

3 코호트 연구(Cohort Study)

16 부산, 17 서울 · 경기 · 광주, 18 경기 · 경기보건연구사, 19 서울 · 인천 · 경북의료기술,
20 서울 · 경기 · 경북 · 광주 · 충북 · 경기의료기술,
21 경북의료기술 · 전북의료기술 · 경기의료기술 · 경기 · 경북 · 대전 · 울산의료기술 · 전북보건연구사,
22 전북의료기술 · 보건직 · 충북의료기술 · 전남경력경쟁 · 강원의료기술 · 울산의료기술 · 경기의료기술,
23 전북의료기술 · 강원의료기술 · 울산의료기술 · 인천의료기술 · 인천보건연구사, 24 전북의료기술

(1) 특성

질병의 위험요인을 밝히고자 위험요인 노출 여부가 확인된 인구 집단을 장시간 추적 관찰하여 질병 또는 사망의 발생률을 비교하는 역학적 연구 설계

(2) 연구의 설계

① 전향적 코호트 연구: 연구 시작 시점에서 질병 발생의 원인이 되리라고 생각되는 요인에 노출된 집단과 노출되지 않은 집단을 구분하고 그때부터 일정 기간 동안을 추적 관찰하는 방법으로 현재 시점에서 미래의 어떤 시점까지 계속 관찰하여 원인과 결과 관계를 밝히는 것

② **후향적 코호트 연구**: 연구 시작 시점에서 과거의 관찰 시점으로 거슬러 올라가서 관찰 시점으로부터 연구 시점까지의 기간 동안에 질병의 발생 원인과 관련이 있으리라고 의심되는 요소를 갖고 있는 사람들과 갖고 있지 않는 사람들을 구분한 후 기록을 통하여 질병 발생을 찾아내는 방법

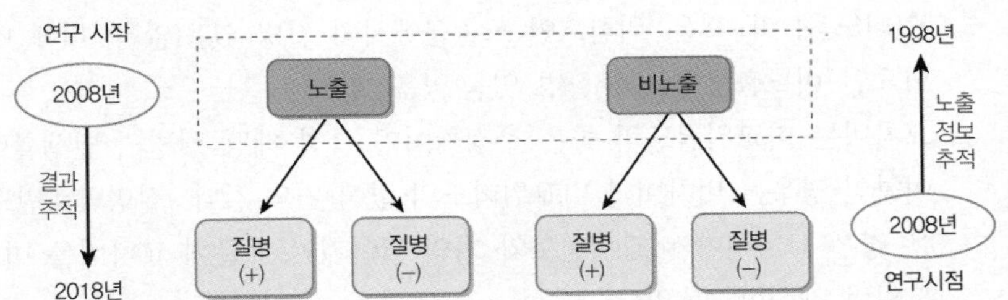

그림 2-6 2008년 시작되는 전향적 코호트와 후향적 코호트 설계 비교

(3) 장단점

① 코호트 연구의 장점

㉠ 위험요인의 노출에서부터 질병 진행의 전 과정을 관찰할 수 있음

㉡ 위험요인 노출 수준을 여러 번 측정할 수 있음

㉢ 위험요인과 질병 간의 시간적 선후 관계가 비교적 명확함

㉣ 질병의 발생률과 비교위험도를 구할 수 있음

㉤ 노출과 수많은 질병 간의 연관성을 볼 수 있음

② 코호트 연구의 단점

㉠ 비용(경비, 노력, 시간)이 많이 듦

㉡ 장기간 지속적으로 관찰하여야 함

㉢ 추적이 불가능한 대상자가 많아지면 연구 결과에 영향을 줄 수 있음

㉣ 진단 방법과 기준, 질병 분류 방법이 변할 가능성이 있음

㉤ 질병 발생률이 낮은 경우에는 연구에 어려움이 있음

(4) 바이어스

① 정보 바이어스

② 응답과 추적 실패로 인한 바이어스

(5) 비교위험도(RR, Relative Risk, 상대위험도)

20 경기 · 경북 · 부산 · 서울 · 전남의료기술 · 울산의료기술 · 인천의료기술, 21 경기의료기술 · 대구의료기술, 21 대전 · 경기보건연구사 · 대전보건연구사, 22 광주의료기술 · 부산의료기술 · 울산의료기술 · 경기의료기술 · 세종보건연구사, 23 경북의료기술

① 코호트 연구에서 특정 노출과 특정 질병발생 사이의 연관성 크기는 요인에 노출 집단과 비노출 집단의 질병발생률의 비로 산출한다.

		질병 여부		합계
		질병 있음	질병 없음	
위험요인	노출됨	a	b	a + b
	노출되지 않음	c	d	c + d
합계		a + c	b + d	a + b + c + d

$$\text{비교위험도} = \frac{\text{노출군의 발병률}}{\text{비노출군의 발병률}} = \frac{a/(a+b)}{c/(c+d)} = \frac{a(c+d)}{c(a+b)}$$

② 질병요인과 발생간의 연관성의 크기를 측정할 수 있는 지표로 요인이 질병의 원인인가, 또는 얼마나 중요한 원인인가를 판단하는 데 이용된다.

표 2-1 비교위험도의 해석

RR = 1	• 노출군과 비노출군의 질병 발생률이 같음 • 위험요인에 대한 노출이 질병 발생과 아무런 연관이 없음
RR > 1	• 노출군이 비노출군보다 질병 발생률이 높음 • 양의 연관성
RR < 1	• 노출군이 비노출군보다 질병 발생률이 낮음 • 음의 연관성 • 질병예방 효과

(6) 기여위험도 20 울산의료기술, 21 경북 · 경기경력경쟁, 22 서울 · 울산의료기술 · 대구보건연구사

① 기여위험도(AR, Attributable Risk, 귀속위험도)

㉠ 집단 간의 질병발생률의 차이를 산출하여 질병발생에서 특정 위험요인 노출이 기여하는 정도가 얼마인지를 알 수 있다.

㉡ 질병의 발생률(위험도) 중에서 우리가 관심 있는 특정 원인의 노출이 직접 기여한 정도 또는 분율(proportion)로 정의된다.

㉢ 노출과 질병의 인과관계를 밝히는 데 비교위험도가 매우 중요하게 쓰이는 반면, 실제 임상 진료나 공중보건 영역에서는 기여위험도가 더 유용할 수 있다.

㉣ 기여위험도를 알면 특정 위험요인의 노출을 완전히 제거할 경우 질병을 얼마나 예방할 수 있는지를 알 수 있기 때문이다.

$$기여위험도 = 노출군의\ 발생률 - 비노출군의\ 발생률 = \frac{a}{a+b} - \frac{c}{c+d}$$

② **기여위험분율**(AF, Attributable Fraction, 귀속위험분율)

노출집단의 위험도 중에서 해당 노출이 기여한 정도(분율)가 얼마나 되는지를 알기 위해서 노출군의 기여위험도를 분율로 표시한다.

$$기여위험분율 = \frac{노출군의\ 질병\ 발생률 - 비노출군의\ 질병\ 발생률}{노출군의\ 질병\ 발생률} \times 100 = \frac{비교\ 위험도 - 1}{비교\ 위험도} \times 100 = \frac{RR - 1}{RR} \times 100$$

③ **기여위험분율의 의미**

㉠ 노출이 제거되었을 때 질병위험도 중 예방될 수 있는 정도(분율)

㉡ 흡연과 관상동맥 질환에 대한 흡연의 기여위험분율 37.9%: 흡연자들이 모두 금연을 하는 경우 흡연자에서 관상동맥 질환발생의 37.9%를 감소시킬 수 있음. 즉, 흡연자에서의 관상동맥 질환 발생의 37.9%를 예방할 수 있다는 것을 의미

표 2-2 연구 설계별 장단점

연구 방법	장점	단점
생태학적 연구	• 기존의 자료를 이용할 수 있다. • 비교적 단시간 내 결과를 얻을 수 있다. • 비교적 비용이 적게 든다.	• 시간적 선후 관계에 의한 오류가 있을 수 있다. • 생태학적 오류의 발생 가능성이 있다.
단면 연구	• 해당 질병의 규모(유병률)를 구할 수 있다. • 질병의 자연사나 규모를 모를 때 시행할 수 있는 첫 번째 연구 설계이다. • 지역사회의 건강 평가를 통해 보건사업의 우선순위를 정하는 데 도움이 된다. • 질병 발생 시점이 불분명하거나 진단까지의 시간이 많이 걸리는 질병에 적합하다. • 동시에 여러 종류의 질병과 요인의 연관성을 연구할 수 있다. • 비교적 비용과 시간적 측면에서 비교적 경제적이다.	• 질병과 관련 요인의 선후 관계가 불분명하다. • 복합요인들 중 원인에 해당하는 요인만을 찾아내기 어렵다. • 유병률이 낮은 질병과 노출률이 낮은 요인에의 연구는 어렵다. • 연구 대상이 연구 시점에 만날 수 있는 환자로 제한되며 유병 기간이 긴 환자가 더 많이 포함될 가능성이 있어 선택적 생존 바이어스와 기간 바이어스의 문제가 있다. • 치명률이 높은 질병 연구에 적합하지 않다.

환자-대조군 연구	• 필요한 연구 대상자 수가 적게 든다. • 비교적 경제적인 연구(시간, 노력, 경비)이다. • 단기간 내 연구를 수행할 수 있다. • 비교적 희귀한 질병이나 잠복기가 긴 질병에 대한 연구가 가능하다. • 한 질병과 관련 있는 여러 위험요인을 동시에 조사할 수 있다.	• 위험요인과 질병 간의 시간적 선후 관계가 불분명하다. • 위험요인에 노출이 드문 경우 수행하기 어렵다. • 과거 노출 여부에 대한 정확한 정보 수집이 쉽지 않다. • 적절한 대조군을 선정하는 데 어려움이 있을 수 있다. • 위험도의 직접적인 산출이 어렵다.
코호트 연구	• 위험요인의 노출에서부터 질병 진행 전 과정을 관찰할 수 있다. • 위험요인 노출 수준을 여러 번 측정할 수 있다. • 위험요인과 질병 간의 시간적 선후 관계가 비교적 명확하다. • 질병의 발생률과 비교위험도를 구할 수 있다. • 노출과 수많은 질병 간의 연관성을 볼 수 있다.	• 비용(경비, 노력, 시간)이 많이 든다. • 장기간 지속적으로 관찰하여야 한다. • 추적이 불가능한 대상자가 많아지면 연구 결과에 영향을 줄 수 있다. • 진단 방법과 기준, 질병 분류 방법이 변할 가능성이 있다. • 질병 발생률이 낮은 경우에는 연구에 어려움이 있다.

제 8 절 기타연구방법론

1 실험역학 19 서울7급, 20 부산, 21 서울·대구의료기술, 22 서울보건연구사

(1) 실험역학의 종류

① 임상시험

㉠ 사람을 대상으로 하는 실험적 연구로서 주로 새로운 치료법에 대한 효과와 안전성을 평가하는 것을 목적으로 수행

㉡ 연구 대상으로 선정된 환자를 치료군과 비교군에 무작위로 배정하여 치료 효과 비교

② 지역사회시험: 특정 질병의 관리 및 예방을 위해 일정 지역사회의 구성원을 대상으로 한 각종 보건 및 예방사업의 효과를 규명하기 위한 방법이다. 지역사회시험은 대규모의 대상자에게 장기간 관찰을 수행하는 연구이므로 비용, 시간, 인력 등의 투입이 가장 크다. 따라서 다음과 같은 경우 지역사회시험을 수행한다.

❖ 연구 대상에게 임의적인 조작을 가한 후 그것이 원인이 되어 어떤 반응이 나타나는가를 관찰하는 방법이다. 질병 발생의 원인 규명에 적합한 방법이지만, 역학조사의 대상이 인구 집단이기 때문에 윤리적인 문제로 적용할 수 없는 경우가 많다.

㉠ 대상 질병의 유병 수준이 높을 때

㉡ 중재가 여러 내용을 포함하여 동시에 이루어질 때

㉢ 중재의 특성상 질병예방과 건강증진에 관한 것일 때

㉣ 보건정책사업 수행 능력이 낮을 때

③ **치료시험**: 특정 치료법에 의하여 질병의 임상적 증상, 증세의 완화 여부나 생존 기간의 증진 여부 등을 평가하기 위한 임상시험이다.

④ **예방시험**: 특정한 개입이 대상 질병의 발생을 예방하거나 발생위험도를 의미 있게 낮추는지를 평가하기 위한 실험적 연구이다.

(2) 연구 수행 과정 17 강원, 19 전북의료기술

① **연구 대상자 모집**: 연구에 적합한 모집 기준과 방법 설정 및 적절한 표준수 산정

② **기초조사**: 주소, 성명, 연령, 성별 등의 대상자들의 특성을 연구하기 위해 질병의 유무 조사

③ **무작위 배정**: 임상시험에 참여하는 피험자를 비교하고자 하는 치료군에 확률적으로 배정하는 것으로 단순 무작위 배정법, 계층화 무작위 배정법 등이 있다.

④ **조작**: 눈가림법(맹검법) 적용

㉠ 맹검법(Blinding): 임상시험에 참여하는 피험자나 연구자에게 치료 내용이 무엇인지 모르게 하는 방법

㉡ 맹검법의 종류

- 단순맹검법(Single Blinding): 연구 대상이 되는 피험자만 치료 내용을 모르게 함
- 이중맹검법(Double Blinding): 피험자와 의료 인력이 치료 내용을 모르게 함
- 삼중맹검법(Triple Blinding): 이중맹검법에 임상역학자나 의학통계학자에게까지 비밀로 함

(3) 임상시험 설계

① **평행설계**: 연구대상자를 치료군과 비교군 가운데 한 군으로 무작위 배정한 후 전체 연구기간 동안 해당 치료법만을 적용받는다.

② **교차설계**

㉠ 연구대상자가 치료군이 되었다가 대조군이 되는 연구설계이다.

㉡ 비교하고자 하는 두 가지 약물들 간에 상호작용이 있다면 휴약기간(washout period)을 경과한 다음, 교차된 약물을 투여하는 형태로 설계한다.

㉢ 장점: 교차설계는 동일한 환자에서 치료 전후 상태를 비교하기 때문에, 평행설계에 비하여 치료효과의 변동 폭이 적어 연구대상자수를 줄여준다.

㉣ 단점: 연구가 진행되는 동안에 환자의 상태가 비가역적으로 악화되는 질병(예를 들면, 전립선 암)이나, 환자의 상태가 주기적으로 호전되었다가 악화되는 순환상태를 계속하는 질병에 대하여는 이러한 설계를 적용할 수 없다.

2 이론역학 16 부산 · 인천, 17 충남의료기술, 18 충남, 22 대전의료기술, 24 전북의료기술

① 감염병의 발생 모델과 유행 현상을 수리적으로 분석하여, 이론적으로 유행 법칙이나 현상을 수식화하는 3단계 역학이다.

② 실제로 나타난 결과와 수식화된 이론을 비교 · 검토함으로써 그 타당성을 검정하거나 요인들의 상호 관계를 수리적으로 규명해내는 역학이다.

③ 감염병의 발생이나 유행을 예측하는 데 활용한다.

3 메타분석

① 여러 연구에서 얻어진 정량적 결과를 통합하는 통계적 방법이다.

② 정량적 자료의 통합분석이 가능하다면 메타분석을 수행하여 임상적 근거에 대한 결과를 종합하여 제시하게 되고, 자료 통합을 통해 통계적 정밀도를 높이고, 기존 연구결과들이 연구 간에 상이할 때는 결과가 어느 대상에서 일관되게 나타나는지 규명이 가능할 수도 있으며, 드문 질병에 대한 평가가 가능하다는 장점이 있다.

4 작전역학(보건사업 평가연구) 20 경기의료기술, 21 전남보건연구사

① Omran에 의해 처음 소개된 작전역학이란 지역사회 보건 서비스의 운영에 관한 계통적 연구를 의미하며 이 서비스의 향상을 목적으로 하는 것이다.

② KAP 조사(Knowledge, Attitude and Practice Study)라고도 하며, 지역 주민들의 지식, 태도, 실천에 관한 조사로 보건사업의 효과를 평가하는 데 적합한 방법이다.

③ 작전역학에서 다루는 내용

㉠ 보건사업의 효과를 그들의 목적성취여부를 근거로 평가하는 것

㉡ 사업의 운영과정에 관한 연구를 하는 것

㉢ 투입된 예산, 경비, 노력에 대한 결과 혹은 효과를 연구하는 것

㉣ 실사업의 수용 혹은 거부반응의 영향요인을 구명하는 것

㉤ 보건문제해결을 위한 각종 접근방법을 비교 · 평가하는 것

5 이민자 연구 18 경기보건연구사

① 환경과 유전의 상대적인 중요성에 대한 정보를 제공한다.

② 이민 1세대와 2세대의 질병 발생률 차이를 기반으로 환경과 유전적 요인의 질병 발생에 대한 기여도를 비교한다.

제9절 감염병의 유행과 유행조사

1 집단 면역(Herd Immunity)

18 서울 · 전남의료기술 · 경기보건연구사, 23 경기의료기술 · 전북경력경쟁

(1) 개념

① 집단 내 면역력자의 비율, 특정 감염병 전파에 대한 집단의 저항 수준을 나타낸다.

② 홍역, 수두 등과 같이 사람 간에 전파되는 감염병의 유행은 뚜렷한 주기성을 갖고 있으며 이는 집단의 감수성자 비율(즉, 면역이 없는 사람)에 의한 현상

$$\text{집단 면역} = \frac{\text{면역이 있는 사람 수}}{\text{총 인구수}} \times 100(\%)$$

(2) 특성

① 면역을 가진 인구의 비율이 높을 경우, 감염자가 감수성자와 접촉할 수 있는 기회가 적어져 감염재생산수(Reproductive Number)가 적어진다.

② 지역사회 인구 중 면역을 획득한 비율이 어느 정도 되면 그 지역사회는 마치 해당 질병에 면역된 것처럼 유행이 발생하지 않다.

③ 한계밀도: 유행이 일어나는 집단 면역의 한계치

④ 집단 면역 수준이 한계밀도보다 크면 유행을 차단하게 된다.

(3) 집단면역의 조건 23 울산의료기술

① 질병이 전파되는 과정에서 숙주는 하나의 종(species)으로 제한되어야 한다.

② 직접전파에 의한 기전으로 질병 전파가 이루어져야 한다. 만약 병원체의 전파과정에 인간숙주 외에 중간숙주(reservoir)가 존재하면 집단면역은 작동하지 않게 되는데 이는 다른 수단을 이용한 전파가 가능하기 때문이다.

③ 감염 후에 면역형성은 완전해야 한다. 만약 면역이 부분적으로 형성된다면 질병 유행 이후라 하더라도 그 집단 내에서 면역을 가지는 분율은 충분히 크지 못하게 될 것이다.

④ 인구집단 내에서 감염자가 다른 모든 대상자를 접하게 되는 확률이 동일할 때(random mixing) 집단면역은 작용한다. 그러나 만약 감염된 사람이 대상자 중에서 감수성이 있는 일부의 사람들만을 모두 접촉하게 된다면 집단면역은 작동하지 않고 질병 유행은 일어날 것이다.

2 감염재생산

18 경기보건연구사, 20 광주·대전보건연구사, 21 경기7급·충남보건연구사, 22 전북의료기술·충남의료기술·강원보건연구사, 23 충북보건연구사

(1) 기초감염재생산수(Basic Reproduction Number, R0)

모든 인구가 감수성이 있다고 가정할 때 감염성이 있는 환자가 감염 가능 기간 동안 직접 감염시키는 평균 인원 수

$$R0 = \frac{\text{각 감염자가 전파시킨 2차 감염자 수}}{\text{전체 접촉자 수}}$$

$$= \frac{(2+3+1+1+0+2+2+1+2+0+2)}{11} = 1.45$$

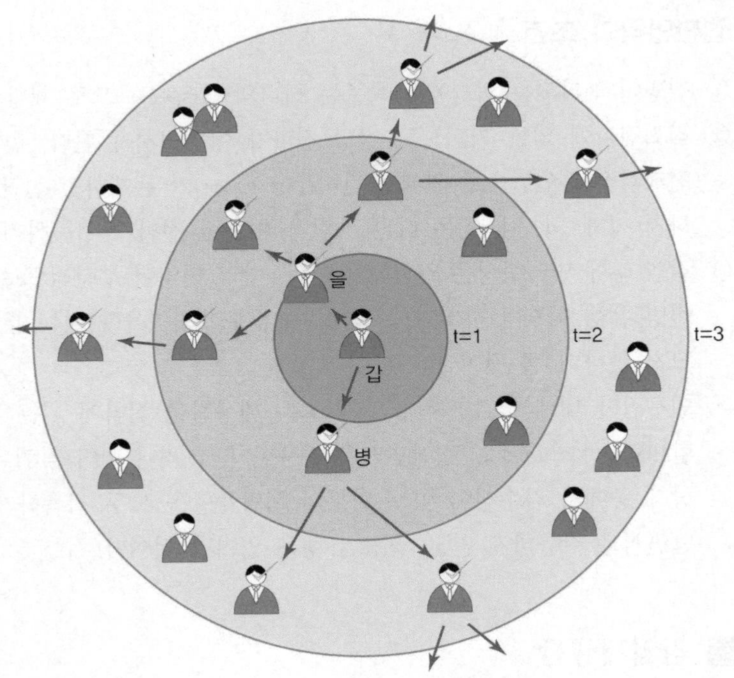

그림 2-7 감염재생산의 기본 개념

(2) 감염재생산수(2단계 감염자 수, R)

① 집단 면역(p)의 비율만큼 환자가 덜 발생한다.

② 2단계 감염자 수(R) = R0 − p × (R0)

(3) 감염재생산수에 따른 질병 유행

① R < 1: 질병의 유행이 일어나지 않고 사라지게 된다.

② R = 1: 풍토병이 된다(지역사회에 일정 수 유지).

③ R > 1: 질병의 유행이 일어난다.

④ 질병 유행이 일어나지 않기 위한 집단 면역의 비율 p

$$R0 - p \times (R0) \leq 1 \rightarrow p \geq \frac{R0 - 1}{R0}$$

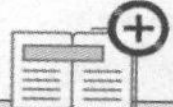

심화 감염재생산수의 결정요인[29] 21 울산의료기술, 22 전남경력경쟁 · 전남의료기술

(1) 감염재생산수(R)는 한 인구집단 내에서 특정 개인으로부터 다른 개인으로 질병이 확대되어 나가는 잠재력이다.

(2) 감염재생산수(R) 결정요인

$$R = \beta \times \kappa \times D$$

① β: 감염원이 감수성자와 1회 접촉 시 감염을 전파시킬 확률
② κ: 단위 시간동안 감염원이 감수성자와 접촉하는 횟수
③ D: 감염원이 감염을 전파시킬 수 있는 기간

(3) R이 1보다 큰 경우 감염병이 유행하므로 위 공식에서 β, κ, D를 효과적으로 줄여서 R을 1보다 적게 하는 것이 주요 관리목표가 된다.

(4) β는 질병의 특성과 전파방법에 따라 달라진다. 예를 들면 HIV 감염의 경우 성적 접촉인 경우는 0.1보다 작지만, 수혈에 의한 경우는 1.0에 가깝다. 감염병의 관리원칙 중 많은 경우는 β를 감소시키는 것이다. **예** HIV나 성병관리에서 콘돔 사용

(5) κ도 질병에 따라 다르게 나타나는 특성이다. 감염병 유행 관리방법 중 격리나 검역은 이 κ를 감소시키는 전략이다.

(6) D는 질병별로 감염가능 기간이 정해져있는 것이 보통이고 질병에 따라서는 항생제로 치료를 하는 경우 감염전파 기간이 줄어들기도 한다. 이때는 감염병을 치료하는 것(이차 예방)이 곧 감염병을 예방하는 것(일차 예방)의 효과도 갖게 된다.

3 감염병 유행조사

(1) 질병 유행의 정의(미국보건협회)

① 주어진 인구 집단(지역사회)에서
② 비교적 짧은 기간에(상대적인 개념으로)
③ 임상적 특성이 비슷한 증후군이(원인이 동일하다는 가정)
④ 통상적으로 기대했던 수(토착성 발생 수준) 이상으로 발생하는 것

(2) 유행조사

질병 유행의 대상 및 유행 규모를 파악하고 그 원인을 밝혀 필요한 조치를 수행하여 유행을 종식시키고, 유행의 재발 예방을 위한 대책 수립에 활용하기 위해 수행되는 모든 활동

29) 대한예방의학회, 예방의학과 공중보건학(제4판), 계축문화사, 2021, p.374.

4 유행조사의 기본 단계 19 경북보건연구사, 20 서울, 21 광주, 23 충북보건연구사

(1) 1단계: 유행의 확인과 크기 측정

① 환자 또는 의심되는 사례의 발생을 정확하게 파악한다.

② 비슷한 질환군이 발생되더라도 이들이 동일질환인지를 확인한다. 초기에는 어떤 질병인지 알기 어렵기 때문에 초기 환자들의 면담을 통해서 해당 유행의 사례정의(case definition)를 내린다.

③ 환자 수가 결정되었으면 유행인지 아닌지를 판단한다.

(2) 2단계: 유행 질환의 기술역학적 분석

① 자료원으로 감염병신고서, 사망진단서, 병원입원 및 외래환자의 의무기록과 병리검사기록, 학교나 산업장의 병결기록 등을 이용한다.

② 유행 질환의 시간적 특성, 지역적 특성, 인적 특성에 따라 역학적인 특성을 파악한다.

③ 유행의 시간적 특성에 대한 기술

㉠ 유행곡선(Epidemic Curve)의 작성

㉡ 유행곡선: 유행을 시간에 따라 기술하는 방법으로 시간(날짜)을 X축으로 하고 신환자 수를 Y축으로 표시한 그림

④ 유행의 공간적 특성에 대한 기술

㉠ 점지도: 사례의 분포를 지리적 특성에 따라 표시한 지도

㉡ 감염원 및 감염경로에 대한 정보 제공

⑤ 유행의 인적 특성에 따른 기술

㉠ 성별, 연령별, 사회 · 경제 상태별, 직업별 발생률을 비교하는 것

㉡ 연구 대상 질환과 목적에 따라 적절한 특성을 사용하여 비교

(3) 3단계: 유행 원인에 대한 가설 설정

기술역학적 연구를 토대로 가능성이 높은 병원체, 병원소, 감염원, 전파 양식 등에 대한 가설을 세운다.

(4) 4단계: 분석역학적 연구를 통한 가설 검정

조사 방법으로 후향적 코호트 연구, 환자-대조군 연구를 사용한다.

(5) 5단계: 예방 대책 수립과 보고서 작성

Tip

역학조사 수행 5단계
(1) 집단 발병 여부 조사(과거 발생 양상 비교)
(2) 자료 수집(기술역학)
(3) 가설 설정
(4) 가설 검정(분석역학)
(5) 관리 및 예방 대책 지시

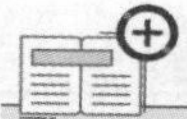

심화 유행곡선 21 광주, 23 경기보건연구사

(1) 유행곡선의 작성

① 유행곡선은 시간(날짜)을 X축으로 하고 환자 수를 Y축으로 표시한 그림을 말한다. Y축에 들어가는 환자는 반드시 해당 시간에 새로 발생한 환자(신환자)여야 한다.

② 유행곡선을 분석하면 이 유행의 단초가 된 공동 노출일을 추산할 수 있을 뿐 아니라, 전파 양식이나 2, 3차 유행의 여부를 확인할 수 있다.

(2) 유행곡선의 이용

① 해당 질병의 잠복기 분포, 최단 잠복기와 평균잠복기, 최장 잠복기 확인

② 잠복기 분포를 이용하여 병원체 종류 추정

③ 잠복기 분포를 이용하여 공동노출일이 언제인지 추산

④ 전파 양식 추정(공동 매개 전파, 사람 간 전파 등)

⑤ 단일 노출인지 다중 노출인지 파악

⑥ 2차나 3차 유행여부 확인

⑦ 유행규모 파악

⑧ 향후 유행의 진행 여부와 규모 예측

(3) 유행곡선의 종류

① Unimodal curve(단일봉 유행곡선)

㉠ 공동 오염원에 감수성 있는 사람들이 동시에 노출되었음을 의미한다. 이런 경우를 공동 오염원 단일노출에 의한 유행(point source epidemic)이라고 한다.

㉡ 첫 발생 환자와 마지막 환자발생과의 거리는 최장잠복기간과 최단 잠복기간의 차이이다.

㉢ 대개 정규분포곡선으로 나타난다.

㉣ 예: 식중독(오른쪽 꼬리가 긴 대수정규분포)

㉤ 처치: 대민홍보, 개인위생 강조

㉥ 단일봉이지만 봉우리가 고원(plateau)을 형성하고 잠복기가 알려진 것보다 긴 경우: 오염된 감염원이 제거되지 않아 여러 번에 걸쳐 지속적으로 유행을 일으키는 경우에 나타남

② Multimodal curve(다봉형 유행곡선)

㉠ 봉우리가 1개가 아니고 여러 개인 경우

㉡ 그 중에 흔한 것이 노출이 지속적으로 이루어지지 않고 간헐적으로 이루어져서 유행이 일어나는 것을 반복하는 것이다.

㉢ Bimodal curve(이봉형 유행곡선): 봉우리가 두 개인 경우로 first peak는 Unimodal curve와 같고 second peak는 이차감염을 의미한다.

③ Propagated curve(증식형 유행곡선)

㉠ 사람 간 접촉(사람에서 사람)으로 연쇄성 전파가 일어나는 유행의 모습으로 불규칙한 봉우리 크기와 비교적 일정한 봉우리 간격을 특징으로 한다.

㉡ 특히, 비말로 감염되는 호흡기감염병의 경우 그대로 유행을 두면 점차 유행곡선의 봉우리가 커지는 전형적인 증식형 유행곡선을 보인다.

❖ 단일봉 곡선

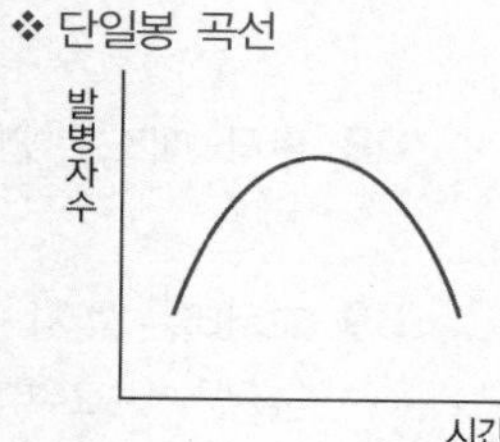

❖ 다봉형 곡선

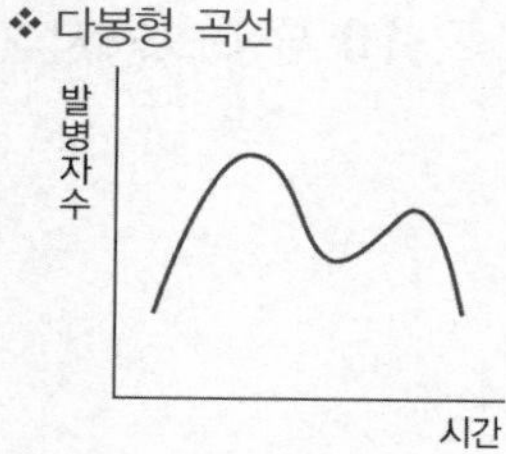

❖ 증식형 곡선

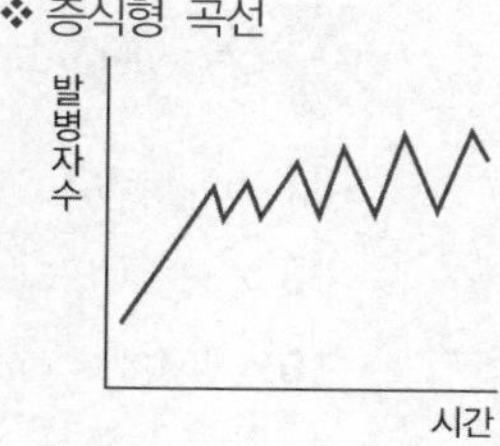

OX QUIZ

Check

01 역학의 대상은 인구 집단이며 가장 궁극적인 목적은 질병의 예방 및 근절이다. O X

02 역학적 삼각형 모형은 생태학적 모형 중 현재까지 가장 널리 사용되어 온 모형이며 질병의 다요인설을 주장하는 모형이다. O X

03 수레바퀴 모형의 핵심에는 유전적 소인을 가진 숙주가 있다. O X

04 인과관계를 판단하기 위한 기준으로 가장 전제가 되어야 하는 것은 연관성의 강도이다. O X

05 연구에 참여한 일부 대상자가 특정 조사항목에 응답하지 않아 대상에서 제외되는 것으로 인해 발생하는 편견은 정보 바이어스에 해당한다. O X

06 기술역학의 주요 3가지 변수는 인적 변수, 시간적 변수, 지리적 변수이다. O X

07 질병의 자연사나 규모를 모를 때 시행할 수 있는 첫 번째 연구설계로 적절한 것은 단면 연구이다. O X

08 환자-대조군 연구는 위험요인에 노출이 드문 경우 수행하기 어렵다. O X

09 교차비는 환자-대조군 연구에서 질병과 요인의 연관성 확인을 위한 지표이며, 질병발생 빈도가 높으면 비교위험도의 값과 거의 같다. O X

10 유행조사에서 가장 먼저 시행해야 하는 것은 질병의 시간적 특성을 확인하는 것이다. O X

OX Answer

01 O **02** O **03** O **04** X [연관성의 강도 → 시간적 선후관계]
05 X [정보 바이어스 → 선택 바이어스] **06** O **07** O **08** O **09** X [높으면 → 낮으면]
10 X [시간적 특성 → 유행여부의 확인]

Chapter 02 보건통계

제1절 보건통계의 이해

학습 길라잡이
- 보건통계의 이용 범위
- 보건통계 조사 방법
- 주요 보건통계 지표

1 보건통계의 개념

(1) 정의

인간 집단의 생명, 건강 및 증식 등에 관련되는 생물학적 현상인 출생, 사망, 질병, 혼인, 이혼과 이러한 현상을 일으키는 인구의 특성을 연구하며 이에 영향을 미치는 영향요인까지 연구하는 학문

(2) 목적

① 보건사업 결과의 평가, 지역사회주민의 건강지수 결정
② 보건사업 우선순위 결정, 보건행정 활동의 자료 제공
③ 보건사업 필요성 강조, 보건사업의 성패 평가
④ 보건사업 입법을 촉구하는 자료

(3) 자료원

① 인구주택 총조사 자료
② 출생, 사망, 결혼, 이혼 등의 법적 신고 자료
③ 법정 전염병의 신고 및 조사 자료
④ 병원, 보건소, 학교, 사업체 등의 의무 기록이나 신체검사 기록
⑤ 각종 연구자의 연구 결과나 실태 조사 등을 보건통계의 자료원으로 활용
예 건강조사, 영양조사, 의료기관 이용 실태 조사 등

2 보건통계의 조건 및 이용 범위

(1) 보건통계의 조건

① 이용가능성(Availability): 보건통계 지표는 국가 보건통계 체계 등을 통해 주기적으로 생산되고 발표됨으로써 복잡한 과정이나 조사 없이도 필요한 지표를 이용할 수 있어야 한다.
② 일반화(Universality): 보건통계 지표는 일반적으로 모든 인구 집단에 적용이 가능해야 하며, 특정 집단인 경우에는 적용 가능한 대상 집단을 제시하여야 한다.

③ **수용성**(Acceptance): 보건통계 지표는 그 개발 방법과 결과의 해석이 쉽게 이해될 수 있어야 한다.

④ **재현성**(Reproducibility): 동일한 대상과 현상은 다른 누가 측정하더라도 동일한 결과가 나와야 한다. 그리고 국제 간, 지역 간 비교가 가능하도록 산출하는 방법이 동일한 것이어야 한다.

⑤ **특이성**(Specificity): 측정하고자 하는 현상이나 현상의 변화만을 반영하여야 한다.

⑥ **민감성**(Sensitivity): 측정하고자 하는 현상의 변화를 민감하게 반영하여야 한다.

⑦ **정확성**(Validity): 측정하고자 하는 대상 · 현상을 정확하고 타당도 있게 나타내야 한다.

(2) 보건통계의 이용

① 지역사회의 건강 수준을 알려준다.
② 지역사회의 주민의 질병 양상을 알려준다.
③ 지역사회의 특정 보건 문제를 알려준다.
④ 지역사회 보건사업의 우선순위를 정하는 데 도움을 준다.
⑤ 지역사회 보건사업의 방향 제시와 사업 조정에 도움을 준다.
⑥ 보건관계법규 제정 등에 도움을 준다.
⑦ 보건사업에 관한 행정 기준을 설정하는 데 도움을 준다.
⑧ 지역사회의 의료 요구도 판단에 도움을 준다.
⑨ 보건사업 평가에 도움을 준다.
⑩ 보건사업을 위한 지역사회의 협조를 구하는 데 도움을 준다.

제2절 보건통계 조사방법

1 보건통계 조사 방법

(1) 모집단과 변수

① **모집단**: 관심의 대상이 되는 모든 개체의 집합
② **표본**: 조사 대상으로 채택한 모집단의 일부
③ **변수**: 모집단의 현상을 이해하기 위해 연구자가 조사한 모집단의 특성
④ **모수**: 평균, 분산, 표준편차, 분율 등과 같이 모집단의 특성을 나타내는 값

(2) 전수조사

① 모집단 전체를 대상으로 통계 자료를 수집하는 조사

② 인구 및 주택 조사 센서스, 농업 총조사, 사업체 총조사 등

③ 목적: 정책 결정의 중요한 기초 자료로 사용, 다른 표본조사의 기초 자료로 활용

④ 전수조사의 어려운 점

㉠ 엄청난 조사 비용 및 시간 소요

㉡ 숙련된 많은 조사원 필요

㉢ 조사 자료의 중복, 누락, 소실 등의 문제로 비표본오차 증가

(3) 표본조사 21 울산보건연구사

① 전체 모집단 중 일부의 부분집단을 과학적인 추출 방법에 따라 추출하여 그 추출된 일부분을 대상으로 조사하여 얻어진 정보를 토대로 전체 모집단에 대한 특성을 추정하는 것이다.

② 적절히 추출된 표본은 모집단을 대표할 수 있다.

③ 표본조사에서 표본오차는 수학적으로 추정 가능하다.

④ 표본조사의 장점

㉠ 경제성: 실제 조사에 비해 비용과 노력이 적게 소요되며 조사 결과의 집계, 자료 처리 등의 비용과 노력이 적게 소요됨

㉡ 신속성: 전수조사에 비해 자료 수집과 처리 면에서 신속함

㉢ 심도 있는 조사 가능: 경제적 · 시간적 제약으로 전수조사에서 불가능한 복잡한 조사가 가능함

㉣ 조사의 정확성

- 조사원에 대한 관리를 통해 비표본오차를 줄일 수 있음
- 전수조사에 비해 자료의 규모가 작아서 자료의 입력, 처리 과정 등에서 오류를 줄일 수 있음

㉤ 숙명적 필요성: 제품의 파괴검사와 같이 전수조사가 불가능한 경우

❖ 표본오차와 비표본오차

(1) **표본오차**: 표본의 특정치에서 모집단의 특정치를 추정하는 과정에서 발생하는 오차로 표본조사에서 발생한다.

(2) **비표본오차**: 조사 과정과 집계 과정에서 발생하는 오차이다.

2 표본추출 방법

15 경기 · 서울보건연구사, 16 충북보건연구사, 17 서울 · 서울의료기술, 19 서울 · 충북 · 인천 · 전북의료기술, 20 서울 · 경북 · 대구 · 경기의료기술 · 전남의료기술 · 경기보건연구사 · 서울보건연구사 · 인천보건연구사, 21 경기의료기술 · 강원 · 울산 · 서울보건연구사 · 대전보건연구사, 22 충남의료기술 · 전남경력경쟁 · 대전보건연구사, 23 경기의료기술 · 경북의료기술 · 전북경력경쟁 · 충남의료기술, 24 전북의료기술

확률표본추출과 비확률표본추출로 구분한다. 확률표본추출은 조사자의 의도가 표본추출 과정에 개입되지 않고, 모집단에 속해 있는 대상으로부터 사전에 정해진 표본추출 확률에 따라 무작위로 표본을 추출한다.

(1) 단순무작위추출(Simple Random Sampling)

① 모집단의 모든 구성원의 표본추출 확률을 똑같게 해주는 방법이다.

② 가장 단순한 확률표본추출법으로 소규모 조사나 예비 조사에서 주로 사용된다.

③ 대상자 전체에 일련번호를 부여하고 난수표나 컴퓨터를 이용하여 필요한 표본 수만큼 난수를 생성한 다음, 생성된 난수에 해당하는 일련번호를 가진 사람을 표본으로 산정한다.

(2) 층화무작위추출(Stratified Random Sampling)

① 모집단을 성, 나이 등과 같이 조사결과에 크게 영향을 주는 변수를 기준으로 적절한 수의 층(strata)으로 먼저 층화하고 각 층에서 추출할 표본수를 결정한 뒤, 층별로 단순무작위표본추출법에 따라 표본을 추출한다.

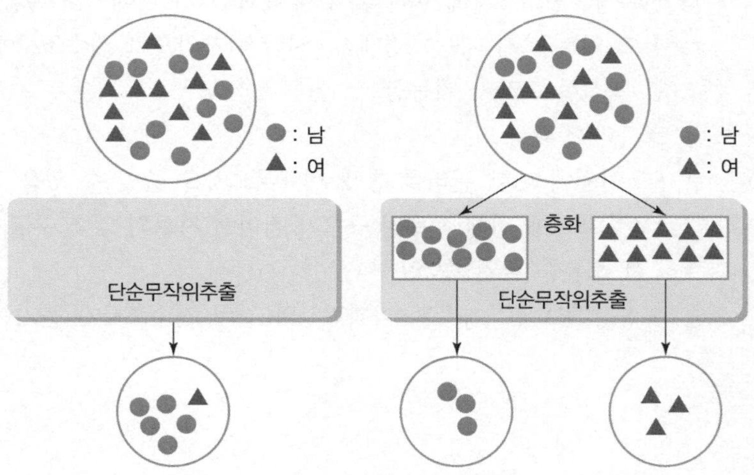

그림 2-8 단순무작위추출과 층화무작위추출의 비교

② **비례층화추출**: 각 층으로부터 단순무작위추출을 할 때 표본의 크기를 각 층의 크기에 따라 비례적으로 추출하는 것

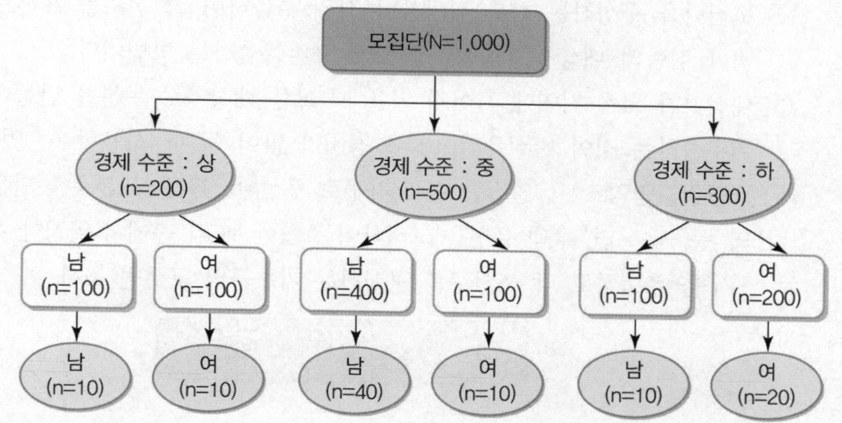

그림 2-9 비례층화추출의 예

③ **비비례층화추출**: 각 층의 크기와 무관하게 표본을 추출하는 것

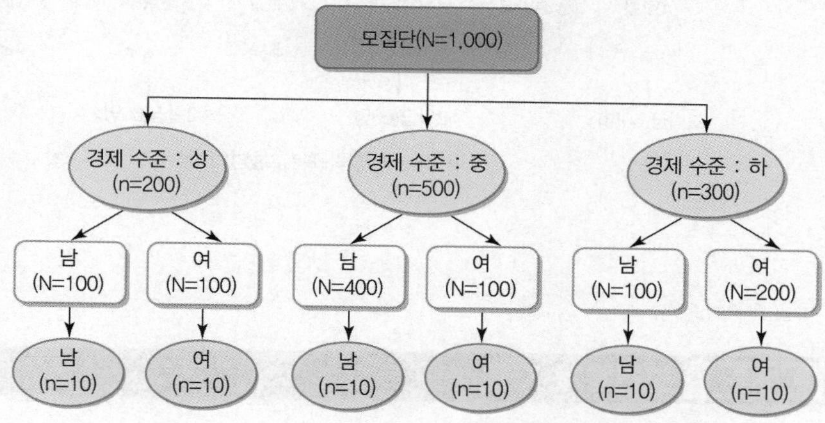

그림 2-10 비비례층화추출의 예

(3) 계통추출법(Systematic Sampling)

① 모집단의 목록이 잘 정리된 경우 일정한 간격으로 표본을 추출하는 방법이다.

- 모집단 N개에 일련번호를 부여하고 표본추출 간격을 정한 후
- 단순확률추출법에 의하여 최초의 표본(A)을 뽑은 다음
- 여기에 추출 간격(K)을 더하여 n개의 표본이 될 때까지 추출하는 방법
- 표본 N개는 A, A + K, A + 2K, A + 3K, ……

② 모집단의 목록이 무작위가 아니고, 일정한 경향성, 주기성을 지니는 경우 대표성을 훼손할 수 있으므로 표본을 선정한 뒤 경향성 여부를 검토해야 한다.

(4) 집락표본추출(Cluster Sampling)

① 표본추출 단위가 개인이 아닌 집락인 표본추출법이다.

② 모집단을 구성하는 하부 집락을 무작위 추출하여 그 전수를 표본으로 하거나 집락의 대상자 중 일부를 다시 표본추출하는 방법이다.

③ 대상자가 넓은 지역에 흩어져 있을 때 모든 대상자로 목록을 만들어 무작위추출하는 것이 비실용적이거나 경비가 많이 들 때 사용할 수 있다.

④ 국민건강영양조사: 일정한 수의 가구로 구성된 집락을 표본추출 단위로 지역, 동·읍·면, 주택 유형을 고려하여 층화한 뒤 각 층에서 일정한 수의 조사구를 추출하고 각 조사구를 구성하는 가구들의 구성원 조사

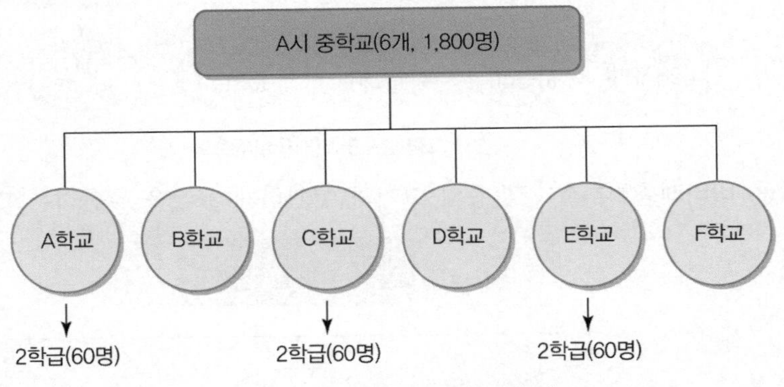

그림 2-11 집락표본추출법의 예

제3절 보건통계 자료

1 측정척도

15 경남·서울보건연구사, 16 경기의료기술, 17 경기·부산의료기술, 18 복지부, 19 인천의료기술, 20 대전·울산의료기술, 21 복지부·서울보건연구사

척도(Scale)란 조사 대상의 특성을 숫자나 기호로 표시한 것으로 변수의 값은 척도로써 측정한 내용을 수량적으로 표시한 것

(1) 명목척도(Nominal Scale)

① 측정 대상자의 특성이나 성질을 상호 배타적인 범주로 나타낸 척도이다.

② 일반적으로 숫자로 표시하기 힘든 자료이지만 통계 분석상 남자=1, 여자=2와 같이 숫자로 표시한다.

예 성별, 혈액형, 종교, 결혼상태, 거주지역 등

(2) 서열척도(Ordinal Scale)

① 측정 대상자가 가지고 있는 어떤 특성의 상대적 크기에 따라 나타낸 순서이다.

② 측정값 간의 산술적인 관계는 같다 혹은 다르다와 크다 혹은 작다의 관계가 성립한다.

예 좋음, 보통, 나쁨 / 상, 중, 하/ 아주만족, 조금만족, 만족, 조금불만, 아주불만 등 암의 병기를 1기, 2기, 3기로 분류하는 것, 반 석차 등

(3) 간격척도(등간척도, 구간척도, Interval Scale)

① 대상 자료의 범주나 대소 관계는 물론 동일한 간격의 척도로서 간격의 차이까지 설명 가능하다.

② 등간척도에 서 '0'은 단지 임의의 기준점일 뿐 어떤 특성이 존재하지 않다는 것을 의미하지 않는다. 즉, 절대기준인 '0'이 존재하지 않는다.

예 온도, 체온, 지능지수, 물가지수, 시력, 여성복사이즈, 위도, 경도 등

③ 측정값 간의 더하기와 빼기만 가능하며 곱하기와 나누기는 불가능하다.

(4) 비척도(비율척도, Ratio Scale)

① 4종류의 척도 중 가장 높은 수준의 척도이다.

② 명목척도, 서열척도, 등간척도가 가지고 있어 두 측정값간의 순위, 간격의 크기뿐 아니라 비율도 계산이 가능하다.

③ 비율척도로 측정한 값으로는 가감승제의 모든 연산이 가능하다. 따라서 한 측정값이 다른 측정값의 몇 배가 되는지를 알 수 있다.

예 연령, 수입, 혈압, 맥박, 체중, 키 등

> 1. 귀하의 나이는 몇 세입니까? ________세
> 2. 귀하의 기말고사 수학 점수는? ________점

표 2-3 변수의 측정 수준에 따른 분류

변수 형태		내용	예
질적 변수 (범주형)	명목 변수	특성을 이름으로 구별하는 변수	성별(남, 여)
	서열 변수	특성의 상대적 크기에 따라 순서로서 구분할 수 있는 변수	경제적 수준(상, 중, 하) 교육 수준(초졸, 중졸, 고졸, 대졸)
양적 변수 (연속형)	간격 변수	특성의 양에 따른 차이를 수량화할 수 있는 변수	온도(체온), 지능지수
	비율 변수	특성의 값에 대해 몇 배의 관계가 있는가를 수량화할 수 있는 변수	키, 체중

심화 4가지 척도의 특징[30)]

	상호 배타적 특성	등급, 순위 명시	구간이 명시	가감 가능	가감 승제 가능	절대 영점	비연속적 성격	평균 (표준편차)	통계 검정
명목 척도	○						○		비모수 검정
서열 척도	○	○					○		비모수 검정
등간 척도	○	○	○	○				○	모수 검정
비율 척도	○	○	○	○	○	○		○	모수 검정

2 대푯값 17 울산의료기술, 20 충남·경기의료기술, 21 경기의료기술·대구의료기술, 22 전남경력경쟁

한 집단의 분포를 기술하는 대표적인 수치이다.

(1) 평균치(Mean)

① 한 집단에 속하는 모든 측정치의 합을 사례의 수로 나눈 것

② 자료의 값 중에 매우 크거나 매우 작은 값 같은 극단적인 값이 있는 경우 그 영향을 많이 받는다.

③ 종류

㉠ 산술평균: 측정치의 합을 사례의 수로 나눈 것

㉡ 기하평균: 측정치를 모두 곱하여 제곱근을 구하는 것으로 분포가 비대칭인 대수정규분포를 하고 있을 때 산술평균보다 기하평균이 중앙경향을 잘 나타냄

㉢ 조화평균: 측정치의 전체 개수를 각 측정값의 역수의 합으로 나누어 계산한 값으로 조화평균의 역수는 각 측정값의 역수에 대한 산술평균과 같음

(2) 중위수(Median, 중앙값)

① 주어진 자료를 크기순으로 배열한 경우 가운데 위치하는 값을 의미한다.

② 측정값의 분포가 한 쪽으로 치우쳐 있을 때 대푯값으로 자주 사용되는 집중경향치이다.

30) 손애리, SPSS를 활용한 보건통계학, JMK, 2014, p.9.

③ 표본수가 홀수일 때 중앙값은 중간에 위치한 값이고 짝수인 경우에는 중앙에 위치하는 두 값의 산술평균이 중앙값이 된다.

㉠ 정치의 개수가 홀수일 때는 (N+1) / 2

㉡ 측정치의 개수가 짝수일 때는 (N / 2)항과 (N / 2+1)항의 평균값

④ 중앙값은 계산하기 위해서 자료들을 서열화 해야 하기 때문에 서열척도 이상으로 측정된 자료에 사용할 수 있다.

⑤ 관찰값의 분포가 대칭인 경우에는 중앙값과 산술평균은 동일하다.

⑥ 한쪽으로 치우쳐진 분포에 있어서 중앙값은 산술평균에 비해 상대적으로 짧은 꼬리에 위치한다.

⑦ 중앙값은 극단치에 의해 크게 영향을 받지 않는다.

(3) 최빈치(Mode, 최빈값)

① 최빈값은 한 변수의 측정값들 중에서 빈도가 가장 높은 값이다.

② 반드시 분포의 중심 가까이에 있는 것은 아니다. 오히려 극단치일 수도 있다. 그러나 대부분의 분포는 최빈값이 중앙에 위치하는 것이 보통이다.

③ 최빈값은 변수의 측정척도에 관계없이 사용할 수 있다.

④ 자료에 없을수도 있고 두 개 이상일수도 있다.

⑤ 최빈값은 연속형 변수의 분포를 나타내는 데에 산술평균이나 중앙값만큼 자주 사용되지는 않지만, 가장 자주 발생되는 사례나 관찰값을 알고자 할 경우에는 산술평균이나 중앙값보다 최빈값을 사용한다.

(4) 백분위수(percentile), 사분위수(quartile)

① 주어진 자료를 크기 순으로 배열하여 100등분한 값을 백분위수라 한다.

② 측정값 1, 2, 3, 4, 5, 6, 7, 8, 9, 10의 70백분위수의 값은 7이 된다.

③ 사분위수는 분포의 빈도를 4등분했을 때 각 4등분 지점의 값을 말한다.

④ 따라서 중앙값은 2사분위수나 50백분위수와 같다.

3 산포도(dispersion)

15 경남 · 전남, 17 강원 · 경북의료기술 · 강원의료기술, 18 충남의료기술 · 부산, 19 대전 · 인천의료기술, 20 충남, 21 서울보건연구사, 22 경북 · 인천의료기술 · 대전보건연구사, 23 보건직

대표치로서는 자료의 분포를 파악하는 데 충분하지 못하기 때문에 측정치가 중심 위치로부터 얼마나 흩어져 있는가를 나타내주는 산포도가 필요하다. 산포도는 하나의 객관적인 값으로서 한 변수의 측정치들의 분포 상태를 설명하는 값으로 측정치들이 평균을 중심으로 얼마나 밀집되어 있는가, 분산되어 있는가의 정도를 나타낸다.

(1) 범위(Range)

① 한 변수의 측정치들 중 최댓값과 최솟값 사이의 간격이다.
② 최댓값에서 최솟값을 뺀 값

(2) 편차(Deviation)

① 측정치로부터 평균을 뺀 값이다.
② 편차의 합은 항상 '0'

(3) 분산(Variance)

① 측정치들이 평균을 중심으로 얼마나 떨어져 있는가를 표시한 값이다.
② 편차의 제곱을 합하여 평균한 값

(4) 표준편차(Standard Deviation)

① 산포도에서 가장 일반적으로 사용하는 값이다.
② 분산이 편차의 제곱을 사용하는 값이기 때문에 원래의 값에 근접하기 위해 다시 제곱근을 구한 값이다.

(5) 평균편차(Mean Deviation)

① 측정치와 평균치와의 편차에 대한 절댓값의 평균이다.
② 편차의 합은 항상 '0'이 되기 때문에 편차에 절댓값을 사용하여 '0'이 되지 않도록 한 값이다.

Tip

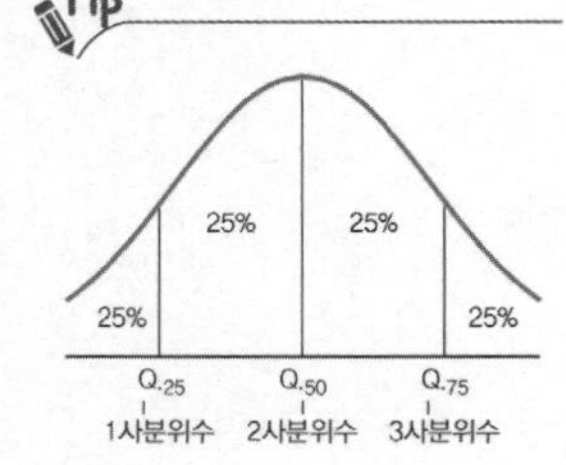

(6) 사분위수범위(interquartile range)

① 백분위수로부터 계산되는 산포도 지수로서 $Q_{.75}-Q_{.25}$로 정의된다.
② $Q_{.75}$는 점수를 크기순으로 나열했을 때 전체의 75%보다 큰 값들 중에서 가장 적은 값으로 삼사분위수라고 하며, $Q_{.25}$는 전체의 25%보다 큰 값 중 제일 작은 값으로서 일사분위수라고 한다.
③ 사분위수범위는 상위 25%에 해당하는 값과 하위 25%에 해당하는 값의 차이를 의미하므로, 범위가 갖고 있는 극단적인 값의 영향을 적게 받는다.

(7) 변이계수(Coefficient of Variance)

① 표본의 산술평균을 100으로 환산할 때 표준편차는 산술평균 100에 대하여 그 크기가 얼마인지 알아보는 것이다.
② 두 개 이상의 산포도를 비교하려고 할 때 사용하는 지수로, 측정치의 크기가 매우 차이가 나거나 서로 다를 때 사용한다.

③ 두 변수의 측정 단위가 같고, 또 산술평균이 같으면 분산이나 표준편차로 산포도의 크기를 비교할 수 있으나, 두 변수의 측정단위가 같아도 산술평균의 차이가 크면 분산이나 표준편차 같은 절대 산포도로는 비교하기 부적절하므로 변이계수를 사용한다.

④ 두 변수의 측정 단위가 다를 때에도 산포도의 크기의 비교에는 변이계수를 사용한다.

⑤ 변이계수 $= \dfrac{\text{표준편차}}{\text{평균치}} \times 100$

⑥ 표준편차가 절대적 산포도라면 변이계수는 상대적 산포도로서 서로 다른 변수들의 산포도 간의 상대적 크기를 비교할 때 사용한다.

4 자료의 표현

(1) 도수분포표

① 개념: 수집된 자료를 배열한 후 알맞은 간격으로 등분하고 각 등분 안에 어떤 정보가 있는지 알기 쉽게 정리한 분포표

② 용어

㉠ 변량(Variation): 자료를 수량으로 나타낸 것

㉡ 계급(Class): 변량을 일정한 간격으로 나눈 각 구간

㉢ 도수(Frequency): 각 계급에 속하는 자료의 수

- 계급의 값: 각 계급의 대푯값으로 그 계급의 중앙값
- 상대도수(Relative Frequency): 각 계급의 도수를 전체 도수로 나눈 값
- 누적도수(Cumulative Frequency): 특정 계급까지의 도수의 합

③ 도수분포표 작성

㉠ 자료를 수집함

㉡ 수집된 자료를 크기대로 순서표를 만듦

㉢ 급의 수를 정함

㉣ 급의 간격을 정함

㉤ 각 급의 도수를 정함

㉥ 표의 제목을 정함

참고 도수분포표: 77명 학생의 성적

계급 구간	도수	누적도수	상대도수
0~19	7	7	.0909
20~39	12	19	.1558
40~59	19	38	.2467
60~79	23	61	.2987
80~100	16	77	.2077
합계	77	–	1.0000

(2) 점선도표

평면 좌표를 이용하여 가로축에 변수의 측정값을 표시하고 세로축에 측정값의 빈도를 점으로 표시한 후 이 점들을 이어 곡선의 모양을 볼 수 있게 하는 도표이다.

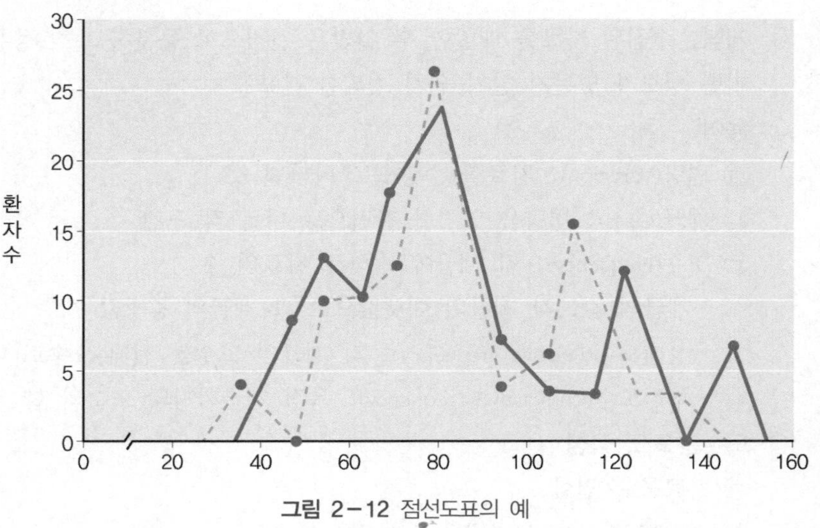

그림 2-12 점선도표의 예

(3) 막대도표

평면 좌표를 이용하여 변수의 측정값을 세로축에 표시하고, 가로축에는 측정값의 빈도의 높이를 막대로 표현한 도표로 가로축과 세로축은 반대가 될 수도 있고 변숫값들의 서열화는 필요 없다.

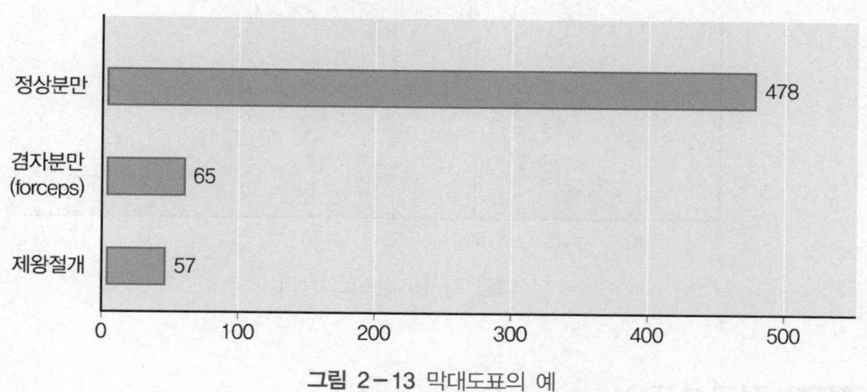

그림 2-13 막대도표의 예

(4) 원도표(pie graph)

원의 중심으로부터 일정 각도 속에 포함되는 면적을 이용하여 변수의 측정값의 크기를 표시하는 도표로서 전체 중의 일부를 표현하는 데 적합하다. 변수값을 서열화 시킬 필요가 없는 명목변수에 주로 이용한다.

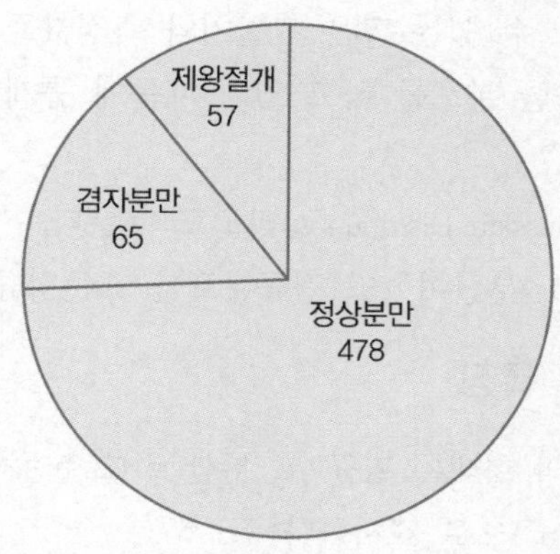

그림 2-14 원도표의 예

(5) 히스토그램(Histogram)

① 간격척도로 측정된 변수를 범주화시켜 각 범주별로 빈도를 비교할 때 작성

② 변숫값이 서열화되어 있기 때문에 막대도표에서처럼 순서가 바뀌어서는 안 되며, 막대들 사이에 간격이 없어야 한다.

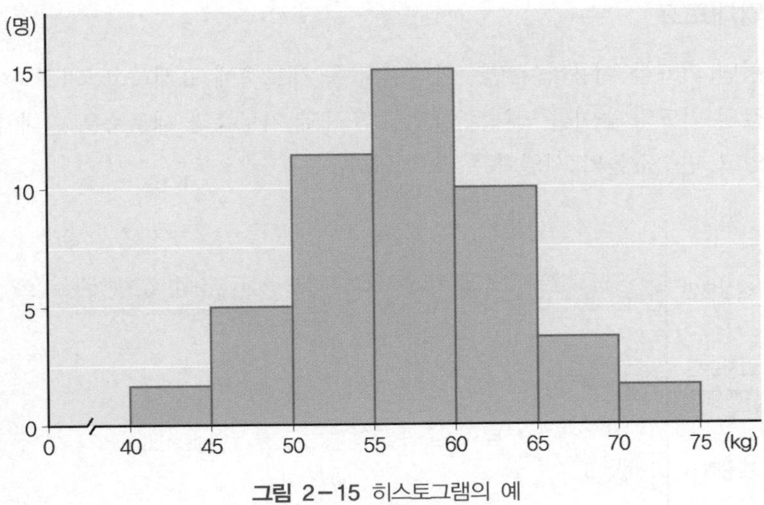

그림 2-15 히스토그램의 예

5 정규분포(Normal Distribution)

16 부산, 17 부산의료기술 · 인천, 20 부산, 21 서울 · 호남권

(1) 개념

① 도수분포를 히스토그램으로 옮겨 평균을 중심으로 좌우가 대칭인 엎어놓은 종의 모양을 하고 있는 분포이다.

② 우리가 관찰할 수 있는 많은 관찰치와 측정값들의 분포가 일반적으로 정규분포와 유사한 분포를 하고 있기 때문에 통계학에서 기본이 되는 중요한 분포이다.

③ 가우스분포(Gaussian Distribution)라고도 부른다.

④ 특히 평균이 0, 분산이 1인 정규분포를 표준정규분포라 한다.

(2) 정규분포곡선의 특징

① 정규분포곡선의 형태는 평균 μ, 분산 σ^2(표준편차 σ)에 따라 그 모양이 결정되며, $N(\mu,\ \sigma^2)$으로 표시한다.

② 좌우대칭으로 평균이 중앙에 있으며 평균 = 중앙값 = 최빈값이 성립되는 분포이다.

③ 전체 면적은 항상 1이다.

④ T 분포는 표본크기가 작을 때 사용하는 분포로 T 분포표는 정규분포보다 중심 부분이 낮다.

⑤ 표준편차가 작은 경우 종의 높이가 높아지며 폭은 좁아진다.

⑥ 곡선이 X축과 맞닿지 않고 좌우로 무한히 뻗어있다.

⑦ 왜도는 0이다.

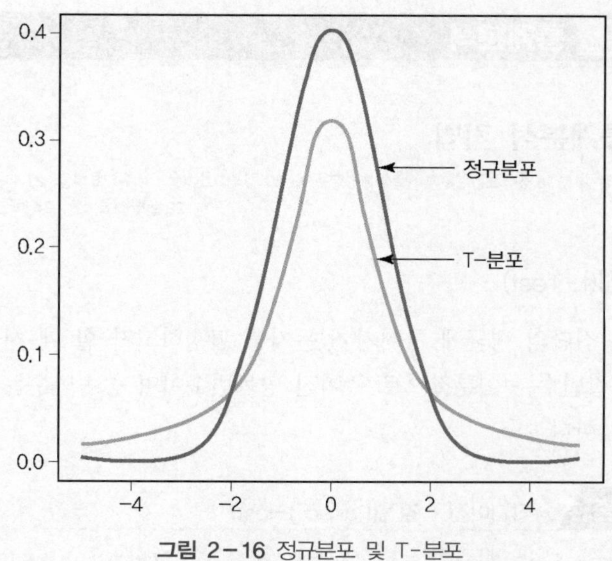

그림 2-16 정규분포 및 T-분포

(3) 평균을 중심으로 표준편차의 범위만큼 면적을 계산하면 다음과 같다.

관측값의 범위	차지하는 면적
$\mu \pm 1\sigma$	약 68.26%
$\mu \pm 2\sigma$	약 95.44%
$\mu \pm 3\sigma$	약 99.73%

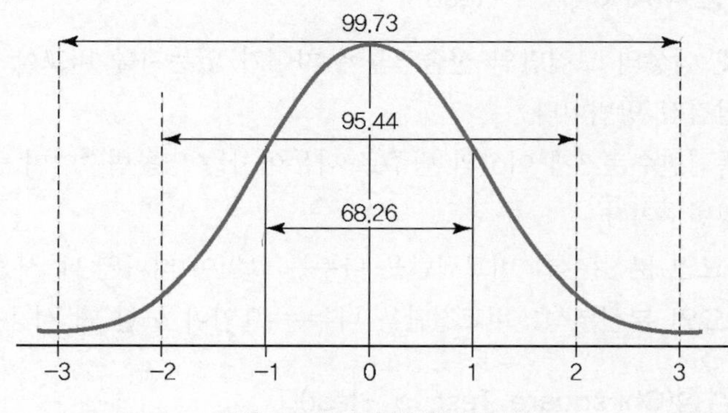

그림 2-17 표준정규분포곡선

제 4 절 통계분석

1 통계분석 기법

15 서울보건연구사, 16 충북보건연구사·울산보건연구사, 20 경북의료기술·제주의료기술, 21 대구의료기술·인천의료기술, 22 울산의료기술, 23 대전의료기술·인천보건연구사

(1) t 검정(t-Test)

① 두 집단의 평균에 차이가 있는지를 판정하고자 할 때 사용하는 방법이다.

② 독립변수는 이분값으로 주어진 명목변수이며 종속변수는 연속형 변수이어야 한다.

보충 짝지어진 t 검정(Paired t-test)

(1) 비교하는 두 그룹이 전후 비교이거나 대상자 특성을 같게 매칭한 비교와 같이 서로 독립적이지 않은 경우 사용한다.

(2) 연구의 예

① 담배 한 개비를 흡연하는 것이 혈압에 얼마나 영향을 미치는지를 분석하고자 한다. 이를 위하여 25명의 흡연 남성에게 담배 1개비를 피우기 전과 후의 혈압을 측정함으로써 흡연으로 변화되는 혈압을 분석한다.

② 성인 50명을 대상으로 오른팔과 왼팔로 측정한 혈압의 차이를 분석한다.

(2) 분산분석(ANOVA, F-test)

① 셋 이상의 모집단의 산술평균에 차이가 있는지를 비교할 때 사용하는 가설검정 방법이다.

② 독립변수는 3개 이상의 범주로 나누어지는 명목변수이며 종속변수는 연속형변수이다.

③ 1요인 분산분석: 비교집단을 나누는 요인이 하나일 때 사용하는 방법이다.

④ 2요인 분산분석: 비교집단을 나누는 요인이 둘일 때 사용하는 방법이다.

(3) x^2 검정(Chi-square Test, x^2-test)

① 독립변수와 종속변수가 모두 명목변수일 때 두 변수 간의 관련성을 알아보는 방법으로 pearson이 제안하였다.

② 멕네마 카이제곱검정(McNemar's x^2test): 짝을 지은 두 표본에서 분포의 차이를 검정할 때 사용한다. [31)]

31) 박종구 외, spss 17.0을 이용한 보건통계학, 계축문화사, 2014, p.116.

(4) 상관분석(Correlation)

① 두 연속변수 간의 관련성의 세기를 검토하는 방법이다.

② 여러 변수들이 어떤 관계를 가지고 있는지를 나타내는 것으로 두 변량 사이에 한쪽이 증가하면 다른 쪽도 증가(또는 감소)하는 경향이 있을 때, 이 두 변량 사이에 상관 관계가 있다고 한다.

(5) 회귀분석(Regression)

① 단순회귀분석(Simple Regression Analysis): 두 연속변수 간의 관계를 수식으로 나타내는 통계적 기법이다.

② 다중회귀분석(Multiple Regression Analysis): 많은 연속변수들 간의 복합적인 관계를 측정하는 수단이다. 여러 요인들과 종속변수와의 복합적인 관계를 수식으로 표현하고 이들 요인들과 종속변수와의 관련성 정도를 측정하는 방법이다.

2 상관계수(Coefficient of Correlation) 17 경기 · 충남, 18 충북

여러 변수들이 어떤 관계를 가지고 있는지를 나타내는 것으로 두 변량 사이에 한쪽이 증가하면 다른 쪽도 증가(또는 감소)하는 경향이 있을 때, 이 두 변량 사이에 상관관계가 있다고 한다.

(1) 상관계수(r)

어떤 모집단에서 2개의 변량에 있어서 한쪽 값이 변함에 따라 다른 한쪽 값이 변하는 정도를 나타내는 값

$$-1 \leq r \leq 1$$

(2) 산점도(scatter plot)

직교 좌표계를 이용해 두 개 변수 간의 관계를 나타내는 방법으로 상관계수를 나타내는 도표이다.

(3) 상관관계

① 양의 상관관계: 데이터의 점들이 오른쪽으로 올라가는 양의 방향

② 음의 상관관계: 데이터의 점들이 오른쪽으로 내려가는 음의 방향

r = 1	r = 0.5	r = 0	r = −0.5	r = −1
절대 양의 상관관계	약한 양의 상관관계	상관관계 없음	약한 음의 상관관계	절대 음의 상관관계

제5절 보건통계 자료원

1 자료의 형태 19 강원, 23 경기의료기술 · 충북보건연구사

① 1차 자료: 특정 목적으로 연구자가 직접 수집한 자료로서 인구 집단을 대상으로 설문조사와 신체계측, 생체시료 검사 등을 시행한 결과를 수집하는 것

② 2차 자료: 연구가 아닌 다른 목적으로 수집되거나 신고 · 보고되고, 조사된 자료 중 연구자가 역학 연구에 활용하는 자료

예 인구자료, 사망자료, 건강보험자료, 병원자료, 감염병 신고자료, 국민건강조사 등

2 자료원

(1) 인구자료

① 국가 또는 지역 간 통계 지표를 비교할 때 연령을 표준화해야 하며, 표준화율을 산출하기 위해 인구자료가 필요하다.

② 통계청의 인구주택 총조사, 행정안전부의 주민등록인구 자료

㉠ 인구주택 총조사: 5년마다 시행

㉡ 주민등록 인구통계: 매월 말일 기준 주민등록부에 등재된 내용

(2) 사망자료 21 대구보건연구사

① 국가 혹은 인구 집단의 사망 수준과 사망 원인을 파악하여 지역사회의 보건 문제를 진단하고, 주요 사망 원인에 대한 가설을 제시하고 연구하여 조기 사망을 예방하기 위한 근거를 제공한다.

② 다른 건강 지표에 비해 비교적 정확하고 완전하므로 지역 간 또는 국가 간 보건 수준 비교와 보건사업의 평가 등에 중요한 자료로 이용한다.

③ 자료원: 사망신고자료

④ 통계청은 질병 분류에 따라 분류한 사망 원인과 사망신고서에 기재된 인구학적 정보들을 통합하여 매년 '사망원인통계보고서'를 발간하였다.
   ㉠ 양적 특성 지표: 일반사망률, 연령별 특수사망률, 영아사망률
   ㉡ 질적 특성 지표: 질병별 특수사망률, 원인별 특수사망률 등
⑤ 장단점: 다른 이차 자료원보다 완전성이 높으나 사망신고서에 기재되는 사망원인이 부정확할 수 있다.

(3) 상병자료 22 서울보건연구사

① 대상 집단의 상병 전반에 관한 자료로 사망자료보다 많은 정보를 제공한다.
② 자료원: 건강보험자료, 직장자료, 병원자료, 신고자료, 등록자료, 건강조사자료

(4) 국민건강영양조사 17 서울, 18 경기보건연구사, 21 전남보건연구사, 22 경남보건연구사

① 우리나라를 대표하는 건강조사로 「국민건강증진법」에 근거하여 실시하는 법정조사이다.
② 목적
   ㉠ '국민건강영양조사'는 국민의 건강 및 영양 상태에 관한 현황 및 추이를 파악하여 정책적 우선 순위를 두어야 할 건강 취약 집단을 선별하고, 보건정책과 사업이 효과적으로 전달되고 있는지를 평가하는 데 필요한 통계를 산출한다.
   ㉡ 세계보건기구(WHO)와 경제협력개발기구(OECD) 등에서 요청하는 흡연, 음주, 신체 활동, 비만 관련 통계자료를 제공하고 있다.
   ㉢ 실시 목적에 따른 세부 목표는 다음과 같다.
      • 국민건강증진 종합계획의 목표 지표 설정 및 평가 근거자료 제출
      • 흡연, 음주, 영양소 섭취, 신체 활동 등 건강위험 행태 모니터링
      • 주요 만성 질환 유병률 및 관리지표(인지율, 치료율, 조절률 등) 모니터링
      • 질병 및 장애에 따른 삶의 질, 활동 제한, 의료 이용 현황 분석
      • 국가 간 비교 가능한 건강 지표 산출
③ 조사 내용: 매년 192개 지역의 25가구를 확률 표본으로 추출하여 만 1세 이상 가구원 약 1만 명을 조사한다. 대상자의 생애주기별 특성에 따라 소아(1~11세), 청소년(12~18세), 성인(19세 이상)으로 나누어, 각기 특성에 맞는 조사 항목을 적용한다.

보충 「국민건강증진법」에 따른 국민건강영양조사

(1) 조사의 주기(법 시행령 19조)
국민건강영양조사는 매년 실시한다.

(2) 조사대상(법 시행령 20조)
① 질병관리청장은 보건복지부장관과 협의하여 매년 구역과 기준을 정하여 선정한 가구 및 그 가구원에 대하여 국민건강영양조사를 실시한다.
② 질병관리청장은 보건복지부장관과 협의하여 노인·임산부등 특히 영양개선이 필요하다고 판단되는 사람에 대해서는 따로 조사기간을 정하여 국민건강영양조사를 실시할 수 있다.
③ 관할 시·도지사는 제1항에 따라 조사대상으로 선정된 가구와 제2항에 따라 조사대상이 된 사람에게 이를 통지해야 한다.

(3) 조사항목(법 시행령 21조)
① 국민건강영양조사는 건강조사와 영양조사로 구분하여 실시한다.
② 건강조사는 국민의 건강 수준을 파악하기 위하여 다음 각 호의 사항에 대하여 실시한다.
1. 가구에 관한 사항
2. 건강상태에 관한 사항
3. 건강행태에 관한 사항
③ 영양조사는 국민의 영양 수준을 파악하기 위하여 다음 각 호의 사항에 대하여 실시한다.
1. 식품섭취에 관한 사항
2. 식생활에 관한 사항

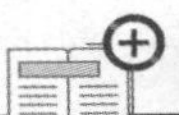

심화 우리나라 국가건강조사[32] 21 전남보건연구사

(1) 국민건강영양조사
① 우리나라를 대표하는 건강조사로 「국민건강증진법」에 근거하여 실시하는 조사이다.
② 이 조사를 통해 우리나라 국민의 건강 및 영양상태에 대한 통계를 생산하여 국민건강증진종합계획의 목표 지표의 평가에 활용하고, WHO와 OECD 등 국제기구에 조사결과를 제공한다.
③ 조사 완료 후 다음 해 11월에 결과를 공표하고, 12월에 해당 홈페이지를 통해 조사결과와 원시자료를 공개한다.
④ 조사대상은 전국 192개 지역 약 1만 명의 만1세 이상 국민이며, 조사내용은 건강설문조사, 검진조사, 영양조사로 구성되어 있다.

32) 대한예방의학회, 예방의학과 공중보건(제4판), 계축문화사, 2021, p.80~81.

(2) 청소년건강행태 온라인조사

① 「국민건강증진법」에 근거하여 실시하는 정부 승인통계조사이며, 2005년부터 매년 우리나라 청소년의 건강위험행태 현황과 수준을 파악하기 위해 전국 중학교 1학년부터 고등학교 3학년까지의 학생, 약 8만명(800개 표본학교)이며, 학년별 한 학급의 학생들을 대상으로 조사하여 시 · 도 단위의 통계를 산출하고 있다.

② 조사내용은 흡연과 음주, 신체활동, 식생활, 비만 및 체중조절, 정신건강, 손상 및 안전의식, 구강건강, 개인위생, 약물, 성행태, 아토피 · 천식, 인터넷중독, 폭력, 건강 형평성, 주관적 건강인지 총 15개 영역이다.

③ 조사결과를 매년 공표하여 청소년 건강증진사업 기획 및 평가의 근거 자료로 활용되고 있으며, 조사결과와 원시자료는 홈페이지에서 신청을 통해 무료로 공개하고 있다.

(3) 지역사회건강조사 18 대전, 23 대구보건연구사

① 2005년 12월 수립된 「보건분야 지역사회 조사감시체계 구축계획」에 따라 시 · 군 · 구 기초자치단체별로 지역 주민의 건강상태와 건강결정요인에 대한 건강통계를 산출하기 위해 시행하는 단면조사이다.

② 2008년 이후 매년 전국 17개국 시 · 도, 250여개 시 · 군 · 구의 대표 통계를 생산하고 있다.

③ 각 지역을 대표하는 19세 이상 성인 약 900명의 표본을 확률적으로 추출하여 전국적으로 23만여명을 조사하고 있다.

④ 주요 만성질환(암, 뇌혈관질환, 심장질환, 손상 등)의 이환과 의료이용, 건강 관련 건강행태(흡연, 음주, 신체활동, 안전의식 등), 그리고 다양한 건강 문제와 보건의료 이용 상황 등을 표준화된 방법으로 조사하고 있다.

⑤ 이 조사의 결과는 지역보건의료계획 수립 및 평가에 활용하고, 지역의 다른 통계자료들과 통합하여 각종 건강지표를 생산하며 근거 기반의 지역보건사업 활성화에 이바지한다.

(4) 국민구강건강실태조사(아동구강건강실태조사)

① 「구강보건법」에 따라 2000년부터 3년마다 시행하고 있다.

② 조사목적은 대표성과 신뢰성을 확보한 구강건강지표와 구강보건 행태와 구강보건 의료이용 실태를 파악하여 국가의 체계적인 구강보건 사업목표를 개발하고 사업계획을 수립하며, 사업 우선순위 결정에 필요한 기초자료를 확보한다.

③ 치아 · 보철 · 치주상태, 반점 치아, 구강보건 행태 등의 구강검사와 설문조사를 시행하며 2015년도부터 조사대상을 2개 연령층(5세, 12세)으로 변경하였다.

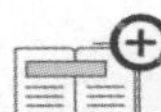

심화 주관적 건강지표, 정신질환과 인지능력 측정 도구[33)]

19 경북보건연구사, 21 충북보건연구사 · 광주보건연구사 · 경남보건연구사, 22 전북의료기술 · 세종보건연구사

1. 삶의 질 지표

(1) EQ-5D(EuroQol five dimensions questionnaire)

① 건강 관련 삶의 질을 측정하는 대표적인 도구이다.

② 자가 평가를 통한 설문지 기재 방식의 도구로 상대적으로 건강상태 표현이 쉽고, 다양한 임상적인 상황에서도 쉽게 사용할 수 있다.

③ 국가 간 비교가 가능하다는 장점도 있다. 현재 국민건강영양조사 및 지역사회건강조사에서 EQ-5D를 활용하고 있다.

④ 문항: 운동능력(이동성, mobility), 자기 관리(self care), 일상활동(usual activities), 통증/불편감(pain/discomfort), 불안/우울(anxiety/depression)

(2) SF-36과 SF12(Medical Outcome Study 36-Item Short Form, 12-Item Short Form)

① 보건정책에 대한 평가, 일반인이나 노동인구를 대상으로 일반적 건강수준을 측정하는 대규모 조사에 널리 사용되는 도구이다.

② 임상연구에서 특정질병의 치료 효과를 측정하거나 동질적인 집단의 구성원의 건강수준 측정에 사용되고 있다.

③ SF-36을 적용한 전, 후 비교를 통해 중재프로그램의 효과 평가할 수 있다.

④ 문항: 신체적 기능, 신체적 역할 제한, 통증, 사회적 기능, 정신건강, 감정 문제로 말미암은 역할 제한, 활력, 일반건강, 건강상태 변화

(3) WHOQOL-BREF(World Health Organization Quality of Life assessment)

① 세계보건기구가 개발한 삶의 질 척도이다.

② 자기보고식 도구로 최근 2주간 주관적으로 느낀 삶의 질을 자가평가하며, 모든 문화권에서 삶의 질을 측정할 수 있다.

③ 문항: 신체건강영역, 심리영역, 사회관계 영역, 환경 영역 등 4개 영역의 24개 문항과 전반적인 삶의 질에 대한 2문항

(4) PWI-SF(Psychosocial Well-being Index-Short Form)

① PWI의 축약형으로서 한국 직장인과 지역사회 인구집단의 사회심리적 스트레스 측정할 수 있도록 번역한 도구이다.

② 인구학적 특성에 따른 정신건강 수준을 비교하고 스트레스 위험요인과 질병위험요인 간의 관련성을 파악하는데, 최근 몇 주간의 육체적, 심리적 상태를 파악하고 스트레스 수준을 평가할 수 있다.

③ 문항: 사회적 역할과 자기신뢰도 8문항, 우울 3문항, 수면장애와 불안 3문항, 일반건강과 생명력 4문항

33) 대한예방의학회, 예방의학과 공중보건(제4판), 계축문화사, 2021, p.108~110.

2. 정신질환과 인지능력 측정도구 23 경북보건연구사

(1) MMPI(Minnesota Multiphasic Personality Inventory)

① 가장 널리 쓰이고 있는 다면적 인성 검사이다.

② 개인의 인성 특징의 비정상성 또는 징후를 객관적으로 측정하기 위한 척도로서 정신과학적 분류를 통해 정신심리학적 상담과 치료에 이용하고, 비정상적인 방향으로 진전될 가능성을 미리 찾아내어 예방하고자 하는 목적을 가지고 있다.

③ 측정하는 10가지 임상척도는 건강염려증, 우울증, 히스테리, 반사회성, 남성 특성과 여성 특성, 편집증, 강박증, 정신분열증, 경조증, 내향성으로 구성되어 있다.

(2) CES-D-K(Center for Epidemiologic Studies Depression Scale Korean version)

① 일반 인구 집단을 대상으로 하는 자기 기입식 우울증 간이 선별도구로 우리말로 번역한 것이다.

② 지난 일주일 동안 경험한 우울을 측정하는데, 문항들이 매우 간결하고 증상의 존재 기간을 기준으로 심각도를 측정하기 때문에 모든 연령층에서 적용 가능하며 역학연구에 적합하다.

③ 특히 지역사회 주민 대상 연구에서 우울증상의 정도를 잘 반영하는 특성이 있어 유병률을 비교하는 데 이용할 수 있다.

(3) MMSE(Mini-Mental State Examination)

① 치매 선별 검사 도구로 인지기능 손상을 간단 · 신속하게 측정할 수 있는 대표적인 검사이다.

② 그러나 치매를 확진하거나 치매의 유형을 구별할 수는 없다.

③ 일반적으로 ㉠ 시간지남력, ㉡ 장소지남력, ㉢ 기억등록, ㉣ 기억회상, ㉤ 주의집중과 계산력, ㉥ 언어능력, ㉦ 실행능력, ㉧ 시공간구성능력, ㉨ 판단과 추상적 사고력 등으로 구성되어 있다.

④ 점수 범위는 0점에서 30점까지이며, 점수가 높을수록 인지기능 정도가 높음을 의미한다.

(4) GDS(Global Deterioration Scale)

① 치매가 의심되는 환자나 인지기능 장애가 의심되는 환자의 임상 양상과 심각도를 평가하도록 제작되었다.

② 주로 기억력과 일상생활기능에 초점이 맞추어진 평가 척도로, 시간에 따른 환자의 단계변화를 파악할 수 있어서 치료의 경과나 예후를 평가할 수 있고, 다른 질환과 감별하는 데에도 이용할 수 있다.

③ GDS는 간편하고, 소요시간이 짧으며, 교육수준, 문화 · 사회 · 경제 수준에 영향받지 않고 사용할 수 있으며, 임상적 특성에 따라 포괄적인 단계를 평가할 수 있어, MMSE를 적용하기 어려운 환자들이나 행동장애가 있을 때에도 이용할 수 있다.

④ 7단계로 분류할 수 있는데, 인지장애의 정도에 따라 ㉠ 인지기능 정상 ㉡ 매우 경미한 인지 장애 ㉢ 경미한 인지 장애, ㉣ 경미한 치매, ㉤ 중등도 치매, ㉥ 비교적 심한 치매, ㉦ 중증 치매로 평가한다. ㉠~㉢은 치매 전 단계, ㉣~㉦은 치매 단계로 분류할 수 있다.

3 질병과 사망 원인의 분류 및 사망진단서

(1) 국제질병분류 체계 23 경북보건연구사

① **국제질병분류**(ICD, International Classification of Diseases): 질병 · 상해 및 사인에 관한 계량적 연구나 국제적 또는 연차적 발생 비교 시 자료의 정확성과 신뢰성 확보를 위해서 UN과 WHO의 지원으로 만들어진다.

② **국제기능장애건강분류**(ICF, International Classification of Functioning, Disability, and Health)

㉠ 기능적 수준과 장애에 기인하는 건강 수준을 분류하기 위해 세계보건기구에서 2001년 개발한 통합적인 분류 틀이다.

㉡ ICF는 ❶ 인체의 구조와 기능, ❷ 활동 수준과 사회활동 참여수준 ❸ 중증도와 환경요인에 대한 추가 정보 등의 세 가지 구성요소를 토대로 만들어졌다.

㉢ ICF에서는 장애의 독립적인 정의와 기준을 제시하지 않는 대신 신체기능 및 구조, 활동, 참여라는 세 가지 측면에서 장애의 전체적인 양상이 포착되는 보다 포괄적인 개념을 제시하였다.

(2) 사망신고서

① **사망신고제도**: 사망신고의 대상은 대한민국 국민으로서 대한민국 영토 내 거주자와 외국에 거주하는 자이고, 신고의무자는 동거하는 친족이나 호주, 동거자, 사망 장소를 관리하는 자

② 사망한 사실을 알게 된 날로부터 1개월 이내에 신고한다.

③ 사망신고서, 사망진단서 또는 사망증명서

④ **사망신고서 내용**

㉠ 신고일자

㉡ 사망자의 주소, 성명과 주민등록번호, 발병 당시 직업, 혼인, 교육 정도

㉢ 사망일자와 장소

㉣ 사망진단자

㉤ 사망 종류 및 사고 발생 장소와 내용

㉥ 사망 원인 발병부터 사망까지 기간

제6절 보건지표

16 인천 · 서울보건연구사 · 경기의료기술, 17 서울 · 광주, 18 경기 · 울산보건연구사, 19 인천, 20 대전 · 서울

1 지표 산출 방법 16 충북보건연구사, 20 광주

(1) 비(ratio)

① 비는 x와 y가 완전히 독립적일 때 한 측정값을 다른 측정값으로 나눈 x/y, 또는 y/x의 형태로 나타내는 지표이다.

② 비는 정량적인 두 가지 수치를 비교하고자 하는 목적으로 사용되며, 비가 1로 표현되는 두 값이 동일한 경우부터 '0'까지 그리고 '무한대'까지 어떠한 값도 가질 수 있다.

③ 역학에서 많이 사용하는 비에는 성비, 모성사망비, 사산비, 비교위험도, 교차비 등이 있다.

④ 영아사망률, 신생아사망률, 주산기사망률은 비(ratio)의 개념이다.

(2) 분율(proportion)

① 분율은 분자가 분모에 포함되는 형태(x/x+y)로 그 값은 0과 1사이에 위치하며, 분모 중 어떤 특성에 대한 규모를 보고자 할 때, 혹은 위험도(risk)(=어떤 특성이 있을 확률값)를 보고자 하는 목적으로 사용된다.

② 흔히 사용하는 것은 백분율(%)이다.

③ 분율의 예로는 시점 유병률, 누적 발생률, 치명률, 민감도, 특이도, 기여위험도 등이 있다.

(3) 율(rate)

① 율은 특정 기간 한 인구집단에서 새롭게 발생한 사건의 빈도를 표현하는 지표로 '0'부터 '무한대'까지의 값을 가질 수 있다.

② 어떤 시점부터 사건 발생까지의 시간동안 집단을 관찰하여 사건 발생 빈도를 계산하고자 할 때, 각 대상들의 관찰시간들과 시간 흐름에 따른 사건 발생 빈도도 서로 다르다면, 평균의 개념을 도입하여야 한다.

③ 율은 시간에 따라 변동되는 특성에 대해 시간당 평균적인 특성을 관찰하고자 하는 목적으로 사용되며, 분자와 분모는 동일 기간이어야 하고, 분모는 어떤 사건을 같이 경험하는 위험집단이어야 한다.

④ 율을 수학적 개념으로 간략하게 정의하면, '단위시간당 평균 빈도(frequency per unit of time)'의 개념이다.

⑤ 율의 예로는 평균발생률, 보통사망률, 성별특수사망률, 연령별특수사망률과 임상적 예로써 심박수(heart rate)를 들 수 있다.

2 사망지표 20 경북, 22 경기의료기술, 23 전북경력경쟁

사망률은 특정 기간에 한정된 인구 집단에서 발생하는 사망 빈도를 측정하는 것으로 일반적으로 사망률 계산 시 사용하는 분모는 일정 기간의 중앙에 해당하는 인구가 된다.

(1) 조사망률(보통사망률, Crude Death Rate)

인구 집단에서 모든 사망 원인에 의한 사망률로, 주어진 기간에 추정되는 중앙 인구의 인구 1,000명(또는 10만 명)당 발생한 사망자 수로 표시되는 비율이다.

$$\text{조사망률} = \frac{\text{일정 기간의 전체 사망자 수}}{\text{일정 기간의 평균(또는 중앙) 인구}} \times 1{,}000$$

(2) 영아사망률(Infant Mortality Rate)

20 경기보건연구사, 21 부산, 22 서울보건연구사, 24 전북의료기술

① 주어진 기간 동안에 출생한 출생아 수 1,000명에 대하여 동일 기간에 발생한 1세 미만의 사망자 수, 기간은 주로 1년을 단위로 한다.

$$\text{영아사망률} = \frac{\text{일정 기간 중 1세 미만의 사망아 수}}{\text{일정 기간의 출생아 수}} \times 1{,}000$$

② 보통사망률에 비해 국가 보건 수준을 나타내는 지표로서 더 큰 의미를 지닌다.

㉠ 연령 구성비의 영향을 받지 않아 통계적 유의성이 큼

㉡ 영아는 환경, 영양, 건강에 대한 위해요소 등 외인성 요소에 매우 민감하게 반응함

(3) 신생아사망률(Neonatal Mortality Rate)

① **신생아**: 생후 28일까지의 영아

② 주어진 기간 동안 출생한 출생아 수 1,000명에 대하여 동일 기간 중 발생한 28일 미만 신생아의 사망자 수

$$\text{신생아사망률} = \frac{\text{일정 기간 중 28일 미만의 사망아 수}}{\text{일정 기간의 출생아 수}} \times 1{,}000$$

③ 신생아기의 사망 원인은 산모 체내에서의 이상이나 유전적 이상 등이 대부분으로 피할 수 없는 원인에 의한 것이며, 이 시기의 사망은 어느 정도 수준에 도달하면 더 이상 낮추기 어려워진다.

(4) 알파인덱스(α - index) 20 경기 · 광주 · 대전, 21 경북 · 울산, 24 경북의료기술

① '신생아 사망에 대한 영아 사망의 비'이다.

② 영아기 사망의 대부분이 피할 수 없는 원인에 의한 신생아 사망이라면, 그 지역사회의 건강 수준은 높다고 할 수 있다.

③ 분모인 신생아는 분자인 영아에 포함되므로 분자의 값이 분모의 값보다 항상 크기 때문에 그 값이 1보다 작을 수 없으며 α - index가 1에 가까워질수록 보건 수준이 높다는 의미이다.

$$\alpha - \text{index} = \frac{\text{영아 사망자 수}}{\text{신생아 사망자 수}}$$

(5) 모성사망비(Maternal Mortality Ratio) 20 광주

① 주어진 연도의 출생아 수에 대한 임신, 분만, 산욕의 합병증에 의한 사망 수의 비(ratio)이다.

② 모성사망비는 영아사망률보다 낮으므로 단위인구를 출생아 100,000명을 기준으로 한다.

③ 모성사망비를 계산할 때 분모는 어떤 연도의 임신한 모든 여성이 되어야 하겠지만, 그 수를 정확히 파악하기가 현실적으로 불가능하므로 출생아 수로 대용한다.

$$\text{모성사망비} = \frac{\text{일정 기간 중 임신, 분만, 산욕의 합병증에 의한 사망자 수}}{\text{일정 기간의 출생아 수}} \times 100{,}000$$

모성사망률 vs 모성사망비

공중보건학, 예방의학에서는 출생아 100,000명당 모성사망자 수를 모성사망률로 표기해왔으나 통계청에서는 같은 지표를 모성사망비로 발표하고 있으며 2021년 개정된 예방의학 교재에서는 모성사망률을 모성사망비로 개정하였다. 2021년까지의 기출문제는 모두 모성사망률의 분모는 출생아수로 출제되었다. 2022년 경기도 의료기술직 시험에서 처음으로 "모성사망비"로 출제되었다.

(6) 주산기사망률(Perinatal Mortality Rate) 21 광주

임신 28주 이상의 사산과 생후 1주 미만의 신생아 사망으로 임신중독, 출생 시 손상, 난산, 조산아, 무산소증 및 저산소증, 조기파수 등이 주요 원인이다.

$$\text{주산기사망률} = \frac{\text{임신 28주 이상의 사산자 수} + \text{1주 미만 신생아 사망자 수}}{\text{일정기간 출산아 수(출생아+주산기 태아 사망)}} \times 1{,}000$$

(7) 유아사망률(1~4세 사망률)

유아(1~4세)의 사망은 보건 수준이 낮은 나라에서 주로 감염증, 영양실조 등이 원인이 되고 있으며, 선진국은 사고가 주원인이 되고 있다.

$$\text{유아사망률} = \frac{\text{일정 기간 1~4세 사망자 수}}{\text{일정 기간 1~4세 인구}} \times 1{,}000$$

(8) 특수사망률(Specific Death Rate) 23 경기보건연구사

주어진 기간에 인구 집단에서 성, 연령, 직업 등의 인구 특성별로 구한 사망률로 성별 사망률, 연령별 사망률 등이 있다.

$$\text{특수사망률} = \frac{\text{일정 기간 해당 집단의 사망자 수}}{\text{일정 기간의 특정 집단의 연평균(또는 중앙) 인구}} \times 100{,}000$$

① **연령별 특수사망률**(Age-specific Death Rate): 특정 연령군에 한정된 사망률
② **사인별 특수사망률**(Cause-specific Death Rate): 주어진 기간에 특정 원인으로 인한 사망자 수

(9) 비례사망지수(PMI, Proportional Mortality Indicator) 21 충북, 23 경북의료기술

① 전체 사망자 수 중 50세 이상의 사망이 차지하는 분율(proportion)이다.

$$\text{비례사망지수} = \frac{\text{그 연도의 50세 이상 사망자 수}}{\text{어떤 연도의 사망자 수}} \times 100$$

② 국가 간 건강수준을 비교할 때 사용하는 대표적인 보건 지표이다.
③ 의미
㉠ PMI가 높은 경우 50세 이상의 인구사망 수가 많다는 의미로 건강수준이 높고 장수인구가 많다고 볼 수 있음
㉡ PMI가 낮은 경우 어린 연령층의 사망이 많다는 의미임

(10) 비례사망률(PMR, Proportional Mortality Rate)

① 전체 사망자 중 특정 원인에 의해 사망한 사람들의 분율(proportion)이다.

$$\text{비례사망률} = \frac{\text{그 연도의 특정 질환에 의한 사망자 수}}{\text{어떤 연도의 사망자 수}} \times 100$$

② 인구집단을 바탕으로 산출한 것이 아니므로 인구집단의 조사망률에 따라 영향을 크게 받기 때문에 특정원인의 사망위험을 비교하는 목적으로 사용해서는 안 된다.
③ 같은 집단에서 사망원인 분포의 경시적 차이를 보거나 동일집단의 층간 사망원인의 차이를 보는 등의 목적으로 사용한다.

(11) 치명률

① 어떤 질병에 이환된 환자 수 중에서 그 질병으로 인한 사망자 수
② 질병의 심각한 정도를 나타낸다.

$$\text{치명률} = \frac{\text{그 질병에 의한 사망자 수}}{\text{특정 질병에 이환된 환자 수}} \times 100$$

(12) 사산율(stillbirth rate)과 사산비(stillbirth ratio)

① 사산율 = $\dfrac{\text{그 연도의 사산수}}{\text{어떤 연도의 정상 출생수와 사산수}} \times 1{,}000$

② 사산비 = $\dfrac{\text{그 연도의 사산수}}{\text{어떤 연도의 정상 출생수}} \times 1{,}000$

3 율의 표준화: 표준화사망률

15 경북 · 서울보건연구사, 20 경기의료기술, 21 울산보건연구사 · 광주

서로 다른 집단의 보건지표를 비교할 때, 역학적 특성이 다른 것을 보정하는 것이다. 인구 집단의 역학적 특성이 서로 다른 집단의 보건지표를 비교할 때, 역학적 특성이 보건지표라는 결과에 영향을 줄 수 있는 요인으로 작용할 수 있기 때문에 보정이 필요하다.

(1) 직접법(직접표준화법)

① 표준인구를 택하여 이 표준인구가 나타내는 연령분포를 비교하고자 하는 군들의 연령별 특수사망률에 적용하는 방법

② 필요 요소: 표준인구 인구 구성, 비교집단의 연령별 특수사망률

③ 표준인구는 두 집단의 인구를 합하여 만들 수 있다. 또한, 국가 간 보건지표를 비교할 때는 세계보건기구가 만든 세계표준인구를 사용할 수도 있고, 해당 국가 전체인구의 연령별 인구수를 사용할 수도 있다.

④ 방법

㉠ 표준인구를 선택한다. 일반적으로 두 지역의 인구를 합하여 표준인구로 만든다.

㉡ 연령별 표준인구에 각 지역의 연령별 사망률을 곱하면 표준인구에서의 기대사망 수가 계산된다.

㉢ 지역별로 연령별 기대사망 수를 합하여 표준인구로 나누면 직접표준화율이 계산된다.

(2) 간접법(간접표준화법)

① 비교하고자 하는 한 군의 연령별 특수사망률을 알 수 없거나, 대상인구수가 너무 적어서 안정된 연령별 특수사망률을 구할 수 없는 경우에 간접법을 사용한다.

② 필요 요소: 표준인구의 연령별 특수사망률, 비교집단의 연령별 인구 구성

③ 표준화사망비(SMR, Standardized Mortality Ratio)를 구하여 계산한다.

$$\text{표준화사망비} = \frac{\text{집단에서 관찰된 총사망수}}{\text{집단의 예상되는 총기대사망수}}$$

④ 방법

㉠ 표준인구의 연령별 사망률을 각 지역(사업장)의 연령별 인구수에 곱하여 기대사망 수를 구한다.

㉡ 표준화사망비를 구한다.

㉢ 표준화사망비에 표준인구의 사망률을 곱하면 간접법에 의한 표준화율이 산출된다.

4 인구재생산지표 16 부산 · 경기의료기술 · 울산보건연구사, 20 부산, 21 서울보건연구사

출생률은 모성과 아동의 건강 영역에서 사용되는 측정 지표이다.

(1) 조출생률(Crude Birth Rate)

① 어떤 연도의 한 인구 집단의 연간 출생아 수를 인구 1,000명당으로 표시한 것으로 비(ratio)이다.

② 가족계획사업의 효과를 판정하는 자료

$$\text{조출생률} = \frac{\text{그 연도의 출생아 수}}{\text{어떤 연도의 연평균(또는 중앙) 인구}} \times 1{,}000$$

(2) 일반출산율(General Fertility Rate)

임신 가능한 연령(15~49세)의 여자 인구 1,000명당 연간 출생아 수를 표시한 것으로 비(ratio)이다.

$$\text{일반출산율} = \frac{\text{그 연도의 출생아 수}}{\text{어떤 연도의 15~49세 여자 연평균(또는 중앙) 인구}} \times 1{,}000$$

(3) 연령별 출산율(Age-specific Fertility Rate)

어떤 연도에서 특정 연령의 여자 인구 1,000명이 출산한 출생아 수를 표시한 것으로 비(ratio)이다.

$$\text{연령별 출산율} = \frac{\text{그 연도의 특정 연령층 여자가 낳은 출생아 수}}{\text{어떤 연도의 특정 연령층 여자의 연평균(또는 중앙) 인구}} \times 1{,}000$$

(4) 재생산 통계 20 광주, 21 대전

생산율은 한 여자가 일생 동안 낳는 아기 중에서 미래의 어머니가 될 여자 아이를 몇 명 낳는가를 표시하는 비율로서 현재의 출생률과 사망률이 그대로 유지된다는 전제하에 다음 세대의 인구가 증가하는가 또는 감소하는가를 고찰하는 데 유용한 지표이다.

① **합계 출산율**(TFR, Total Fertility Rate)

㉠ 한 여자가 일생 동안 평균 몇 명의 자녀를 낳는가를 나타냄

㉡ 국가별 출산력을 비교하는 지표

㉢ 연령별 출산율의 합으로 계산

㉣ 합계출산율 2.1은 대체출산력 수준, 2.1을 밑돌면 저출산국에 해당된다. 합계출산율이 1.3 미만인 국가는 초저출산국가라고 부른다.

② **총재생산율**(GRR, Gross Reproduction Rate)

㉠ 합계 출산율에서 여아의 출산율만 구하는 것

㉡ 한 여자가 일생 동안 몇 명의 여아를 낳는가

㉢ 어머니의 사망률을 무시한 경우

③ **순재생산율**(NRR, Net Reproduction Rate)

㉠ 총재생산율은 여성 모두가 재생산에 참여한다는 가정하에 계산된 것에 반하여 순재생산율은 각 연령에서의 사망률을 고려하여 계산된 재생산율

㉡ 일생 동안 낳은 여아의 수 가운데 출산가능 연령에 도달한 생존 여자의 수만을 나타낸 지표

㉢ 순재생산율 = 1.0: 대체 출산력 수준으로 인구 증감이 없다. 1세대와 2세대 여자 수가 같다.

[1.0 이상: 인구 증가(확대 재생산), 1.0 이하: 인구 감소(축소 재생산)]

5 이환 지표 15 경기의료기술, 17 서울, 18 경기보건연구사, 19 충북, 21 대전

인구 집단에서 질병의 존재 여부, 또는 사건의 위험 수준을 나타내는 값으로 발생률, 유병률, 발병률 등이 있다.

(1) 발생률(Incidence rate) 20 충남

① 개념

㉠ 일정 기간에 한 인구 집단 내에서 어떤 질병 또는 사건이 새롭게 일어난 횟수가 얼마나 되는가를 나타낸다.

㉡ 발생률은 질병의 원인을 찾는 데 중요하게 사용된다.

㉢ 발생률에 변동이 생기면 원인요인의 자연적인 변화, 효과적인 예방프로그램의 적용, 새로운 질병의 발생 등을 생각할 수 있다.

$$발생률 = \frac{일정\ 기간\ 해당\ 지역에서\ 발생한\ 환자\ 수}{지역\ 전체\ 인구} \times 1{,}000$$

② **누적발생률**(CIR, Cumulative Incidence rate)

㉠ 일정 기간에 질병에 걸리는 사람들의 '분율(proportion)'

㉡ 특정한 기간에 한 개인이 질병에 걸릴 확률 또는 위험도를 추정하므로 누적발생률을 보고할 때에는 해당하는 기간을 명확히 표현하는 것이 중요하다.

$$누적발생률 = \frac{일정한\ 지역에서\ 특정한\ 기간\ 내\ 새롭게\ 질병이\ 발생한\ 환자\ 수}{동일한\ 기간\ 내\ 질병이\ 발생할\ 가능성을\ 지닌\ 인구\ 수} \times 1{,}000$$

㉢ 관찰대상자의 관찰 시작부터 특정한 기간까지 계속 관찰하는 것을 가정하고 있으나 실제로는 연구대상자들이 동일 기간에 들어오지 않을 수 있고, 각각 관찰기간이 다를 수도 있다. 분자와 분모의 시간개념이 다를 수 있으므로 분율(proportion)에 해당된다.

③ **평균발생률**(발생밀도, Incidence density)

㉠ 연구대상자의 관찰기간이 다른 것을 고려하고, 가능한 모든 정보를 이용하기 위하여 어떤 일정한 인구집단에서 질병의 순간발생률을 측정하는 것으로 '율(rate)'에 해당한다.

㉡ 분모는 각 개인에서 관찰된 기간의 합(총관찰인시, person-time): 인년(person-year), 인월(person-month), 인주(person-week), 인일(person-day)

$$평균\ 발생률 = \frac{일정한\ 지역에서\ 일정기간\ 내\ 새롭게\ 질병이\ 발생한\ 환자\ 수}{총\ 관찰인년}$$

보충 평균발생률

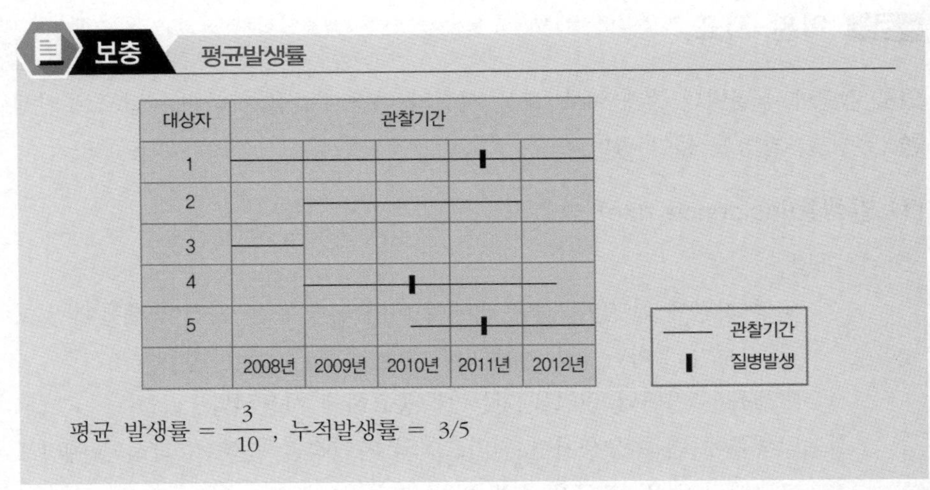

$평균\ 발생률 = \frac{3}{10}$, 누적발생률 = 3/5

(2) 발병률

① **발병률**(Attack rate) 23 경기보건연구사

㉠ 어떤 집단의 한정된 기간에 어떤 질병에 노출 위험이 있는 사람 중 그 질병이 발생한 사람의 분율로 일종의 발생률

㉡ 감염병처럼 짧은 기간에 특별한 유행 또는 사건이 발생할 때 사용

㉢ 발병률은 주로 %로 표시

$$\text{발병률(\%)} = \frac{\text{질병 발병자 수}}{\text{위험에 폭로된 인구수}} \times 100$$

② **이차발병률**(Secondary attack rate) 19 경기의료기술, 20 경북의료기술, 21 경기

㉠ 발단 환자를 가진 가구의 감수성 있는 가구원 중에서 이 병원체의 최장 잠복기 내에 발병하는 환자수로 분율(proportion)이다.

㉡ 감염성 질환에서 그 병원체의 감염력 및 전염력을 간접적으로 측정하는 데 유용하다.

$$\text{이차발병률} = \frac{\text{질병 발병자 수}}{\text{환자와 접촉한 감수성이 있는 사람들의 수 (발단 환자 제외)}} \times 100$$

(3) 유병률(Prevalence rate) 20 경기 · 대구 · 경기보건연구사

일정 시점에 인구 집단에서 질병을 가진 사람들의 수를 측정하는 것으로, 한 시점 또는 특정 기간 중 한 개인이 질병에 걸려 있을 확률의 추정치를 제공한다.

① **시점유병률**

㉠ 한 시점에서의 유병 상태

㉡ 시점유병률을 정기적으로 측정하면 시간 경과에 따라 질병 양상이 어떻게 변화하는지 파악할 수 있다.

㉢ 질병이 아니더라도 고혈압 인지율, 치료율, 조절률 등과 같이 어떤 변화가 있는지 파악할 때에도 사용할 수 있다.

② **기간유병률**

㉠ 어떤 특정한 기간에 어떤 인구 중에서의 질병 상태 표현

㉡ 기간유병률의 분자는 특정 기간이 시작되는 시점에 질병을 가진 사람들과 그 기간에 새롭게 질병이 발생한 사람의 수를 합한 값

$$\text{시점(기간)유병률} = \frac{\text{어느 시점(기간)에 있어서 환자 수}}{\text{한 시점(기간)의 인구수}} \times 1{,}000$$

③ **유병률이 높아지는 경우**: 질병의 독성이 약해지거나, 치료 기술의 발달로 생존 기간이 길어진 경우

2 역학과 보건통계

(4) 발생률과 유병률의 상호 관계 20 인천의료기술 · 광주 · 충북보건연구사, 21 광주

① 유병률은 발생률과 이환 기간의 영향을 받는다.

P ≒ I × D (P: 유병률, I: 발생률, D: 이환 기간)

② 질병의 발생률이 오랜 기간 동안 일정하고 유병 기간이 일정한 상태이며 그 지역사회에서 해당 질병의 유병률이 낮을 경우 P = I × D가 된다. 결핵, 암과 같이 질병의 이환 기간이 비교적 일정하면서 치명률이 높지 않은 만성 질환에서 이런 관계를 볼 수 있다.

③ 급성 감염병에서와 같이 질병이 이환 기간이 아주 짧을 때, 질병의 평균 이환 기간 D는 아주 짧다고 생각할 수 있으므로 P = I이 성립할 수 있다.

④ 발생률과 유병률의 용도

㉠ 발생률
- 급성 질환이나 만성 질환의 질병의 원인을 찾는 연구의 기본적 도구
- 질병 발생의 확률을 직접적으로 나타내는 지표

㉡ 유병률
- 질병관리에 필요한 인력 및 자원 소요의 추정
- 질병퇴치 프로그램의 유용성 평가
- 주민의 치료에 대한 필요 병상 수, 보건기관 수 등의 계획을 수립하는 데 필요한 정보 제공
- 시점유병률을 장기적으로 추적하여 질병 양상의 추이 파악

(5) 이환율

① 일정기간 관찰한 인구에 대한 환자 수를 나타내는 지표

② 발생률과 유병률은 모두 이환율의 일종이라고 볼 수 있다.

③ 보고된 또는 겉으로 나타난 환자 수만을 가지고 질병상태를 설명하고자 할 때 편의상 사용되는 수가 많다.

$$\text{이환율(연간)} = \frac{\text{연간 환자 수}}{\text{연간 인구}} \times 1{,}000$$

6 주요 보건지표

16 경북의료기술 · 울산 · 충남, 17 경기 · 충북, 19 강원, 20 부산 · 경북보건연구사, 21 강원 · 충남

(1) WHO 3대 보건(건강) 지표

① **평균수명**: 0세의 평균 여명

② **비례사망지수**(PMI): (50세 이상 사망자 수 / 총 사망자 수) × 100

③ **조사망률**(보통사망률): (연간 사망자 수 / 중앙 인구) × 1,000

(2) 국가 간(지역 간) 3대 보건(건강) 지표

① 영아사망률

② 비례사망지수

③ 평균수명

(3) 생명표(Life Table) 16 경기, 17 서울, 20 경기 · 광주 · 울산의료기술, 23 충북보건연구사

① 생명표(生命表), 사망표(死亡表), 사망생존표(死亡生存表) 또는 사망생잔표(死亡生殘表)는 인구학 분야에서 연령별, 성별 등으로 분류하고, 생존, 사망률과 평균 수명 등을 나타낸 표다. 생명표의 종류로는 국민생명표, 경험생명표가 있다. 간단히 말하면 '몇 년 더 살 수 있나?'를 통계적으로 추정한 표이다.

② 생존자와 사망자의 비율과 생존할 수 있는 수명이 어떻게 되는가를 표시하는 것이다.

③ **기초자료**: 사망신고자료, 주민등록인구

④ **생명함수 6종**: 사망수, 생존수, 사망률, 생존율, 평균여명, 사력

㉠ 생존수: 일정한 출생 수(10만 명)가 어느 연령에 도달했을 때까지 생존할 것으로 기대되는 수를 그 연령의 생존수라고 하고, 동시 출생자가 절반으로 감소되는 때를 반감기라 한다.

㉡ 사망수: x세의 사람 중 $x + 1$세에 도달하지 못하고 사망한 자의 수를 x세에서의 사망수라 한다.

㉢ 생존율: x세의 사람 중 $x + 1$세에 도달할 수 있는 자의 비율을 x세에서의 생존율이라 하며, 생존율은 x세의 사람이 1년간 생존하는 확률이라고 할 수 있다.

㉣ 사망률: x세의 사람 중 $x + 1$세에 도달하지 못하고 사망하는 비율을 x세에서의 사망률이라고 한다.

㉤ 사력: x세에 도달한 자가 그 순간에 사망할 수 있는 확률이 1년간 계속된다고 가정한 것이며 일반적으로 생명표에서 사용되지 않는다.

㉥ 평균여명: x세의 생존자 수가 x세 이후 생존할 수 있는 연수의 평균을 x세에서의 평균여명이라 하며, 평균수명이란 출생 직후 평균여명이다.

⑤ 대한민국에서는 통계청이 만들어서 공개한다. 2017년 연말에 작성된 자료를 기준으로, 2016년에 대한민국에서 출생한 출생아의 기대수명은 남자 79.3년, 여자는 85.4년이다. 2016년 40세인 한국 남자/여자의 기대여명(남은수명 기대값)은 40.4/46.2이다.

⑥ 활용: 생명표는 보건, 의료정책수립, 보험료율, 인명피해 보상비 산정 등에 활용되고 있으며, 장래인구추계 작성, 국가 간 경제 · 사회 · 보건 수준 비교에 널리 이용되고 있다.

제7절 병원운영에 필요한 통계: 병원 통계

16 울산보건연구사 · 충북보건연구사, 20 경북의료기술 · 충북보건연구사

병원에서 작성되는 통계에는 인사, 행정, 재정 등 병원 운영에 관한 행정통계와 환자에 관한 사항, 진료서비스에 관한 사항 및 진료 결과에 관한 진료통계로 나누어 볼 수 있다.

(1) 입원율(Admission Rate)

대상 인구 중 단위 인구당 연간 입원 수를 나타내는 것

$$\text{입원율} = \frac{\text{대상 인구 중 입원환자 수}}{\text{대상 인구}} \times 1,000$$

(2) 평균 재원일수(Average Length of Stay)

입원환자당 평균 재원기간을 나타내는 것으로 기간 중 퇴원환자들의 총 재원일수를 그 퇴원환자 수로 나누어 계산한다.

$$\text{평균 재원일수} = \frac{\text{기간 중 퇴원환자의 총 재원일수}}{\text{일정 기간 중 총 퇴원환자 수}}$$

(3) 병상이용률(Bed Occupancy Rate)

가능한 총 병상 중 실제로 이용된 비율

- $\text{병상이용률} = \dfrac{\text{1일 평균 재원환자 수}}{\text{병상 수}} \times 100$
- $\text{연간 병상이용률} = \dfrac{\text{연간 총 누적 재원환자 수}}{365 \times \text{병상 수}} \times 100$

(4) 병상회전율(Turn over Ratio)

① 일정 기간 동안 한 개의 병상을 사용한 평균 환자 수

② 일반적으로 평균 재원일수가 긴 병원의 병상회전율은 낮고, 평균 재원일수가 짧은 병원의 병상회전율은 높다.

③ 병원의 수익성을 나타내는 지표

$$\text{병상회전율} = \frac{\text{해당 기간 중 총 퇴원환자 수}}{\text{기간 중 사용가능한 평균 가동 병상 수}}$$

OX QUIZ

Check

01 비표본오차는 주로 표본조사에서 발생하는 오차로 표본의 특성으로부터 모집단의 특성을 추정하는 과정에서 발생한다. O X

02 계통표본추출법은 모집단에서 일정한 간격으로 표본을 추출하는 비확률적 표본추출방법이다. O X

03 비척도는 명목, 순서, 간격척도의 구분도 가능하며 측정값의 모든 산술적 계산도 가능한 가장 높은 수준의 척도이다. O X

04 자료를 대표할 수 있는 값으로서 중앙값은 측정치를 크기 순서로 배열했을 때 중앙에 위치한 값으로, 극단치의 영향을 배제할 수 있으며 자료 안에서 반드시 존재하는 값이다. O X

05 평균편차는 산포도에서 가장 일반적으로 사용하는 값이다. O X

06 상관계수는 두 변량 사이의 관계를 나타내는 것으로, 범위는 0~1이다. O X

07 영아사망률은 일정 기간 동안의 출생아수 100,000명에 대하여 일정 기간 1세 미만의 사망자 수를 의미한다. O X

08 알파인덱스는 신생아 사망에 대한 영아사망의 비이다. O X

09 주산기사망률은 영유아 보건수준을 나타내는 지표로서의 의미가 크다. O X

10 합계출산율은 한 여자가 임신이 가능한 기간 동안 평균 몇 명의 자녀를 낳는가를 나타내는 통계이다. O X

OX Answer

01 X [비표본오차 → 표본오차] **02** X [비확률적 표본추출방법 → 확률적 표본추출방법]
03 O **04** O **05** X [평균편차 → 표준편차] **06** X [0~1 → −1~1]
07 X [100,000 → 1,000] **08** O **09** X [영유아 → 모성] **10** O

합|격|예|감 기출문제

01

단면조사 연구(cross-sectional study) 의 장점에 대한 설명으로 가장 옳은 것은? 서울, 2022

① 희귀한 질병의 연구에 적합하다.
② 연구시행이 쉽고 비용이 적게 든다.
③ 질병 발생 원인과 결과 해석의 선후관계가 분명하다.
④ 연구대상자의 수가 적어도 적용할 수 있는 방법이다.

02

기여위험도에 대한 설명으로 가장 옳지 않은 것은? 서울, 2022

① 코호트 연구(cohort study)와 환자-대조군 연구(case-control study)에서 측정 가능하다.
② 귀속위험도라고도 한다.
③ 위험요인에 노출된 집단에서의 질병발생률에서 비노출된 집단에서의 질병발생률을 뺀 것이다.
④ 위험요인이 제거되면 질병이 얼마나 감소될 수 있는지를 예측할 수 있다.

03

코로나19 확진자를 발견하기 위해 1,000명을 대상으로 선별검사를 실시한 후, 〈보기〉와 같은 결과를 얻었다. 선별검사의 민감도[%]는? 서울, 2022

〈보기〉

검사결과	코로나19 발생 여부		계
	발생(+)	미발생(−)	
양성(+)	91	50	141
음성(−)	9	850	859
계	100	900	1,000

① 64.5
② 91.0
③ 94.4
④ 98.9

04

당뇨병과 같은 만성질환 관리사업의 약품 수급에 대한 계획 시 가장 유용한 지표는? 서울, 2022

① 유병률(prevalence rate)
② 발생률(incidence rate)
③ 발병률(attack rate)
④ 치명률(case fatality rate)

05

다음 보건지표 중 분모가 출생아 수인 것은?

경기 의료기술, 2022

① 일반출생률
② 모성사망비
③ 주산기사망률
④ 보통출생률

06

질병의 진단에 대한 신뢰도와 타당도에 대한 설명으로 옳은 것은?

경기 의료기술, 2022

① 신뢰도는 진단하고자 하는 질병의 유무를 얼마나 정확하게 판정하는지를 의미한다.
② 타당도는 검사를 반복하였을 때 일관된 결과가 얻어지는 지를 의미한다.
③ 신뢰도 중 민감도는 질병이 있는 환자 중 양성으로 나타날 확률이다.
④ 양성예측도는 타당도 평가지표로 검사결과 양성인 사람들 중 실제 질병이 있는 사람의 비율이다.

07

표준편차를 평균으로 나눈 값으로 2개의 산포도를 비교하기 위한 것은?

경북 의료기술, 2022

① 중앙값 ② 변이계수
③ 분산 ④ 평균편차

08

지역사회에서 질병의 유병률이 증가하는 경우로 옳은 것은?

경북 의료기술, 2022

① 질병 이환기간 증가
② 질병 발생률 감소
③ 낙후된 의료기술
④ 의료이용률 증가

09

기초감염재생산 수치가 '2'라고 할 때, 지역주민의 집단면역이 50%라면 실제 감염재생산 수는 얼마인가?

전북 의료기술, 2022

① 0.5 ② 1
③ 1.5 ④ 2

10

국가간 비교가 가능한 건강과 관련된 삶의 질 측정도구로서 자기보고식 설문조사 형태인 평가의 명칭은 무엇인가?

전북 의료기술, 2022

① EQ-5D ② MMPI
③ SF-36 ④ WHOQOL-BREF

11

역학이 추구하는 목적으로 옳지 않은 것은?

보건직, 2022

① 질병발생의 원인 규명
② 효과적인 질병치료제 개발
③ 질병예방 프로그램 계획
④ 보건사업의 영향 평가

12

역학 연구방법 중 코호트 연구의 장점으로 옳지 않은 것은? 보건직, 2022

① 질병발생의 위험도 산출이 용이하다.
② 위험요인의 노출에서부터 질병 진행 전체 과정을 관찰할 수 있다.
③ 위험요인과 질병발생 간의 인과관계 파악이 용이하다.
④ 단기간의 조사로 시간, 노력, 비용이 적게 든다.

13

역학연구 방법인 단면연구(cross sectional study)에 대한 설명으로 옳은 것은? 경기 의료기술, 2023

① 질병의 유병률을 구할 수 있다.
② 질병의 발생시기를 알 수 있다.
③ 여러 요인들 중 원인요인을 규명하는 데 유리하다.
④ 요인과 질병의 시간적 선후관계를 알 수 있다.

14

질병이 있는 사람이 검사결과에서 양성으로 판정받을 확률을 나타내는 검사방법의 타당도 지표는 무엇인가? 경기 의료기술, 2023

① 민감도　　② 특이도
③ 신뢰도　　④ 요구도

15

지역사회의 건강문제 발굴과 보건사업 평가를 위해 흡연율, 질병의 유병률 등의 자료를 확인하여 지역보건사업에 활용할 수 있는 이차자료(secondary source)와 거리가 먼 것은? 경기 의료기술, 2023

① 지역사회건강조사
② 국민건강영양조사
③ 인터넷기반표본조사
④ 청소년건강행태온라인조사

16

확률표본추출에 해당하지 않는 것은? 경기 의료기술, 2023

① 계통추출　　② 집락추출
③ 판단추출　　④ 단순무작위추출

17

〈보기〉의 내용에 해당하는 연관성의 인과관계 판단 근거는 무엇인가? 경기 의료기술, 2023

〈보기〉

한 요인이 다른 질병과 연관성을 보이지 않고 특정한 질병과 연관성이 있거나, 한 질병이 여러 요인과 연관성을 보이지 않고 특정 요인과 연관성을 보일 경우를 말한다.

① 용량-반응관계
② 연관성의 강도
③ 연관성의 일관성
④ 연관성의 특이성

18

질병발생의 수레바퀴모형에 대한 설명으로 옳은 것은? 경기 의료기술, 2023

① 수레바퀴 원의 가장 바깥에 병원체요인이 있다.
② 바퀴의 크기는 질병의 종류와 관계없이 동일하다.
③ 원의 중심에 숙주가 위치해 있고, 숙주의 핵심은 유전적 요인이다.
④ 원인요소 중 질병 발생 경로상의 몇 개의 요인을 제거하면 질병을 예방할 수 있다.

19

코호트 연구에서 원인과 질병의 연관성을 확인할 수 있는 지표는 무엇인가? 경기 의료기술, 2023

① 교차비 ② 유병률
③ 예측도 ④ 비교위험도

20

다음 중 비례사망지수에 대한 설명으로 옳지 않은 것은? 경북 의료기술, 2023

① 국가 간 건강수준을 비교할 때 사용한다.
② 값이 큰 지역일수록 장수인구가 많다.
③ 전체 사망자 중 60세 이상의 사망자가 차지하는 분율(proportion)이다.
④ 비례사망지수가 낮은 지역은 어린 연령층의 사망이 많다.

21

다음 중 역학의 활용 및 기여분야에 대한 설명으로 옳지 않은 것은? 전북 경력경쟁, 2023

① 질병의 원인요인을 파악한다.
② 질병의 규모와 자연사를 파악한다.
③ 질병을 진단하고 치료한다.
④ 질병관리방법의 효과를 평가한다.

22

집단면역에 대한 설명으로 옳지 않은 것은? 전북 경력경쟁, 2023

① 신생아가 태어나면 집단면역 수준이 낮아진다.
② 인구집단에서의 면역수준을 파악한다.
③ 질병에 걸린 후 완치된 환자가 많아지면 집단면역의 수준이 높아진다.
④ 개개인의 면역수준을 알 수 있다.

23

보건지표 중 영아사망률과 모성사망률의 분모에 해당하는 것은? 전북 경력경쟁, 2023

① 출생아 수 ② 인구 수
③ 영아 수 ④ 연앙인구 수

24

다음에서 설명하는 용어는? 보건직, 2023

- 두 개 이상의 산포도를 비교하고자 할 때 사용한다.
- 측정치의 크기가 매우 차이가 나거나 단위가 서로 다를 때 유용하다.
- 표준편차를 산술평균으로 나눈 값이며 백분율로 나타내기도 한다.

① 조화평균 ② 분산
③ 평균편차 ④ 변이계수

25

다음에서 설명하는 역학적 연구방법은? 보건직, 2023

- 특정한 시점에서 유병률이나 질병과 요인 간의 연관성을 보는 연구설계이다.
- 인과관계를 규명하기는 어렵다.
- (예시) A연구자는 허리둘레와 당뇨병 간의 연관성을 분석하기 위해 개인별로 허리둘레를 측정하고, 현재 당뇨병이 있는지를 당뇨병 의사진단 여부와 혈액검사를 통해 판정하였다.

① 환자-대조군 연구
② 단면 연구
③ 사례 연구
④ 코호트 연구

26

다음에 해당하는 힐(A. B. Hill)의 인과관계 판정 기준은? 보건직, 2023

- 요인에 대한 노출은 항상 질병 발생에 앞서 있어야 한다.
- 흡연과 폐암 간의 연관성을 파악하기 위해서 폐암에 걸린 사람들을 조사했더니 과거에 흡연을 한 사람들이 대부분이었다.

① 요인과 결과 간의 시간적 선후 관계
② 연관성의 강도
③ 양-반응 관계
④ 생물학적 설명 가능성

27

최근 COVID-19가 유행하였다. 〈보기〉의 설명에 제시된 지역의 인구 1,000명당 COVID-19 특수사망률은 얼마인가? 경기 보건연구사, 2023

〈보기〉

지역의 전체 인구는 1,000(남자 400명, 여자 600명)이고, 이지역의 사망자는 20(남자 8, 여자 12)명이다. COVID-19 환자는 총 100명이었고 환자 중 사망자는 13명이다.

① 10 ② 12
③ 13 ④ 20

28

다음 중 발병률에 대한 설명으로 옳지 않은 것은?

경기 보건연구사, 2023

① 발병률은 발생률의 일종이다.
② 감염병이 유행할 때 발병률은 감염병의 유행 전 체기간동안 발생 환자로 산출한다.
③ 발병률이 낮은 경우 1,000명당 발병률을 산출하기도 한다.
④ 인시(person time)를 분모로 사용한다.

29

세계보건기구에서 질병 · 상해 및 사인에 관한 계량적 연구나 국제적 또는 연차적 발생 비교 시 자료의 정확성과 신뢰성 확보하기 위해 만든 국제질병분류체계는 무엇인가?

경북 보건연구사, 2023

① ICD ② ICF
③ ICHI ④ ICTM

30

한 인구집단 내에서 특정 개인으로부터 다른 개인으로 질병이 확대되어 나가는 잠재력인 감염재생산수(R) 결정요인에 해당하지 않는 것은?

경북 보건연구사, 2023

① 감염원이 1회 접촉 시 전파시킬 확률
② 단위 시간동안 감염원이 감수성자와 접촉하는 횟수
③ 감염원이 감염을 전파시킬 수 있는 기간
④ 유행 감염병 병원체의 병원력

31

일반 인구집단을 대상으로 지난 일주일동안 경험한 우울을 자기 기입식으로 측정하는 우울증 간이 선별 도구는 무엇인가?

경북 보건연구사, 2023

① GDS ② MMSD
③ MMPI ④ CES-D-K

32

인구집단의 질병원인을 조사하는 연학연구 중 분석역학 기법에 해당하는 단면연구의 단점으로 옳은 것은?

경기 의료기술, 2024

① 동시여 여러 종류의 질병과 요인과의 관련성을 조사할 수 있다.
② 연구대상의 대표성 확보가 어렵다(표본의 대표성 문제).
③ 연구에 시간, 비용, 노력이 많이 든다.
④ 질병과 요인의 상관관계는 확인이 가능하지만 인과관계를 규명하지 못한다.

33

동맥경화증 환자와 건강한 사람을 대상으로 비만여부를 조사하였다. 이 연구에서의 오즈비(odds ratio)는 얼마인가?

경북 의료기술, 2024

	동맥경화증 있음	동맥경화증 없음
비만	150	400
정상	50	400

① 1 ② 2
③ 3 ④ 4

34

다음 중 보건사업 효과를 평가하기에 적절한 역학연구 방법은 무엇인가? 전북 의료기술, 2024

① 작전역학 ② 응용역학
③ 실험역학 ④ 이론역학

35

다음 중 역학의 종류 연결이 옳은 것은? 전북 의료기술, 2024

> (가) 가설의 진실 유무를 밝히기 위하여 더욱 상세한 분석을 위한 2단계 역학이다.
> (나) 유행 현상을 수리적으로 분석하여, 이론적으로 유행 법칙이나 현상을 수식화한다.

	(가)	(나)
①	응용역학	작전역학
②	기술역학	이론역학
③	분석역학	이론역학
④	이론역학	작전역학

36

〈보기〉의 측정값에 대한 산술평균, 중위수, 최빈수로 옳은 것은? 서울 의료기술, 2024

> 〈보기〉
> 1, 6, 7, 10, 4, 2, 3, 15, 4, 8

	산술평균	중위수	최빈수
①	4	4	1
②	5	5	1
③	6	5	4
④	6	6	4

37

다음 설명에 해당하는 표본추출 방법은? 보건직, 2024

> 모집단에 대한 사전지식이 있을 때 모집단을 우선 몇 개의 동질적 소집단으로 분류한 다음 각 소집단으로부터 대상자를 무작위로 추출한다.

① 단순무작위추출법(simple random sampling)
② 계통추출법(systematic sampling)
③ 층화무작위추출법(stratified random sampling)
④ 집락추출법(cluster sampling)

38

질병통계에 사용되는 역학지표에 대한 설명으로 옳은 것은? 보건직, 2024

① 2차 발병률은 질병의 중증도를 나타낸다.
② 발생률은 어떤 시점에 특정 질병에 이환되어 있는 환자 수이다.
③ 유행기간이 매우 짧을 때에는 유병률과 발생률이 같아진다.
④ 유병률은 일정한 기간에 한 인구 집단 내에서 새로 발생한 환자 수이다.

39

다음 사례에서 신종감염병 C에 대한 여자의 2021년 치명률[%]은? 보건직, 2024

> 2021년 인구수가 100,000명(남자 60,000명, 여자 40,000명)인 지역의 사망자 수는 1,000명(남자 750명, 여자 250명)이다. 이때 유행한 신종감염병 C의 확진자 수는 총 300명(남자 200명, 여자 100명)이며, 그중 2021년도 사망자는 25명(남자 15명, 여자 10명)이다.

① 4 ② 10
③ 15 ④ 40

2 역학과 보건통계

합격예감 기출문제 정답 및 해설

[Answer]

01 ②	02 ①	03 ②	04 ①	05 ②
06 ④	07 ②	08 ①	09 ②	10 ①
11 ②	12 ④	13 ①	14 ①	15 ③
16 ③	17 ④	18 ③	19 ④	20 ③
21 ③	22 ④	23 ①	24 ④	25 ②
26 ①	27 ③	28 ④	29 ①	30 ④
31 ④	32 ④	33 ③	34 ①	35 ③
36 ③	37 ③	38 ③	39 ②	

01

단면 연구는 질병과 특정 노출요인에 대한 정보를 같은 시점, 또는 짧은 기간 내에 얻는 역학적 연구 형태이다. 단면 연구는 다른 연구에 비해 단시간 내에 결과를 얻을 수 있어서 경제적인 장점이 있으며 연구 시점에 질병에 이환된 사람과 이환되지 않은 사람을 구분하여 비교하기 때문에 급성 질환의 경우 연구 시점에 환자로 분류되지 않는 사람들의 특성이 있을 수 있어서 바이어스가 발생할 수 있다. 단면 연구는 급성 질환보다는 서서히 진행되는 질병을 주로 대상으로 한다. 단면 연구는 특정시점에 다양한 노출요인과 여러 질병이 환여부를 조사하여 서로 관련성을 확인해 볼 수 있다.

[오답해설]

① 희귀한 질병의 연구에 적합하다. – 환자-대조군 연구
③ 질병 발생 원인과 결과 해석의 선후관계가 분명하다. – 코호트 연구
④ 연구대상자의 수가 적어도 적용할 수 있는 방법이다. – 환자-대조군 연구

02

기여위험도(귀속위험도)는 위험요인에 노출되지 않은 경우에 발생하는 질병의 경우를 제외한 순수하게 위험요인에 의한 질병발생의 경우를 측정하여 해당 위험요인을 제거할 경우 질병을 얼마나 예방할 수 있는지를 나타내는 위험도이다. 기여위험도는 발생률의 차이를 통해 산출할 수 있기 때문에 코호트 연구에서 측정이 가능하고 환자-대조군 연구에서는 측정이 불가능하다.

03

민감도는 질병에 걸린 사람이 검사결과 양성으로 판정받을 확률이다.
민감도 = 91/100 × 100 = 91%

04

발생률과 유병률의 용도

(1) 발생률
① 급성 질환이나 만성 질환의 질병의 원인을 찾는 연구의 기본적 도구
② 질병 발생의 확률을 직접적으로 나타내는 지표

(2) 유병률
① 질병관리에 필요한 인력 및 자원 소요의 추정
② 질병퇴치 프로그램의 유용성 평가
③ 주민의 치료에 대한 필요 병상 수, 보건기관 수 등의 계획을 수립하는 데 필요한 정보 제공
④ 시점유병률을 장기적으로 추적하여 질병 양상의 추이 파악

05

일반출생률 = 연간 출생아 수 / 가임가능(15~49세) 여자 인구 수
모성사망비 = 모성사망자 수 / 연간 출생아수
주산기사망률 = 임신 28주~생후1주 이내 사망자 수 / 연간 출산아 수(태아사망 + 출생아)
보통출생률 = 연간 출생아 수 / 연중앙인구

06

타당도와 신뢰도

(1) 타당도: 검사법이 진단하고자 하는 질병의 유무를 얼마나 정확하게 판정하는가에 대한 능력을 의미한다.
① 민감도(Sensitivity, 감수성): 질병이 있는 환자 중 검사 결과가 양성으로 나타날 확률
② 특이도(Specificity): 질병이 없는 사람 중 검사 결과가 음성으로 나타날 확률
③ 의음성률: 질병이 있는 사람의 검사 결과가 음성으로 나타나는 경우
④ 의양성률: 질병이 없는 사람의 검사 결과가 양성으로 나타나는 경우
⑤ 양성예측도: 검사 결과가 양성인 사람이 실제 질병이 있는 환자일 가능성
⑥ 음성예측도: 검사 결과가 음성인 사람이 실제 질병이 없는 사람일 가능성

(2) 신뢰도: 검사를 반복하였을 때 비슷한 검사 결과가 얻어지는지를 의미하는 개념으로, 검사 결과의 정확성의 전제조건은 검사의 신뢰도이다.

07

변이계수(Coefficient of Variance)

(1) 표본의 산술평균을 100으로 환산할 때 표준편차는 산술 평균 100에 대하여 그 크기가 얼마인지 알아보는 것이다.

$$변이계수 = \frac{표준편차}{평균치} \times 100$$

(2) 두 개 이상의 산포도를 비교하려고 할 때 사용하는 지수로, 측정치의 크기가 매우 차이가 나거나 서로 다를 때 사용한다.

(3) 두 변수의 측정 단위가 같고, 또 산술평균이 같으면 분산이나 표준편차로 산포도의 크기를 비교할 수 있으나, 두 변수의 측정단위가 같아도 산술평균의 차이가 크면 분산이나 표준편차 같은 절대 산포도로는 비교하기 부적절하므로 변이계수를 사용한다.

(4) 두 변수의 측정 단위가 다를 때에도 산포도의 크기의 비교에는 변이계수를 사용한다.

(5) 표준편차가 절대적 산포도라면 변이계수는 상대적 산포도로서 서로 다른 변수들의 산포도 간의 상대적 크기를 비교할 때 사용한다.

[오답해설]

① 중앙값: 대푯값의 하나로 주어진 자료를 크기순으로 배열한 경우 가운데 위치하는 값을 의미한다.

③ 분산: 측정치들이 평균을 중심으로 얼마나 떨어져 있는가를 표시한 값으로 편차의 제곱을 합하여 평균한 값이다.

④ 평균편차: 측정치와 평균치와의 편차에 대한 절댓값의 평균이다.

08

질병의 유병률은 해당 질병의 발생률과 이환기간의 영향을 받는다.

유병률이 증가하는 경우는 질병의 발생률이 증가하거나 이환기간이 증가하는 경우이다.

09

감염재생산수(2단계 감염자 수, R)

기초감염재생산수(R0)에서 집단 면역(p)의 비율만큼 환자가 덜 발생한다.

감염재생산 수(R) = R0 − p × (R0) = 2 − 0.5 × 2 = 1

10

EQ-5D(EuroQol five dimensions questionnaire)

(1) 건강 관련 삶의 질을 측정하는 대표적인 도구이다.

(2) 자가 평가를 통한 설문지 기재 방식의 도구로 상대적으로 건강상태 표현이 쉽고, 다양한 임상적인 상황에서도 쉽게 사용할 수 있다.

(3) 국가 간 비교가 가능하다는 장점도 있다. 현재 국민건강영양조사 및 지역사회건강조사에서 EQ-5D를 활용하고 있다.

(4) 문항: 이동성(mobility), 자기 관리(self care), 일상활동(usual activities), 통증/불편감(pain/discomfort), 불안/우울(anxiety/depression)

[오답해설]

② MMPI: 가장 널리 쓰이고 있는 다면적 인성 검사이다. 개인의 인성 특징의 비정상성 또는 징후를 객관적으로 측정하기 위한 척도로서 정신과학적 분류를 통해 정신심리학적 상담과 치료에 이용하고, 비정상적인 방향으로 진전될 가능성을 미리 찾아내어 예방하고자 하는 목적을 가지고 있다.

③ SF-36: 보건정책에 대한 평가, 일반인이나 노동인구를 대상으로 일반적 건강수준을 측정하는 대규모 조사에 널리 사용되는 도구이다.

④ WHOQOL-BREF: 세계보건기구가 개발한 삶의 질 척도이다. 자기보고식 도구로 최근 2주간 주관적으로 느낀 삶의 질을 자가평가하며, 모든 문화권에서 삶의 질을 측정할 수 있다.

11

역학의 활용 및 기여분야

(1) 질병의 원인과 위험요인을 파악한다. 감염병의 전파 방법과 질병의 원인을 파악하는 것은 질병예방 대책 수립의 기초가 된다.

(2) 지역사회의 질병 규모를 파악한다. 발생률, 유병률 및 사망률을 파악하는 것은 이를 관리하기 위한 보건의료 인력, 시설 및 재원에 대한 기획 시에 긴요한 일이다.

(3) 질병의 자연사와 예후를 파악한다.

(4) 질병을 예방하고 치료하는 등 질병관리 방법의 효과를 평가한다.

(5) 공중보건 또는 환경문제에 대한 정책을 수립하는 데 기초 자료를 제공한다.

12

코호트 연구는 질병의 위험요인을 밝히고자 위험요인 노출 여부가 확인된 인구 집단을 장시간 추적 관찰하여 질병 또는 사망의 발생률을 비교하는 역학적 연구 설계이다.

(1) 코호트 연구의 장점

① 위험요인의 노출에서부터 질병 진행의 전 과정을 관찰할 수 있음

② 위험요인 노출 수준을 여러 번 측정할 수 있음

③ 위험요인과 질병 간의 시간적 선후 관계가 비교적 명확함

④ 질병의 발생률과 비교위험도를 구할 수 있음

⑤ 노출과 수많은 질병 간의 연관성을 볼 수 있음

(2) 코호트 연구의 단점
① 비용(경비, 노력, 시간)이 많이 듦
② 장기간 지속적으로 관찰하여야 함
③ 추적이 불가능한 대상자가 많아지면 연구 결과에 영향을 줄 수 있음
④ 진단 방법과 기준, 질병 분류 방법이 변할 가능성이 있음
⑤ 질병 발생률이 낮은 경우에는 연구에 어려움이 있음

13

단면 연구

질병과 특정 노출요인에 대한 정보를 같은 시점, 또는 짧은 기간 내에 얻는 역학적 연구 형태로 국민건강영양조사는 단면조사의 형식으로 이루어진다.

(1) 단면조사 연구의 장점
① 환자-대조군 연구나 코호트 연구에 비해 시행하기가 쉬움
② 단시간 내에 결과를 얻을 수 있어 경제적임
③ 어떤 사실을 찾거나 가설 검증에 도움이 됨
④ 동시에 여러 종류의 질병과 요인과의 관련성을 조사할 수 있음
⑤ 해당 질병의 유병률을 구할 수 있음
⑥ 유병률 산출이 목적일 때 연구 결과를 표적 집단에 대해 일반화할 수 있음
⑦ 질병의 자연사나 규모를 모를 때 유리함

(2) 단면조사 연구의 단점
① 시간적 선후 관계가 모호함
② 상관관계만을 알 수 있을 뿐이며, 인과 관계를 규명하지는 못함
③ 일정한 시점에서 조사를 하기 때문에 빈도가 낮은 질병이나 이환 기간이 짧은 질병에는 부적합함
④ 현재와 과거 사항만을 주 대상으로 하므로 예측력이 낮음
⑤ 복합요인들 중에서 원인요인을 찾아내기 어려움
⑥ 대상 인구 집단이 비교적 커야 함
⑦ 대상이 연구 시점에 만날 수 있는 환자로 제한되어 이미 사망한 환자는 제외되므로 선택적 생존 바이어스를 유발함
⑧ 발생률을 구하지 못함

14

① 민감도 – 실제 질병이 있는 사람을 질병이 있다고 판정할 수 있는 능력
② 특이도 – 질병이 없는 사람을 질병이 없다고 판정할 수 있는 능력
③ 신뢰도 – 검사를 반복하였을 때 비슷한 검사 결과가 얻어지는지를 의미하는 개념

15

인터넷기반표본조사는 1차자료 수집을 위한 방법에 해당한다. 2차자료로 사용되는 건강조사자료: 국민건강영양조사, 청소년건강행태온라인조사, 지역사회건강조사, 국민구강건강실태조사 등을 실시하고 있다.

16

- 확률표본추출: 조사자의 의도가 표본추출과정에 개입되지 않고, 모집단에 속해 있는 대상으로부터 사전에 정해진 표본추출확률에 따라 무작위로 표본추출한다. 확률표본추출방법으로는 단순무작위표본추출, 층화표본추출, 계통표본추출, 집락표본추출 등이 있다.
- 비확률표본추출: 모집단의 대상자가 표본으로 뽑힐 확률이 같지 않은 경우로 조사자의 의도가 개입되는 추출법으로 임의추출, 편의추출, 판단추출, 목적추출, 연속추출, 종속추출 등이 있다.

17

① 용량-반응관계: 요인에 대한 노출의 정도가 커지거나 작아질 때, 질병 발생 위험도가 이에 따라서 더 커지거나 더 작아지는 경우 인과관계일 가능성이 커진다.
② 연관성의 강도: 관성의 강도가 클수록 인과 관계일 가능성이 높다는 증거가 된다. 비교위험도나 교차비의 값이 클수록 연관성의 강도가 크다.
③ 연관성의 일관성: 요인과 결과 간의 연관성이 관찰 대상 집단과 연구 방법, 연구 시점이 다름에도 비슷하게 관찰되면 일관성이 높다고 하고 이 경우 인과관계일 가능성이 높다.
④ 연관성의 특이성: 한 요인이 다른 질병과 연관성을 보이지 않고 특정한 질병과 연관성이 있거나, 한 질병이 여러 요인과 연관성을 보이지 않고 특정 요인과 연관성을 보일 경우를 말한다.

18

수레바퀴 모형(Wheel Model)

(1) 질병은 핵심적인 숙주요인과 그를 둘러싼 생물학적, 사회적, 물리화학적 환경의 상호작용으로 발생한다고 해석하는 모형이다.

(2) 인간이 속한 생태계를 하나의 큰 동심원으로 표시한다. 원의 중심부는 숙주인 사람이 있고, 그 핵심은 유전적 소인으로 구성된다. 환경적 요인은 가장자리에서 숙주를 둘러싸고 있으며, 생물학적, 사회적, 물리화학적 환경으로 구분된다.

(3) 질병별로 바퀴를 구성하는 면적은 각 부분의 기여도 크기에 따라 달라진다. 유전성 질환에서는 유전적 소인 부분이 크며, 홍역과 같은 감염성 질환에서는 숙주의 면역 상태와 생물학적 환경이 크게 관여한다.

(4) 수레바퀴 모형은 질병발생에 대한 원인 요소들의 기여 정도에 중점을 두어 표현함으로써 역학적 분석에 도움이 된다.

19

비교위험도(상대위험도)는 요인에 노출 집단과 비노출 집단의 질병발생률의 비로 코호트 연구에서 원인요인과 질병의 연관성을 확인하는 지표이다.

20

비례사망지수(PMI, Proportional Mortality Indicator)

(1) 전체 사망자 수 중 50세 이상의 사망이 차지하는 분율로 국가 간 건강수준을 비교할 때 사용하는 대표적인 보건 지표이다.

$$\text{비례사망지수} = \frac{\text{그 연도의 50세 이상 사망자 수}}{\text{어떤 연도의 사망자 수}} \times 100$$

(2) PMI가 높은 경우 50세 이상의 인구사망 수가 많다는 의미로 건강수준이 높고 장수인구가 많다고 볼 수 있다.

(3) PMI가 낮은 경우 어린 연령층의 사망이 많다는 의미이다.

21

역학의 활용 및 기여분야

(1) 질병의 원인과 위험요인을 파악한다. 감염병의 전파 방법과 질병의 원인을 파악하는 것은 질병예방 대책 수립의 기초가 된다.

(2) 지역사회의 질병 규모를 파악한다. 발생률, 유병률 및 사망률을 파악하는 것은 이를 관리하기 위한 보건의료 인력, 시설 및 재원에 대한 기획 시에 긴요한 일이다.

(3) 질병의 자연사와 예후를 파악한다.

(4) 질병을 예방하고 치료하는 등 질병관리 방법의 효과를 평가한다.

(5) 공중보건 또는 환경문제에 대한 정책을 수립하는 데 기초 자료를 제공한다.

22

집단면역

(1) 인구집단 내 면역력자의 비율, 특정 감염병 전파에 대한 집단의 저항 수준을 나타낸다.

(2) 홍역, 수두 등과 같이 사람 간에 전파되는 감염병의 유행은 뚜렷한 주기성을 갖고 있으며 이는 집단의 감수성자 비율(즉, 면역이 없는 사람)에 의한 현상이다.

(3) 지역사회 인구 중 면역을 획득한 비율이 어느 정도 되면 그 지역사회는 마치 해당 질병에 면역된 것처럼 유행이 발생하지 않는다.

(4) $\text{집단 면역} = \frac{\text{면역이 있는 사람 수}}{\text{총 인구수}} \times 100(\%)$

[오답해설]

④ 집단면역은 인구집단 중 면역력을 가진 사람의 비율이기 때문에 개개인의 면역수준을 파악할 수는 없다.

23

영아사망률은 일정 기간의 출생아 수 1,000명당 1세 미만의 사망아 수, 모성사망률(모성사망비)은 일정 기간의 출생아 수 100,000명당 모성사망 수이다.

24

변이계수(Coefficient of Variance)

(1) 표본의 산술평균을 100으로 환산할 때 표준편차는 산술평균 100에 대하여 그 크기가 얼마인지 알아보는 것이다.

(2) 두 개 이상의 산포도를 비교하려고 할 때 사용하는 지수로, 측정치의 크기가 매우 차이가 나거나 서로 다를 때 사용한다.

(3) 표준편차가 절대적 산포도라면 변이계수는 상대적 산포도로서 서로 다른 변수들의 산포도 간의 상대적 크기를 비교할 때 사용한다.

25

단면 연구는 질병과 특정 노출요인에 대한 정보를 같은 시점, 또는 짧은 기간 내에 얻는 역학적 연구 형태로 국민건강영양조사는 단면조사의 형식으로 이루어진다.

(1) 단면조사 연구의 장점

① 환자-대조군 연구나 코호트 연구에 비해 시행하기가 쉬움

② 단시간 내에 결과를 얻을 수 있어 경제적임

③ 어떤 사실을 찾거나 가설 검증에 도움이 됨

④ 동시에 여러 종류의 질병과 요인과의 관련성을 조사할 수 있음

⑤ 해당 질병의 유병률을 구할 수 있음

⑥ 유병률 산출이 목적일 때 연구 결과를 표적 집단에 대해 일반화할 수 있음

⑦ 질병의 자연사나 규모를 모를 때 유리함

(2) 단면조사 연구의 단점
① 시간적 선후 관계가 모호함
② 상관관계만을 알 수 있을 뿐이며, 인과 관계를 규명하지는 못함
③ 일정한 시점에서 조사를 하기 때문에 빈도가 낮은 질병이나 이환 기간이 짧은 질병에는 부적합함
④ 현재와 과거 사항만을 주 대상으로 하므로 예측력이 낮음
⑤ 복합요인들 중에서 원인요인을 찾아내기 어려움
⑥ 대상 인구 집단이 비교적 커야 함
⑦ 대상이 연구 시점에 만날 수 있는 환자로 제한되어 이미 사망한 환자는 제외되므로 선택적 생존 바이어스를 유발함
⑧ 발생률을 구하지 못함

26

브레드포드 힐(Bradford Hill)의 인과 관계 판단 기준

(1) 요인에 대한 노출과 질병 발생과의 시간적 선후 관계(Temporality): 요인에 대한 노출은 항상 질병발생에 앞서 있어야 한다. 시간적인 순서만이 아니고 노출과 질병발생 간의 기간도 적절하여야 한다. – 인과관계의 전제조건
(2) 연관성의 강도(Strength of Association): 연관성의 강도가 클수록 인과 관계일 가능성이 높다는 증거가 된다. 비교위험도나 교차비의 값이 클수록 연관성의 강도가 크다.
(3) 연관성의 일관성(Consistency of Association): 요인과 결과 간의 연관성이 관찰 대상 집단과 연구 방법, 연구 시점이 다름에도 비슷하게 관찰되면 일관성이 높다고 하고 이 경우 인과관계일 가능성이 높다.
(4) 연관성의 특이성(Specificity of Association): 한 요인이 다른 질병과 연관성을 보이지 않고 특정한 질병과 연관성이 있거나, 한 질병이 여러 요인과 연관성을 보이지 않고 특정 요인과 연관성을 보일 경우를 말한다.
(5) 용량-반응 관계(Dose-Response Relationship): 요인에 대한 노출의 정도가 커지거나 작아질 때, 질병 발생 위험도가 이에 따라서 더 커지거나 더 작아지는 경우 인과관계일 가능성이 커진다.
(6) 생물학적 설명 가능성(Biological Plausibility): 역학적으로 관찰된 두 변수 사이의 연관성을 분자생물학적인 기전으로 설명이 가능하다면 인과관계일 가능성이 높다.
(7) 기존 학설과 일치(Coherence of the Evidence): 추정된 위험요인이 기존 지식이나 소견과 일치할수록 원인적 인과성이 있을 가능성이 커진다.
(8) 실험적 입증(Experimental Evidence): 실험으로 요인에 노출할 때 질병발생이 확인되거나 요인을 제거하여 질병발생이 감소한다면 인과성에 대한 확증을 확보할 수 있게 된다.
(9) 기존의 다른 인과 관계와의 유사성(Analogy): 존에 밝혀진 인과 관계와 유사한 연관성이 관찰되면 인과관계로 추론할 수 있다.

27

특수사망률(Specific Death Rate)

(1) 주어진 기간에 인구 집단에서 성, 연령, 직업 등의 인구 특성별로 구한 사망률로 성별 사망률, 연령별 사망률 등이 있다.
(2) 특성별 특수사망률은 분모에 해당하는 인구집단이 전체 인구집단이 아니라 특정 특성을 가진 일부 인구집단으로 구성되며, 해당 특성별 한정된 인구집단 중 사망자 수로 계산한다.
① 연령별 특수사망률(Age-specific Death Rate): 특정 연령군에 한정된 사망률
② 사인별 특수사망률(Cause-specific Death Rate): 주어진 기간에 특정 원인으로 인한 사망자 수

여자 COVID-19 특수사망률

$$= \frac{\text{COVID-19로 인한 사망자 수}}{\text{전체 인구 수}} \times 1{,}000$$

$$= \frac{13}{1{,}000} \times 1{,}000 = 13$$

28

발병률(attack rate)

(1) 한정된 기간에 원인요인에 노출되어 해당 질병에 걸릴 위험이 있는 사람 중 그 질병의 발생 수로 계산한다.
(2) 일종의 발생률이며, 감염병처럼 짧은 기간에 특별한 유행 또는 사건이 발생할 때 사용한다.
(3) 발병률은 율(rate) 중 하나이긴 하지만, 평균발생률이 단위시간(일, 주, 월, 년)을 기반으로 인시(person-time)를 계산하여 분모에 사용하는 반면, 특정유행이 시작한 시기부터 끝날 때까지의 짧은 유행기간을 기반으로 하기 때문에 질병 위험에 처한 인구 수를 분모로 사용하여 누적발생률과 같은 분율(proportion)로써 주로 백분율(%)로 표기한다.
(4) 발병률의 수준이 낮아 %로 기술할 경우 소수점 이하의 값이 산출될 경우에는 1,000명당 발병률을 산출하기도 한다.

29

① ICD(International Statistical Classification of Diseases and Related Health Problems, 국제질병 · 사인분류): 국제적으로 비교가능한 질병, 사인통계의 생산과 이를 통한 연구, 보험 등 다양한 분야에서 활용(WHO 개발)

② ICF(International Classification of Functioning, Disability and Health, 국제기능장애건강분류): 신체의 기능과 구조, 실제 생활에 있어 활동 및 참여와 환경요소가 상호작용하는 생체심리사회적 개념의 분류체계

③ ICHI(International Classification of Health Intervention, 국제건강행위분류): 각국의 다양한 의료행위 실태에 대해 기술하고 비교하기 위해 WHO가 개발 중인 분류체계

④ ICTM(International Classification of Traditional Medicine, 국제전통의학분류): 전통의학에 대한 국제적으로 비교 가능한 데이터 산출을 위해 개발된 분류체계. 2019년 ICD-11 26장으로 포함되어 승인되었다.

30

감염재생산수(R) 결정요인

$$R=\beta\times\kappa\times D$$

(1) β: 감염원이 감수성자와 1회 접촉 시 감염을 전파시킬 확률

(2) κ: 단위 시간동안 감염원이 감수성자와 접촉하는 횟수

(3) D: 감염원이 감염을 전파시킬 수 있는 기간

31

정신질환과 인지능력 측정도구

(1) MMPI(Minnesota Multiphasic Personality Inventory): 가장 널리 쓰이고 있는 다면적 인성 검사이다.

(2) CES-D-K(Center for Epidemiologic Studies Depression Scale Korean version): 일반 인구 집단을 대상으로 하는 자기 기입식 우울증 간이 선별도구이다.

(3) MMSE(Mini-Mental State Examination): 치매 선별 검사 도구로 인지기능 손상을 간단 · 신속하게 측정할 수 있는 대표적인 검사이다. 치매를 확진하거나 치매의 유형을 구별할 수는 없다.

(4) GDS(Global Deterioration Scale): 치매가 의심되는 환자나 인지기능 장애가 의심되는 환자의 임상 양상과 심각도를 평가하도록 제작되었다.

32

단면 연구는 질병과 특정 노출요인에 대한 정보를 같은 시점, 또는 짧은 기간 내에 얻는 역학적 연구 형태로 국민건강영양조사는 단면조사의 형식으로 이루어진다.

(1) 단면조사 연구의 장점

① 환자-대조군 연구나 코호트 연구에 비해 시행하기가 쉬움

② 단시간 내에 결과를 얻을 수 있어 경제적임

③ 어떤 사실을 찾거나 가설 검증에 도움이 됨

④ 동시에 여러 종류의 질병과 요인과의 관련성을 조사할 수 있음

⑤ 해당 질병의 유병률을 구할 수 있음

⑥ 유병률 산출이 목적일 때 연구 결과를 표적 집단에 대해 일반화할 수 있음

⑦ 질병의 자연사나 규모를 모를 때 유리함

(2) 단면조사 연구의 단점

① 시간적 선후 관계가 모호함

② 상관관계만을 알 수 있을 뿐이며, 인과 관계를 규명하지는 못함

③ 일정한 시점에서 조사를 하기 때문에 빈도가 낮은 질병이나 이환 기간이 짧은 질병에는 부적합함

④ 현재와 과거 사항만을 주 대상으로 하므로 예측력이 낮음

⑤ 복합요인들 중에서 원인요인을 찾아내기 어려움

⑥ 대상 인구 집단이 비교적 커야 함

⑦ 대상이 연구 시점에 만날 수 있는 환자로 제한되어 이미 사망한 환자는 제외되므로 선택적 생존 바이어스를 유발함

⑧ 발생률을 구하지 못함

33

Odds Ratio(교차비, 비차비)는 환자-대조군 연구에서 요인과 질병의 연관성을 확인하는 지표로 비교위험도를 추정하기 위한 지표이다.

$$OR=\frac{\dfrac{\text{위험노출 환자(A)}}{\text{위험노출 비환자(B)}}}{\dfrac{\text{비위험노출 환자(C)}}{\text{비위험노출 비환자(D)}}}$$

$$=\frac{\dfrac{\text{환자군 위험노출(A)}}{\text{환자군 위험 비노출(B)}}}{\dfrac{\text{대조군 위험노출(C)}}{\text{대조군 위험 비노출(D)}}}=\frac{ad}{bc}$$

$$=\frac{150\times400}{400\times50}=3$$

34

작전역학은 KAP 조사(Knowledge, Attitude & Practice Study) 라고도 하며, 지역주민들의 지식, 태도, 실천에 관한 조사로 보건사업의 효과를 평가하는 데 적합한 방법이다. 주로 설문지를 이용하여 보건사업 실시 전과 실시 후의 지식, 태도, 실천의 변화를 비교하여 보건사업의 성과를 평가한다.

35

역학조사의 환

어떤 역학적 연구 방법을 실시하든 반드시 가설을 설정하여야 하며, 이 가설은 앞으로 전개될 연구에 대한 목적과 방향을 제시하는 데 중요한 역할을 한다.

(1) **1단계 역학 – 기술역학**: 인구 집단에서 건강, 질병 현상을 시간적(Time), 지역적(Place), 인적(Person) 변수별로 기술하여 건강, 질병 빈도 차이를 일으키는 요인이 무엇인지에 대한 가설을 생성하는 역학 연구이다.

(2) **2단계 역학 – 분석역학**: 가설의 진실 유무를 밝히기 위하여 더욱 상세한 분석을 하는 연구이다. 비교군을 가지고 있으면서 두 군 이상의 질병빈도 차이를 관찰하는 연구로, 분석역학방법의 종류에는 단면조사 연구, 환자-대조군 연구(후향성 조사 연구), 코호트 연구가 있다.

(3) **3단계 역학 – 이론역학**: 감염병의 발생 모델과 유행 현상을 수리적으로 분석하여, 이론적으로 유행 법칙이나 현상을 수식화한다.

36

대푯값

(1) **산술평균**: 모든 측정치의 합을 사례의 수로 나눈 것
산술평균＝(1＋6＋7＋10＋4＋2＋3＋15＋4＋8) / 10＝6

(2) **중위수**: 주어진 자료를 크기순으로 배열한 경우 가운데 위치하는 값
측정값을 크기순으로 나열하면 다음과 같다.
1, 2, 3, 4, 4, 6, 7, 8, 10, 15
이 중 가운데 위치하는 값은 4와 6이므로 둘을 더해서 평균을 구한다.
중위수＝(4+6) / 2＝5

(3) **최빈수**: 측정값들 중에서 빈도가 가장 높은 값
최빈수＝4

37

확률표본추출

(1) **단순무작위추출법**(simple random sampling): 모집단의 모든 구성원의 표본추출확률을 똑같게 해주는 방법으로 대상자 전체에 일련번호를 부여하고 그 중 무작위로 표본을 뽑는다. 무작위로 표본을 산출하는 방법으로 난수표나 컴퓨터가 이용된다. 난수표나 컴퓨터를 이용하여 필요한 표본 수만큼 난수를 생성한 다음, 생성된 난수에 해당하는 일련번호를 가진 사람을 표본으로 산정한다.

(2) **층화무작위추출법**(stratified random sampling): 모집집단을 배타적 특성에 따라 층(집단)으로 구분한 뒤 각 층에서 무작위로 표본을 추출하는 방법이다.

(3) **계통추출법**(systematic sampling): 모집단의 목록이 잘 정리된 경우 일정한 간격으로 표본을 추출하는 방법이다. 모집단 N에 일련번호를 부여하고 표본추출간격을 정한 후 단순확률추출법에 의하여 최초의 표본(A)을 뽑은 다음 여기에 추출간격(k)을 더하여 n개의 표본이 될 때까지 추출하는 방법이다.

(4) **집락추출법**(cluster sampling): 표본추출단위가 개인이 아닌 집락인 표본추출법으로, 모집단을 구성하는 하부집락을 무작위 추출하여 그 전수를 표본으로 하거나 집락의 대상자 중 일부를 다시 표본추출하는 방법이다.

38

발생률과 유병률의 상호 관계

(1) 유병률은 발생률과 이환 기간의 영향을 받는다.

P ≒ I × D(P: 유병률, I: 발생률, D: 이환 기간)

(2) 질병의 발생률이 오랜 기간 동안 일정하고 유병 기간이 일정한 상태이며 그 지역사회에서 해당 질병의 유병률이 낮을 경우 P＝I×D가 된다. 결핵, 암과 같이 질병의 이환기간이 비교적 일정하면서 치명률이 높지 않은 만성질환에서 이런 관계를 볼 수 있다.

(3) 급성 감염병에서와 같이 질병이 이환 기간이 아주 짧을 때, 질병의 평균 이환 기간 D는 아주 짧다고 생각할 수 있으므로 P＝I이 성립할 수 있다.

[오답해설]

① 2차 발병률은 질병의 감염력(전파력)을 나타낸다.
② 발생률은 일정한 기간에 한 인구 집단 내에서 새로 발생한 환자 수이다.
④ 유병률은 어떤 시점에 특정 질병에 이환되어 있는 환자 수이다.

39

치명률

어떤 질병에 이환된 환자 수 중에서 그 질병으로 인한 사망자 수로 질병의 심각한 정도를 나타낸다.

$$\text{치명률} = \frac{\text{그 질병에 의한 사망자 수}}{\text{특정 질병에 이환된 환자 수}} \times 100$$

[문제풀이]

신종감염병 C에 대한 여자의 2021년 치명률[%]이므로 확진자 중 여자 중에서 여자사망자로 계산하여야 한다.
여자 치명률＝10 / 100 × 100＝10%

만|점|예|감 예상문제

01

역학의 정의를 가장 잘 설명한 것은?

① 보건의료 조직 및 재정의 형태를 규명하는 학문이다.
② 인구 집단의 질병 빈도 분포 및 결정요인을 규명하는 학문이다.
③ 인구 집단의 질병 빈도의 결정요인을 규명하는 학문이다.
④ 인간의 사망 원인을 규명하는 학문이다.

02

역학에 대한 설명으로 옳은 것을 모두 고른 것은?

> 가. 질병의 치료와 기술개발이 목적이다.
> 나. 질병의 요인들과 질병의 관련성을 파악한다.
> 다. 질병의 분포를 파악하여 질병의 양상을 비교한다.
> 라. 공중보건사업의 기획, 집행 및 평가 등에 중요한 역할을 한다.

① 가, 나, 다　② 나, 다, 라
③ 가, 다, 라　④ 가, 나, 다

03

다음 중 역학 발전의 역사로 옳지 않은 것은?

① J. Snow – 콜레라 유행의 spot map을 작성하여 오염된 물이 콜레라를 전파하는 것이라는 가설을 입증함
② Goldberger – 괴혈병의 원인과 치료방법을 찾는데 비교의 개념을 적용하여 과일이 괴혈병 치료와 예방에 효과가 있을 것이라고 제안함
③ Doll – 흡연과 폐암의 연관성에 대한 환자–대조군 연구
④ Framingham Heart Study – 최초의 코호트 연구

04

다음 중 질병 발생의 원인에 대한 수레바퀴 모형에 대한 설명으로 옳은 것은?

① 숙주, 병인, 환경의 세 가지 요소로 질병 발생을 설명하는 모형이다.
② 질병의 많은 원인 요소 중 몇 개만 제거하면 질병은 예방할 수 있다는 개념을 명확히 보여 주는 모형이다.
③ 질병 발생에 대한 원인요소의 기여 정도를 표현할 수 있어 역학적 분석에 도움이 된다.
④ 중심 부분의 핵심은 환경이다.

05

병인과 숙주, 환경을 구분하지 않고 모두 질병 발생에 영향을 주는 요인으로 파악하며 질병 발생에 관여하는 여러 직·간접적 요인들의 작용 경로를 설명하는 질병 발생 모형은?

① 삼각형 모형 ② 수레바퀴 모형
③ 거미줄 모형 ④ 생의학적 모형

06

브레드포드 힐의 인과 관계 증명을 위한 기준에 대한 설명으로 옳지 않은 것은?

① 연관성의 강도 – 요인과 결과 간의 연관성 강도가 클수록 인과 관계일 가능성이 높다.
② 연관성의 특이성 – 연구 대상 집단, 연구 방법, 시점이 다르더라도 요인과 변수 간의 연관성이 계속 존재할 때 인과 관계의 가능성이 높다.
③ 시간적 선후 관계 – 원인이 되는 요인이 항상 결과인 변수보다 선행해야 하며 인과 관계 증명을 위해 반드시 전제되어야 하는 기준이다.
④ 실험적 증거 – 실험을 통해 원인요인에 노출시킬 때 질병 발생이 확인되는 것을 의미한다.

07

다음 중 검사 방법의 정확성을 확인하기 위한 방법에 대한 설명으로 옳지 않은 것은?

① 타당도는 검사 방법의 정확성을 나타낸다.
② 민감도와 특이도가 높은 검사가 타당성이 높다.
③ 의양성은 실제 병이 없음에도 양성 판정을 받은 자를 의미하며 특이도가 높아지면 의양성자가 많아진다.
④ 양성예측도는 양성으로 판정받은 자가 실제 양성인 경우를 의미한다.

08

고혈압 진단 기준으로 수축기 혈압의 기준치를 140mmHg 이상에서 130mmHg로 낮추었을 때 민감도와 타당도의 변화에 대한 설명으로 옳은 것은?

① 민감도와 특이도는 감소한다.
② 민감도와 특이도는 증가한다.
③ 민감도는 감소하고, 특이도는 증가한다.
④ 민감도는 증가하고, 특이도는 감소한다.

09

B형간염 검사 인원 수가 모두 1,000명이고 민감도 90%, 특이도 80%이며, 실제 환자 수가 10%일 때 양성예측도는 얼마인가?

① 90 / 100 ② 10 / 100
③ 90 / 270 ④ 180 / 270

10

고혈압에 대한 환자-대조군 연구를 수행하였다. 환자군은 수은주혈압계를 이용해서 혈압을 측정하였고, 대조군은 전자혈압계를 이용해서 혈압을 측정하였을 때 나타날 수 있는 바이어스로 옳은 것은 무엇인가?

① 교란 바이어스 ② 건강근로자 바이어스
③ 버크슨 바이어스 ④ 정보 바이어스

11

역학의 유행 현상을 설명한 것으로 잘못된 것은?

① 추세 변화 – 최근 10년 간 폐렴으로 인한 사망이 증가하고 있다.

② 주기 변화 – 홍역과 같이 질병의 유행이 2~3년을 주기로 변화할 경우 이를 순환 변화라고도 한다.

③ 단기 변화 – 1년마다 변화한다.

④ 계절 변화 – 질병의 유행이 계절에 따라 특이성을 갖는 것을 의미하며, 감기와 같은 전염성 질환은 북반구에서 겨울과 초봄에 발생률이 높다.

12

단면 연구에 관한 내용으로 옳지 않은 것은?

① 질병 발생의 예측력이 높다.

② 일정 시점에서 동일 시간에 특정 질병이 있는 사람과 없는 사람, 위험요인에 노출된 사람과 노출되지 않은 사람을 동시에 관찰한다.

③ 다양한 질병과 요인 관계의 연구가 가능하다.

④ 상관관계만을 알 수 있을 뿐이며, 인과 관계를 규명하지는 못한다.

13

음주가 급성 심근경색의 위험인자라는 것을 입증하기 위한 연구를 계획하였다. 급성 심근경색 환자 200명과 성을 맞추어서 짝지은 건강인 200명의 과거 음주력을 조사 · 비교하였다. 이러한 연구의 특징으로 옳은 것은?

> 가. 연구 결과를 알기 위하여 시간이 많이 소모된다.
> 나. 적절한 대조군을 선정하기 어렵다.
> 다. 발생률이 높은 질환은 연구에 적합하지 않다.
> 라. 회상 바이어스의 개입 가능성이 크다.

① 가, 나, 다　　② 가, 다
③ 나, 라　　④ 라
⑤ 가, 나, 다, 라

14

환자-대조군 연구에 대한 설명으로 옳지 않은 것은?

① 환자군과 대조군을 선정하여 두 군에서 질병의 원인 또는 위험요인 노출 상태를 조사 비교하는 연구 방법이다.

② 한 질병에 대한 여러 위험요인을 조사할 수 있다.

③ 통계량으로 비교위험도를 구한다.

④ 연구에 필요한 정보가 과거 행위에 관한 것이므로 정보 편견이 발생할 수 있다.

15

다음의 역학적인 조사는 어떤 연구 방법인가?

> 인천시 계양구 보건소는 질병 연구를 위하여 계양구 주민 중 일부를 추출하여 담배를 피우는 사람과 담배를 피우지 않는 사람을 대상으로 질병이 발생할 때까지 향후 10년간 추적 조사를 실시하였다.

① 전향성 조사　② 후향성 조사
③ 단면 조사　④ 후향성 코호트 조사

16

벤젠의 사용이 암 발생에 영향을 주는지 조사하기 위해, 40여 년 전부터 세탁물 공장에서 벤젠에 노출된 근로자들을 대상으로 벤젠에 노출되지 않은 다른 공장의 근로자들과 암발생률을 비교하려고 한다. 가장 적합한 연구 방법은?

① 단면조사 연구(Cross-Sectional Study)
② 환자-대조군 연구(Case-Control Study)
③ 사례군 연구(Case Series Study)
④ 후향성 코호트 연구(Retrospective Cohort Study)

17

코호트 연구에 관한 설명으로 옳은 것은?

① 특정 지역에서 발생된 질병의 발생 과정 및 요소를 규명하는 조사 방법
② 개인의 위험요인 노출 정도와 질병 유무를 한 시점에 동시에 조사하는 방법
③ 특정 질병의 발생을 전향적으로 관찰·추적하여 특정 요인에 노출된 집단과 비노출 집단의 질병 발생률을 비교·분석하는 방법
④ 질병에 이환된 환자군과 질병이 없는 대조군을 선정하여, 두 군 간의 질병 원인이라 의심되는 요인을 비교함으로써 질병 발생과의 원인 관계를 규명하는 연구 방법

18

수학적으로 예측 가능하고 이론적인 역학을 의미하는 것은?

① 작전역학　② 이론역학
③ 실험역학　④ 분석역학

19

흡연과 관상동맥질환의 연관성을 입증하기 위해 실시한 조사에서 아래와 같은 결과를 얻었다. 이 집단의 흡연에 의한 관상동맥질환 발생의 비교위험도(Relative Risk)는 얼마인가?

구분	관상동맥질환자	비환자
흡연자	30	470
비흡연자	10	990

① 1　② 3
③ 6　④ 20

20

간암 환자군 3명 중 2명은 음주자이며, 대조군 197명 중 48명이 음주자일 경우 본 연구에서의 교차비는 얼마인가?

① 3.97　② 4.208
③ 5.97　④ 6.208

21

집단면역에 대한 설명으로 옳지 않은 것은?

① 집단면역이 높으면 해당 질병의 유행이 발생하지 않는다.

② 유행이 일어나는 집단면역은 한계가 있다.

③ 홍역, 수두 등과 같이 사람 간에 전파되는 감염병의 유행이 뚜렷한 주기성을 갖는 것으로 나타난다.

④ 집단면역이 높으면 감염재생산수가 높아지게 된다.

22

다음 그림은 어느 한 집단에서의 질병 유행을 도식화한 것이다. 이런 유행에서 기초감염재생산자수는 모두 몇 명인가?

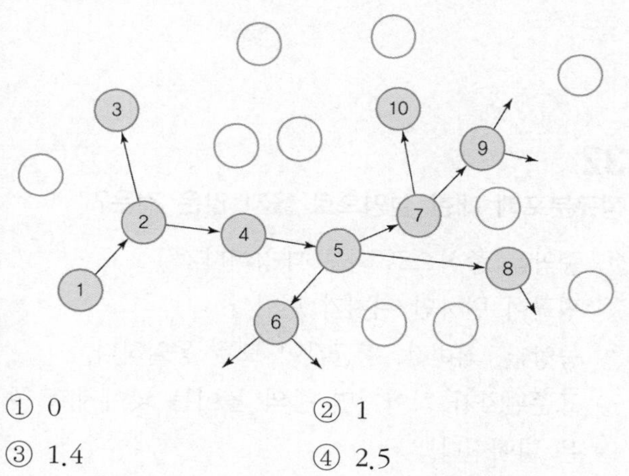

① 0 ② 1

③ 1.4 ④ 2.5

23

한 질환의 기초감염재생산수가 20일 때 감염병의 유행 방지를 위해 면역 인구가 최소 전체의 몇 %가 되어야 하는가?

① 50% ② 80%

③ 90% ④ 95%

⑤ 100%

24

보건통계의 이용 활용 범위에 대한 설명으로 옳지 않은 것은?

① 보건 문제를 파악하여 사업 우선순위 결정

② 보건사업 계획의 기초

③ 인구 구성 상태 파악

④ 지역사회나 국가 간 보건 수준 비교

25

표본조사에 대한 설명으로 옳지 않은 것은?

① 표본조사에서 발생하는 표본오차는 수학적으로 추정이 가능하다.

② 자료 처리와 분석이 어렵다.

③ 조사원에 대한 관리를 통해 비표본오차를 줄일 수 있다.

④ 적절히 추출된 표본은 모집단을 대표할 수 있다.

26

모집단에 일련번호를 부여한 후 표본추출 간격을 정하고 첫 번째 표본은 단순무작위추출법으로 뽑은 후 이미 정한 표본추출 간격으로 표본을 뽑는 표본추출 방법은?

① 계통표본추출 ② 단순무작위추출

③ 층화표본추출 ④ 집락표본추출

27

의료 이용자에게 의료기관 이용 후 설문지를 나누어 준 후 만족도를 아래와 같이 구분한 후 작성하도록 하였다. 이때 적용한 측정 척도방식은?

(1) 전혀 만족하지 않는다.
(2) 만족하지 않는다.
(3) 보통이다.
(4) 만족한다.
(5) 매우 만족한다.

① 명목척도 ② 서열척도
③ 등간척도 ④ 비척도

28

변수의 속성에 대한 순위를 부여하되 순위 사이의 간격이 동일하여 양적인 비교가 가능하면서 절대적 기준인 '0'이 존재하지 않는 척도는?

① 명목척도 ② 서열척도
③ 등간척도 ④ 비척도

29

서로 다른 두 지역의 보건 수준을 파악하기 위한 보건 지표 중 직접표준화사망률을 산출하기 위해 반드시 필요한 것은?

가. 두 지역의 연령별 인구수
나. 두 지역의 연령별 사망률
다. 표준화 사망률
라. 표준화 인구수

① 가, 나, 다 ② 가, 다
③ 나, 라 ④ 가, 나, 다, 라

30

반드시 존재하며, 측정한 변수의 값 중 극단적인 값이 있을 때 대푯값으로 적당한 것은?

① 평균값 ② 중앙값
③ 최빈값 ④ 분산

31

한 그룹 10명 학생의 성적이 다음과 같을 때 다음 중 그 값이 틀린 것은?

번호	1	2	3	4	5	6	7	8	9	10
성적	85	76	80	88	97	70	89	90	92	85

① 평균값 = 85.2 ② 중앙값 = 85
③ 최빈값 = 85 ④ 범위 = 27

32

정규분포에 대한 설명으로 옳지 않은 것은?

① 중앙을 중심으로 좌우 대칭이다.
② 평균이 변하면 위치가 변한다.
③ 중앙값, 최빈값, 평균값이 모두 동일하다.
④ 표준편차가 작아지면 종의 높이는 낮아지고 폭은 넓어진다.

33

상관계수에 대한 설명으로 옳은 것은?

① 상관계수의 범위는 무한대이다.
② r=1이면 완전 상관관계로 두 변수가 절대적 상관관계에 있다는 의미이다.
③ r=−1이면 두 변수 사이에 상관성이 없다는 의미이다.
④ r=1이면 완전 상관관계로 두 변수 사이에 원인과 결과의 관계를 갖는다는 의미이다.

34

어느 초등학교 A반과 B반의 수학성적 평균의 차이를 분석하고자 한다. 적절한 검정법은?

① T-검정 ② Z-검정
③ 상관분석 ④ x^2-검정(카이검정)

35

한 측정값을 다른 측정값으로 나눈 형태의 빈도값으로 인구의 정적인 측면을 나타내는 남녀 성비에 주로 사용되는 것은?

① 비(Ratio) ② 분율(Proportion)
③ 비율(Rates) ④ 조율(Crude Rate)

36

보건 지표 중 그 값이 클수록 보건 상태가 양호한 것은?

① 비례사망지수 ② 영아사망률
③ 신생아사망률 ④ 모성사망률

37

α-index값에 관한 설명으로 옳은 것은?

① 분모가 분자를 포함한다.
② 값이 1에 가까울수록 보건 수준이 높다.
③ 값이 1보다 항상 작다.
④ 값이 클수록 선진국이다.

38

영아사망률이 조사망률에 비해 지역사회나 국가의 보건 수준 지표로 중요시되는 이유를 모두 고른 것은?

가. 연령 구성비에 영향을 받지 않아 통계적 유의성이 크다.
나. 모자보건 수준과 밀접한 관련을 갖고 있다.
다. 환경위생 상태와 밀접한 관련이 있다.
라. 수집된 통계가 정확하다.

① 가, 나, 다 ② 가, 다
③ 나, 라 ④ 가, 나, 다, 라

39

생명표를 작성할 때 필요한 것이 아닌 것은?

① 생존율 ② 생존수
③ 사망수 ④ 출생률

40

다음 중 발생률이란?

① 일정 기간에 인구 중 새로이 발생한 환자 수
② 위험에 접촉된 사람 중 발병자 수
③ 일정 시점에 질병이 있는 모든 사람의 수
④ 일정 기간 집단 내에서 어떤 질병에 걸려있는 환자의 수

41

이차 발병률의 분모는?

① 1차 발병자와 면역자를 제외한 최초 환자와의 접촉자
② 환자와의 접촉자
③ 재발환자와 면역자를 제외한 최초 환자와의 접촉자
④ 재발환자

42

유병률 증가에 영향을 주는 요인으로 옳지 않은 것은?

① 질병의 이환 기간의 연장
② 건강인의 유출
③ 진단 기술 발달
④ 새로운 환자 감소

43

어느 학원의 어린이집에 원생인구가 모두 100명, 이 중에서 2명의 홍역환자가 발생하고, 이후 30명의 환자가 추가로 발생하였다. 홍역에 감수성 있는 아이들이 모두 62명(발단환자 포함)이라고 가정할 때 2차 발병률은?

① 48.4% ② 50%
③ 75% ④ 78.9%

44

A 지역 인구 100,000명 중 B초등학교에 수두환자가 발생하였다. B초등학교의 학생은 300명이며 수두환자는 30명일 때 발병률은?

① 10% ② 20%
③ 30% ④ 40%

45

가족계획의 판정 지표로 사용되는 인구 지표는?

① 인구자연증가 ② 인구사회증가
③ 조출생률 ④ 순재생산율

46

WHO의 대표적인 3가지 보건 지표는?

① 영아사망률, 10대 사인, 평균수명
② 영아사망률, 신생아사망률, 평균수명
③ 조사망률, 비례사망지수, 평균수명
④ 영아사망률, 비례사망지수, 평균수명

47

국가 간 보건 수준 비교를 위한 3대 보건 지표는?

① 영아사망률, 10대 사인, 평균수명
② 영아사망률, 신생아사망률, 평균수명
③ 조사망률, 비례사망지수, 평균수명
④ 영아사망률, 비례사망지수, 평균수명

48

가동되는 병상이 실제 얼마나 이용되었는지를 분석할 수 있는 지표는?

① 평균 재원일수　② 병상이용률
③ 병상회전율　④ 병원이용률

49

일정 기간 내에 한 개의 병상을 거친 평균 환자 수를 나타내는 지표로서 병원의 수익성을 나타내는 지표는?

① 평균 재원일수　② 병상이용률
③ 병상회전율　④ 병원이용률

만점예감 예상문제 정답 및 해설

[Answer]

01 ②	02 ②	03 ②	04 ③	05 ③
06 ②	07 ③	08 ④	09 ③	10 ④
11 ③	12 ①	13 ③	14 ③	15 ①
16 ④	17 ③	18 ②	19 ③	20 ④
21 ④	22 ③	23 ④	24 ③	25 ②
26 ①	27 ②	28 ③	29 ③	30 ②
31 ②	32 ④	33 ②	34 ①	35 ①
36 ①	37 ②	38 ①	39 ④	40 ①
41 ①	42 ④	43 ②	44 ①	45 ③
46 ③	47 ④	48 ②	49 ③	

01

역학

인구 집단의 질병 및 상해의 분포와 그 결정요인을 탐구하는 학문이다. 건강 상태 혹은 건강과 관련된 사건의 분포와 결정요인을 연구하고 이를 질병예방과 건강증진에 활용한다.

02

역학은 인구 집단을 대상으로 (질병을 포함한) 건강 상태 혹은 건강과 관련된 사건의 분포와 그 결정요인을 연구하고 이를 질병예방과 건강증진에 활용하는 학문으로 질병 관리 방법의 효과를 평가하고 보건사업을 기획 · 평가하는 데 중요한 역할을 한다.

03

② 괴혈병 – J. Lind

골드버거(Goldberger)

전염성 질환인 나병의 일종으로 취급되어 오던 pellagra가 비타민의 일종인 니아신의 부족에 의한 영양 결핍이라는 사실을 밝힘. 최초의 실험역학

04

① 삼각형 모형, ② 거미줄 모형이다. ④ 수레바퀴 모형의 중심 부분은 숙주의 유전적 요인이다.

05

거미줄 모형(Web of Causation)

- 질병 발생에 관여하는 여러 직·간접적인 요인들이 거미줄처럼 서로 얽혀 복잡한 작용 경로가 있다는 모형이다.
- 병인과 숙주, 환경을 구분하지 않고 모두 질병 발생에 영향을 주는 요인으로 파악한다.
- 많은 원인요소 중 질병 발생 경로상의 몇 개의 요인을 제거하면 질병을 예방할 수 있음을 보여 준다.

06

연구 대상 집단, 연구 방법, 시점이 다르더라도 요인과 변수 간의 연관성이 계속 존재할 때 인과 관계의 가능성이 높아지는 것은 일관된 연관성에 대한 내용이다.

② 연관성의 특이성은 어떤 요인이 다른 질병과 연관성을 보이지 않고 특정한 질병과 연관성이 있는 경우를 말한다.

07

특이도가 높아지면 의양성자의 수가 줄어든다.

08

검사의 기준이 낮아지면 질병이 있다고 판정받는 사람이 많아지며 그 안에 실제 질병이 있는 사람이 양성으로 판정받을 확률이 늘어남과 동시에 질병이 없음에도 양성이라고 판정받는 사람도 늘어난다.

09

구분	B형간염(+)	B형간염(–)	합계
양성	90	180	270
음성	10	720	730
합계	100	900	1,000

양성예측도 = a / (a + b) = 90 / 270

10

정보 바이어스 중 측정 바이어스에 해당한다.

11

단기 변화

시간별, 날짜별 혹은 주 단위로 질병 발생 양상이 변하는 것

12

현재와 과거 사항만을 주 대상으로 하므로 예측력이 낮다.

13

질문지의 연구 방법은 환자-대조군 연구이다. 환자-대조군 연구는 소요 시간이 비교적 짧은 장점이 있으며 적절한 대조군 선정이 어려운 단점이 있다. 희귀한 질병을 연구하는 데 유리하면서도 발생률이 높은 질환 연구에도 적합하다. 연구 대상자의 기억에 의존하여 조사를 진행하기 때문에 회상 바이어스의 개입 가능성이 크다.

14

환자-대조군 연구에서 통계량은 교차비(비차비)를 이용한다.

15

전향성 조사(코호트 연구)는 연구 시작 시점에서 질병 발생의 원인이 되리라고 생각되는 요인에 노출된 집단과 노출되지 않은 집단을 구분하고 그때부터 일정 기간 동안을 추적관찰하는 방법으로 현재 시점에서 미래의 어떤 시점까지 계속 관찰하여 원인과 결과 관계를 밝히는 방법이다.

16

연구 시작 시점에서 과거의 관찰 시점으로 거슬러 가서 관찰 시점으로부터 연구 시점까지의 기간 동안에 질병의 발생 원인과 관련이 있으리라고 의심되는 요소를 갖고 있는 사람들과 갖고 있지 않는 사람들을 구분한 후 기록을 통하여 질병 발생을 찾아내는 방법은 후향성 코호트 연구이다.

17

① 기술역학
② 단면 연구
④ 환자-대조군 연구

18

이론역학

- 감염병의 발생 모델과 유행 현상을 수리적으로 분석하여, 이론적으로 유행 법칙이나 현상을 수식화하는 3단계 역학
- 실제로 나타난 결과와 수식화된 이론을 비교·검토함으로써 그 타당성을 검정하거나 요인들의 상호관계를 수리적으로 규명해내는 역학
- 감염병의 발생이나 유행을 예측하는 데 활용

19

비교위험도(RR) = (30 / 500) / (10 / 1000)
= 30000 / 5000
= 6

20

$$OR = \frac{\dfrac{\text{위험노출 환자(a)}}{\text{위험노출 비환자(b)}}}{\dfrac{\text{비위험노출 환자(c)}}{\text{비위험노출 비환자(d)}}} = \frac{\dfrac{\text{환자군 위험 노출(a)}}{\text{환자군 위험 비노출(c)}}}{\dfrac{\text{대조군 위험 노출(b)}}{\text{대조군 위험 비노출(d)}}}$$

$$= \frac{ad}{bc}$$

구분	간암환자	비환자
음주	2	48
비음주	1	149
합계	3	197

$$OR = \frac{2 \times 149}{1 \times 48} = 6.208$$

21

집단면역이 높으면 감염재생산수가 낮아지게 된다.

- 한계밀도: 면역이 없는 신생아가 계속해서 태어나면서 집단면역이 감소하다가 일정한 한도 이하로 떨어지면 유행이 일어남
- 감염재생산수: 한 명의 환자가 감염 가능 기간 동안 직접 감염시키는 인원 수

22

기초감염재생산수

어떤 집단의 모든 인구가 감수성이 있다고 가정할 때 한 명의 감염병 환자가 감염 가능 기간 동안 직접 감염시키는 평균 인원수

- 감염병 환자 10명
- 감염시킨 인원
  = 1 + 2 + 0 + 1 + 3 + 2 + 2 + 1 + 2 + 0
  = 14

그러므로 14 / 10(한 명이 평균 1.4명을 감염시킴)

23

집단면역 = p
R(2단계 감염자 수) = R0(기초감염재생산수) − pR0
R > 1 유행, R = 1 풍토병, R < 1 소멸
R = 1 = 20 − (P × 20)
P × 20 = 20 − 1
P = (20 − 1) / 20 = 0.95

24

인구 구성 상태는 인구통계를 통해 파악한다.

보건통계의 활용

① 지역사회의 건강 수준을 알려준다.
② 지역사회주민의 질병 양상을 알려준다.
③ 지역사회 특정 보건 문제를 알려준다.
④ 지역사회 보건사업의 우선 순위를 정하는 데 도움을 준다.
⑤ 지역사회 보건사업의 방향 제시와 사업 조정에 도움을 준다.
⑥ 보건관계법규 제정 등에 도움을 준다.
⑦ 보건사업에 관한 행정 기준을 설정하는 데 도움을 준다.
⑧ 지역사회 의료 요구도 판단에 도움을 준다.
⑨ 보건사업 평가에 도움을 준다.
⑩ 보건사업을 위한 지역사회 협조를 구하는 데 도움을 준다.

25

- 표본조사는 조사 과정 및 결과 집계, 자료 처리 등의 비용, 노력이 적게 소요됨
- **표본오차**: 표본의 특정치에서 모집단의 특정치를 추정하는 과정에서 발생하는 오차로 표본조사에서 발생
- **비표본오차**: 조사 과정과 집계 과정에서 발생하는 오차

26

계통추출법(Systematic Sampling)

- 모집단의 목록이 잘 정리된 경우 일정한 간격으로 표본을 추출하는 방법
- 모집단 N개에 일련번호를 부여하고 표본추출 간격을 정한 후
- 단순확률추출법에 의하여 최초의 표본(A)을 뽑은 다음
- 여기에 추출간격(K)을 더하여 n개의 표본이 될 때까지 추출하는 방법
- 표본 N개는 A, A + K, A + 2K, A + 3K, ……

27

서열척도(Ordinal Scale)

측정 대상자가 가지고 있는 어떤 특성의 상대적 크기에 따라 나타낸 순서를 말한다. 좋음 · 보통 · 나쁨, 상 · 중 · 하 등 측정값 간의 산술적인 관계는 '같다' 혹은 '다르다'와 '크다' 혹은 '작다'의 관계가 성립한다.

28

온도, 체온, 지능지수 등 간격척도(등간척도, Interval Scale)

- 대상 자료의 범주나 대소 관계는 물론 동일한 간격의 척도로서 간격의 차이까지 설명이 가능함
- 절대 기준인 '0'이 존재하지 않음
- 측정값 간의 더하기와 빼기만 가능하며 곱하기와 나누기는 불가능

29

비율의 표준화

인구 집단의 역학적 특성이 서로 다른 집단의 보건 지표를 비교할 때, 역학적 특성이 보건 지표라는 결과에 영향을 줄 수 있는 요인으로 작용하는 경우 이에 대한 보정이다.

- **직접표준화법**: 표준인구수와 집단의 연령별 사망률을 이용하여 표준화
- **간접표준화법**: 집단의 연령별 사망률을 알 수 없는 경우 표준인구의 연령별 사망률을 이용하여 표준화

표준화 방법: 직접법

1. '표준인구'를 택하여 이 표준인구가 나타내는 연령 분포를 비교하고자 하는 군들의 연령별 특수사망률에 적용시키는 방법
2. 필요 요소
   - 연령군별 조사망률
   - 해당 연령군의 표준인구(표준인구의 인구 구성)
3. 직접표준화법
   - 집단의 사망률을 구한다.
   - 표준인구를 선정한다(보통 두 집단의 인구 분포를 합함).
   - 표준인구의 기대사망 수를 계산한다.
   - 지역별로 연령별 기대사망 수를 합하여 표준인구로 나누면 직접표준화사망률이 계산된다.

30

중앙값은 크기 순에서 중앙 지점에 해당하는 값으로 특이치에 민감하지 않다.

최빈값도 극단값의 영향을 받지 않으나 반드시 존재하지 않을 수 있다.

31

자료를 크기순으로 나열(성적순으로)하면 중앙에 해당하는 5번째 값이 85, 6번째 값이 88이다. 그러므로 중앙값은 두 값의 평균인 86.5이다.

32

표준편차가 작아지면 종의 높이가 높아지고 폭은 좁아진다.

(1) 모양과 위치는 분포의 평균과 표준편차로 결정되며, 평균을 중심으로 좌우대칭인 종 모양이다.
(2) 종형 모형으로 점진적으로 횡축에 접근한다.
(3) 평균은 중앙에 있고, 평균이 변하면 위치가 변한다.
(4) 분산이 커지면 좌우로 전개되는 범위가 넓어진다.
(5) X측과 맞닿지 않으므로 좌우로 무한히 뻗어 있다.
(6) 분포의 평균과 표준편차가 어떤 값을 갖더라도 정규곡선과 X축 사이의 전체 면적은 1이다.

33

① 상관계수는 $-1 \sim 1$ 사이이다.
③ $r = -1$이면 음의 상관관계이다.
④ $r = 1$이면 절대적 상관관계이지만 인과 관계는 알 수 없다.

34

T-검정

두 집단 간의 평균의 차이

35

비(Ratio)는 한 측정값을 다른 측정값으로 나눈 개념으로 A : B 혹은 $\frac{A}{B}$로 표현된다.

36

$$\text{비례사망지수(PMI)} = \frac{\text{50세 이상 사망자 수}}{\text{총 사망자 수}} \times 100$$

37

α-index = 영아 사망 수 / 신생아 사망 수

- 신생아기의 사망 원인은 산모의 체내의 이상이나 유전적 이상 등이 대부분이다. 그러므로 영아기 사망의 대부분이 피할 수 없는 원인에 의한 것이라면, 그 지역사회의 건강 수준은 높다고 할 수 있다.

  $$\alpha\text{-index} = \frac{\text{영아 사망자 수}}{\text{신생아 사망자 수}}$$

- α-index가 1에 가까워질수록 보건 수준이 높다는 의미이다.

38

영아사망률의 단점

통계적 부정확성(신고를 안 하는 경우), 선천적 측면 포함

39

생명함수 6종

생존수, 사망수, 생존율, 사망률, 평균여명, 사력(사망할 확률)

40

- 발생률(Incidence Rate) = 특정 기간 내에 새로운 환자 수 / 지역 인구
- 일정 기간에 한 인구 집단 내에서 어떤 질병 또는 사건이 새롭게 일어난 횟수가 얼마나 되는가를 나타냄

> • 발생률
> $$= \frac{\text{일정 기간 해당 지역에서 발생한 환자 수}}{\text{지역 전체 인구}} \times 1{,}000$$
> • 평균 발생률
> $$= \frac{\text{일정한 지역에서 일정기간 내 새롭게 질병이 발생한 환자 수}}{\text{총 관찰인년}} \times 1{,}000$$

41

이차 발병률

- 발단환자를 가진 가구의 감수성 있는 가구원 중에서 이 병원체의 최장 잠복기 내에 발병하는 환자의 율
- 감염성 질환에서 그 병원체의 감염력 및 전염력을 간접적으로 측정하는 데 유용

42

새로운 환자가 감소하는 것은 발생률이 감소하는 것이므로 유병률이 감소할 수 있다.

> 이차 발병률
> $$= \frac{\text{질병 발병자 수}}{\text{환자와 접촉한 감수성이 있는 사람들의 수 (발단환자 제외)}} \times 100$$

43

2차 발병률 = (30 / 60) × 100 = 50%

44

발병률 = 발병자 수 / 위험폭로 인구
= (30 / 300) × 100 = 10%

45

조출생률은 가족계획사업의 판정 지표가 된다.

46

WHO 3대 건강 지표

- 평균수명: 0세의 평균여명
- 비례사망지수(PMI): (50세 이상 사망자 수 / 총 사망자 수) × 100
- 조사망률(보통사망률): (연간 사망자 수 / 중앙 인구) × 1,000

47

국가 간(지역 간) 3대 보건 지표

- 영아사망률
- 비례사망지수
- 평균수명

48

병상이용률
= (병원 1일 평균 재원환자 수 / 병상 수) × 100

49

병상회전율
= (평균 퇴원환자 수 / 평균 가동병상 수) × 1,000

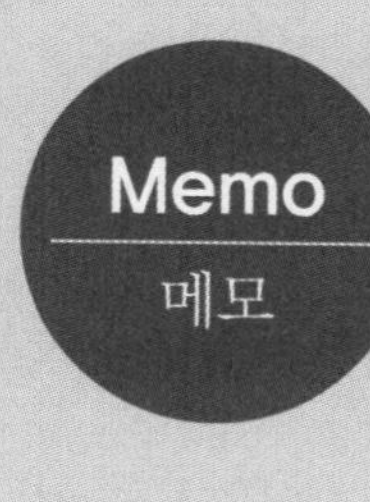
Memo
메모

〈최근 10개년 영역별 평균출제빈도〉

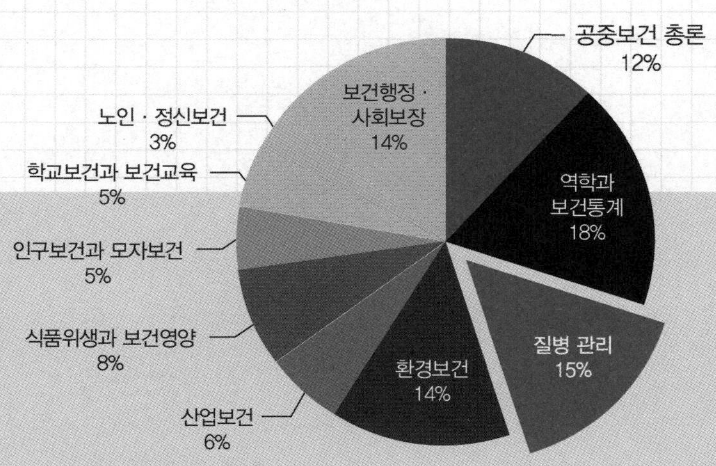

〈최근 10개년 서울시(지방직) 영역별 출제빈도분석(2015~2024)〉

구분	2015	2016	2017	2018	2019	2020	2021	2022	2023	2024	합계
공중보건 총론	1	2	3	1	2	3	4	3	2	2	23
역학과 보건통계	3	3	3	2	4	4	5	3	3	5	35
질병 관리	5	1	3	6	3	0	1	4	3	3	29
환경보건	3	2	3	2	3	2	3	4	4	2	28
산업보건	1	2	2	0	1	2	1	1	1	2	13
식품위생과 보건영양	2	1	2	2	2	3	1	0	1	2	16
인구보건과 모자보건	3	2	0	1	0	2	2	1	0	0	11
학교보건과 보건교육	1	3	1	1	1	2	0	1	1	0	11
노인 · 정신보건	0	0	1	0	1	0	1	1	1	1	6
보건행정 · 사회보장	1	4	2	5	3	2	2	2	4	3	28
합계	20	20	20	20	20	20	20	20	20	20	200

PART 03

질병 관리

단원 길잡이

질병 관리는 감염성 질환, 만성 질환, 기생충 질환으로 구분하여 학습한다. 감염성 질환의 감염 경로와 그에 따른 질병의 특징 및 예방 대책, 각 감염병의 특성에 대해 공부한다. 만성 질환이 가지는 특성 및 우리나라의 대표적인 만성 질환의 병리적 특성을 학습한다. 기생충 질환을 일으키는 기생충의 특징 및 기생충 감염의 원인이 되는 중간숙주에 대해 학습한다.

핵심 키워드

감염 | 감수성 | 면역 | 소화기계 감염병 | 호흡기계 감염병 | 만성 질환 | 신생물질 | 고혈압 | 당뇨병 | 대사증후군 | 간흡충 | 중간숙주

Chapter 01

감염성 질환 관리

관계법규

- 감염병의 예방 및 관리에 관한 법률(2009, 전염병 예방법 1954 제정)
- 검역법(1954)
- 후천성면역결핍증 예방법(1987)

학습 길라잡이

- 감염병의 생성 과정
- 법정 감염병
- 감염성 질병의 특징

제1절 감염병의 역학적 특성

1 감염성 질환의 이해

(1) 개념 20 대구보건연구사, 21 호남권·전남경력경쟁, 22 경북의료기술·전남경력경쟁

① **감염**(Infection): 병원체가 숙주에 침입한 뒤 증식하여 세포와 조직에 병리 변화를 일으켜 증상과 증후를 나타내거나, 면역 반응을 야기하는 상태이다.

② **현성 감염**: 임상적 증상이 나타나는 감염

③ **불현성 감염**

㉠ 감염이 일어났으나 임상 증상과 증후가 없는 상태로 무증상감염이라고 도 함

㉡ 감염의 전체 규모를 파악하고 향후 발생 규모를 예측하는 데 중요함

㉢ 증상이 없지만 혈청학적 검사를 통하여 감염 여부를 확인할 수 있음

㉣ 병원체를 배출하는 주요한 병원소이므로 감염병 관리에서 중요함

④ **잠재 감염**

㉠ 병원체가 숙주에서 임상 증상을 일으키지 않으면서 지속적으로 존재하는 상태

㉡ 병원체와 숙주가 평형을 이루는 상태, 병원체가 혈액이나 조직, 분비물에서 발견될 수도 발견되지 않을 수도 있음

예 결핵, B형간염, 단순포진 등

⑤ **혼합 감염**: 두 가지 이상의 병원균에 감염된 경우

⑥ **중복 감염**: 이미 감염이 되어 있는 상태에서 동일한 병원균이 침입한 경우

⑦ **자가 감염**: 자신이 가지고 있는 병원균에 의해 다시 감염되는 경우

❖

종교설 시대
↓
점성설 시대
↓
장기설 시대
↓
접촉감염설 시대
↓
미생물병인론 시대

(2) 감염병 관리의 발전사 17 강원, 18 강원, 19 충북

① **종교설 시대**

㉠ 질병은 악령 또는 선령이 내리는 재앙이라는 종교적 관점

㉡ 질병 치료는 주술적인 방법에 의존: 질병은 신이 내리는 벌 = 신벌설

② **점성설 시대**

㉠ 질병 발생이 환경의 물리적 상태와 관계가 있다고 보았음

㉡ 하늘의 별자리 이동으로 감염병의 유행, 기아, 사망, 전쟁 등을 점침

③ 장기설 시대

㉠ 전염병은 나쁜 공기나 공기 중의 유해 물질 때문에 발생된다고 믿음

㉡ 말라리아(Malaria)는 '나쁜(mal)'과 '공기(aria)'라는 단어의 합성어

④ 접촉감염설 시대

㉠ 13세기 한센병, 14세기 흑사병의 유행으로 싹트기 시작한 이론

㉡ 16세기 매독이 유럽 전역에 만연한 사실은 접촉에 의한 전파된다는 설을 뒷받침

⑤ 미생물병인론 시대

㉠ 1676년 레벤후크의 현미경 발명으로 미세동물 관찰

㉡ 1860년대 파스퇴르와 1870년대 코흐의 탄저균, 결핵균, 콜레라균 발견을 통하여 미생물병인설이 확인됨

㉢ 이 시대에는 미생물이 질병 발생에 절대적인 요인으로 여겨짐

2 감염병의 자연사 15 경기, 17 서울의료기술, 18 울산보건연구사, 21 경기7급, 22 인천보건연구사

(1) 사람 중심으로 본 자연사

① 잠복기(Incubation Period): 병원체가 숙주에 침입 후 표적 장기에 이동, 증식하여 일정 수준의 병리적 변화가 있어 증상과 증후가 발생할 때까지의 기간이다.

② 증상과 증후 발생

③ 감염의 종결 또는 숙주의 사망: 숙주의 방어력이 증가하면 감염이 종결되거나 숙주가 회복하지 못하고 사망한다.

④ 잠복기 길이 결정요인

㉠ 병원체의 특성

㉡ 병원체의 수

㉢ 침입 경로

㉣ 감염 형태(국소 혹은 전신 감염)

㉤ 병리 기전(침입, 독소 혹은 면역 병리 반응 등)

㉥ 숙주의 면역 상태

⑤ 감염병의 잠복기 활용

㉠ 질병마다 특이 잠복기가 있어 감염병 유행 시 원인균 추정에 활용함

㉡ 공동매개 전파와 점진적 전파 구분에 잠복기의 분포 양상을 활용함

㉢ 접촉자의 감염병 발현 가능 기간을 추정하여 검역 기간 선정에 사용함

㉣ 세대기와의 관계를 고려하여 전파 기간을 추정하는 데 활용함

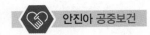

(2) 병원체 중심으로 본 자연사

① **잠재 기간**(Latent Period): 감염이 일어났으나 병원체가 숙주에서 발견되지 않는 기간으로, 감염의 전파가 일어나지 않는 기간을 의미한다.

② **개방 기간**(Patent Period): 감염 후 병원체가 숙주에서 발견되는 기간으로, 감염의 전파가 가능한 기간을 의미한다.

③ **세대기**(Generation Time): 감염 시작 시점부터 균 배출이 가장 많은 시점까지의 기간이다.

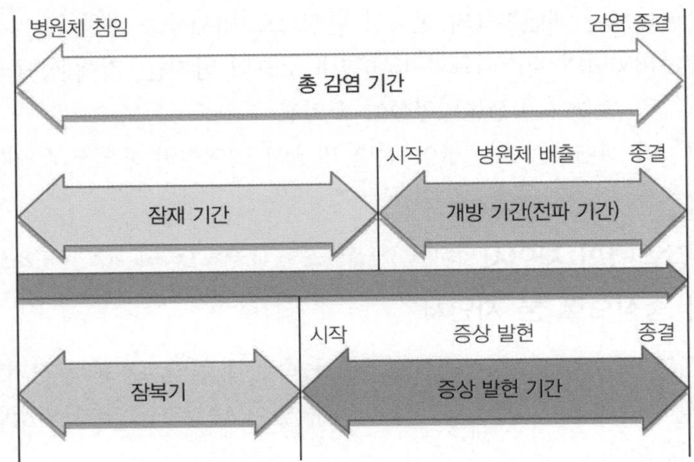

그림 3-1 감염병의 자연사

(3) 호흡기계 감염병과 소화기계 감염병의 자연사 비교

15 서울보건연구사, 17 서울의료기술, 19 경남보건연구사 · 부산보건연구사, 21 대전보건연구사

① 호흡기계 감염병

㉠ 일반적으로 잠복기 말기부터 증상 발현 기간 초기에 기침에 의한 비말과 객담, 콧물 등의 분비물이 증가하여 병원체가 다량 배출됨

㉡ 전파력이 강하고 이 시기가 지나면 전파력이 감소함

㉢ 유행성이하선염은 임상 증상이 나타나기 3일 전부터 바이러스의 배출이 시작되어 증상 발현 후 4일까지 배출됨

㉣ 대부분 보균자에게서 감수성자에게 직접 전파됨

㉤ 호흡기 감염병은 환자 발견 뒤에 시행하는 격리 조치의 효과가 제한적임

㉥ 연령, 성, 사회 · 경제적 상태에 따라 그 발생에 많은 차이가 있음

㉦ 계절적으로 많은 변화 양상을 보임

㉧ 대부분의 인구 집단에서 이병 손실 일수가 가장 높은 비율을 차지함

② 소화기계 감염병

㉠ 일반적으로 증상의 정도가 가장 심한 시기가 지난 뒤 병원체가 배출

㉡ 환자 발견 뒤에 시행하는 격리 조치가 전파 예방에 효과적

㉢ 증상이 사라진 뒤에도 지속적으로 병원체를 배출하므로 이 기간 중에도 격리가 필요

㉣ 간접전파로 매개체에 따라 수인성, 식품 매개 및 우유 매개 감염병 등으로 구분

㉤ 분뇨를 통해 배출된 병원체가 식품 등의 매개체로 숙주에 침입

㉥ 지역사회의 사회 · 경제적 여건 및 환경위생 상태와 밀접

㉦ 계절적 특성이 크며 폭발적으로 발생

㉧ 보건 수준의 지표

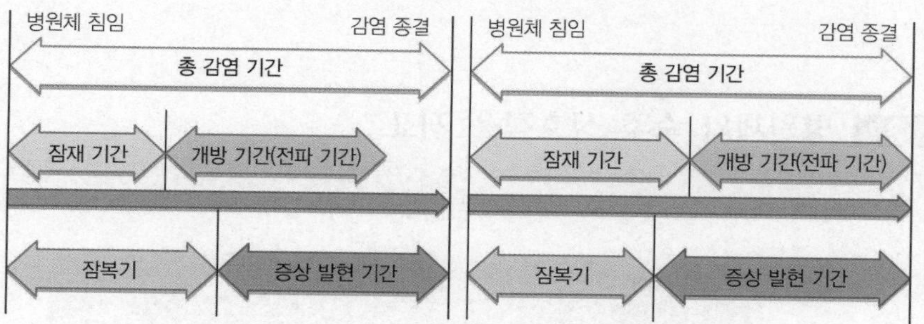

그림 3-2 호흡기계와 소화기계 감염병의 잠복기와 잠재 기간 비교

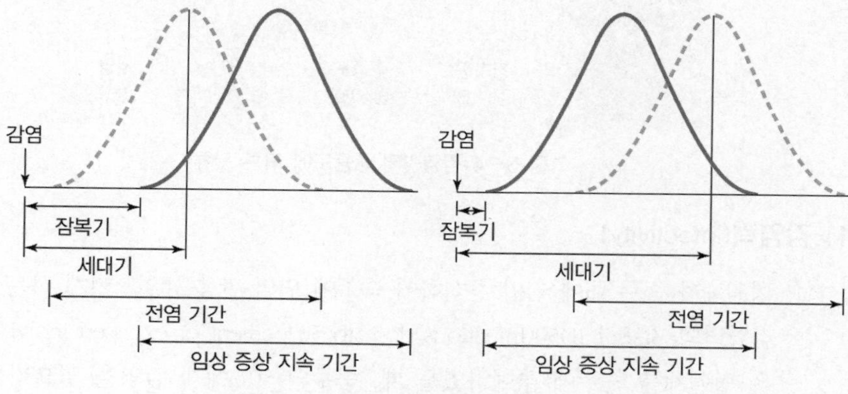

그림 3-3 호흡기계와 소화기계 감염병 비교

3 질병 관리

보충 **수인성 감염병 유행의 특징** 15 경기의료기술, 19 전북보건연구사, 21 전북의료기술 · 부산

(1) 오염수계에 한해서 2~3일 내에 폭발적(폭발적, 동시적)으로 발생한다.
(2) 환자발생은 급수지역 내에 국한해서 발생하며, 급수원에 오염원이 있다.
(3) 성별, 연령, 직업 등의 차이에 따라 이환율의 차이가 없다.
(4) 계절과는 비교적 무관하게 발생하며, 가족집적성이 낮다.
(5) 급수시설에서 동일 병원체를 검출할 수 있다.
(6) 일반적으로 이환율과 치명률이 낮으며, 2차 감염자가 적다.
(7) 우유로 인한 감염병의 경우는 환자발생지역이 우유배달지역과 동일하고 잠복기가 비교적 짧으며, 발병률과 치명률이 높은 것이 수인성감염병과의 차이점이다.

3 병원체와 숙주 상호작용 지표

17 서울 · 강원의료기술, 18 경북의료기술 · 경기보건연구사 · 강원, 19 서울7급, 20 경북의료기술 · 경북보건연구사 · 광주보건연구사, 20 인천보건연구사, 21 서울 · 복지부 · 전남경력경쟁, 23 경기의료기술, 24 경북의료기술

총 감수성자(N)

감염(A+B+C+D+E)				
불현성 감염 (A)	현성 감염(B+C+D+E)			
	경미한 증상(B)	중등도 증상(C)	심각한 증상(D)	사망 (E)

그림 3-4 감염병의 중증도에 따른 분류

(1) 감염력(Infectivity)

① 병원체가 숙주 내에 침입 증식하여 숙주에 면역 반응을 일으키게 하는 능력
② 감염력의 지표로 ID50(Infectious dose to 50 percent of exposed individuals)은 병원체를 숙주에 투여하였을 때, 숙주의 50%에게 감염을 일으키는 최소한의 병원체 수이다.

$$감염력(\%) = \frac{A + B + C + D + E}{N} \times 100$$ (N: 감수성 있는 대상자 총수)

(2) 병원력(Pathogenicity)

감염된 사람들 중에서 현성 감염자의 비율

$$병원력(\%) = \frac{B + C + D + E}{A + B + C + D + E} \times 100$$

(3) 독력(Virulence)

① 독력: 현성 감염자 중에서 매우 심각한 임상 증상이나 장애가 초래된 사람의 비율

$$독력(\%) = \frac{D + E}{B + C + D + E} \times 100$$

② 치명률: 현성 감염자 중에서 사망할 확률

$$치명률(\%) = \frac{E}{B + C + D + E} \times 100$$

보충 감염력, 병원력, 독력의 상대적 강도 21 경북

	감염력	병원력	독력
상대적 강도	감염자수 (발병자+항체 상승자) / 가족내 발단자와 접촉한 감수성자 수	발병자 수 / 전 감염자 수	중증환자 수 (후유증/사망자) / 전 발병자 수
높다	두창 홍역 수두 소아마비	두창 광견병 홍역 수두 감기	광견병 두창 결핵 나병
중간	풍진 유행성 이하선염 감기	풍진 유행성 이하선염	소아마비
낮다	결핵	소아마비 결핵	홍역
아주 낮다	나병	나병	풍진 수두 감기

제2절 감염병의 생성과 전파

1 감염병 유행의 3대 요인

(1) 감염원(병인)

감수성 숙주에게 병원체를 전파시킬 수 있는 근원이 되는 모든 것을 의미하는 것으로서 환자, 보균자, 감염동물 등이 있다.

(2) 감염 경로

감염원으로부터 감수성 보유자에게 병원체가 운반되는 과정을 말하며 접촉전파, 공기전파(비말전파), 동물매개 전파, 개달물전파 등의 전파체에 의한 전파 등이 있다.

(3) 감수성 숙주

숙주의 병원체에 대한 저항력이 낮은 상태, 즉 감수성이 높은 인구집단은 감염병 유행이 잘 만연되지만 면역성이 높은 집단에서는 유행이 잘 이루어지지 않는다.

2 감염병 생성 과정

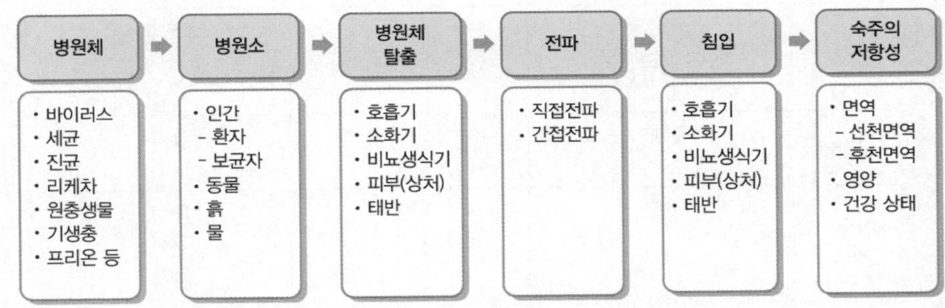

그림 3-5 감염병 생성의 6단계와 각 단계의 종류

표 3-1 질병발생 3대 요소

질병발생 3대 요소	감염병 생성 6대 요소
병인	• 병원체 • 병원소
환경	• 병원소로부터 병원체의 탈출 • 전파 • 병원체의 신숙주내 침입
숙주	• 신숙주의 감수성

(1) 병원체(Causative Agent)

16 부산 · 인천, 17 부산의료기술, 19 강원, 20 충북, 21 경기의료기술 · 경북 · 울산, 22 보건직, 23 경기의료기술

감염병의 1차 원인이 되는 세균, 바이러스, 리케차, 진균류 등의 미생물과 원충생물, 기생충 등의 각종 기생생물

① 세균(Bacteria)

㉠ 단세포로 된 미생물로 형태에 따라 간균, 구균, 나선균으로 구분

㉡ 견고한 세포벽을 가지고 있음

㉢ 항생제에 약함

㉣ 조직세포 내에서 번식하고, 양분과 알맞은 온도, 습도 및 산소가 있으면 배양이 가능함

㉤ 장티푸스, 콜레라, 결핵, 디프테리아, 백일해, 한센병, 세균성이질, 페스트, 파라티푸스, 성홍열 등

② 바이러스(Virus)

㉠ 병원체 중 가장 작아 전자현미경으로만 볼 수 있음

㉡ 세균 여과막을 통과하여 여과성 병원체라고 함

㉢ 살아 있는 조직세포 내에서만 증식함

㉣ 항생제에 저항하므로 예방하는 것이 최선의 방법임

㉤ 홍역, 폴리오, 일본뇌염, 공수병, 유행성이하선염, 에이즈, 풍진, 두창, 황열, 신증후군출혈열(유행성출혈열), B형간염, 수두 등

③ 리케차(Rickettsia)

㉠ 세균과 바이러스의 중간 크기

㉡ 세균과 흡사한 화학적 성분을 가지고 있어서 항생제 치료에 반응함

㉢ 바이러스와 같이 살아 있는 세포 안에서 증식함

㉣ 발진티푸스, 발진열, 양충병(쯔쯔가무시증), 록키산홍반열 등

④ 진균 또는 사상균(Fungus)

㉠ 아포 형성 식물로서 흔히 버섯, 효모, 곰팡이 등이 있음

㉡ 무좀, 각종 피부병 등

㉢ 유용한 사상균: 페니실륨

⑤ 원생동물(Protozoa)

㉠ 단세포 동물로서 대체로 중간숙주에 의해 전파됨

㉡ 면역이 생기는 일이 드묾

㉢ 말라리아, 아메바성이질, 아프리카 수면병 등

⑥ 후생동물(Metazoa)

㉠ 크기와 형태가 다양하여 육안으로 볼 수 있음

㉡ 회충, 십이지장충 등

표 3-2 병원체의 종류

병원체 종류	전염 형태	질병
세균	호흡기	결핵, 디프테리아, 백일해, 성홍열, 나병
	소화기	콜레라, 장티푸스, 파라티푸스, 세균성이질
	피부 / 점막	매독, 임질, 파상풍, 나병, 페스트
바이러스	호흡기	홍역, 유행성이하선염, 두창, 풍진, 수두
	소화기	폴리오, 유행성간염
	피부 / 점막	광견병, 황열, B형간염, 에이즈, 일본뇌염
리케차		쯔쯔가무시증, 록키산홍반열, 큐열, 발진티푸스, 발진열
원충동물	소화기 /피부	말라리아, 아메바성이질, 아프리카 수면병 등
후생동물	소화기	회충, 십이지장충 등

(2) 병원소(Reservoir) 34)

19 강원 · 경기의료기술 · 전북의료기술, 20 부산 · 경기의료기술, 21 서울 · 강원 · 대전 · 충북, 24 전북의료기술

병원체가 생존하고 증식하면서 감수성 있는 숙주에 전파시킬 수 있는 생태적 지위에 해당하는 사람, 동물, 곤충, 흙, 물 등을 말한다.

① 인간 병원소

㉠ 환자: 임상증상이 있어서 비교적 용이하게 치료와 격리 등 필요한 조치를 취할 수 있다.

㉡ 보균자: 자각적, 타각적으로 임상 증상이 없는 병원체 보유자로서 전염원으로 작용하는 감염자로 환자보다 역학적으로 더욱 중요한 병원소가 되기 때문에 감염병 관리상 중요한 대상이다.

- 잠복기 보균자: 질환의 잠복 기간에 병원체를 배출하는 감염자
  예 디프테리아, 홍역, 백일해, 유행성이하선염, 성홍열, 인플루엔자 등
- 회복기 보균자: 질병에 걸린 후 증상이 전부 소실되었는데도 불구하고 계속 병원체를 배출하는 경우
  예 장티푸스, 파라티푸스, 세균성 이질 등
- 건강 보균자: 감염에 의한 임상 증상이 전혀 없고, 건강자와 다름없지만 병원체를 보유하는 보균자로 병원체가 숙주로부터 배출되는 지속 기간에 따라 일시적 보균자, 영구적 보균자, 만성 보균자 등으로 구분
  예 B형간염, 디프테리아, 폴리오, 일본뇌염

34) 대한예방의학회, 예방의학과 공중보건학(제4판), 계축문화사, 2021, p.358.

② **동물 병원소**: 동물이 병원체를 보유하고 있다가 인간 숙주에게 전염시키는 전염원으로 작용하는 경우로, 이런 감염병을 인수공통감염병(Zoonosis)이라 한다.

㉠ 소: 결핵, 탄저, 파상열(브루셀라증), 큐열, 살모넬라증, 광우병, 렙토스피라증

㉡ 돼지: 살모넬라증, 파상열(브루셀라증), 탄저, 일본뇌염, 렙토스피라증

㉢ 양: 탄저, 파상열(브루셀라증), 큐열

㉣ 개: 광견병, 톡소플라즈마증

㉤ 쥐: 페스트, 발진열, 살모넬라증, 렙토스피라증(와일씨병), 쯔쯔가무시증(양충병), 유행성출혈열, 서교증

㉥ 고양이: 살모넬라증, 톡소플라즈마증

㉦ 토끼: 야토병

③ **비동물성 병원소**: 토양, 흙, 먼지, 물 등(우유, 오염식품은 병원소가 아님)

표 3-3 병원소에 따른 병원체의 전형적인 예

병원소	전형적인 예
인간병원소	장티푸스균, 매독균, 임질균, HIV, B형 및 C형 간염 바이러스, 이질균
동물병원소	광견병 바이러스, 페스트균, 렙토스피라균, 살모넬라균, 브루셀라균
흙 병원소	보툴리눔균, 파상풍균, 히스토플라즈마와 기타 전신성진균
물 병원소	레지오넬라균, 슈도모나스균, 마이코박테리움 중 일부

(3) 병원소로부터 병원체의 탈출(Escape from Reservoir) 24 경기의료기술

병원체의 종류 또는 숙주의 기생 부위에 따라 다르다.

① **호흡기계 탈출**

㉠ 해부학적으로 코, 비강, 인두, 기도, 기관지, 폐 등의 부분에서 증식한 병원체가 호흡을 통해 나가며 주로 대화, 기침, 재채기를 통해 전파

㉡ 폐결핵, 폐렴, 백일해, 홍역, 수두, 천연두, 디프테리아, 성홍열, 유행성이하선염, 인플루엔자 등

② **소화기계 탈출**

㉠ 위장관을 통한 탈출로 주로 분변이나 토사물을 통해 체외로 배출되는 경우

㉡ 세균성이질, 콜레라, 장티푸스, 파라티푸스, 폴리오 등

③ **비뇨생식계 탈출**

㉠ 소변이나 성기분비물에 의해 탈출

㉡ 성병

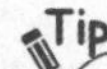
Tip

「감염병의 예방 및 관리에 관한 법률」 인수공통감염병
14 서울보건연구사, 16 강원, 17 광주·울산, 20 경북, 21 강원

장출혈성대장균감염증, 일본뇌염, 브루셀라증, 탄저, 공수병, 동물인플루엔자인체감염증, 중증급성호흡기증후군(SARS), 변종크로이츠펠트-야콥병(vCJD), 큐열, 결핵, 중증열성혈소판감소증후군(SFTS), 장관감염증(살모넬라균 감염증, 캄필로박터균 감염증)

④ 개방병소로 직접 탈출
  ㉠ 신체 표면의 농양, 피부병 등의 상처 부위에서 병원체가 직접 탈출하는 것
  ㉡ 나병
⑤ 기계적 탈출
  ㉠ 기계적 방법에 의하여 조직 내에 있던 병원체가 체외로 나오게 되는 경우로 곤충이 물거나 흡혈하였을 때, 주사바늘에 묻어서, 또는 채혈 시 병원체가 탈출
  ㉡ 말라리아, 사상충증 등

(4) 전파(Transmission)

15 경기, 16 경기 · 경북의료기술 · 충북보건연구사, 17 서울 · 울산 · 경기의료기술, 18 서울, 20 제주 · 충북보건연구사, 22 보건직

병원소로부터 배출된 병원체가 새로운 숙주까지 매체에 의해 운반되는 것

① 직접 전파: 병원체가 중간 매개체 없이 다른 숙주로 직접 전파되어 감염을 일으키는 것
  ㉠ 피부 접촉에 의한 전파: 임질, 매독
  ㉡ 비말에 의한 전파: 홍역, 인플루엔자 등
  ㉢ 태반을 통한 수직감염: 매독, 풍진, 에이즈, 톡소플라즈마증, B형간염, 두창, 단순포진(Herpes)
② 간접 전파: 병원체가 매개체를 통해 전파되는 것
  ㉠ 활성 매개체 전파: 생물에 의한 매개로 전파되는 것
    • 기계적 전파: 매개 곤충이 단순히 기계적으로 병원체를 운반하는 것으로 매개 곤충 내에서는 병원체의 증식 일어나지 않음
      예 파리, 모기, 벼룩 등의 절족동물과 패류나 담수어와 같은 흡충류 중간숙주
    • 생물학적 전파: 병원체가 매개 곤충 내에서 성장이나 증식을 한 뒤에 전파하는 경우로 매개 곤충 자체가 전파 과정에서 생물학적으로 중요한 역할을 함

표 3-4 생물학적 전파와 감염병

구분	내용	예
증식형	매개 곤충 내에서 병원체가 수적 증식만 한 후 전파하는 형태	• 모기: 일본뇌염, 황열, 뎅기열 • 벼룩: 페스트, 발진열 • 이: 발진티푸스, 재귀열
발육형	매개 곤충 내에서 수적 증식은 없지만 발육하여 전파하는 형태	모기: 사상충증
발육 증식형	매개 곤충 내에서 병원체가 발육과 수적 증식을 하여 전파되는 형태	• 모기: 말라리아 • 체체파리: 수면병
배설형	매개 곤충 내에서 증식한 후 장관을 거쳐 배설물로 배출된 것이 상처 부위나 호흡기계 등으로 전파되는 형태	• 이: 발진티푸스 • 벼룩: 페스트, 발진열
경란형	곤충의 난자를 통하여 다음 세대까지 전달되어 전파되는 형태	진드기: 록키산홍반열, 재귀열, 쯔쯔가무시증

표 3-5 주요 매개생물과 관련된 감염병의 예 21 충북보건연구사

매개생물	주요 감염병의 예
모기	말라리아, 사상충증, 일본뇌염, 뎅기열, 지카바이러스 감염증
쥐	렙토스피라증, 살모넬라증, 라싸열, 신증후군출혈열
쥐벼룩	페스트, 발진열
진드기류	재귀열, 쯔쯔가무시증, 중증열성혈소판감소증후군
이	발진티푸스, 재귀열

ⓛ 비활성 매개 전파

- 무생물 매개물: 공기, 식품, 물, 우유, 토양
- 비말핵: 호흡기 비말의 경우 수분이 증발되면 비말핵이 남아 공기의 흐름에 따라 이동하여 멀리까지 전파가 가능함. 비말감염과 달리 공기가 매개하는 간접 전파이며 유행 관리가 어려움
- 개달물(Formit): 완구, 의복, 책, 침구, 식기 등 매개체 자체는 숙주의 내부로 들어가지 않고 병원체를 운반하는 수단으로만 작용(결핵, 트라코마)

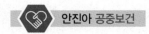

(5) 신숙주 내 침입(Entry into New Host)

침입 방식은 탈출 방식과 대체로 일치하여 주로 호흡기계, 소화기계, 비뇨기계, 점막, 피부 및 태반을 통해 침입한다.

표 3-6 병원체의 탈출 · 전파 · 침입의 예

질병	탈출	전파	침입
홍역, 디프테리아, 결핵, 인플루엔자, 중증급성호흡기증후군	기도 분비물	직접 전파(비말), 공기매개 전파(비말핵), 개달물 등	호흡기, 점막
장티푸스, 소아마비, 콜레라, A형간염, 세균성이질, 장출혈성 대장균감염증	분변	음식, 파리, 손, 개달물	입(소화기)
에이즈, B형간염, C형간염	혈액	주사바늘	피부(자상 부위)
말라리아, 사상충증, 일본뇌염, 황열, 뎅기열		흡혈절지동물	피부(자상 부위)
단순포진, 임질, 매독, 피부감염증	병변 부위 삼출액	직접 전파(접촉, 성교)	피부, 성기점막, 안구점막 등

(6) 신숙주의 저항성

16 서울 · 부산 · 충북 · 충북보건연구사, 17 서울 · 경남 · 부산의료기술 · 광주, 18 서울 · 경기, 19 서울 · 인천 · 강원 · 충북 · 경기의료기술 · 충북의료기술 · 전북의료기술, 20 광주 · 대구 · 제주 · 경기의료기술, 21 서울 · 복지부 · 전남경력경쟁, 22 경기의료기술, 23 보건직 · 인천보건연구사, 24 경기의료기술

① 감수성(Susceptibility)

㉠ 병원체가 숙주에 침입했을 때 병원체에 대하여 감염이나 발병을 막을 수 없는 상태, 즉 저항력이 높으면 감수성이 낮다고 할 수 있음

㉡ 감수성 지수

- 특정 질환에 폭로된 적이 없는 미감염자가 병원체에 접촉되었을 때, 발병하는 비율로 대부분 호흡기계 감염병에 적용
- 루더(De Rudder)의 감수성 지수: 홍역, 두창(95%) > 백일해(60~80%) > 성홍열(40%) > 디프테리아(10%) > 소아마비(0.1%)

② **면역**(Immunity): 병원체로부터 자신을 방어하기 위한 각종 방어 체계로 선천면역과 후천면역으로 나눌 수 있다.

㉠ 선천면역: 태어날 때부터 갖고 있는 자연면역으로 인종, 종족, 개인 특이성과 관계있는 면역

㉡ 후천면역: 어떤 질병에 이환된 후나 예방접종 등에 의해서 후천적으로 형성되는 면역으로 능동면역과 수동면역으로 구분

- 능동면역: 숙주 스스로 면역체를 만들어내어 면역을 획득하는 것으로 외부 항원에 대해 항체가 발생하는 경우
  - 자연능동면역: 질병에 이환된 후 자연적으로 형성되는 면역
  - 인공능동면역: 인위적으로 항원을 체내에 투입하여 항체가 생성되도록 하는 면역 방법으로, 생균백신, 사균백신, 순화독소 등을 사용하는 예방접종으로 얻어지는 면역
- 수동면역: 다른 사람이나 동물에서 만든 항체를 받아서 면역력을 지니게 되는 것으로 접종 즉시 면역된다는 장점이 있지만 일시적임
  - 자연수동면역: 임신 상태에서 모체로부터 태반을 통하거나 모유수유에 의해 획득되는 면역으로 대개 생후 4~6개월까지 유효함
  - 인공수동면역: 회복기 혈청, 면역혈청, 감마글로불린이나 파상풍 항독소 등 인공제제를 인체에 투입하여 면역을 부여함

표 3-7 면역의 종류와 예

<table>
<tr><td>선천면역</td><td colspan="4">종간면역, 종족 간 면역 및 개인 간 면역의 차이</td></tr>
<tr><td rowspan="5">후천면역</td><td rowspan="3">능동면역</td><td>자연능동면역</td><td colspan="2">두창, 홍역, 수두 등</td></tr>
<tr><td rowspan="2">인공능동면역</td><td>백신</td><td>두창, BCG, 홍역, 디프테리아, 인플루엔자</td></tr>
<tr><td>독소</td><td>파상풍, 디프테리아, 보툴리눔 등</td></tr>
<tr><td rowspan="2">수동면역</td><td>자연수동면역</td><td colspan="2">경태반면역(홍역, 소아마비, 디프테리아 등)</td></tr>
<tr><td>인공수동면역</td><td colspan="2">B형간염 면역글로불린, 파상풍 항독소</td></tr>
</table>

표 3-8 자연능동면역 질병 21 전북보건연구사, 23 경기보건연구사

면역 기간	감염병
현성 감염 후 영구면역	두창, 홍역, 수두, 유행성이하선염, 백일해, 성홍열, 발진티푸스, 콜레라, 장티푸스, 페스트
불현성 감염 후 영구면역	일본뇌염, 폴리오
약한 면역	디프테리아, 폐렴, 인플루엔자, 수막구균성수막염, 세균성이질
감염면역만 형성	매독, 임질, 말라리아

표 3-9 인공능동면역 방법과 질병

15 경북, 16 경기, 20 경기 · 대구 · 충북보건연구사, 21 경기의료기술 · 충북보건연구사

방법	예방되는 질병
생균 (Living Vaccine)	홍역, 유행성이하선염, 풍진, 결핵, 수두, 두창, 탄저, 황열, 폴리오(Sabin), 일본뇌염, 인플루엔자
사균 (Killed Vaccine)	백일해, B형간염, b형헤모필루스인플루엔자, 장티푸스, 신증후군출혈열, A형간염, 콜레라, 폴리오(Salk), 일본뇌염, 인플루엔자
순화독소(Toxoid)	디프테리아, 파상풍

제3절 감염병 관리

감염병 생성 과정 6단계 중 특정 단계 혹은 여러 단계에 대한 개입을 통하여 감염병이 발생하지 못하게 하는 것이다.

1 감염병의 관리 원칙

16 부산, 17 서울의료기술, 18 서울 · 경기보건연구사, 19 경기의료기술, 23 인천보건연구사

(1) 병원체와 병원소 관리

① 감염병 발생의 1차 원인인 병원체 또는 병원체의 생존과 증식에 필요한 병원소를 제거한다(가장 확실한 방법).
② **동물 병원소**: 제거
③ **사람 병원소**: 병원체를 배출하는 환자나 보균자를 신속하게 발견하여 적절한 치료를 하거나 격리하여 일반 인구 집단 내의 병원소 숫자를 줄인다.

(2) 전파과정 관리

① **검역**(Quarantine): 감염병 유행지에서 들어오는 사람(동물 및 화물 포함)에 대하여 검역기간에 일정한 장소에 머물게 하거나 유숙하는 곳을 신고하도록 하여 질병 발생 여부를 감시하는 것
② **격리**: 감염병을 전파시킬 우려가 있는 감염자(환자, 보균자)를 전염력이 없어질 때까지 감수성자들로부터 떼어 놓는 것

❖ 격리기간
질병의 감염가능 기간, 즉 환자나 보균자에서 균 배출이 되지 않을 때까지 격리한다.

③ **위생관리**: 환경위생, 식품위생, 개인위생
병원소를 탈출한 병원체는 새로운 숙주에게 들어가기까지 상당한 기간을 외부 환경에서 생존해야 하므로 위생 조건을 개선하여 전파 과정을 차단하는 것은 효과적인 감염병 관리 방법의 하나이다.

환경 위생	• 병원체에 오염된 식수나 식품에 의한 감염병 관리를 위해 배설물의 위생적 처리와 안전한 식수 및 식품 공급 • 비말 혹은 비말핵을 통하여 전파되는 호흡기 감염병은 환자가 있던 장소와 사용한 물건들에 대하여 물리적 또는 화학적 방법으로 소독 • 인수공통감염병의 경우 동물 병원소의 배설물을 위생적으로 처리하고 쥐나 진드기, 모기 등을 통하여 전파되는 경우 매개 동물과 곤충에 대한 위생 관리를 한다.
식품 위생	식수와 식품매개감염병, 식중독의 예방과 관리를 위해 가장 중요한 요소이다.
개인 위생	• 식수 및 식품매개감염병 예방을 위한 손씻기 • 육체적 접촉이나 호흡기 분비물의 비말 전파와 같은 직접전파의 예방 방법 • 감염병 매개 절지동물이나 동물과의 접촉을 피하는 방법 • 병원체에 오염된 곳이나 오염될 가능성이 있는 장소의 접근을 피하는 것

(3) 숙주 관리

① 숙주 면역 증강

㉠ 인공능동면역: 예방접종(가장 효과적인 방법)

㉡ 인공수동면역: 항독소 혹은 면역글로블린 접종. 이미 병원체에 폭로되어 감염의 위험이 있을 때 짧은 기간 안에 면역 효과 기대할 때 사용

㉢ 적절한 영양과 운동 등을 통하여 일반적인 건강상태 유지

② 환자 조기발견 조기치료: 이미 감염된 환자나 보균자는 조기발견 및 조기치료를 시행함으로써 합병증을 막고 필요한 격리를 시행하며 다른 사람에게 전파되는 것을 막을 수 있다.

표 3-10 감염병 발생 단계에 따른 관리원칙

감염병 생성 6대 요소	감염병 관리 3대 원칙	
• 병원체 • 병원소	→ 병원체와 병원소 관리	• 동물병원소 살처분 • 사람병원소 격리 및 치료
• 병원소로부터 병원체의 탈출 • 전파 • 병원체의 신숙주내 침입	→ 전파과정 차단 관리	• 검역과 격리 • 환경위생, 식품위생, 개인위생
• 숙주의 감수성	→ 숙주관리	• 면역증강 • 조기발견 및 치료

보충 감염병 관리대책 35)

일반적으로 감염성 질환의 예방과 관리방법에는 (1) 전파과정의 차단, (2) 면역증강, (3) 예방되지 않은 환자에 대한 조치 등 3가지로 요약할 수 있다.

(1) **전파과정의 차단**
  ① 병원소 제거: 감염동물 제거, 인간이 병원소인 감염병은 수술이나 약물 요법으로 치료해서 환자나 보균자를 없애도록 한다.
  ② 전염력의 감소: 적당한 치료를 하면 환자가 완전히 치유되기 전부터 전염력이 감소함(개방성 폐결핵 환자에게 항결핵제 투여)
  ③ 병원소의 검역과 격리
  ④ 환경위생 관리
(2) **숙주의 면역증강**: 영양관리, 휴식과 운동, 충분한 수면, 능동면역과 수동면역, 예방접종
(3) **예방되지 못한 환자에 대한 조치**: 질병이 발생하였을 때 조기진단과 조기치료

2 검역(Quarantine) 21 충북

(1) 목적(검역법 제1조)

우리나라로 들어오거나 외국으로 나가는 사람, 운송수단 및 화물을 검역(檢疫)하는 절차와 감염병을 예방하기 위한 조치에 관한 사항을 규정하여 국내외로 감염병이 번지는 것을 방지함으로써 국민의 건강을 유지·보호하는 것을 목적으로 한다.

(2) 정의

① 검역감염병
  ㉠ 콜레라
  ㉡ 페스트
  ㉢ 황열
  ㉣ 중증급성호흡기증후군
  ㉤ 동물인플루엔자인체감염증
  ㉥ 신종인플루엔자
  ㉦ 중동 호흡기 증후군(MERS)
  ㉧ 에볼라바이러스병
  ㉨ ㉠~㉧ 이외의 감염병으로서 외국에서 발생하여 국내로 들어올 우려가 있거나 우리나라에서 발생하여 외국으로 번질 우려가 있어 질병관리청장이 긴급 검역 조치가 필요하다고 인정하여 고시하는 감염병(급성출혈

35) 남철현 외, 공중보건학(제9판), 계축문화사, 2020년, p.73~79.

열증상, 급성호흡기증상, 급성설사증상, 급성황달증상 또는 급성신경증상을 나타내는 신종감염병증후군, 세계보건기구가 공중보건위기관리 대상으로 선포한 감염병, 질병관리청장이 개별적으로 지정한 감염병)

② **운송수단**: 선박, 항공기, 열차 또는 자동차

③ **검역감염병 환자**: 검역감염병 병원체가 인체에 침입하여 증상을 나타내는 사람으로서 의사, 치과의사 또는 한의사의 진단 및 검사를 통하여 확인된 사람

④ **검역감염병 의사환자**: 검역감염병 병원체가 인체에 침입한 것으로 의심되나 검역감염병 환자로 확인되기 전 단계에 있는 사람

⑤ **검역감염병 접촉자**: 검역감염병 환자, 검역감염병 의사환자 및 병원체 보유자(이하 "검역감염병 환자등"이라 한다)와 접촉하거나 접촉이 의심되는 사람

⑥ **감염병 매개체**: 공중보건에 위해한 감염성 병원체를 전파할 수 있는 설치류나 해충

(3) 검역감염병 환자등의 격리(법 제16조) 20 광주

① 질병관리청장은 제15조제1항제1호에 따라 검역감염병 환자등을 다음 각 호의 어느 하나에 해당하는 시설에 격리한다. 다만, 사람 간 전파가능성이 낮은 경우 등 질병관리청장이 정하는 경우는 격리 대상에서 제외할 수 있다.

㉠ 검역소에서 관리하는 격리시설로서 질병관리청장이 지정한 시설

㉡ 「감염병의 예방 및 관리에 관한 법률」에 따른 감염병관리기관, 격리소 · 요양소 또는 진료소

㉢ 자가(自家)

㉣ 「감염병의 예방 및 관리에 관한 법률」에 따른 감염병전문병원

㉤ 국내에 거주지가 없는 경우 질병관리청장이 지정하는 시설 또는 장소

② 질병관리청장은 검역감염병 환자등이 많이 발생하여 ①에 따른 격리시설이나 감염병관리기관 등이 부족한 경우에는 보건복지부령으로 정하는 바에 따라 임시 격리시설을 설치 · 운영할 수 있다.

③ 질병관리청장은 ①에 따른 격리조치(이송을 포함한다)를 할 때에 필요하면 시 · 도지사 또는 시장 · 군수 · 구청장에게 협조를 요청할 수 있다. 이 경우 시 · 도지사 또는 시장 · 군수 · 구청장은 특별한 사유가 없으면 협조하여야 한다.

④ 검역감염병 환자등의 격리 기간은 검역감염병 환자등의 감염력이 없어질 때까지로 하고, 격리기간이 지나면 즉시 해제하여야 한다.

⑤ ④에 따른 격리 기간 동안 격리된 사람은 검역소장의 허가를 받지 아니하고는 다른 사람과 접촉할 수 없다.

⑥ 검역소장은 검역감염병 환자등을 격리하였을 때에는 보건복지부령으로 정하는 바에 따라 격리 사실을 격리 대상자 및 격리 대상자의 가족, 보호자 또는 격리 대상자가 지정한 사람에게 알려야 한다.

(4) 검역감염병 접촉자에 대한 감시 등(법 제17조)

① 질병관리청장은 제15조제1항제2호에 따라 검역감염병 접촉자 또는 검역감염병 위험요인에 노출된 사람이 입국 후 거주하거나 체류하는 지역의 특별자치도지사 · 시장 · 군수 · 구청장에게 건강 상태를 감시하거나 「감염병의 예방 및 관리에 관한 법률」에 따라 격리시킬 것을 요청할 수 있다.

② 특별자치도지사 · 시장 · 군수 · 구청장은 ①에 따라 감시하는 동안 검역감염병 접촉자 또는 검역감염병 위험요인에 노출된 사람이 검역감염병 환자등으로 확인된 경우에는 지체 없이 격리 등 필요한 조치를 하고 즉시 그 사실을 질병관리청장에게 보고하여야 한다.

③ ①에 따른 감시 또는 격리 기간은 보건복지부령으로 정하는 해당 검역감염병의 최대 잠복기간을 초과할 수 없다.

검역감염병의 최대 잠복기간(법 시행규칙 제14조의3)

18 경기보건연구사, 19 충북, 20 경기 · 경북, 21 서울 · 경기7급

법 제17조제3항에 따른 검역감염병의 최대 잠복기간은 다음 각 호의 구분에 따른다.

1. 콜레라: 5일
2. 페스트: 6일
3. 황열: 6일
4. 중증 급성호흡기 증후군(SARS): 10일
5. 동물인플루엔자 인체감염증: 10일
6. 중동 호흡기 증후군(MERS): 14일
7. 에볼라바이러스병: 21일
8. 신종인플루엔자, 질병관리청장이 긴급 검역 조치가 필요하다고 인정하여 고시하는 감염병: 검역전문위원회에서 정하는 최대 잠복기간

3 예방접종

15 경남, 16 경기 · 경북의료기술, 17 경남 · 경북의료기술 · 울산 · 충북, 19 충북 · 인천 · 전북의료기술, 20 광주 · 충북, 21 대전 · 충남 · 경기7급, 22 경북의료기술 · 보건직

(1) 필수예방접종(감염병예방법 제24조)

① 특별자치시장 · 특별자치도지사 또는 시장 · 군수 · 구청장은 다음의 질병에 대하여 관할 보건소를 통하여 필수예방접종을 실시한다.

필수예방접종 대상 감염병

1. 디프테리아
2. 폴리오
3. 백일해
4. 홍역
5. 파상풍
6. 결핵
7. B형간염
8. 유행성이하선염
9. 풍진
10. 수두
11. 일본뇌염
12. b형헤모필루스인플루엔자
13. 폐렴구균
14. 인플루엔자
15. A형간염
16. 사람유두종바이러스감염증
17. 그룹 A형 로타바이러스감염증
18. 그 밖에 질병관리청장이 감염병의 예방을 위하여 필요하다고 인정하여 지정하는 감염병: 장티푸스, 신증후군출혈열

② 특별자치시장 · 특별자치도지사 또는 시장 · 군수 · 구청장은 ①에 따른 필수예방접종업무를 대통령령으로 정하는 바에 따라 관할구역 안에 있는 「의료법」에 따른 의료기관에 위탁할 수 있다.

③ 특별자치시장 · 특별자치도지사 또는 시장 · 군수 · 구청장은 필수예방접종 대상 아동 부모에게 보건복지부령으로 정하는 바에 따라 필수예방접종을 사전에 알려야 한다. 이 경우 「개인정보보호법」 제24조에 따른 고유식별정보를 처리할 수 있다.

(2) 임시예방접종(법 제25조)

① 특별자치시장 · 특별자치도지사 또는 시장 · 군수 · 구청장은 다음 각 호의 어느 하나에 해당하면 관할 보건소를 통하여 임시예방접종을 하여야 한다.

㉠ 질병관리청장이 감염병 예방을 위하여 특별자치시장 · 특별자치도지사 또는 시장 · 군수 · 구청장에게 예방접종을 실시할 것을 요청한 경우

㉡ 특별자치시장 · 특별자치도지사 또는 시장 · 군수 · 구청장이 감염병 예방을 위하여 예방접종이 필요하다고 인정하는 경우

구분	대상 감염병	백신종류 및 방법	횟수	출생시	4주 이내	1개월	2개월	4개월	6개월	12개월	15개월	18개월	19~23개월	24~35개월
국가예방접종	B형간염	HepB	3	HepB 1차		HepB 2차			HepB 3차					
	결핵	BCG(피내용)	1		BCG 1회									
	디프테리아 파상풍 백일해	DTaP	5				DTap 1차	DTap 2차	DTap 3차		DTap 4차			
		TdaP/Td	1											
	폴리오	IPV	4				IPV 1차	IPV 2차	IPV 3차					
	b형헤모필루스 인플루엔자	Hib	4				Hib 1차	Hib 2차	Hib 3차	Hib 4차				
	폐렴구균	PCV	4				PCV 1차	PCV 2차	PCV 3차	PCV 4차				
		PPSV	–											고위험군
	로타바이러스 감염증	RV1	2				RV 1차	RV 2차						
		RV5	3				RV 1차	RV 2차	RV 3차					
	홍역 유행성이하선염 풍진	MMR	2							MMR 1차				
	수두	VAR	1							VAR 1회				
	A형간염	HepA	2							HepA 1~2차				
	일본뇌염	IJEV (불활성화 백신)	5							IJEV 1~2차				IJEV 3차
		LJEV (약독화 백신)	2							LJEV 1차				LJEV 2차
	사람유두종바이러스 감염증	HPA	2											
	인플루엔자	IIV	–						IIV 매년 접종					

그림 3-6 표준예방접종일정표(2024년) 20 충북보건연구사, 23 전북경력경쟁 · 충북보건연구사

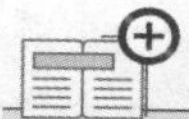

심화 임신부 예방접종[36] 19 강원보건연구사

(1) 생백신 중 실제로 임신부에게 접종 시 태아에게 해를 끼치는 것이 증명된 백신은 두창(smallpox)백신 한 가지이나 다른 모든 생백신 역시 이론적으로 임신부에서 태아로의 전파 가능성이 있기 때문에 임신 중에는 투여하지 않는다.

(2) 불활성화 백신은 체내에서 증식을 하지 않으므로 태아에게 감염을 일으키지 않는다. 일반적으로 불활성화 백신은 적응증이 되는 임신부에게 접종이 가능하다.

(3) 단, 사람유두종바이러스 백신(human papillomavirus vaccine)은 임신부에게 접종시 안전성과 효과에 대한 자료가 충분치 않으므로 임신 중에는 접종을 미루어야 한다.

(4) 임신부는 인플루엔자에 이환될 경우 합병증 발생 위험이 높으므로, 인플루엔자 시즌에 임신 계획이 있는 여성은 모두 인플루엔자 불활성화 백신을 접종받아야 한다. 임신부는 약독화 생백신 제형의 인플루엔자 백신을 투여 받아서는 안 된다.

(5) 임신부는 Tdap 백신 접종의 금기군이 아니며, Tdap 백신 접종력이 없는 가임 여성은 임신 전에 접종이 적극 권장되며, 임신 중 어느 시기에나 접종이 가능하나 항체 생성과 태아에게 항체 전달을 극대화시키기 위해서 27~36주에 접종하는 것이 가장 좋다. 과거 Tdap을 접종받은 적이 없고 임신중에도 접종받지 않았다면 분만 후 신속한 접종이 권장된다.

(6) 임신부의 가족 내 접촉자 중 홍역, 유행성이하선염, 풍진 및 수두에 대하여 감수성이 있는 사람은 MMR 및 수두 백신을 접종받아야 하며, 대상포진, 로타바이러스 백신 및 인플루엔자 생백신 등도 적응증이 되면 접종받을 수 있다.

구분	예방접종 종류
접종이 적극 권장되는 예방접종	인플루엔자, Tdap(임신 전 접종하지 못한 경우 임신 27~36주 사이에 접종 권장, 임신 중에 접종하지 못한 경우 분만 후 신속하게 접종)
적응증에 따라 고려하는 예방접종	B형 간염(항체가 없고 임신기간 동안 감염될 위험이 높은 경우)
임신 중 접종 금기인 예방접종	생백신(MMR, 수두, 대상포진, 인플루엔자 생백신, 일본뇌염 생백신) * 가임여성은 생백신 접종 후 4주간 임신을 피하도록 함

36) 질병관리청, 예방접종 대상 감염병의 역학과 관리, 2017, p.21.

심화 예방접종의 의미와 역학적 효과 판정[37)]

(1) 예방접종의 역학적 의미

① 인공능동면역으로 분류되는 예방접종은 감염병을 예방하는 가장 효과적인 방법이다. 제너(Jenner E, 1749~1823)가 처음으로 우두를 사용하였고, 1890년대 말부터 병원체들이 발견되면서 많은 백신이 개발되어 감염병 퇴치에 크게 기여하였다.

② 사람 간 전파로 인한 감염병인 상황에 해당 집단의 면역 수준에 따라 지역사회 유행이 발생하기도 하고 사라지기도 한다.

③ 집단면역이 충분히 높으면 감수성자가 일상적 접촉에서 전염성을 가진 환자와 접촉하게 될 확률이 낮으므로 유행이 발생하지 않는다. 따라서 예방접종을 통하여 지역사회의 집단면역 수준을 높이게 되면 지역사회에서 해당 감염병의 유행 발생을 막을 수 있으며, 특히 인간만이 숙주인 경우는 감염병을 퇴치할 수도 있다.

④ 지구상에서 예방접종을 통해 박멸된 감염병은 2가지로 하나는 인간의 두창과 가축(소 등)에서 걸리는 우역(rinderpest)이다. 가까운 시일 안에 폴리오도 박멸될 것으로 전망된다. 한국은 1983년 이래 폴리오 환자 보고가 없었고, 2000년에는 WHO의 폴리오 박멸 인준을 위한 지역 위원회에서 한국을 폴리오 전염이 없는 지역이라고 선언하였다.

(2) 예방접종의 기본원칙

① 예방접종의 효과: 백신 제조회사가 백신 판매 허가를 받기 위해서는 임상시험을 통하여 백신의 질병 방어 효과를 입증하여야 한다. 만약 백신의 질병 예방효과가 낮다면 예방접종이 권장되지 않는다.

② 예방접종의 안전성: 백신의 예방효과가 아무리 좋아도 백신접종에 의한 이상반응이 흔하거나, 심각하다면 접종이 권장되지 않는다. 다만 어느 정도를 기준으로 할 것인가는 상대적인 문제로, 질병의 심각도와 발생률, 사회경제적 여건 등을 모두 고려하여야 한다.

③ 예방접종의 유용성(대상질환의 질병부담): 자연감염의 증상이 심하지 않거나 자연감염의 예방효과가 접종에 의한 면역보다 좋은 경우, 또는 질병의 발생률이 매우 낮은 경우는 예방접종의 유용성이 떨어진다.

④ 예방접종의 비용-편익, 비용-효과: 보건학적 측면에서 전 인구집단을 대상으로 하는 예방접종 도입 결정은 비용-편익 분석이나 비용–효과 분석을 참조하여 이루어진다. 우리나라에서는 예방접종의 비용-편익 분석을 한 자료가 많지 않아 예방접종의 전체적인 이득을 제대로 평가하지 못하고 있다.

⑤ 예방접종 방법의 용이성: 백신의 투여 방법이나 횟수가 접종을 제공하는 의료인뿐만 아니라 피접종자가 손쉽게 수용가능하여야 한다. 예를 들어 단독 백신을 각각 접종하는 것보다 DTaP, MMR과 같은 혼합백신을 접종하면 훨씬 투여가 간편해 효율성이 크다.

(3) 백신 실패

① 1차 백신 실패: 예방접종을 실시하였으나 숙주의 면역체계에서 충분한 항체를 만들지 못한 경우

② 2차 백신 실패: 예방접종 후 충분한 항체가 생성되었으나 시간이 지나면서 항체 역가가 떨어져 방어하지 못하는 경우

(4) 예방접종 효과 측정법 19 경남보건연구사

① 예방접종을 받은 개인이 갖는 백신효과는 질병에 걸릴 확률이 감소되며, 만약 질병에 걸리더라도 질병의 중증도와 유병기간이 줄어들고, 따라서 다른 사람에게 전파시킬 수 있는 정도(감염력)와 전파시킬 수 있는 감염기간이 줄어들게 된다.

② 예방접종을 받은 사람이 자연감염이 많은 사회에서 살게 되면 병원체와 접촉하여 면역력이 추가로 높아질 기회를 갖게 되어 백신 효과가 더 좋아질 수 있으나, 자연감염이 적은 사회라면 시간이 지나면서 항체가가 감소되어 소실되는 2차 백신 실패가 일어나서 백신 효과가 줄어들 수 있다.

③ 집단에서 나타나는 백신효과는 백신 접종률과 백신 접종 분포에 따라 다르게 나타난다. 예방접종의 직접 효과는 예방접종이 시행되고 있는 집단에서 백신접종군과 비접종군의 질병 발생률 차이로 평가할 수 있다.

④ 예방접종의 간접 효과는 예방접종이 시행되고 있는 집단의 비접종군과 예방접종이 시행되고 있지 않은 집단의 질병발생률 차이로 평가할 수 있다.

⑤ 백신 효과 평가 공식

VE(Vaccine efficacy) = (Iu − Iv)/Iu × 100(%)
- Iu: 비접종군의 질병 발생률
- Iv: 접종군의 질병 발생률

❖ 백신 효과 산출

우리나라 65세 이상 노인에서 인플루엔자 접종이 폐렴으로 인한 입원율을 감소시키는 효과가 있는지 검토하고자 한다. 한 지역사회에서 65세 이상 인플루엔자 접종군 10,000명과 비접종군 10,000명에 대해서 인플루엔자 유행기간동안 폐렴으로 입원한 비율을 조사한 결과 접종군에서는 65명, 비접종군에서는 150명이 입원하였다면 인플루엔자 백신 효과는 어느 정도인가?

- 백신 효과: (150/10,000 − 65/10,000)/(150/10,000) = 85/150 = 0.57
- 해석: 57%의 예방효과가 있다. 즉, 접종군은 백신 접종으로 인하여 폐렴으로 입원을 57% 감소시킬 수 있었다.

제 4 절 법정감염병

1 법정감염병

국민건강에 위해가 되는 감염병의 발생과 유행을 방지하고, 그 예방 및 관리를 위하여 「감염병의 예방 및 관리에 관한 법률」로 규정한 감염병을 말한다.(심각도 · 전파력·격리수준을 고려한 급(級)별 분류)

(1) 정의(감염병예방법 제1조)

15 경북, 16 강원 · 경기 · 부산 · 충북보건연구사, 17 전북 · 강원 · 경기, 18 경기 · 경기보건연구사 · 울산보건연구사, 19 강원 · 경기의료기술 · 경북의료기술, 20 경북 · 대구 · 경기의료기술 · 경북의료기술 · 충북보건연구사 · 경기보건연구사, 21 경북 · 광주 · 부산 · 울산 · 충남 · 충북 · 전남경력경쟁, 22 경기의료기술 · 보건직, 23 경북의료기술, 24 경기의료기술

① "감염병"이란 제1급 감염병, 제2급 감염병, 제3급 감염병, 제4급 감염병, 기생충감염병, 세계보건기구 감시대상 감염병, 생물테러감염병, 성매개감염병, 인수공통감염병 및 의료관련감염병을 말한다.

37) 대한예방의학회, 예방의학과 공중보건학(제4판), 계축문화사, 2021, p.367~368.

② "제1급 감염병"이란 생물테러감염병 또는 치명률이 높거나 집단 발생의 우려가 커서 발생 또는 유행 즉시 신고하여야 하고, 음압격리와 같은 높은 수준의 격리가 필요한 감염병을 말한다. 다만, 갑작스러운 국내 유입 또는 유행이 예견되어 긴급한 예방·관리가 필요하여 질병관리청장이 보건복지부장관과 협의하여 지정하는 감염병을 포함한다.

③ "제2급 감염병"이란 전파가능성을 고려하여 발생 또는 유행 시 24시간 이내에 신고하여야 하고, 격리가 필요한 감염병을 말한다. 다만, 갑작스러운 국내 유입 또는 유행이 예견되어 긴급한 예방·관리가 필요하여 질병관리청장이 보건복지부장관과 협의하여 지정하는 감염병을 포함한다.

④ "제3급 감염병"이란 그 발생을 계속 감시할 필요가 있어 발생 또는 유행 시 24시간 이내에 신고하여야 하는 감염병을 말한다. 다만, 갑작스러운 국내 유입 또는 유행이 예견되어 긴급한 예방·관리가 필요하여 질병관리청장이 보건복지부장관과 협의하여 지정하는 감염병을 포함한다.

⑤ "제4급 감염병"이란 제1급 감염병부터 제3급 감염병까지의 감염병 외에 유행 여부를 조사하기 위하여 표본감시 활동이 필요한 감염병을 말한다.

⑥ "기생충감염병"이란 기생충에 감염되어 발생하는 감염병 중 질병관리청장이 고시하는 감염병을 말한다. (회충증, 편충증, 요충증, 간흡충증, 폐흡충증, 장흡충증, 해외유입기생충감염증)

⑦ "세계보건기구 감시대상 감염병"이란 세계보건기구가 국제공중보건의 비상사태에 대비하기 위하여 감시대상으로 정한 질환으로서 질병관리청장이 고시하는 감염병을 말한다. (두창, 폴리오, 신종인플루엔자, 중증급성호흡기증후군(SARS), 콜레라, 폐렴형페스트, 황열, 바이러스성출혈열, 웨스트나일열)

⑧ "생물테러감염병"이란 고의 또는 테러 등을 목적으로 이용된 병원체에 의하여 발생된 감염병 중 질병관리청장이 고시하는 감염병을 말한다. (탄저, 보툴리눔독소증, 페스트, 마버그열, 에볼라열, 라싸열, 두창, 야토병)

⑨ "성매개감염병"이란 성 접촉을 통하여 전파되는 감염병 중 질병관리청장이 고시하는 감염병을 말한다. (매독, 임질, 클라미디아, 연성하감, 성기단순포진, 첨규콘딜롬, 사람유두종바이러스감염증)

⑩ "인수공통감염병"이란 동물과 사람 간에 서로 전파되는 병원체에 의하여 발생되는 감염병 중 질병관리청장이 고시하는 감염병을 말한다. (장출혈성대장균감염증, 일본뇌염, 브루셀라증, 탄저, 공수병, 동물인플루엔자인체감염증, 중증급성호흡기증후군(SARS), 변종크로이츠펠트-야콥병(vCJD), 큐열, 결핵, 중증열성혈소판감소증후군(SFTS), 장관감염증(살모넬라균 감염증, 캄필로박터균 감염증))

⑪ "의료관련감염병"이란 환자나 임산부 등이 의료행위를 적용받는 과정에서 발생한 감염병으로서 감시활동이 필요하여 질병관리청장이 고시하는 감염병을 말한다.

(반코마이신내성황색포도알균(VRSA)감염증, 반코마이신내성장알균(VRE)감염증, 메티실린내성황색포도알균(MRSA)감염증, 다제내성녹농균(MRPA)감염증, 다제내성아시네토박터바우마니균(MRAB) 감염증, 카바페넴내성장내세균목(CRE)감염증)

⑫ "감염병환자"란 감염병의 병원체가 인체에 침입하여 증상을 나타내는 사람으로서 제11조제6항의 진단 기준에 따른 의사, 치과의사 또는 한의사의 진단이나 제16조의2에 따른 감염병병원체 확인기관의 실험실 검사를 통하여 확인된 사람을 말한다.

⑬ "감염병의사환자"란 감염병병원체가 인체에 침입한 것으로 의심이 되나 감염병환자로 확인되기 전 단계에 있는 사람을 말한다.

⑭ "병원체보유자"란 임상적인 증상은 없으나 감염병병원체를 보유하고 있는 사람을 말한다.

⑮ "감염병의심자"란 다음 각 목의 어느 하나에 해당하는 사람을 말한다.

㉠ 감염병환자, 감염병의사환자 및 병원체보유자(이하 "감염병환자등"이라 한다)와 접촉하거나 접촉이 의심되는 사람(이하 "접촉자"라 한다)

㉡ 「검역법」 제2조제7호 및 제8호에 따른 검역관리지역 또는 중점검역관리지역에 체류하거나 그 지역을 경유한 사람으로서 감염이 우려되는 사람

㉢ 감염병병원체 등 위험요인에 노출되어 감염이 우려되는 사람

⑰ "감시"란 감염병 발생과 관련된 자료, 감염병병원체 · 매개체에 대한 자료를 체계적이고 지속적으로 수집, 분석 및 해석하고 그 결과를 제때에 필요한 사람에게 배포하여 감염병 예방 및 관리에 사용하도록 하는 일체의 과정을 말한다.

⑱ "표본감시"란 감염병 중 감염병환자의 발생빈도가 높아 전수조사가 어렵고 중증도가 비교적 낮은 감염병의 발생에 대하여 감시기관을 지정하여 정기적이고 지속적인 의과학적 감시를 실시하는 것을 말한다.

⑲ "역학조사"란 감염병환자등이 발생한 경우 감염병의 차단과 확산 방지 등을 위하여 감염병환자등의 발생 규모를 파악하고 감염원을 추적하는 등의 활동과 감염병 예방접종 후 이상반응 사례가 발생한 경우나 감염병 여부가 불분명하나 그 발병원인을 조사할 필요가 있는 사례가 발생한 경우 그 원인을 규명하기 위하여 하는 활동을 말한다.

⑳ "예방접종 후 이상반응"이란 예방접종 후 그 접종으로 인하여 발생할 수 있는 모든 증상 또는 질병으로서 해당 예방접종과 시간적 관련성이 있는 것을 말한다.

(2) 법정 감염병의 종류

표 3-11 제1급~제4급 감염병

구분	제1급 감염병	제2급 감염병	제3급 감염병	제4급 감염병
특성	생물테러감염병, 높은 치명률 집단발생 우려 커서 발생 또는 유행 즉시 신고. 음압격리와 같은 높은 수준의 격리가 필요한 감염병	전파가능성 고려하여 발생 또는 유행 시 24시간 이내에 신고하여야 하고, 격리가 필요	발생을 계속 감시할 필요가 있어 발생 또는 유행 시 24시간 이내에 신고하여야 하는 감염병	제1급~제3급 감염병까지의 감염병 외에 유행 여부를 조사하기 위하여 표본감시 활동이 필요한 감염병
종류	① 에볼라바이러스병 ② 마버그열 ③ 라싸열 ④ 크리미안콩고출혈열 ⑤ 남아메리카출혈열 ⑥ 리프트밸리열 ⑦ 두창 ⑧ 페스트 ⑨ 탄저 ⑩ 보툴리눔독소증 ⑪ 야토병 ⑫ 신종감염병증후군 ⑬ 중증급성호흡기증후군(SARS) ⑭ 중동호흡기증후군(MERS) ⑮ 동물인플루엔자 인체감염증 ⑯ 신종인플루엔자 ⑰ 디프테리아	① 결핵(結核) ② 수두(水痘) ③ 홍역(紅疫) ④ 콜레라 ⑤ 장티푸스 ⑥ 파라티푸스 ⑦ 세균성이질 ⑧ 장출혈성대장균감염증 ⑨ A형간염 ⑩ 백일해 ⑪ 유행성이하선염 ⑫ 풍진 ⑬ 폴리오 ⑭ 수막구균감염증 ⑮ b형헤모필루스 인플루엔자 ⑯ 폐렴구균감염증 ⑰ 한센병 ⑱ 성홍열 ⑲ 반코마이신내성 황색포도알균(VRSA) 감염증 ⑳ 카바페넴내성장내세균목(CRE)감염증 ㉑ E형간염	① 파상풍 ② B형간염 ③ 일본뇌염 ④ C형간염 ⑤ 말라리아 ⑥ 레지오넬라증 ⑦ 비브리오패혈증 ⑧ 발진티푸스 ⑨ 발진열 ⑩ 쯔쯔가무시증 ⑪ 렙토스피라증 ⑫ 브루셀라증 ⑬ 공수병 ⑭ 신증후군출혈열 ⑮ 후천성면역결핍증(AIDS) ⑯ 크로이츠펠트-야콥병(CJD) 및 변종크로이츠펠트-야콥병(vCJD) ⑰ 황열 ⑱ 뎅기열 ⑲ 큐열 ⑳ 웨스트나일열 ㉑ 라임병 ㉒ 진드기매개뇌염 ㉓ 유비저(類鼻疽) ㉔ 치쿤구니야열 ㉕ 중증열성혈소판감소증후군(SFTS) ㉖ 지카바이러스 감염증 ㉗ 매독(梅毒) ㉘ 엠폭스(MPOX)	① 인플루엔자 ② 회충증 ③ 편충증 ④ 요충증 ⑤ 간흡충증 ⑥ 폐흡충증 ⑦ 장흡충증 ⑧ 수족구병 ⑨ 임질 ⑩ 클라미디아감염증 ⑪ 연성하감 ⑫ 성기단순포진 ⑬ 첨규콘딜롬 ⑭ 반코마이신내성장알균(VRE) 감염증 ⑮ 메티실린내성 황색포도알균(MRSA) 감염증 ⑯ 다제내성녹농균(MRPA) 감염증 ⑰ 다제내성아시네토박터바우마니균(MRAB) 감염증 ⑱ 장관감염증 ⑲ 급성호흡기감염증 ⑳ 해외유입기생충 감염증 ㉑ 엔테로바이러스 감염증 ㉒ 사람유두종바이러스 감염증 ㉓ 코로나바이러스감염증-19

표 3-12 질병관리청장이 고시하는 감염병

구분	기생충감염병	세계보건기구 감시대상 감염병	생물테러감염병
특성	기생충에 감염되어 발생하는 감염병	국제공중보건의 비상사태에 대비하기 위함	고의 또는 테러 등을 목적으로 이용된 병원체
종류	① 회충증 ② 편충증 ③ 요충증 ④ 간흡충증 ⑤ 폐흡충증 ⑥ 장흡충증 ⑦ 해외유입 기생충감염증	① 두창 ② 폴리오 ③ 신종인플루엔자 ④ 중증급성호흡기증후군(SARS) ⑤ 콜레라 ⑥ 폐렴형페스트 ⑦ 황열 ⑧ 바이러스성출혈열 ⑨ 웨스트나일열	① 탄저 ② 보툴리눔독소증 ③ 페스트 ④ 마버그열 ⑤ 에볼라바이러스병 ⑥ 라싸열 ⑦ 두창 ⑧ 야토병
구분	성매개감염병	인수공통감염병	의료관련감염병
특성	성 접촉을 통해 전파	동물과 사람 간에 서로 전파	환자나 임산부 등이 의료행위를 적용받는 과정에서 발생한 감염병
종류	① 매독 ② 임질 ③ 클라미디아 감염증 ④ 연성하감 ⑤ 성기단순포진 ⑥ 첨규콘딜롬 ⑦ 사람유두종 바이러스 감염증	① 장출혈성 대장균 감염증 ② 일본뇌염 ③ 브루셀라증 ④ 탄저 ⑤ 공수병 ⑥ 동물인플루엔자인체감염증 ⑦ 중증급성호흡기증후군(SARS) ⑧ 변종크로이츠펠트-야콥병(vCJD) ⑨ 큐열 ⑩ 결핵 ⑪ 중증열성혈소판감소증후군(SFTS) ⑫ 장관감염증 ㉠ 살모넬라균 감염증 ㉡ 캄필로박터균 감염증	① 반코마이신내성황색포도알균(VRSA) 감염증 ② 반코마이신내성장알균(VRE) 감염증 ③ 메티실린내성황색포도알균(MRSA) 감염증 ④ 다제내성녹농균(MRPA) 감염증 ⑤ 다제내성아시네토박터바우마니균(MRAB) 감염증 ⑥ 카바페넴내성장내세균목(CRE) 감염증

2 신고

(1) 법정 감염병의 신고(「감염병의 예방 및 관리에 관한 법률」 제11조)

15 서울보건연구사, 17 서울 · 경남 · 충북, 18 서울, 19 강원 · 인천, 22 서울

① 의사, 치과의사 또는 한의사는 다음 각 호의 어느 하나에 해당하는 사실(제16조제6항에 따라 표본감시 대상이 되는 제4급 감염병으로 인한 경우는 제외한다)이 있으면 소속 의료기관의 장에게 보고하여야 하고, 해당 환자와 그 동거인에게 질병관리청장이 정하는 감염 방지 방법 등을 지도하여야 한다. 다만, 의료기관에 소속되지 아니한 의사, 치과의사 또는 한의사는 그 사실을 관할 보건소장에게 신고하여야 한다.

1. 감염병환자등을 진단하거나 그 사체를 검안(檢案)한 경우
2. 예방접종 후 이상반응자를 진단하거나 그 사체를 검안한 경우
3. 감염병환자등이 제1급 감염병부터 제3급 감염병까지에 해당하는 감염병으로 사망한 경우
4. 감염병환자로 의심되는 사람이 감염병 병원체 검사를 거부하는 경우

② 제16조의2에 따른 감염병병원체 확인기관의 소속 직원은 실험실 검사 등을 통하여 보건복지부령으로 정하는 감염병환자등을 발견한 경우 그 사실을 그 기관의 장에게 보고하여야 한다.

③ 제1항 및 제2항에 따라 보고를 받은 의료기관의 장 및 제16조의2에 따른 감염병병원체 확인기관의 장은 제1급 감염병의 경우에는 즉시, 제2급 감염병 및 제3급 감염병의 경우에는 24시간 이내에, 제4급 감염병의 경우에는 7일 이내에 질병관리청장 또는 관할 보건소장에게 신고하여야 한다

④ 육군, 해군, 공군 또는 국방부 직할 부대에 소속된 군의관은 제1항 각 호의 어느 하나에 해당하는 사실(제16조제6항에 따라 표본감시 대상이 되는 제4급 감염병으로 인한 경우는 제외한다)이 있으면 소속 부대장에게 보고하여야 하고, 보고를 받은 소속 부대장은 제1급 감염병의 경우에는 즉시, 제2급 감염병 및 제3급 감염병의 경우에는 24시간 이내에 관할 보건소장에게 신고하여야 한다.

⑤ 제16조제1항에 따른 감염병 표본감시기관은 제16조제6항에 따라 표본감시 대상이 되는 제4급 감염병으로 인하여 제1항제1호 또는 제3호에 해당하는 사실이 있으면 보건복지부령으로 정하는 바에 따라 질병관리청장 또는 관할 보건소장에게 신고하여야 한다.

⑥ 제1항부터 제5항까지의 규정에 따른 감염병환자등의 진단 기준, 신고의 방법 및 절차 등에 관하여 필요한 사항은 보건복지부령으로 정한다.

보충 감염병병원체 확인기관(법 제16조의 2)

① 다음 각 호의 기관(이하 "감염병병원체 확인기관"이라 한다)은 실험실 검사 등을 통하여 감염병병원체를 확인할 수 있다.
1. 질병관리청
2. 질병대응센터
3. 「보건환경연구원법」 제2조에 따른 보건환경연구원
4. 「지역보건법」 제10조에 따른 보건소
5. 「의료법」 제3조에 따른 의료기관 중 진단검사의학과 전문의가 상근(常勤)하는 기관
6. 「고등교육법」 제4조에 따라 설립된 의과대학 중 진단검사의학과가 개설된 의과대학
7. 「결핵예방법」 제21조에 따라 설립된 대한결핵협회(결핵환자의 병원체를 확인하는 경우만 해당한다)
8. 「민법」 제32조에 따라 한센병환자 등의 치료 · 재활을 지원할 목적으로 설립된 기관(한센병환자의 병원체를 확인하는 경우만 해당한다)
9. 인체에서 채취한 검사물에 대한 검사를 국가, 지방자치단체, 의료기관 등으로부터 위탁받아 처리하는 기관 중 진단검사의학과 전문의가 상근하는 기관

② 보건복지부장관은 감염병병원체 확인의 정확성 · 신뢰성을 확보하기 위하여 감염병병원체 확인기관의 실험실 검사능력을 평가하고 관리할 수 있다.
③ 제2항에 따른 감염병병원체 확인기관의 실험실 검사능력 평가 및 관리에 관한 방법, 절차 등에 관하여 필요한 사항은 보건복지부령으로 정한다.

보충 입원치료를 받아야 하는 감염병(법 41조 및 질병관리청장 고시)

(1) 감염병 중 특히 전파 위험이 높은 감염병으로서 **제1급 감염병 및 질병관리청장이 고시한 감염병**에 걸린 감염병환자등은 감염병관리기관, 중앙감염병전문병원, 권역별감염병전문병원 및 감염병관리시설을 갖춘 의료기관(이하 "감염병관리기관등"이라 한다)에서 입원치료를 받아야 한다.
(2) 제41조 제1항에 따른 감염병 관리기관에서 입원치료를 받아야 하는 감염병의 종류는 다음과 같다.
① 결핵
② 홍역
③ 콜레라
④ 장티푸스
⑤ 파라티푸스
⑥ 세균성이질
⑦ 장출혈성대장균 감염증
⑧ A형간염
⑨ 폴리오
⑩ 수막구균 감염증
⑪ 성홍열

(2) 그 밖의 신고의무자(법 제12조)

① 다음 각 호의 어느 하나에 해당하는 사람은 제1급 감염병부터 제3급 감염병까지에 해당하는 감염병 중 보건복지부령으로 정하는 감염병이 발생한 경우에는 의사, 치과의사 또는 한의사의 진단이나 검안을 요구하거나 해당 주소지를 관할하는 보건소장에게 신고하여야 한다.

1. 일반가정에서는 세대를 같이하는 세대주. 다만, 세대주가 부재중인 경우에는 그 세대원
2. 학교, 사회복지시설, 병원, 관공서, 회사, 공연장, 예배장소, 선박 · 항공기 · 열차 등 운송수단, 각종 사무소 · 사업소, 음식점, 숙박업소 또는 그 밖에 여러 사람이 모이는 장소로서 보건복지부령으로 정하는 장소의 관리인, 경영자 또는 대표자
3. 「약사법」에 따른 약사 · 한약사 및 약국개설자

② 제1항에 따른 신고의무자가 아니더라도 감염병환자등 또는 감염병으로 인한 사망자로 의심되는 사람을 발견하면 보건소장에게 알려야 한다.

③ 제1항에 따른 신고의 방법과 기간 및 제2항에 따른 통보의 방법과 절차 등에 관하여 필요한 사항은 보건복지부령으로 정한다.

④ **보건복지부령으로 정하는 그 밖의 신고대상 감염병**: 결핵, 홍역, 콜레라, 장티푸스, 파라티푸스, 세균성이질, 장출혈성대장균감염증, A형간염

(3) 보건소장 등의 보고(법 제13조)

① 제11조 및 제12조에 따라 신고를 받은 보건소장은 그 내용을 관할 특별자치도지사 또는 시장 · 군수 · 구청장에게 보고하여야 하며, 보고를 받은 특별자치도지사 또는 시장 · 군수 · 구청장은 이를 질병관리청장 및 시 · 도지사에게 각각 보고하여야 한다.

② 제1항에 따라 보고를 받은 질병관리청장, 시 · 도지사 또는 시장 · 군수 · 구청장은 제11조제1항제4호에 해당하는 사람(제1급 감염병 환자로 의심되는 경우에 한정한다)에 대하여 감염병병원체 검사를 하게 할 수 있다.

③ 제1항에 따른 보고의 방법 및 절차 등에 관하여 필요한 사항은 보건복지부령으로 정한다.

제5절 공중보건감시 [38)]

1 공중보건감시의 개념 19 강원보건연구사, 20 충북보건연구사

감시(surveillance)라는 용어는 'to watch out'에서 유래되었다. 초기에는 감염병에 대한 관리를 위하여 시작되었지만 현재는 대상범위가 질병과 상해, 건강상태까지 확대되었으며 환경적 차원의 위해성까지 포함되고 있다. 감시의 개념도 확대되었고 감시 방법도 다양해지고 있다.

(1) 정의

① 공중보건감시(Public Health Surveillance): 질병과 상해 등 건강 관련 사건의 발생에 관한 지속적인 조사이다.

② 질병감시: 질병관리의 계획, 집행, 평가를 위하여 역학적 정보를 체계적으로 수집하고 분석하고 해석하여 활용하는 것이다.

③ 주요 목적은 지속적으로 사건 관련 자료를 수집하여 경향과 분포의 변화를 감시하여 필요한 조처를 하거나, 예방과 관리 대책/방법을 개발하기 위한 조사를 시행하는 것으로 자료의 정확성도 중요하나 일관성과 신속성, 실용성을 더 중요시 한다.

④ 과거에는 자료의 수집과 분석에 많은 비중을 두었으나, 근래에는 수집된 자료의 분석 결과를 배포하고 이용하는 측면을 더 강조하고 있다.

⑤ 감시는 조사(survey)와 유사한 부분이 있으나, 지속적으로 수행하고 해석과 배포에 적시성을 요구한다는 점에서 구별된다.

⑥ 즉, 감시체계는 자료를 전향적으로 수집하고, 분석/해석하여 보건사업의 기획과 수행, 평가에 사용할 수 있도록 하는 조직화된 체계라 할 수 있다.

(2) 공중보건감시의 활용 [39)]

① 위험인구의 건강문제 크기 추산
② 질병 또는 손상의 자연사 이해
③ 유행발생의 감시
④ 건강관련 사건(질병 등)의 분포와 확산의 이해
⑤ 역학적, 실험실적 연구의 촉진
⑥ 병인론에 따른 가설의 설정 및 검정
⑦ 관리와 예방측정의 평가
⑧ 감염병원체의 변화 모니터링
⑨ 격리활동의 모니터링
⑩ 보건의료관련 행태의 변화 감지
⑪ 계획수립(planning)의 촉진

38) 대한예방의학회, 예방의학과 공중보건(제4판), 계축문화사, 2021, p.82~84.
39) 대한예방의학회, 예방의학과 공중보건(제4판), 계축문화사, 2021, p.82.

2 감시체계 21 대구보건연구사, 22 인천보건연구사

(1) 수동감시체계(Passive Surveillance System)

① 보건전문가가 환자를 발견하여 신고하고 보고하는 형태
② 체계 유지가 용이하고 비용이 적게 듦
③ 낮은 신고율: 사회적으로 주목받게 되면 역으로 신고율이 낮아질 수 있음

(2) 능동감시체계(Active Surveillance System)

① 감시체계 운영자가 직접 사례를 찾는 것
② 역학 조사와 연계하여 사용
③ 사례 발견의 완전성은 높으나 많은 인력, 비용, 시간의 투입이 필요하여 상시 운영이 어려움
④ 한정된 기간에만 사용
㉠ 유행이 일어났거나 유행이 예측되어 집중적인 자료수집이 필요한 경우
㉡ 새로운 질병이나 새로운 전파경로 등에 관한 조사가 필요한 경우
㉢ 새로운 지역이나 인구 집단에 유행이 일어난 경우
㉣ 특정 보건사업 후 효과를 타당성 있게 평가하기 위한 경우

(3) 우리나라 법정감염병 감시사업의 개요

① 감염병감시(Infectious Disease Surveillance)는 감염병 발생과 관련된 자료 및 매개체에 대한 자료를 체계적이고 지속적으로 수집, 분석 및 해석하고 그 결과를 제때에 필요한 사람에게 배포하여 감염병 예방 및 관리에 사용하도록 하는 일체의 과정이다.
② 감염병감시체계: 감염병 발생시 의무적으로 즉시 혹은 24시간 이내에 관할보건소에 신고하도록 하는 전수감시체계(Mandatory Surveillance System)와 일정한 기준에 의해 참여하는 의료기관을 표본감시기관으로 지정하여 7일 이내에 관할보건소에 신고하도록 하는 표본감시체계(Sentinel Surveillance System)를 운영하고 있다.
③ 우리나라에서는 법정감염병의 신고보고체계 운용과 함께 인수공통감염병에 대한 실험실 감시체계를 운용하고 있다.

(4) 감염병위기대응체계 [40]

① 목표: 감염병 재난에 대한 예방 및 대비 태세를 사전에 구축하고 재난 발생 시 신속한 대응을 통하여 위기상황 조기 종식 유도

40) 질병관리청 홈페이지.

② 방침

㉠ 감염병 재난 발생에 대한 대비태세 확립

㉡ 감염병 재난 발생 시 효과적 대응 및 추가 확산 차단

㉢ 신속 · 정확 · 투명한 정보 공개를 통한 국민 불안 해소

③ 위기경보 수준

표 3-13 감염병 위기시 대응체계(질병관리청) 16 서울보건연구사, 17 전북, 18 복지부, 23 보건직

수준	위기유형
관심 (Blue)	• 해외에서의 신종감염병의 발생 및 유행 • 국내 원인불명 · 재출현 감염병의 발생
주의 (Yellow)	• 해외에서의 신종감염병의 국내 유입 • 국내 원인불명 · 재출현 감염병의 제한적 전파
경계 (Orange)	• 국내 유입된 해외 신종감염병의 제한적 전파 • 국내 원인불명 · 재출현 감염병의 지역사회 전파
심각 (Red)	• 국내 유입된 해외 신종감염병의 지역사회 전파 또는 전국적 확산 • 국내 원인불명 · 재출현 감염병의 전국적 확산

보충 감염병 위기관리대책의 수립 · 시행(「감염병의 예방 및 관리에 관한 법률」 제34조)

① 보건복지부장관 및 질병관리청장은 감염병의 확산 또는 해외 신종감염병의 국내 유입으로 인한 재난상황에 대처하기 위하여 위원회의 심의를 거쳐 감염병 위기관리대책(이하 "감염병 위기관리대책"이라 한다)을 수립 · 시행하여야 한다.

② 감염병 위기관리대책에는 다음 각 호의 사항이 포함되어야 한다.

1. 재난상황 발생 및 해외 신종감염병 유입에 대한 대응체계 및 기관별 역할
2. 재난 및 위기상황의 판단, 위기경보 결정 및 관리체계
3. 감염병위기 시 동원하여야 할 의료인 등 전문인력, 시설, 의료기관의 명부 작성
4. 의료 · 방역 물품의 비축방안 및 조달방안
5. 재난 및 위기상황별 국민행동요령, 동원 대상 인력, 시설, 기관에 대한 교육 및 도상연습, 제1급 감염병 등 긴급한 대처가 필요한 감염병에 대한 위기대응 등 실제 상황대비 훈련

5의2. 감염취약계층에 대한 유형별 보호조치 방안 및 사회복지시설의 유형별 · 전파상황별 대응방안

6. 그 밖에 재난상황 및 위기상황 극복을 위하여 필요하다고 보건복지부장관 및 질병관리청장이 인정하는 사항

③ 보건복지부장관 및 질병관리청장은 감염병 위기관리대책에 따른 정기적인 훈련을 실시하여야 한다.

④ 감염병 위기관리대책의 수립 및 시행 등에 필요한 사항은 대통령령으로 정한다.

제 6 절 소화기계 감염병

수인성 및 식품 매개 감염병으로 분변-구강 경로를 통하여 수인성 또는 식품 매개로 전파되며 환경위생이 가장 기본적인 관리 대책이다. 상수도 보급과 환경위생 개선으로 과거에 비하여 급격히 감소하였으나 1990년대 후반 이후 집단 급식 확대와 외식 산업의 발달로 세균성이질이 대규모로 발생하였다. A형간염은 2008년부터 20~30대 연령층을 중심으로 유행하고 있다.

1 콜레라(Cholera) 15 서울 · 경남, 17 경북, 20 인천보건연구사

(1) 개요

제2급 감염병, 검역감염병이다. 갑작스런 발병으로 묽은 설사와 구토 등으로 탈수 상태에 빠지는 급성 장관 질환으로 위생 시설 및 환경위생이 나쁜 곳에서 주로 발생되는데, 특히 오염된 상수도원에 의해 집단 발생된다.

(2) 병원체 및 병원소

① 콜레라균(*Vibrio Cholerae*), 그람음성간균

② 혈청형 O1에는 고전형과 엘 토르(El Tor)형이 있으며, 우리나라는 1960년대부터 엘 토르 형이 유행하고 있다.

③ 병원소: 사람(환자)

④ 역학적 특성

㉠ 사람 간 전파가 가능하지만 감염이 성립되려면 $10^{8\text{-}11}$에 이르는 많은 수의 균이 필요하므로 식수의 심각한 오염 또는 음식물 내에서 증식이 있었던 경우에 한하여 유행으로 나타날 수 있다.

㉡ 우리나라 콜레라 발생의 대부분은 해외 유입이며, 주로 여름과 겨울에 발생하는 계절성을 보인다.

(3) 임상적 특징

① 잠복기: 보통 2~3일이지만 수 시간에서 최대 5일까지 가능하므로, 5일을 검역기간으로 삼는다.

② 증상: 갑작스런 발병으로 수양성 설사(묽은 설사)와 구토 등으로 탈수 상태에 빠지는 급성 장관 질환으로 보통 복통과 열은 없는 것이 특징이다.

③ 감수성 및 면역성

㉠ 엘 토르(El Tor)형은 불현성 감염이 많고, 임상 증상이 비교적 가벼워 치명률이 1% 미만

㉡ 감염 후 비교적 장기간 면역 형성
㉢ 인공능동면역은 사균백신 사용

(4) 예방 및 관리

① 환자관리

㉠ 세계보건기구 감시 대상 감염병으로 환자를 진단하거나 유사환자 발견 시 보건소에 신고하여야 한다. 확진자는 입원 · 격리시키고, 장관감염병에 대한 격리기준을 철저히 준수한다.

㉡ 치료는 탈수와 전해질 불균형을 교정하기 위한 수액치료가 가장 중요하며, 설사기간이나 균배출 기간의 단축을 위하여 항생제 치료를 한다.

㉢ 격리 해제 기준은 항생제 치료 종료 후 48시간 후 24시간 간격으로 연속 2회 실시한 대변배양검사에서 음성으로 판정된 경우이다.

② 유행 시 조치 및 예방

㉠ 안전한 물을 공급하고 손씻기 등 개인위생을 철저히 한다.

㉡ 유행 지역에서는 지역사회의 설사환자 모니터링을 강화하고 설사환자는 보건소에 신고해야 한다.

㉢ 세계보건기구감시대상 감염병으로 환자의 발생 시 해당 국가는 세계보건기구에 신고해야 하며, 국가간 육로, 공항, 항만 등에 대한 검역조치를 철저히 해야 한다.

㉣ 콜레라 유행 또는 발생지역을 방문하는 경우에만 백신 접종을 권고한다. [41)]

2 장티푸스(Typoid Fever) 21 대구의료기술

(1) 개요

제2급 감염병이다. 임상 증상으로는 발열, 두통, 권태감, 식욕 부진 및 서맥이 있다. 질병이 진행됨에 따라 관절통, 복부불편감, 구토, 비장과 간종대, 전신홍반, 림프 조직의 병변 및 설사 후의 변비 등이 나타난다.

(2) 병원체 및 병원소

① **병원체**: 살모넬라 타이피균(*Salmonella Typhi*), 그람음성간균

② **병원소**: 사람(환자와 보균자)이 유일한 병원소이다.

③ **역학적 특성**: 세균수가 10^{6-9} 이상일 경우에 감염을 일으킬 수 있으므로 식수의 심각한 오염 또는 음식물 내에서 증식이 있었던 경우에 유행 양상으로 나타날 수 있다.

41) 질병관리청, 「2018년 수인성 및 식품매개감염병 관리지침」. p.112.

(3) 임상적 특징

① 잠복기: 보통 3~30일(평균 8~14일)로 길다.[질병관리청: 3~60일(평균 8~14일)]

② 증상

㉠ 지속적인 고열, 두통, 쇠약감, 상대적 서맥, 장미진, 비장종대 등 설사보다 변비가 우세하다.

㉡ 치료를 하지 않으면 고열이 3~4주 지속되며, 회장의 파이어판(Peyer's patch)의 궤양과 장천공(약 1%), 중추신경계 증상, 급성담낭염, 골수염 등이 나타날 수 있으며, 치명률이 10%에 이르지만 항생제 치료 시 치명률은 1% 미만으로 감소한다.

㉢ 적절히 치료를 받지 않으면 약 10%의 환자는 회복 이후에도 균을 배출하며, 2~5%는 만성 보균자가 된다.

③ 면역성

㉠ 완쾌 후 일반적으로 영구면역을 얻는다.

㉡ 화학요법으로 치료된 경우 영구면역을 얻기 힘들다.

㉢ 인공능동면역은 사균백신에 의한다.

(4) 예방 및 관리

① 환자 및 보균자 관리

㉠ 격리 해제 기준은 항생제 치료 종료 후 48시간 후 24시간 간격으로 연속 3회 실시한 대변배양검사에서 음성으로 판정된 경우로 정의한다.

㉡ 장티푸스는 장기보균자가 발생할 수 있기 때문에 좀 더 엄격한 격리해제 기준을 가지고 있다.

㉢ 유행 시 무증상자라 하더라도, 확진자와 역학적으로 연관된 사람은 보균자 유무를 확인해야 함. 접촉자 중 식품업종사자나 수용시설 종사자는 음성이 확인될 때까지 중단한다.

② 예방

㉠ 환자 및 보균자 색출 및 격리

㉡ 물과 음식물 등의 환경 관리

㉢ 감수성 숙주에 대해 예방접종과 보건교육 실시

3 파라티푸스(Paratyphoid Fever)

(1) 개요

제2급 감염병으로 장티푸스와 비슷한 증상을 나타내나 기간이 짧고 증상이 미약하다. 때로는 위장염을 일으켜서 임상적으로 다른 식중독과 구별할 수 없는 증상을 나타낸다. A, B, C형이 있다. C형은 장티푸스와 같은 증상을 나타내지만 경과가 짧고 치명률이 낮다. 우리나라의 경우 파라티푸스의 유행은 A형과 B형의 유행 비율이 1 : 10~20정도로 B형의 유행이 많고 C형은 거의 없다.

(2) 병원체 및 병원소

① 병원체: 파라티푸스균(*Salmonella Paratyphi* A · B · C)
② 병원소: 사람, 드물게 가축
③ 전파
㉠ 환자나 보균자의 배설물을 통하여 직접 또는 간접 감염됨
㉡ 오염된 물보다는 오염된 음식, 고기, 우유제품, 조개 등으로 전파됨

(3) 임상적 특징

① 잠복기: 장염형은 1~3주, 위장염형은 1~10일
② 증상
㉠ 발열이 지속되면서 오한, 두통, 복통, 설사나 변비, 상대적 서맥 등 장티푸스와 증상이 비슷하나 경미하다.
㉡ 2~5%는 대 · 소변으로 균을 배출하는 만성보균자가 된다.
③ 면역성: 한번 감염되면 수년간 유효한 면역력을 갖는다.

(4) 예방 및 관리

① 환자관리: 증상이 소실되고, 항생제 치료 완료 48시간이 지난 이후에 24시간 이상의 간격을 두고 시행한 배양검사에서 3회 연속 음성임을 확인한 경우 격리 해제
② 예방: 올바른 손씻기, 안전한 음식 섭취, 위생적인 조리 등

4 세균성이질(Bacillary Dysentery, Shigellosis)

17 서울, 18 경북 · 부산, 22 충남의료기술

(1) 개요

제2급 감염병으로 위생 상태가 나쁘고 인구가 밀집한 지역에서 발생하며 주로 여름철에 많이 유행한다. 갑자기 심한 복통, 구토, 경련, 뒤무직(Tensmus, 이급후증)이 발생하고, 고열과 함께 설사가 특징적인 급성 세균성 질환이다.

(2) 병원체 및 병원소

① 병원체: 시겔라디젠데리(*Shigella Dysenterias*, A군), 시겔라플렉스네리(*Sh. Flexneri*, B군), 시겔라보이디이(*Sh. Boydii*, C군), 시겔라소네이(*Sh. Sonnei*, D군) 등, 그람음성간균

② **병원소**: 사람(환자 및 보균자)

③ **역학적 특성**: 10~100마리의 적은 수로도 감염이 가능하여, 음식 내 증식 과정 없이 적은 오염으로도 집단발병할 수 있다. 오염된 오염수 및 오염음식물이 전염원으로, 분변으로 배출된 균이 파리나 불결한 손을 통하여 음식물 등으로 경구로 침입된다.

(3) 임상적 특징

① **잠복기**: 12시간~7일이며, 평균 1~3일

② 증상

㉠ 고열과 구역질, 구토, 경련성 복통, 뒤무직을 동반한 설사가 주요 증상이다.

㉡ 대개의 경우 대변에 혈액이나 고름이 섞여 나온다.

㉢ 경증의 경우 증상은 4~7일 후 저절로 호전되며 무증상 감염도 가능하다.

㉣ *S. dysenteriae*가 가장 심한 증상을 보이고, *S. flexneri*, *S. sonnei*로 갈수록 임상증상이 약해진다.

③ **감수성 및 면역성**: 감수성은 전반적으로 소아에게 크며 완쾌 후 약간의 면역이 있으나 불확실하다.

(4) 예방 및 관리

① 환자관리

㉠ 치료는 항생제 감수성검사 결과에 따라 치료약제를 선정한다.

㉡ 증상 소실 후(항생제 치료를 했을 경우 항생제 치료 완료 후 48시간) 24시간 간격으로 대변이나 직장도말물 배양검사에서 2회 연속 음성 확인 후 격리를 해제한다.

② 유행 시 조치

㉠ 사람 간 전파가 쉽게 일어나므로 접촉자들에 대한 관리와 교육을 철저히 해야 한다.

㉡ 접촉자 중 식품업종사자나 수용시설 종사자는 음성이 확인될 때까지 업무를 중단 한다.

㉢ 유행지역에서는 지역사회 설사환자 모니터링을 강화하고 설사환자는 보건소에 신고한다.

③ 예방

㉠ 백신은 없으며, 접촉자들에 대한 예방적 항생제 투여도 권고되지 않는다.

㉡ 환경위생 조치와 손씻기 등의 보건교육이 예방에 가장 중요하다.

5 장출혈성대장균감염증 21 충북보건연구사
(Enterohemorrhagic Escherichia Coli)

(1) 개요

제2급 감염병이다. *E. coli* O157: H7은 장에 출혈을 일으키는 병원체로 널리 알려져 있다. 장출혈성대장균감염증은 용혈요독증후군, 혈전혈소판감소 자색반병과 같은 심각한 합병증을 유발할 수 있다. 환자의 약 2~7%에서 용혈요독증후군으로 진행하며, 항생제 사용 시 오히려 발생이 증가한다고 알려져 있다.

(2) 병원체 및 병원소

① **병원체**: 쉬가(Shiga)독소 생성 *E. coli* (O157: H7, O157: NM, O26, O11)

② **병원소**: 소, 양, 돼지, 개, 닭 등 가금류의 대변에서 쉬가독소를 생성하는 *E. coli*가 발견되며 소가 가장 중요한 병원소이다.

③ **역학적 특성**: 오염된 소고기를 덜 익혀 먹거나, 충분히 소독이 안 된 우유 등의 섭취, 농장에서 소 분변과 접촉하는 경우에 주로 발생하며, 사람 간 전파도 쉽게 일어나는 것으로 알려져 있다.

(3) 임상적 특징

① **잠복기**: 2~8일, 평균 3~4일(질병관리청: 2~19일, 평균 3~4일)

② **증상**: 무증상 감염자도 있으며, 오심, 구토, 비혈변성 설사에서 복통, 미열, 오심, 수양성 설사, 출혈성 장염, 용혈성요독증후군 및 혈전성혈소판 감소성 자반증, 사망에 이르기까지 매우 다양하다.

(4) 예방 및 관리

① 환자 관리

㉠ 수액 보충 및 전해질 균형의 유지가 중요하고, 용혈요독증후군에 대해서는 투석 등의 대증적 치료를 시행한다.

㉡ 격리 해제 기준은 증상이 완전히 소실된 후 24시간 후 또는 항생제 치료 종료 후 48시간 후 24시간 간격으로 연속 2회 실시한 대변배양검사에서 음성으로 판정된 경우이다.

② 유행시 조치 및 예방

㉠ 유행이 발생하면 혈변성 설사는 일단 보건소에 신고해야 하는 등 모니터링을 강화한다. 오염이 의심되는 식수나 식품을 같이 섭취한 공동 노출자나 밀접한 접촉자는 발병여부를 관찰하며 확진검사를 받도록 한다. 접촉자 중 식품업종사자나 수용시설 종사자는 음성이 확인될 때까지 업무를 중단한다.

㉡ 백신은 없으며 접촉자들에 대한 예방적 항생제 투여도 추천되지 않는다.

㉢ 환경위생조치와 손씻기 등의 보건교육이 예방에 중요하다.

㉣ 가축사육장에 대한 종합적 방역 감시와 도축장 및 육류가공 처리 과정에 대한 오염을 방지하고 육류제품은 익혀서 섭취하도록 한다.

6 A형간염(Hepatitis A, 유행성간염, Infectious Hepatitis)

15 서울보건연구사, 18 경기의료기술, 21 광주

(1) 개요

제2급 감염병이다. 주로 어린 연령층에게 급성감염을 일으키는 것으로 대부분 회복된다. 바이러스가 소화관을 경유하여 체내로 침입하여 A형간염을 일으킨다.

(2) 병원체 및 병원소

① **병원체**: A형간염 바이러스(*Hepatitis A Virus*)

② **병원소**: 환자

③ **전파**: A형간염은 분변-구강경로로, 사람에서 사람으로 전파되거나 분변에 오염된 물이나 음식물을 섭취함으로써 간접적으로 전파되기도 한다. 오염된 혈액제재나 주사기의 공동사용 등 혈액매개로도 전파될 수 있다.

(3) 임상적 특징

① 6세 미만 소아에게는 70% 이상이 무증상 또는 가벼운 증상을 보이지만 6세 이상의 소아나 성인에서는 대부분 간염증상이 생기고 이 중 약 70%에서 황달이 동반된다.

② **잠복기**: 15~50일(평균 28일)

③ **증상**

㉠ 피로감, 발열, 황달, 간종대 등

㉡ 다른 바이러스에 의한 급성간염과 구별이 어렵지만 만성으로 거의 이행되지 않는다(0.5% 미만에서 전격간염으로 이행).

④ **감수성 및 면역성**: 어린 연령층에서 감수성이 높으며 급성 감염을 일으키나 대부분이 회복되며, 병이 회복된 후 면역력이 생긴다.

(4) 예방 및 관리

① 환자 및 접촉자 관리

㉠ 수액, 영양공급, 항구토제 등 보존적 치료를 하며 전격 간염이 간부전으로 진행하면 간이식을 고려한다.

㉡ 잠복기 동안 간세포에서 증식된 바이러스가 담관과 장을 통해 분변으로 고농도로 배출되는데 황달을 동반한 증상이 나타나면 분변 내 바이러스 농도는 급격히 감소한다. 따라서 일단 증상을 동반한 환자는 심한 설사를 하지 않는다면 격리할 필요는 없다(예방의학과 공중보건학).

㉢ 증상 발생(황달 발생, 간수치 상승) 후 1주일간 격리. 황달 없으면 최초 증상 발생일로부터 14일 격리

② 유행 시 조치 및 예방

㉠ 안전한 물을 공급하고 손씻기 등 개인위생을 철저히 한다.

㉡ A형간염은 불활화 사백신이 개발되어 사용되고 있고, 면역원성이 높아서 1차 접종 후 95% 이상, 2차 접종 후 거의 100%에서 항체 양성률을 보인다.

㉢ 영유아는 12개월 이후에 1차 접종하고 6개월 후 2차 접종 함. 20~30대 성인은 항체양성률이 30% 미만이므로 항체검사 없이 접종하고 40대 이상은 항체검사 후 접종한다.

㉣ 특히 만성 간질환자, 혈액응고 질환자는 전격 간염 예방을 위해, 그리고 군인, 의료인 등 감염가능성이 높거나 외식업종사자와 같이 타인에게 전파가능성이 높은 집단에게도 접종을 권장한다.

7 폴리오(Poliomyelitis: 소아마비)

(1) 개요

제2급 감염병으로 소아마비라고도 하며 주로 소아에게 나타나고 중추신경 및 척수의 전각세포의 급성 염증을 일으켜 신경계의 손상을 초래하여 영구적인 마비를 일으키는 급성 감염병 질환이다. 세계적으로 분포하지만 우리나라의 경우는 WHO에서 2000년에 소아마비 근절 지역으로 선포하였다.

(2) 병원체 및 병원소

① 병원체: 폴리오바이러스(*polio virus*), 면역학적으로 Ⅰ, Ⅱ, Ⅲ형의 3종이 있으며, Ⅰ형이 마비 경향이 가장 높다.

② 병원소: 환자 및 불현성 감염자

③ 전파: 장내 배설물이나 호흡기계 분비물을 통하여 전파되며 주로 접촉 감염에 의해 이루어진다.

(3) 임상적 특징

① 잠복기: 잠복기는 보통 7~14일인데, 그 범위는 3~35일이다.[질병관리청 감염병포털: 4~35일(평균 7~10일)]

② 증상

㉠ 감염자 중 90% 이상이 무증상이고, 경증으로 지나간다.

㉡ 주로 소아에게 나타나며 중추신경 및 신경계의 손상을 초래하여 영구적인 마비를 일으킨다.

③ **면역성**: 미감염자는 연령에 관계없이 감염되나 보통 불현성 감염이고, 감염 후 영구면역이 형성된다.

(4) 예방

① 예방접종이 가장 좋은 예방대책

② **경구용**: 약독화된 폴리오 생백신 Sabin(OPV), **주사용**: 폴리오 사백신 Salk(IPV)

8 로타바이러스감염증(Rotaviral Infection)

(1) 병원체 및 병원소

① **병원체**: 로타바이러스(*Rotavirus*, 바퀴모양의 바이러스)

② **병원소**: 사람

③ **전파**: 분변-경구 경로로 전파되며 대부분 사람에서 사람으로 직접 전파되나 분변에 오염된 물이나 음식물을 섭취함으로써 간접적으로 전파되기도 한다.

(2) 임상적 특징

① **잠복기**: 24~72시간

② **증상**: 위장관염의 증상은 약 2일 정도의 잠복기를 거쳐 구토, 설사, 발열, 복통 등의 증상이 나타난다. 증상의 심한 정도는 첫 번째 감염인지 재감염인지에 따라 달라지며, 생후 3개월 이후 영아에서 첫 감염일 때 증상이 가장 심하게 나타난다. 무증상 감염에서부터 고열과 구토를 동반한 심한 설사에 이르기까지 증상이 다양하게 나타날 수 있다.

(3) 예방

① 예방접종을 통해 로타바이러스 감염에 의한 위장관염을 예방할 수 있다.

② 예방접종 경구용 생백신을 사용한다.

9 노로바이러스(Norovirus Infection)

18 서울, 21 전북보건연구사·부산보건연구사

(1) 병원체 및 병원소

① 병원체: 노로바이러스(*Norovirus*)

② 병원소: 사람

③ 전파

㉠ 감염자의 분변이나 구토물에 오염된 물이나 음식물 섭취

㉡ 바이러스가 묻어 있는 물건에 접촉하여 바이러스가 입을 통해 감염

㉢ 전염성이 매우 강해 소량의 바이러스로 쉽게 감염

㉣ 사람에서 사람으로 쉽게 전파

㉤ 전염성은 증상이 발현되는 시기에 가장 강하고 회복 후 3일에서 길게는 2주까지 전염성이 유지된다.

(2) 임상적 특징

① 기온이 낮은 동절기에 많이 발생하며 하절기에도 다수 발생한다.

② 잠복기: 24~48시간[질병관리청 감염병포털: 10~50시간(12~48시간)]

③ 증상

㉠ 오심, 구토, 설사의 증상이 발생한 후 48~72시간 동안 지속되다 빠르게 회복

㉡ 소아에서는 구토가 흔하고 성인에서는 설사가 흔하게 나타난다.

㉢ 두통, 발열, 오한 및 근육통과 같은 전반적인 신체 증상이 동반된다.

㉣ 물처럼 묽은 설사가 하루에 4~8회 정도 발생(혈변, 점액성 설사는 아님)

㉤ 어린이, 노인 등 면역력이 약한 사람은 탈수 증상이 나타날 수 있다.

④ 면역성: 면역력이 형성되지 않는다.

(3) 예방

① 노로바이러스 환자 및 접촉자 관리: 감염자의 분변은 신체 물질 격리책에 준해서 처리한다. 조리 업무 종사자는 회복 후 최소 3일 이후 업무에 복귀가 가능하다.

② 개인위생과 음식물에 대한 관리가 중요하다.(특히, 과일과 채소는 철저히 씻어야 하며, 굴은 가능하면 익혀서 먹는 것이 좋음)

제7절 호흡기계 감염병

호흡기계 감염병은 환자나 보균자의 객담, 콧물 등으로 배설되어 감염되는 비말감염과 공기전파로 이루어지는 비말핵 감염 및 먼지에 의한 공기전파 감염이 있다. 호흡기계 감염병은 환경개선 효과가 없으므로 전염원 및 감수성 보유자 대책 및 예방접종이 중요하다.

1 홍역(Measles) 20 전북보건연구사

(1) 개요

제2급 감염병으로 법정 감염병 중 가장 감염력이 강하여 불현성 감염도 거의 없이 모든 감염자에서 증상이 나타난다. 일반적으로 1~2세에 많이 감염되며, 발열과 발진을 주 증상으로 한다. 합병증으로 기관지 폐렴, 뇌염 등의 신경계 합병증을 동반하기도 한다.

(2) 병원체 및 병원소

① **병원체**: 홍역바이러스(*Measles Virus*)

② **병원소**: 사람

③ **전파**: 감염된 사람의 코나 목의 분비물과 직접 접촉하거나 비말에 의해 전파, 홍역바이러스는 공기 중에서 2시간 동안 생존 가능하여 공기 전파가 가능하다.

(3) 임상적 특징

① **잠복기**: 10일~12일[질병관리청: 7~21일(평균 10~12일)]

② **증상 및 증후**

㉠ 전구기: 전염력이 가장 강한 시기로 2~4일간이다. 발열, 식욕 부진, 결막염, 기침, 콧물 등의 증상, 구강 점막에 코플릭 반점(Koplik Spot)이 생긴다.

㉡ 발진기: 6~7일 정도, 귀 뒤에서 발진이 시작되어 몸통과 사지로 퍼져 나간다.

㉢ 합병증: 중이염, 폐렴, 장염, 뇌염 등

㉣ 홍역바이러스는 태반을 통과하기 때문에 태아가 감염되면 선천성 홍역을 일으킬 수도 있다.

③ **면역성**: 모든 사람이 감수성이 있고 홍역을 앓고 난 뒤 영구면역을 획득하고, 생후 6개월까지는 모체로부터 받은 항체로 자연수동면역을 유지한다.

(4) 예방 및 관리

① 홍역바이러스에 맞는 항바이러스 치료제는 없다. 보존적 치료로 영양보충과 적절한 수분섭취로 탈수를 막는 것이 중요하다.

② 홍역의 격리 기간은 전구증상이 나타난 후부터 발진 발생 후 5일까지이다.

③ 환자와 접촉한 감수성자들에 대해서는 72시간 이내에 예방접종을 하거나 5일 이내에 면역글로불린을 투여하면 효과적인데, 이때 예방백신과 면역글로불린을 동시에 투여하면 안 된다.

④ 홍역 관리와 퇴치 접근전략은 예방접종을 시행하여 집단면역 수준을 95% 이상으로 올리는 것이다.

⑤ 홍역, 볼거리, 풍진 혼합백신(MMR)을 사용하고 있는데, 이는 약독화 생백신이며, 접종 시기는 생후 12~15개월과 4~6세로 두 차례 접종한다. 1차 접종만으로는 약 15%에서 면역 실패가 일어나기 때문이다. 홍역이 유행하는 지역에서는 생후 6개월 이후에 예방접종을 시행하기도 한다.

2 디프테리아(Diphtheria) 17 충남, 18 전남 · 전북, 19 경북보건연구사 · 경남보건연구사

(1) 개요

제1급 감염병으로 주로 어린이에게 많아 4세 미만의 환자가 전체 환자의 60%를 차지한다. 겨울과 봄에 많이 발생하며 증상은 인후, 코 등의 상피조직에 국소적 염증과 장기조직에 장애를 일으키며, 체외 독소를 분비하여 혈류를 통해 신체 각 부위로 운반되고 전신 증상을 일으키기도 한다. 국내에서는 1950년대 말부터 백신 도입으로 발생률은 현저하게 감소하였고, 1987년 이후 국내에서 환자 발생 보고는 없는 상태이다.

(2) 병원체 및 병원소

① **병원체**: 디프테리아균(*Corynebacterium Diphtheriae*), 그람양성간균

② **병원소**: 사람

③ **전파**

㉠ 주로 호흡기로 배출되는 균과의 접촉(비말과 비말핵)을 통해 전염되지만, 간혹 피부병변 접촉이나 비생물학적 매개체에 의해 전파가 일어나기도 한다.

㉡ 전염 기간은 균이 병원소와 분비물에서 없어질 때까지이고, 보통 2~4주 이상이다.

(3) 임상적 특징

① 잠복기: 1~10일(평균 2~5일)

② 증상 및 증후

㉠ 발열, 피로, 인후통의 초기 증상 발생 이후에 코, 인두, 편도, 후두 등의 상기도 침범부위에 위막을 형성하고, 호흡기 폐색 유발 가능하다.

㉡ 독소에 의해 다양한 합병증이 발생하며 심근염, 신경염이 가장 흔하다.

③ 감수성 및 면역성

㉠ 감수성 여부는 Schick Test로 판정

㉡ 모체로부터 받은 면역은 생후 수개월간 유지된다.

(4) 예방

① DPT(디프테리아, 백일해, 파상풍) 예방접종이 가장 효과적이며 디프테리아 예방접종으로는 순화독소(toxoid)가 이용된다.

② 환자와 접촉한 어린아이가 예방접종을 한 경우 추가접종을 시행하고 예방접종을 하지 않은 경우 항독소(Antitoxin)를 주사하여 수동면역을 한다.

3 백일해(Pertussis)

(1) 개요

제2급 감염병으로 5세 이하의 소아에서 호발하는 급성 호흡기감염증이다. 발작성 기침(Whooping Cough)이 임상적 특징인 질환으로 콧물, 결막염, 눈물 등이 증상을 보이는 카타르기, 발작성 기침이 나타나는 경해기, 임상 양상이 호전되는 회복기로 나눌 수 있다.

(2) 병원체 및 병원소

① 병원체: 백일해균(*Bordetella Pertussis*), 그람음성간균

② 병원소: 사람(환자, 보균자)

③ 전파

㉠ 직접 접촉 전파나 기침할 때 튀어나온 비말을 통해 전파된다.

㉡ 소아감염질환 중 전염력이 강한 질환 중 하나로 가족 2차 발병률이 80%에 달한다.

(3) 임상적 특징

① 잠복기: 4~21일(평균 7~10일)

② 증상 및 증후

㉠ 카타르기(전구기): 1~2주간 미열, 콧물, 경미한 기침 등 감기 증상을 보이며 이 시기가 가장 높은 전염력을 보인다.

㉡ 경해기: 이후 2~4주간 발작적인 기침이 나타나고 기침 후에 구토를 보인다.

㉢ 회복기: 1~2주에 걸쳐 회복기에 이르는데 이때 상기도 감염에 이환되어 다시 발작성 기침이 재발되는 경우도 있다.

㉣ 연령, 백신접종력, 수동 면역항체 보유 여부에 따라 증상이 다양할 수 있으며, 뚜렷한 변화 없이 가벼운 기침이 1주일 이상 지속되는 경우도 있다.

③ **면역성**: 병후 영구면역 획득

(4) 예방: DPT(디프테리아, 백일해, 파상풍) 예방접종

4 수두(Varicella) 21 광주보건연구사

(1) 개요

제2급 감염병이다. 주로 4~6월, 11~1월 사이에 많이 발생한다. 95%가 15세 이하의 소아에서 발생하는 급성 감염병이다. VZV(*Varicella Zoster Virus*)에 의한 초회 감염은 수두이고, 지각 신경절에 잠복해 있다가 재발하면 대상포진으로 나타난다.

(2) 병원체 및 병원소

① **병원체**: 수두바이러스(*Varicella Virus*)

② **병원소**: 사람

③ **전파**

㉠ 수포성 병변에 직접접촉, 호흡기 분비물의 공기전파를 통해 감염된다.

㉡ 발진 1~2일 전부터 모든 피부 병변에 가피가 생길 때까지(발진이 시작된 후 3~7일) 전염된다.

㉢ 전염성이 매우 강해서 가족 내 감수성이 있는 사람에게 전파될 확률이 65~86%이다.

(3) 임상적 특징

① **잠복기**: 10~21일(평균 14~16일)

② **증상 및 증후**

㉠ 무증상 감염이 거의 없다.

㉡ 전구기에 발열, 권태감, 식욕부진, 두통, 복통 등의 증세가 발진이 나타나기 1~2일 전에 있을 수 있고, 발진이 시작된 후 2~4일간 지속되며, 발진은 두피, 몸통, 사지로 퍼진다. 성인의 경우 증상도 심하고, 합병증도 더 많이 발생한다.

❖ 선천성 수두
임신 20주 이내에 수두에 감염된 어머니에서 태어나는 신생아는 선천성 수두증후군이 발생할 수 있음. 저체중, 사지 형성 저하, 피부 가피, 부분적 근육 위축, 뇌염, 뇌피질위축, 맥락망막염과 소두증 등

㉢ 임신 1기에 산모가 수두에 감염되면 태아는 선천성 수두 증후군에 걸릴 수 있다.

㉣ 합병증: 발진 부위의 2차 세균감염, 폐렴, 뇌염 등

③ **면역성**: 병후 영구면역 획득

(4) 예방

① 생균백신으로 예방접종

② 환자는 딱지가 질 때까지 격리하고 가족과 의료진의 손 씻기가 중요하다.

5 풍진(Rubella)

15 경북, 17 부산의료기술・울산, 18 전북의료기술, 19 서울고졸, 20 제주의료기술, 24 전북의료기술

(1) 개요

제2급 감염병으로 홍역과 비슷한 발진이 생긴다. 홍역과의 차이점은 발열 등의 전신 증상은 가벼운 반면 전신 림프절 비대가 있을 수 있고, 불현성 감염이 많아 무증상 전염원이 많으며, 발진이 서로 융합하지 않고 색소 침착을 남기지 않는다는 점이다. 임신 초기에 산모가 풍진에 감염되면, 태아에 선천성 풍진증후군이 발생할 수 있는데, 이때 태아가 나타내는 증상은 자궁 내 성장지연, 백내장, 선천성심장질환, 청력 상실 등이 있다.

(2) 병원체 및 병원소

① **병원체**: 루벨라바이러스(*Rubella Virus*)

② **병원소**: 사람

③ **전파**: 주로 비말, 공기 감염으로 이루어지며 분변, 소변, 혈액 및 태반을 통해 직접 전파가 가능하다. 발진 7일 전부터 7일 후까지 전염된다.

(3) 임상적 특징

① **잠복기**: 2~3주[질병관리청: 12~23일(평균 14일)]

② **증상 및 증후**

㉠ 발열, 피로, 결막염 등 비교적 가벼운 임상경과를 거치며 무증상 감염도 흔하게 나타난다.

㉡ 특징적으로 귀 뒤, 목 뒤, 후두부의 림프절이 통증을 동반하며 종대된다.

㉢ 발진: 얼굴에서 시작하여 신체의 하부로 퍼지는 홍반성 구진으로 서로 융합되지 않으며 색소침착도 없다. 첫째날에는 홍역의 발진과 비슷하며, 둘째날은 성홍열의 발진과 비슷하고, 셋째날은 사라지는 경우가 많다.

㉣ 임신 초기 감염 시 태아에게 영향을 주어 선천성 풍진이 발생한다.

ⓜ 선천성 풍진: 선천성 난청, 선천성 백내장, 선천성 심장기형(동맥관 개존증, 말초 폐동맥 협착 등), 소두증, 정신지체, 자반증, 간비종대 등을 보인다.

③ 면역성: 감수성이 높으며, 출생 후 수개월은 면역성이 있다(병후 영구면역 획득).

(4) 예방

① MMR(홍역, 볼거리, 풍진) 예방접종
② MMR은 생백신이므로 임산부에게는 접종 금지

6 유행성이하선염(Mumps) 19 대구보건연구소

(1) 개요

제2급 감염병으로 고열이 나고 이하선이 부어오르는 바이러스 질환으로 속칭 '볼거리'라고 한다. 15세 이하 소아가 잘 이환되고, 늦겨울과 봄에 호발한다. 특징적으로 양쪽 또는 한쪽 이하선에 비대와 동통이 발생한다.

(2) 병원체 및 병원소

① 병원체: *Paramyxo Virus*에 속하는 *Mumps* 바이러스
② 병원소: 사람
③ 전파: 환자의 비말 또는 비말핵에 의해 전파된다. 증상 발현 3일 전부터 발현 4일까지 전염력이 있다.

(3) 임상적 특징

① 잠복기: 16~18일[질병관리청: 12~25일(평균 16~18일)]
② 증상 및 증후
㉠ 전구기에는 근육통과 식욕감퇴, 미열 등의 비특이적인 증상이 있다.
㉡ 2일 이상 지속되는 침샘의 부종과 통증이 특징적이다. 이하선염이 가장 흔하여 한쪽 또는 양쪽을 침범할 수 있고, 하나의 침샘 혹은 여러 침샘을 침범할 수 있다.
㉢ 통상 1일 내지 3일째 가장 심한 증상을 나타내다가 3일 내지 7일 이내에 호전된다.
㉣ 감염자 중 15~20%만 전형적인 볼거리 증상을 나타내며, 많게는 40~50%에서 비특이적이거나 일차적인 호흡기증상을 보이며 나머지는 무증상으로 지나가게 된다.

㉤ 합병증으로 가장 흔한 것은 수막뇌염이고, 그 외에 고환염, 부고환염, 난소염, 췌장염, 청력장애 등이 올 수 있다.

③ 면역성: 감염되면 영구면역되며 수동면역은 모체로부터 아기에게 전달되므로 생후 6~12개월까지 면역이 존재한다.

(4) 예방

① MMR(홍역, 볼거리, 풍진) 예방접종

② 환자는 이하선이 비대되기 1~2일 전부터 종창이 사라진 후 3일까지 균을 배출하므로 이 시기에 격리가 필요하다(증상 발현 후 9일까지 호흡기 격리).

③ 홍역과 달리 노출 후 예방접종을 하거나, 면역글로불린을 투여하는 것은 효과가 없다.

④ 환자의 타액이나 호흡기 분비물 등으로 오염된 물품은 소독해야 한다.

7 성홍열(Scarlet Fever) 42) 19 경북의료기술, 21 서울보건연구사

(1) 개요

제2급 감염병으로 발열, 인두통, 전신 발진 등이 나타난다. 특히, 얼굴에서 입 주위에만 발진이 나타나지 않아 희게 보이는 것과 혀가 딸기 모양으로 새빨갛게 변하는 것이 특징적 증상이다. 발진이 없어질 때 피부는 잘게 벗겨지며 흉터는 남지 않는다.

(2) 병원체 및 병원소

① 병원체: A군 베타용혈성 연쇄구균(Group A β-hemolytic Streptococci)의 발열성 외독소

② 병원소: 사람

③ 전파

㉠ 상기도나 중이부 감염 부위에서 나오는 분비물이 전염원

㉡ 비말에 의한 직접 전파가 가장 많고 손이나 물체에 의해서도 간접 전파

(3) 임상적 특징

① 잠복기: 2~5일 또는 1~7일(평균 3일)

② 증상 및 증후: 열, 인두통, 전신 발진 등이 나타난다. 특히, 얼굴에서 입 주위에만 발진이 나타나지 않아 희게 보이는 것과 혀가 딸기 모양으로 새빨갛게 변한다.

42) 질병관리청, 2018년 성홍열관리지침, p.17.

③ 면역성: 병후 완전면역이 획득되었으나 항생제로 치료 후 완쾌되면 불완전 면역이다.

(4) 예방

① 환경위생과 개인위생을 철저히 하여 화농성 분비물과 오염된 물건과의 접촉을 피한다.

② 예방접종은 없다.

③ 환자는 항생제 치료 시작 후 24시간까지 격리한다.

8 인플루엔자(Influenza) [43)]

(1) 개요

제4급 감염병인 급성 호흡기 질환으로 주기적으로 전 세계적인 유행을 일으키는 질환이다. 바이러스 항원의 변이로 인해 세계적인 유행이 발생하며, 온대 지방에서는 추운 계절, 열대 지방에서는 우기에 유행한다. 임상 증상으로 갑작스런 발열, 오한, 두통, 근육통 및 전신 쇠약 등을 나타낸다.

(2) 병원체 및 병원소

① 병원체: 인플루엔자바이러스(*Influenza Virus*)로, A형, B형, C형이 있는데 사람에서 유행을 일으키는 것은 주로 A형과 B형이다. 항원 대변이로 대유행을 일으키는 것은, 사람뿐 아니라 조류와 돼지 등 숙주의 범위가 넓은 A형이다.

② 병원소: 사람

③ 전파

㉠ 기본적인 전파방법은 비말에 의한 직접전파이다.

㉡ 인플루엔자 바이러스는 건조된 점액이나 호흡기 분비물에서도 수 시간 생존이 가능하여 밀집된 공간에서는 공기매개전파도 가능하다고 보고 있다.

㉢ 증세가 발현하기 1일전부터 7일까지 바이러스를 배출하여 전염을 일으키며, 소아에서 바이러스 배출 기간이 더 길다.

(3) 임상적 특징

① 잠복기: 1일~3일[질병관리청: 1~4일(2일)]

② 증상 및 증후

㉠ 급작스런 고열(38~40℃), 오한, 인후통, 기침, 근육통의 증세를 보이며 통상 7일 이내의 이환기간을 갖는다.

43) 대한예방의학회, 예방의학과 공중보건학(제4판), 계축문화사, 2021, p.407~408.
질병관리청, 2018~2019절기 인플루엔자 관리지침, p.22.

㉡ 소아의 경우 다른 호흡기바이러스 감염과 증상만으로 감별하기 어려우며, 구토와 설사 등의 위장관 증상도 보일 수 있다.

㉢ 바이러스성 폐렴, 세균성 폐렴, 뇌염, 심근염, 심외막염, 수막염 등의 합병증을 잘 일으켜, 특히 노인, 만성 심장질환자, 폐 질환자, 당뇨병환자, 면역저하자, 임산부 등에서 입원율과 사망률을 증가시킨다.

③ 감수성 및 면역성

㉠ 어린이나 학령기 소아가 높은 이환율을 나타낸다.

㉡ 이환 후 유행하는 바이러스균에 대하여 면역이 된다.

(4) 예방 및 관리

① 유행 시 환경소독이나 검역은 크게 도움이 되지 않는다. 접촉자에 대해서는 항바이러스제로 예방화학요법을 실시할 수 있다. 심한 유행인 경우는 밀집환경이 되지 않도록 조치를 한다. 대유행인 경우는 방역당국의 조치에 귀 기울이면서 감시와 보건교육에 적극 동참해야 한다.

② 우리나라에서는 인플루엔자 표본감시체계를 운영하여 유행을 파악하고 있다.

③ 인플루엔자 바이러스는 매년 유행하는 균주가 다르므로 매년 유행할 균주를 미리 예측해서 백신을 사용하기 때문에 새로운 유형의 바이러스가 유행할 경우는 예방효과가 떨어진다.

④ 인플루엔자 예방접종의 우선목적은 인플루엔자로 인해서 합병증과 사망률이 증가하는 취약계층에 대해서 이를 예방하는 것이다.

참고 인플루엔자 대유행

(1) 인플루엔자는 바이러스에 의해서 발병하는 급성 호흡기감염병으로 매년 세계적으로 크고 작은 유행을 일으키며 그로 인한 피해가 큰 질병 중 하나이다. 인플루엔자의 유행규모는 인구집단, 항원변이 정도 등에 따라 매년 달라지지만 겨울철마다 전 인구의 5~10% 정도가 이환되는 것으로 보고 있다. 항원변이가 큰 바이러스가 출현하여 발생하는 대유행(pandemic)의 경우 감염률은 40~60%, 발병률은 20~40%까지 가능해진다. 이때는 치명률도 높기 때문에 사회 경제적 손실은 더욱 막대해진다.

(2) 역사적으로 1580년 처음으로 잘 기술된 인플루엔자 대유행이 있은 후 근대에 들어서 대략 100년에 3회 정도의 빈도로 유행이 있었다. 20세기에 들어서도 1918년 스페인 독감으로 알려진 대유행이 있었고, 이때 세계적으로 약 4~5천 만 명의 사망자가 발생한 것으로 추정된다. 1957년 아시아독감(H2N2)과 1968년 홍콩독감(H3N2)시에도 각각 1백 만 명 이상이 사망하였다. 이로부터 30년 후인 1997년 홍콩에서 조류독감(H5N1)에 걸린 환자가 발견되어 높은 치명률을 기록하여 대유행을 우려하는 상황에서 2009년 4월말 북미에서 시작된 인플루엔자A(H1N1)에 의한 대유행이 발생하여 인플루엔자 대유행 대비가 항상 필요함을 일깨워주었다.

(3) 인플루엔자 바이러스 A의 숙주는 각종 조류와 가금류, 돼지, 말, 밍크 등 매우 넓다. 특히 조류에서 현재까지 알려진 16가지 H아형과 9개의 N 아형이 모두 존재한다. 인플루엔자 바이러스 A는 종간 감염이 가능하고, 특히 돼지는 조류형과 사람형의 수용체를 모두 가지고 있기 때문에 숙주사이를 오가는 바이러스의 유전자재조합 장소를 제공한다. 1997년 홍콩에서, 그리고 2004년 1월 베트남에서 확인 후 계속 보고되고 있는 인체감염 A형 H5N1도 조류인플루엔자의 한 예인데, 이것은 조류에서 직접 사람으로 감염된 것으로 보고 있다.

9 b형헤모필루스인플루엔자(뇌수막염, Hib, Haemophilus Influenzae Type b)[44]

(1) 개요

제2급 감염병으로 뇌수막염이라고도 부른다. 주로 뇌수막염, 후두개염, 폐렴 등 침습성 감염 질환의 원인이 되며, 5세 미만 소아에서 주로 발생한다.

(2) 병원체 및 병원소

① 병원체: 헤모필루스인플루엔자(*Haemophilus Influenzae* b형)

② 병원소: 사람

③ 전파

㉠ 보균자의 기침이나 재채기 시 분비되는 호흡기 비말에 의해서 상기도를 통하여 전파

㉡ b형 전이는 2~5%의 소아에서만 발생

(3) 임상적 특징

① 잠복기: 2~4일(명확하지 않음)

② 증상 및 증후: 영아 및 소아에서 뇌막염, 중이염, 부비동염, 후두개염, 화농성 관절염, 잠재성 균혈증, 봉와직염, 폐렴 및 농흉의 중요한 원인균이며, 심한 경우 패혈증 및 뇌막염의 원인이 된다.

(4) 예방: 뇌수막염(Hib) 백신접종

44) 질병관리청, 2018년도 예방접종 대상 감염병 관리지침, p.107.

10 폐렴구균(Streptococcus Pneumoniae)

(1) 개요

제2급 감염병인 폐렴구균은 급성 중이염, 폐렴 및 균혈증, 수막염 등 침습성 감염을 일으키는 주요 원인균 중의 하나이며, 폐렴구균에 의한 침습성 감염은 영아 및 어린 소아와 65세 이상의 고령자에서 발생빈도가 높다.

(2) 병원체 및 병원소

① **병원체**: 폐렴구균(Streptococcus pneumoniae; Pneumococcus)
② **병원소**: 사람
③ **전파**: 정상인이나 환자의 상기도에 있는 폐렴구균은 직접 접촉이나 기침이나 재채기로 전파된다.

(3) 임상적 특징

① **잠복기**: 1~3일(명확하지 않음)
② **증상 및 증후**
㉠ 주요 임상양상은 폐렴, 균혈증 및 수막염 등이며, 성인에서는 폐렴이 가장 흔하고 소아에서는 중이염, 부비동염, 폐렴 및 균혈증 등이 흔하다.
㉡ 가장 흔한 임상양상 중 폐렴은 잠복기가 1~3일로 짧고, 갑작스러운 고열과 오한, 점액 화농성 객담을 동반한 기침, 흉통, 호흡곤란, 빈호흡, 저산소증, 빈맥, 피로 및 쇠약감등을 동반한다.

(4) 예방: 예방접종

11 수족구병(Hand, Foot and Mouth Disease) [45)]

(1) 개요

제4급 감염병으로 주로 콕사키바이러스 A16 또는 엔테로바이러스 71에 의해 발병하는 질환이다. 여름과 가을철에 흔히 발생하며 입 안의 물집과 궤양, 손과 발의 수포성 발진을 특징으로 하는 질환이다.

(2) 병원체 및 병원소

① **병원체**: 콕사키바이러스(*Coxsackie Virus*), 엔테로바이러스(*Entero Virus*)
② **병원소**: 사람

---

45) 질병관리청, 2018년도 엔테로바이러스 감염증 · 수족구병 관리지침, p.21.

③ 전파

㉠ 직접접촉이나 비말을 통해 사람 간 전파된다.

㉡ 오염된 물을 마시거나 수영장에서도 전파 가능하다.

㉢ 전파의 위험이 높은 장소: 가정(감염자가 있는 경우), 보육시설, 놀이터, 병원, 여름캠프 등 많은 인원이 모이는 장소

(3) 임상적 특징

① 잠복기: 3~7일

② 증상 및 증후

㉠ 전신증상: 발열, 식욕감소, 무력감

㉡ 위장증상: 설사, 구토

㉢ 발진/수포(물집): 주로 입, 손, 발, 영유아의 경우 기저귀가 닿은 부위

(4) 예방 및 관리

① 예방접종은 없다.

② 기저귀 갈고 난 후 분변으로 오염된 물건을 세척하고 비누를 사용한다.

③ 환자관리: 증상이 있는 경우에는 의사의 진료를 받고 자가 격리

④ 접촉자관리: 발병을 감시하며, 발병 시 자가 격리

12 중증급성호흡기증후군(SARS, Severe Acute Respiratory Syndrome) 16 경남

(1) 개요

제1급 감염병으로 사스-코로나 바이러스가 인간의 호흡기를 침범하여 발생하는 질병이다. 2002년 11월에서 2003년 7월까지 유행하여 8,096명의 감염자가 발생하고 774명이 사망하였다. 사스는 특히 처음에 병원을 중심으로 유행이 쉽게 일어났으며 전체 환자의 약 1/5이 병원에서 일하는 의료인이었다는 점에서 주목할 필요가 있다.

(2) 병원체 및 병원소

① 병원체: 사스코로나바이러스(SARS-CoV, *SARS Coronavirus*).

② SARS-CoV는 이전에 사람에게서 분리된 적이 없는 새로운 바이러스이다. 동물숙주로는 사향고양이와 너구리, 족제비 등이 보고되어 있으며 감염사례에 대한 지속적인 감시가 필요한 감염병이다.

③ 기본 전파경로는 감염성 호흡기 비말이나 개달물에 직접 눈, 코, 입 등 점막이 노출됨으로써 발생하였다. 밀접한 접촉자나 환자를 직접 돌보는 의료인이 주요 전파대상자였다는 점은 이러한 사실을 지지한다.

④ 감염 후 무증상기에는 감염력도 없다고 보지만, 반면 위급하거나 증상이 심한 환자들(통상 증상 발현 후 2번째 주)은 매우 쉽게 질병을 전파시킨다고 알려져 있다.

(3) 임상적 특징

① 잠복기: 2~10일(평균 4~6일), 더 길게 보고된 경우도 있음

② 증상 및 증후

㉠ 급작스런 고열(38℃)과 호흡기질환 소견(기침, 호흡곤란, 저산소증)이 주 증상이며 설사와 같은 소화기 증상도 많다.

㉡ 심한 경우 증상이 2주 이상 지속되며 호흡 기능이 크게 나빠지고 급성 호흡곤란증후군 및 다기관부전증으로 진행

(4) 관리 및 예방

① 환자관리

㉠ 환자는 발견 즉시 입원격리시키고 보건소에 신고한다.

㉡ 환자의 격리는 음압시설과 환자의 배설물을 위생적으로 처리할 수 있는 곳에 실시하며, 의료인도 환자를 볼 때는 N95마스크와 고글을 포함한 각종 개인보호구를 철저히 착용한다.

㉢ 환자가 증상이 있는 동안 밀접한 접촉을 한 사람들에 대해서는 10일간 발열 등 증상발현 여부를 관찰한다.

㉣ 치료는 환자의 증상과 임상기에 따라 대증요법과 항바이러스제 그리고 스테로이드를 사용하는 것이다.

② 유행 시 조치

㉠ 환자의 격리와 검역이 유행 시 주요 조치가 된다.

㉡ 사스는 병원이 유행의 증폭 장소가 되기 때문에 평소에 병원감염에 대한 교육과 감염예방원칙을 준수해야 한다.

㉢ 지역사회에서 사스가 유행하게 되면 제대로 된 격리병실의 확보와 환자 발견에서 격리까지의 프로토콜, 지역사회 감시강화 방안, 관련 인력에 대한 교육, 국민에 대한 홍보 및 교육이 필요해진다.

③ 예방

㉠ 현재까지 예방접종은 개발되어 있지 않다.

㉡ 유행지역으로의 여행을 제한하고, 국가 간 검역을 철저히 하는 것이 도움이 된다.

㉢ 병원내 감염에 대한 평상시 교육과 손씻기 등에 대한 대국민교육은 아무리 강조해도 지나치지 않다.

13 중동호흡기증후군(MERS, Middle East Respiratory Syndrome) 18 충남의료기술 · 충남

(1) 개요

제1급 감염병으로 메르스 코로나바이러스에 의한 호흡기감염증이다. 2012년 이후 사우디아라비아를 중심으로 한 중동 지역에서 주로 발생하는 신종 인수공통감염병이다. 과거 사람에게서는 발견되지 않은 새로운 유형의 코로나바이러스 감염으로 인한 중증급성호흡기 질환으로, 최근 중동 지역의 아라비아 반도를 중심으로 주로 감염환자가 발생하여 '중동호흡기증후군'으로 명명되었다.

(2) 병원체 및 병원소

① 병원체: 메르스 코로나바이러스(MERS-CoV, *Middle East Respiratory Syndrome Coronavirus*)

② 병원소: 낙타, 사람

③ 전파

㉠ 여러 중동 국가에서 단봉낙타의 코분비물, 우유, 대소변 등에서 바이러스가 분리되었고, 이들 바이러스는 사람에 감염된 바이러스와 같은 것으로 판명되었기 때문에, 단봉낙타가 사람에게 바이러스를 전파하는 병원소 역할을 하는 것으로 판단된다.

㉡ 낙타의 경우는 감염되어도 증상이 없으며 메르스바이러스의 원래 자연계 숙주는 박쥐로 간주되고 있는데 메르스바이러스의 자연숙주에 대해서는 추가적인 연구가 필요하다.

㉢ 사람 간 감염은 밀접접촉에 의한 전파(대부분 병원 내 감염, 가족 간 감염)가 대부분이다.

④ 역학적 특징: 카타르, 오만, 쿠웨이트, 바레인, 아랍에미레이트연합 등에서 지속적으로 단봉낙타로부터 직접 감염되었다고 판단되는 환자들이 일부 보고되고 있으나 대부분 환자들의 주된 전파경로는 감염자와의 접촉이다.

(3) 임상적 특징

① 잠복기: 2~14일(평균 5~6일)

② 증상 및 증후

㉠ 대부분 환자가 중증급성하기도질환(폐렴)이나 일부는 무증상을 나타내거나 경한 급성상기도질환을 나타나는 경우도 있다.

㉡ 주요 증상: 발열, 기침, 호흡 곤란

㉢ 두통, 오한, 인후통, 콧물, 근육통뿐만 아니라 식욕부진, 오심, 구토, 복통, 설사 등

㉣ 합병증: 호흡부전, 패혈성 쇼크, 다발성 장기 부전 등이 있으며 신부전을 동반하는 급성신부전 동반 사례가 사스보다 높다.

㉤ 기저 질환(당뇨, 만성 폐질환, 암, 신부전 등)이 있는 경우와 면역기능 저하자는 MERS-CoV 감염이 높고 예후도 불량하다.

㉥ 치명률: 30~40%(사우디아라비아의 경우)

(4) 예방 및 관리

① 현재 백신 및 치료제가 없기에 무엇보다 예방이 중요하다.

② 낙타 등의 자연숙주가 있는 국가에서는 자연숙주에 대한 감시와 접촉을 피하는 정책도 필요하고 모든 국가에서는 개인위생과 감염관리 수준을 높이는 것이 중요하다.

③ 환자는 음압병상 격리가 필요하다.

④ 발열이나 호흡기 증상이 있는 사람과 밀접한 접촉을 피하고 본인이 호흡기 증상이 있는 경우 마스크를 착용한다.

14 코로나바이러스감염증-19(COVID-19, 코로나19)

(1) 개요

① 2019년 12월 31일부터 2020년 1월 3일까지 중국에서 원인 미상의 폐렴 환자 44명의 발생이 보고된 후 1월 7일 중국 보건부에서 새로운 타입의 코로나바이러스를 분리하였고, 2020년 2월 11일 세계보건기구에서는 이를 신종 코로나바이러스감염증으로 명명하게 되었다.

② WHO에서는 1월 30일 국제적 공중보건 비상사태(PHEIC)를 선포한 상태였고, 3월 11일까지 113개국에서 11만 8천여 명의 환자가 급격히 발생하자 세계적 대유행인 '판데믹' 선언을 하였다.

③ 국내에서는 제1급 법정감염병 중 신종감염병증후군으로 포함하여 관리하다 현재는 제4급 감염병으로 관리하고 있다.

(2) 병원체 및 병원소

① **병원체**: *Severe Acute Respiratory Syndrome-Coronavirus*-2(SARS-CoV-2)이며, 인간을 감염시키는 코로나바이러스 중 7번째로 확인되었고 기존의 사스(SARS-CoV)나 메르스(MERS-CoV)와는 다른 바이러스로 2003년 유행했던 SARS의 병원체와 계통적으로 유사하여 이처럼 명명되었다.

② **병원소**: 박쥐 코로나바이러스와 기원이 알려지지 않은 코로나바이러스 사이의 재조합에서 유래했을 것으로 추측되나 아직 병원소는 확인되지 않았다.

③ 전파

㉠ 주된 전파경로는 비말에 의한 직접전파이며 대부분 감염자가 기침, 재채기, 말하기, 노래 등을 할 때 발생한 비말을 다른 사람이 주로 2m 이내에서 밀접접촉하여 발생한다.

㉡ 감염자의 비말이나 침, 호흡기 분비물 등 바이러스가 포함된 분비물에 의해 직접 접촉(악수 등) 또는 매개체(오염된 물품의 표면)를 만진 후, 손으로 눈, 코, 입 등을 만져서도 전파되는 접촉 전파도 가능하다.

㉢ 일부 의료기관에서 에어로졸이 만들어지는 기관지내시경 검사 등 시술, 밀폐된 공간에서 장시간 비말핵이 생성되는 환경 등에서는 제한적이지만 공기전파도 가능하다고 한다.

(3) 임상적 특징

① 잠복기: 1일~14일(평균 5~7일)

② 증상 발생 1~3일 전부터 호흡기 검체에서 바이러스가 검출되며, 증상이 나타나는 시기에 바이러스 양이 많아 감염 초기에 전파를 주로 일으키는 것으로 보고되고 있다.

③ 증상이 나타나기 전 잠복기에 전파가 가능하며 코로나19 확진자 중 26.7%에서 증상이 나타나지 않는 것으로 보고되었으며, 일본에서는 31%, 이탈리아에서는 50~75%에서 무증상으로 보고하는 등 무증상 감염 사례도 많아 유행차단이 쉽지 않음을 시사하고 있다.

④ 임상증상은 발열, 기침, 호흡곤란, 오한, 근육통, 두통, 인후통, 후각 및 미각 소실 등이 주요 증상이다.

⑤ 그 외에도 피로, 식욕감소, 가래, 오심, 구토 등의 소화기 증상, 혼돈, 어지러움, 객혈 등 매우 다양한 증상을 호소한다.

⑥ 65세 이상의 고령, 만성폐쇄성폐질환 등 만성호흡기 질환, 심혈관계질환, 당뇨병, 고혈압, 만성신질환 등 기저질환자, 암, 비만, 장기이식, 흡연은 중증으로 진행하는 위험요인으로 알려져 있다.

⑦ 전체 환자의 약 80%는 경증, 14%는 중등증, 5%는 중증으로 나타나고 있으나 일부 환자는 매우 경한 증상을 보이거나 증상이 나타나지 않은 경우도 있다.

⑧ 치명률은 국가마다 차이가 있으나, 1% 미만에서 약 10%까지 다양하며 한국은 약 2% 이내의 치명률을 보인다.

(3) 역학적 특징

① 감염재생산수는 2.2~3.3으로 추정되고 있으며, 사회적 거리두기 등을 시행할 경우 실제 감염재생산지수는 이보다 더 낮아지는 것으로 보고 있다.

② 이차발병률은 국내에서 보고된 자료에 의하면 0.55%(95% 신뢰구간 0.31~0.65)로 낮은 것으로 나타났으나, 가정에서의 접촉에 의한 이차발병률은 7.56%(95% 신뢰구간 3.73~14.26)로 매우 높아 밀접 접촉을 한 경우 발병 위험이 증가한다.

15 신종인플루엔자 A(H1N1)

(1) 개요

제1급 감염병으로 인플루엔자바이러스 A는 30~40년 간격으로 항원 대변이 일어나고 이에 따른 대유행을 일으키는 특성이 있다. 항원 대변이 일어나면 새로운 항원에 대해서 면역을 가진 인류가 거의 없기 때문에 대유행이 일어난다.

(2) 병원체 및 병원소

① 병원체: 신종인플루엔자바이러스 A(H1N1)

② 병원소: 사람

③ 전파: 기존 계절인플루엔자와 유사하여 비말 감염을 통해 전파된다.

(3) 임상적 특징

① 잠복기: 1~7일로 추정(평균 1.5~2일)

② 증상 및 증후: 고열, 기침 등 기존 인플루엔자와 유사

(4) 특징

① 계절인플루엔자보다 유행 범위가 크고 피해가 커서 국가 재난 차원으로 다뤄진다.

② WHO 전염병 최고 기준 6단계 발령(Pandemic)

16 레지오넬라증(Legionellosis)

20 충북보건연구사, 22 경남보건연구사, 23 부산보건연구사

(1) 개요

제3급 감염병이며 물에서 서식하는 레지오넬라균에 의해 발생하는 감염성 질환으로 레지오넬라 폐렴과 폰티악 열(Pontiac Fever)의 두 가지 형태로 나타난다. 레지오넬라 폐렴은 발열과 함께 폐에 염증이 생겨서 기침, 호흡 곤란 등이 생기는 경우를 말하며 호흡기 이외의 증상도 흔히 동반한다. 폰티악 열은 폐렴은 없이 독감과 같은 호흡기 증상이 나타나며 증상이 폐렴보다는 덜 심하다.

(2) 병원체 및 병원소

① 병원체: 레지오넬라 세균(*Legionella Species*)

② 병원소: 물

③ 전파: 오염된 물(냉각수) 속의 균이 비말 형태로 인체에 흡입되어 전파된다. 일반적으로 사람 간 전파는 없다.

(3) 임상적 특징

① 잠복기: 폐렴형 – 2~10일(평균 7일), 독감형 – 2~3일(대부분 24~48시간)

② 증상 및 증후

㉠ 폐렴형: 만성 폐질환자, 흡연자, 면역력 저하 환자에서 빈발. 발열, 오한, 마른기침이나 소량의 가래를 동반한 기침, 근육통, 두통, 전신쇠약감, 식욕 부진, 위장관 증상, 의식 장애 등

㉡ 독감형(폰티악열)

- 발병률 90% 이상이며 기저 질환 없는 사람에게서 빈발
- 2~5일간 지속되는 급성, 자율성 질환으로 권태감, 근육통 등의 증상이 시작된 후 40도 이상의 고열 및 오한, 마른기침

(4) 예방 및 관리

① 레지오넬라증 환자는 조기 진단 및 적절한 항생제 치료를 시행한다.

② 환자 격리는 불필요하다.

③ 냉각탑 및 급수시설 청소 및 소독관리를 철저히 한다.

제 8 절 절지동물 매개 감염병

이, 쥐벼룩, 모기, 파리, 진드기 등의 절지동물에 의해 매개되는 감염병을 말한다.

1 페스트(Pest) 46) 22 서울고졸

(1) 개요

제1급 감염병이다. 14세기에 유럽에서 페스트로 4,300만 명이 사망한 바 있고 현재도 야생 쥐에 존재한다. 급성 세균성 감염병으로 갑작스런 고열과 림프절 종대를 임상적 특징으로 한다. 페스트는 림프절에 병변을 일으키는 선 페스트와 패혈증을 일으키는 패혈성 페스트, 폐렴을 일으키는 폐 페스트로 분류된다.

(2) 병원체 및 병원소

① **병원체**: 페스트균(*Yersinea Pestis*)

② **병원소**: 야생설치류, 쥐

③ **전파**

㉠ 감염된 쥐벼룩에 물려 감염되거나, 감염된 동물 혹은 이들의 사체를 취급하면서 감염될 수 있다.

㉡ 사람 간 감염은 페스트 환자가 배출하는 화농성 분비물(림프절 고름 등)에 직접 접촉, 폐 페스트 환자의 감염성 호흡기 비말을 통해 전파된다.

(3) 임상적 특징

① **잠복기**: 대개 1~6일[질병관리청: 1~7일(폐 페스트는 평균 1~4일로 짧음)]

② 선 페스트(림프절 페스트)

㉠ 자연 발생 페스트에서 가장 흔한 임상증상으로(80~95%), 주로 감염된 벼룩에게 물려 발병(잠복기 1~7일)

㉡ 주요 증상은 통증이 있는 림프절(buboes)부종과 고열, 권태감이 특징이고 두통, 근육통, 오심, 구토 등 비특이적 증상도 발생

㉢ 치료가 적시에 제대로 이루어지지 않은 경우 패혈증 페스트나 폐 페스트로 진행할 수 있다.

③ 폐 페스트

㉠ 비말을 통한 사람 간 전파가 가능하고 임상적 진행이 매우 빠르다(평균 잠복기 1~4일).

46) 질병관리청, 2018년 페스트 대응 지침, p.5~6.

㉡ 일차성 폐 페스트(폐 페스트 환자의 비말을 통한 감염)와 이차성 폐 페스트(림프절 혹은 패혈증 페스트의 합병증으로 발생)가 있다.

㉢ 대개 심한 발열, 두통, 피로, 구토와 현저한 쇠약감으로 시작되어, 기침, 호흡곤란, 흉통 및 수양성 혈담을 동반한 중증 폐렴으로 진행되어 사망한다.

㉣ 비 치료 시 매우 높은 치명률을 나타내나 증상 발현 24시간 이내에 적절한 항생제 치료를 시작하면 치명률을 줄일 수 있다.

④ 패혈증 페스트

㉠ 림프절 페스트나 폐 페스트가 적절히 치료되지 않을 때 나타날 수 있다.

㉡ 뚜렷한 일차 질환의 증거 없이 생기기도 한다.

㉢ 발열, 오한, 극심한 전신 허약감, 소화기계 증상 등을 보이다 다발성 장기 부전, 출혈, 피부 괴사, 쇼크 등으로 사망한다.

㉣ 비 치료 시 매우 높은 치명률을 나타내나 증상 발현 24시간 이내에 적절한 항생제 치료를 시작하면 치명률을 줄일 수 있다.

⑤ 감수성 및 면역성: 병후 영구면역 획득

(4) 예방

① 쥐와 벼룩 구제 중요

② 검역 대상 감염병으로 국내 침입 시 발생보고 신속 · 격리 · 소독 · 구충 · 구서 실시

③ 사백신 예방접종

2 발진티푸스(Epidemic Typhus) 22 서울고졸

(1) 개요

제3급 감염병이며 리케차(Rickettsia)에 감염되어 발생한다. 임상적으로 발열, 근육통, 전신신경 증상, 발진 등을 나타낸다.

(2) 병원체 및 병원소

① 병원체: 발진티푸스리케차(*Rickettsia Prowazekia*)

② 병원소: 사람

③ 전파

㉠ 리케차에 감염된 이가 사람 몸에 있을 때 사람이 가려움에 피부를 긁게 되면 피부에 상처가 나고, 이때 이의 배설물로 탈출한 리케차가 그 상처를 통해 침입

㉡ 이의 배설물이 건조되어 먼지로 공중에 떠다니다 호흡기를 통해 감염

(3) 임상적 특징

① 잠복기: 1~2주
② 증상: 오한과 함께 40℃ 전후의 고열, 두통, 근육통, 전신신경증, 발진 등
③ 감수성 및 면역성: 병후 면역 형성

(4) 예방: 환자에게 이가 있는 경우 환자 격리, 환자와 의복·침구 등 소독

3 말라리아(Malaria) [47] 19 경기보건연구사, 20 울산보건연구사, 22 서울고졸

(1) 개요

제3급 감염병으로 말라리아원충(Plasmodium)에 의한 급성 열성 전신 감염증이다. 주기적 열발작이 전형적인 임상 증상이며, 심한 경우에 황달, 응고장애, 간 및 신부전, 급성뇌병증, 혼수로 진행될 수 있다.

(2) 병원체 및 병원소

① 병원체: 3일열 말라리아(*Plamodium Vivax*), 4일열 말라리아(*Plamodium Malariae*), 열대성 말라리아(*Plamodium Falciparum*), 난형열 말라리아(*Plamodium Ovalae*), 동남아일대에 새로운 사람 말라리아원충(Plamodium knowlesi, 원숭이열원충)이 보고되고 있다. 우리나라의 경우 토착형 말라리아는 삼일열원충에 의한 감염병만 발생한다.
② 병원소: 사람
③ 전파
㉠ 얼룩날개모기 속(Anopheles)에 속하는 모기가 매개하는데, 국내에서는 중국얼룩날개모기(Anopheles Sinensis) 등(6종에서 확인)이 매개한다. 감염형 원충인 포자소체를 가지고 있는 암모기가 사람을 흡혈함으로써 전파된다.
㉡ 드물게 수혈이나 주사기 공동사용으로 감염될 수 있다.
㉢ 사람 간 직접전파는 없다.

(3) 임상적 특징

① 잠복기
㉠ 삼일열과 난형열 – 12~18일[질병관리청: 7~20일]
(온대지역에서는 6~12개월로 장기잠복)

47) 대한예방의학회, 예방의학과 공중보건(제4판), 계축문화사, 2021, p.420~422.
질병관리청, 2019년도 말라리아 관리지침, p.44.

㉡ 열대열 – 9~14일

㉢ 사일열 – 18~40일

㉣ 원숭이열 - 11~12일

② 증상: 3대 증상 – 규칙적인 발열, 빈혈, 비장종대

㉠ 두통, 피곤함, 복부 불편감, 근육통 등 비특이적 증상이 나타난 후 발열이 나타나므로 심하지 않은 바이러스성 질환의 증상과 매우 흡사하다.

㉡ 이후 오한, 급격히 상승하는 고열, 발한 등이 순서대로 발생하는 열발작이 주기적으로 나타난다.

㉢ 삼일열원충과 난형열원충은 48시간을 주기로 하여 나타난다. 사일열원충은 72시간을 주기로 나타나지만, 열대열원충은 불규칙적이다.

㉣ 비장이 촉지되는 경우가 있고 경미한 빈혈이 있을 수 있다.

③ 진단: 혈액 도말검사에서 원충을 찾아서 확진한다.

④ 역학적 특성

㉠ 1880년에 원충이 처음 발견되었으며, 세계보건기구에서는 1955년부터 말라리아 박멸사업을 시작하였다. 하지만 DDT에 내성을 지닌 매개 모기와 항말라리아 약제 내성을 지닌 원충의 출현 등으로 성공하지 못하여 아프리카를 비롯한 일부 지역에서는 말라리아 전파가 다시 증가하였으나 최근 10년간 세계적인 퇴치활동에 힘입어 감소하고 있다.

㉡ 세계적으로 가장 많이 발생하는 감염성 질환 중의 하나로 2018년을 기준으로 전세계에서 2억 명이 넘는 감염 사례가 보고되었으며, 약 40만 명이 사망하였다. 5세 미만 어린이는 말라리아에 가장 취약한 집단으로 2018년 전 세계 말라리아 사망자의 약 2/3를 차지하였다.

㉢ 국내 발생 지역은 1994년 경기도 파주시 지역에서만 발생하였으나 1995년 점차 확대되기 시작하여, 2000년에는 경기도 북부, 인천시 및 강원도 북부의 17개 지역이 위험지역으로 분류되었고, 이후 인천시 강화군 등 경기 · 인천 · 강원의 비무장지대를 중심으로 환자 발생이 지속되고 있다.

(4) 예방 및 관리

① 모기에 물리지 않도록 노력하는 것이 최선이다.

② 모기를 박멸하기 위하여 노력한다.

③ 발생한 환자를 빨리 발견하여 치료를 함으로써 모기에게 원충을 전파할 기회를 줄여야 한다.

④ 예방약 복용을 병행하는 것이 효과적이다.

⑤ 환자는 혈액 격리를 하고 치료 종료 후 3년 동안 헌혈을 금지한다.

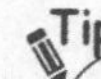
Tip

예방적 화학요법

- **클로로퀸 감수성 지역 여행 시:** 클로로퀸(여행 1주일 전~귀국 후 4주간, 주 1회)
- **클로로퀸 내성 지역 여행 시:** 메플로퀸(여행 2주일 전~귀국 후 4주간, 주1회)
- **메플로퀸 내성 지역 여행 시:** 아토바쿠온–프로구아닐(여행 1–2일 전~귀국 후 1주일까지, 매일)

4 일본뇌염(Japanese Encephalitis) 48)

16 경북의료기술, 17 경기의료기술 · 울산의료기술, 19 충북보건연구사, 22 서울고졸 · 인천보건연구사, 23 강원의료기술

(1) 개요

제3급 감염병으로 돼지가 가진 바이러스가 작은 빨간집모기를 통해 사람으로 전파되어 발생하는 급성 바이러스성 감염병으로 절지동물매개감염병이면서 동시에 인수공통감염병이다. 15세 이하의 연령에서 주로 발생하지만, 모든 연령층에서 발생할 수 있다. 우리나라에서는 8~10월 사이에 많이 발생된다. 초기에는 두통, 발열, 구토 및 설사 등 소화기 증상이 나타나며, 병이 진행되면 의식장애, 고열, 혼수, 마비를 일으키고 사망할 수도 있다.

(2) 병원체 및 병원소

① **병원체**: 플라비바이러스과(*Flaviviridae*)에 속하는 70개 바이러스 중 하나로 단일사슬 RNA 바이러스인 일본뇌염바이러스(*Japanese Encephalitis B Virus*)

② **병원소**: 중간숙주는 조류, 돼지, 닭 등의 가축이고, 사람에게 질병을 일으키는 직접적인 병원소는 돼지, 매개체는 모기이다.

③ **전파**: 바이러스에 감염되어 있는 돼지를 흡혈한 일본뇌염모기가 사람을 흡혈할 때 전파

(3) 임상적 특징

① 잠복기: 7~14일

② 증상

㉠ 감염자 250명 중 약 1명 이하에서 증상을 보일 정도로 불현성 감염이 대부분이다.

㉡ 급성 뇌염, 무균성 수막염, 비특이적인 열성 질환 등으로 발현할 수 있으며 현성 감염인 경우 급성으로 진행하여, 고열(39~40℃), 두통, 현기증, 구토, 복통, 지각 이상 등을 보인다.

㉢ 증상을 보이더라도 뇌염까지 발전하지 않는 부전형이 많지만 뇌염으로 발전하는 경우 50~70%의 사망률을 보이고 장애율도 75% 정도로 높다.

㉣ 임상경과는 전구기(2~3일), 급성기(3~4일), 아급성기(7~10일), 회복기(4~7주)로 진행한다.

③ 감수성 및 면역성: 병후 영구면역 획득

48) 대한예방의학회, 예방의학과 공중보건학(제4판), 계축문화사, 2021, p.404.
질병관리청, 2018년도 예방접종대상 감염병 관리지침, p.87.

(4) 예방 및 관리

① 사람 간 전파는 없으므로 격리는 필요 없다.
② 매개체인 모기 박멸과 예방접종으로 숙주의 면역력을 높이는 방법이 주요 예방 방법이다.
③ 질병 노출 후에 사용하는 효과적인 면역글로불린은 아직 없다.
④ 일본뇌염 백신은 불활성화 사백신과 약독화 생백신이 있다.

5 쯔쯔가무시증(Tsutsugamushi)

21 광주보건연구사 · 부산보건연구사, 20 경북의료기술, 22 경기의료기술 · 경북의료기술 · 서울보건연구사

(1) 개요

제3급 감염병으로 들쥐가 가진 리케차가 진드기를 통해 사람에게 전파됨으로써 발생하는 질환이다. 일본, 동남아시아, 호주 등에서 호발하며, 계절적으로 10~12월과 4~7월 사이에 야외 활동이 많은 농부, 군인 등에서 많이 발생한다. 임상적으로 고열, 오한 등의 증상이 있다가 전신 피부에 홍반이 생긴다. 진드기가 문 자리에는 피부궤양이 발생하며, 이는 진단에 큰 도움이 된다.

(2) 병원체 및 병원소

① **병원체**: 리케차쯔쯔가무시(*Rickettsia Tsutsugamushi*)
② **병원소**: 병원소는 들쥐, 매개체는 털진드기이다.
③ **전파**: 감염된 들쥐에서 기생하던 털진드기가 인체에 부착되어 조직액을 흡인할 때 들쥐가 가지고 있던 리케차가 사람에게 전달된다.

(3) 임상적 특징

① **잠복기**: 6~21일(평균 10~21일)
② **증상**: 고열, 오한, 두통, 피부발진 및 림프절 비대가 나타나며, 피부발진은 발병 후 5~8일경에 몸통에 주로 생기고, 간비종대, 결막충혈이 나타난다.

(4) 예방: 예방백신이 없으므로 좀진드기에 물리지 않도록 주의하는 것이 최선이다.

6 뎅기열(Dengue Fever)

(1) 개요

제3급 감염병이며 열대와 아열대 지역에서 모기에 의해서 전파되는 급성 열성 질환으로, 전 세계적으로 매년 약 5천만 명의 감염자가 발생하며, 해외에서 감염된 후 국내에 유입되는 환자 수가 늘고 있는 질환이다. 임상적으로 두통, 근육통, 관절통, 오심, 구토 및 발진 등의 증상이 나타난다.

(2) 병원체 및 병원소

① **병원체**: 뎅기열바이러스(*Dengue Virus*)

② **병원소**: 사람

③ **전파**

㉠ 이집트 숲모기(aedes aegypti)가 매개

㉡ 모기가 발열기 환자를 물면 평생 동안 사람에게 바이러스를 옮길 수 있다.

㉢ 열대, 아열대 지역에서 서식하기 때문에 국내에서 발견되지 않는다.

㉣ 해외 유입 감염병으로 국내 유입 환자가 증가한다.

(3) 임상적 특징

① **잠복기**: 3~14일(평균 4~7일)

② **증상**

㉠ 잠복기 후 급작스런 발열이 2~7일간 지속되며, 심한 두통, 근육통, 관절통, 오심, 구토 및 발진 등의 증상이 나타난다.

㉡ 피부점상출혈, 잇몸출혈이나 코피, 전신에 반구진 발진

③ **면역성**: 4개의 혈청형이 있으며 감염 시 해당 혈청형에 대해서만 영구면역을 획득하고 나머지 혈청형에 대한 면역은 일시적이거나 부분적으로 효과가 있다.

(4) 예방 및 관리

① 사람 간 접촉에 의한 전파는 되지 않으므로 접촉자 관리나 소독은 필요없다.

② 환자 감염 지역의 모기 방역

③ 매개 모기 분포와 특성을 파악한 후 모기 구제

7 지카바이러스감염증 17 울산

(1) 개요

제3급 감염병이다. 국내에서 발생하지 않고 국외에서 유입되는 감염병이다.

(2) 병원체 및 병원소

① 병원체: 뎅기열을 유발하는 바이러스와 동일한 플라비바이러스(*Flaviviurs*) 계열의 지카바이러스이다.

② 병원소: 원숭이(바이러스가 우간다 붉은털 원숭이에서 최초로 확인됨)

③ 전파

㉠ 이집트 숲모기(Aedes Aegypti)가 매개

㉡ 국내 서식하는 흰줄숲모기(Aedes Albopictus)도 매개 가능한 것으로 알려져 있으나 아직 국내 유입환자수가 적고 감염된 모기가 확인된 적이 없어 모기에 의한 국내 전파 가능성은 매우 낮다.

㉢ 사람 간 전파는 산모에서 태아로 수직감염, 수혈, 성 접촉, 그 외 감염된 체액에 접촉 등에 의해 가능하다.

(3) 임상적 특징

① 잠복기: 감염된 모기에 물린 후 2~14일의 잠복기가 있다.

② 증상

㉠ 80% 정도가 불현성 감염

㉡ 발진을 동반한 갑작스런 발열, 관절통, 결막염, 근육통, 두통 등

㉢ 증상은 3~7일 정도 경미하게 지속

㉣ 지카바이러스감염에 의한 소두증(Microcephaly) 신생아 출산 증가와 길랑바레증후군의 증가 경향 → 철저한 예방 필요

(4) 예방 및 관리

① 예방접종과 치료약이 없으므로 발생 국가 방문 시 모기에 물리지 않는 것이 최선의 예방이다.

② 환자는 충분한 휴식과 수분을 보충하고 모기를 통해 다른 사람에게 전파되는 것을 예방하기 위해 모기에 노출되는 것을 최소화하여야 하며, 치료 완료 후 최소 1개월 동안은 헌혈을 하지 말아야 한다.

③ 바이러스는 정액, 소변, 타액 등 다양한 체액에 장기간 생존하므로 해외 발생국가에서 귀국 시 무증상이어도 6개월간 임신을 연기하거나 성관계 절제 및 콘돔을 사용하는 것이 바람직하다.

8 중증열성혈소판감소증후군(SFTS, severe fever with thrombocytopenia syndrome) 49)

(1) 개요

제3급 감염병이며 인수공통감염병이다. 최근 새롭게 보고된 진드기매개질병으로 2009년 중국에서 최초로 보고된 후 국내에서는 2013년에 환자 발생이 처음 보고되었다.

(2) 병원체 및 병원소

① **병원체:** 중증열성혈소판감소증후군 바이러스(SFTS virs, SFTSV)

② **병원소:** 병원소에 대한 연구는 아직 근거가 부족하지만, 중국에서 양, 소, 돼지, 개, 닭 등에 대한 혈청 검사에서 바이러스가 분리되어 병원소일 가능성이 제기되었다.

③ 전파

㉠ 작은소참진드기가 매개

㉡ 작은소참지드기는 한국, 중국, 일본, 호주 및 뉴질랜드에서 널리 분포하고 있으며 국내에서는 전국적으로 분포하며 야생진드기라 불린다.

㉢ 체액이나 혈액을 통한 사람 간 전파도 가능하다.

(3) 임상적 특징

① 잠복기: 평균 6~14일

② 증상

㉠ 주요 증상은 고열과 오심·구토, 설사 등의 위장관계 증상, 피로감과 혈액검사로 백혈구감소증과 혈소판감소증 확인할 수 있다.

㉡ 중증의 경우 말어눌, 경련, 의식저하 등의 신경학적 증상, 다발성 장기부전

㉢ 치명률은 6~30% 정도

(4) 예방 및 관리

① **치료:** 증상 발생한 후에는 특별한 치료제가 없으나 조기 진단하여 증상에 따른 치료를 받는 것이 도움이 된다.

② 참진드기에 물리지 않도록 노력한다.

③ 야외활동 시 피부를 보호한다.

④ 야외활동 후 옷을 세탁하고 목욕을 해야 하며, 진드기가 몸에 있는지 주의깊게 관찰하여야 한다. 진드기에 물린 시간이 길어질수록 중증열성혈소판감소증후군에 걸릴 가능성이 높아지기 때문이다.

---

49) 대한예방의학회, 예방의학과 공중보건학(제4판), 계축문화사, 2021, p.424~425.

제 9 절 인수공통감염병

1 렙토스피라증(Leptospiraosis) 20 대구보건연구사, 22 경남보건연구사

(1) 개요

제3급 감염병으로 들쥐의 배설물로 배출된 병원체가 사람의 상처에 침투, 감염되어 발생하는 감염 질환이다. 농부, 군인 등 야외 활동이 많은 사람에게 흔하게 발생하며, 주로 9~10월에 자주 발생한다. 임상적으로 고열과 함께 두통과 오한, 눈의 충혈 등 감기 증상이 있다가 경과되면 황달증과 폐출혈 등이 급성적으로 진행된다. 신부전증으로 사망할 수 있고 치사율은 약 20%에 달한다.

(2) 병원체 및 병원소

① 병원체: 렙토스피라인테로간스(*Lleptospira Interrogans*), 렙토스피라비플렉사(*Leptospira Biflexa*)

② 병원소: 동물 중 특히 들쥐, 감염원은 감염된 동물의 배설물

③ 전파: 주로 감염된 들쥐의 배설물에 있는 병원체가 피부창상을 통해 직접 전파된다. 오염된 음료수를 통해 경구로 감염되기도 한다.

(3) 임상적 특징

① 잠복기: 짧게는 2일, 보통 5~14일, 길게는 30일까지 보고된다.

② 증상

㉠ 가벼운 감기 증상(고열, 두통, 근육통, 오심 및 구토증 등 인플루엔자 유사증상)부터 치명적인 웨일씨병(Weil's Disease)까지 다양하다.

㉡ 대부분 경증의 비황달형, 5~10%는 중증의 황달, 신부전, 출혈 등을 보이는 웨일씨병

(4) 예방 및 관리

① 격리가 필요 없음

② 가축이나 개 등에 예방접종

③ 쥐 등의 설치류가 감염원일 경우 구서 작업

④ 야생동물이 감염원일 경우 예방이 어려움

2 신증후군출혈열(유행성출혈열, Epidemic Hemorrhagic Fever) 20 서울보건연구사

(1) 개요

제3급 감염병으로 들쥐가 가진 바이러스가 사람으로 전파되어 발생하는 바이러스성 감염 질환이다. 경기도 북부 및 강원도 등지에서 강우량이 적은 건조기인 늦봄(5~6월)과 늦가을(10~11월)에 많이 발생한다. 임상적으로 발열, 출혈, 신장 이상이 특징이며, 임상 경과는 발열기, 저혈압기, 핍뇨기, 이뇨기, 회복기의 다섯 단계로 진행한다.

(2) 병원체 및 병원소

① 병원체: 한탄바이러스(*Hantan Virus*), 서울바이러스(*Seoul Virus*)
② 병원소: 들쥐(등줄쥐)
③ 전파: 들쥐의 배설물이 건조되면서 호흡기를 통해 전파된다고 추정

(3) 임상적 특징

① 잠복기: 2~3주
② 증상: 발열, 출혈, 신장 이상

(4) 예방 및 관리

① 들쥐의 배설물에 접촉하지 말고, 늦가을과 늦봄 건조기에 잔디에 눕거나 잠을 자지 말아야 한다.
② 감염의 위험이 높은 농부와 군인은 예방접종

3 브루셀라증(Brucellosis) 22 서울

(1) 개요

제3급 감염병으로 염소, 양, 소의 소독되지 않은 젖이나 젖으로 만든 치즈를 먹고 산발적 또는 집단적으로 발생할 수 있다. 임상적으로 열, 오한, 발한, 두통, 근육통, 관절통 등의 증상이 나타난다.

(2) 병원체 및 병원소

① 병원체: 브루셀라균(*Brucella*)
② 병원소: 말, 소, 돼지, 양, 개
③ 전파
㉠ 염소, 양, 소의 소독되지 않은 젖이나 젖으로 만든 치즈를 먹고 산발적 · 집단적 발생
㉡ 멸균 처리되지 않은 유제품 등 식품 매개 감염 및 비말 감염 가능

(3) 임상적 특징

① 잠복기: 1~3주 정도이나 수개월인 경우도 있음

② 증상

㉠ 열, 오한, 발한, 두통, 근육통, 관절통

㉡ 골관절, 심혈관계, 호흡기계, 위장관 및 간·담도계, 비뇨기계, 중추신경계 등 다양한 장기에서 합병증이 나타난다.

(4) 예방 및 관리

① 감염된 동물의 조직, 체액의 직접 접촉을 피한다.

② 가축 대상 예방접종 실시

③ 우유 및 유제품 살균

4 탄저병(Anthrax)

(1) 개요

제1급 감염병으로 소, 말, 산양, 양 등의 동물에 급성패혈증을 일으키며, 사람에게 탄저는 침입 경로에 따라 피부탄저, 흡입탄저, 장탄저의 3가지 형태로 나타난다. 탄저는 초식동물의 질환이며, 육식동물과 사람은 우연히 감염되는 숙주이다. 탄저균의 아포는 장기간 생존이 지속될 수 있기 때문에 특정 지역에서 계속 발생할 수 있다. 2001년 미국에서 탄저균이 생물테러로 사용된 사건이 발생한 이후 더욱 주목을 받고 있다.

(2) 병원체 및 병원소

① 병원체: 탄저균(*Bacillus Anthracis*), 그람양성균으로 포자 형성

② 병원소: 소, 양, 산양, 말 등의 가축 및 야생동물이며, 이들이 죽을 때 흘리는 혈액으로 균이 퍼져나간다. 생존에 어려운 환경이 되면 저항력이 매우 강한 아포를 형성하며, 아포로 오염된 토양 및 물건은 수십년간 감염력을 보유할 수 있다.

③ 전파

㉠ 가축의 감염은 오염된 토양의 포자를 흡인하여 발생한다.

㉡ 사람의 경우 감염된 동물이나 동물 제품과의 피부 접촉, 감염 동물의 섭식, 포자 흡입에 의해 감염된다.

(3) 임상적 특징

① 잠복기: 1~6일

② 피부탄저: 포자가 피부 상처를 통해 감염되면 초기에는 소양감을 동반한 구진 형태, 1~2일 후 수포 및 농포 괴사가 일어나며 가피가 형성된다.

③ 장탄저: 오염 육류를 섭취한 후 발생한다. 초기에는 구역, 구토와 같은 비특이적 증상이 나타나고 복통, 토혈, 혈변 등의 증상이 나타나면서 환자의 일부가 패혈증으로 진행하여 사망하게 된다.

④ 폐(흡입)탄저

㉠ 잠복기는 1~43일이지만 최장 60일까지 가능하다.

㉡ 가장 치명적인 형태로 탄저균을 이용한 생물테러 시 사용할 가능성이 높다.

㉢ 초기에는 주로 미열, 마른기침 등의 상기도 감염 증상을 보이며 후기에는 급격하게 발열, 호흡 곤란, 쇼크가 발생하고 종격동 확장 및 림프절 종대가 관찰된다.

㉣ 저혈압과 청색증이 진행하면서 환자의 75%가 패혈성 쇼크에 의해 24시간 이내 사망한다.

⑤ 면역성: 사람은 자연면역이 안 되지만 개, 고양이, 조류는 면역이 있다.

(4) 예방 및 관리

① 위험지역에 있는 동물들은 예방접종을 하여야 한다.

② 탄저가 의심되어 폐사한 동물은 도살장에 보내 소각하는 것이 가장 좋은 방법이고 묻을 때는 깊게 묻은 뒤 5% 수산화나트륨이나 무수성 산화칼슘을 살포한다.

③ 오염된 털이나 가축을 가공하는 사업장 근로자, 실험실에서 탄저균을 다루는 연구원, 생물무기에 노출된 위험이 있는 군인 등 고위험군은 예방접종을 권장하고 개인위생을 지키도록 교육하여야 한다.

5 공수병(광견병, Rabies)

(1) 개요

제3급 감염병으로, 광견병바이러스에 감염된 동물이 사람을 물게 되면 사람도 동일한 바이러스에 감염되어 발생된다. 물린 위치에 따라 증상의 차이가 있으나, 근육 마비, 공수병 증상, 혼수상태, 마비와 순환장애로 사망하게 된다.

(2) 병원체와 병원소

① 병원체: 광견병바이러스(*Rabies Virus*)

② 병원소: 공수병에 감염된 개, 고양이, 여우 등의 포유동물

③ 전파

㉠ 감염된 동물이 물었을 때 전파된다.

㉡ 사람에서 사람으로 전파는 드물다.

(3) 임상적 특징

① 잠복기: 개는 3~8일, 사람은 10일~5개월

② 증상

㉠ 격노형과 마비형으로 나뉘며 80%가 물을 두려워하는 증상, 안절부절 못함 등의 증상

㉡ 경련, 마비, 혼수상태에 이르며 호흡근 마비로 사망

(4) 예방: 개에 대한 광견병 예방접종 실시 및 동물 수입 시 검역

6 동물인플루엔자(Avian Influenza) 인체감염증

(1) 개요

제1급 감염병이다. 조류독감은 닭, 오리, 야생 조류에서 조류인플루엔자바이러스(Avian Influenza Virus)의 감염으로 인해 발생하는 급성 바이러스성 전염병이며 드물게 사람에게서도 감염증을 일으킨다.

(2) 병원체 및 병원소

① 병원체

㉠ 2003년 말부터 2008년 2월까지 고병원성(사람에게 전염될 수 있는) 조류인플루엔자 바이러스(*Highly Pathogenic Avian Influenza* A, H5N1)가 인체에 감염된 사례가 640건 이상 보고되었다.

㉡ 2013년에는 중국에서 H7N9이 유행하여 400명 이상이 감염된 것으로 확인되었다.

㉢ 2014년 국내에서 H5N8이 조류에서 문제가 되고 있으나 아직까지 사람에게 감염된 사례가 보고된 바는 없다.

② 병원소: 조류

③ 전파: 조류인플루엔자바이러스에 감염된 조류와의 접촉으로 발생한다. 특히, 바이러스에 감염된 조류의 배설물은 감염의 주요 매개체이다. 하지만 조리된 조류를 먹어서 조류 독감에 걸리지는 않는다.

(3) 임상적 특징

① 잠복기: 7일(3~10일)

② 증상

㉠ 기침과 호흡 곤란 등의 호흡기 증상

㉡ 발열, 오한, 근육통 등의 신체 전반에 걸친 증상

㉢ 설사 등의 위장관계 증상이나 두통 및 의식 저하와 같은 중추신경계 관련 증상이 동반될 수 있다.

(4) 예방: 60~70도 30분 / 75도 5분 가열 / 80도 1분 / 100도 즉시 사멸

7 큐열(Q fever)

(1) 개요

큐열은 급성열성질환을 일으키는 인수공통감염병으로 전 세계적으로 발생이 보고되어 있다. 국내에서는 1992년 4세 여아에서 최초로 균이 분리되었으며, 2006년 제4군 감염병으로 지정되었으며 현재 제3급 감염병에 해당한다.

(2) 병원체 및 병원소

① **병원체**: *coxiella burnetii*

② **병원소**: 소, 양, 염소, 진드기, 야생동물의 일부

③ **전파**: 감염 동물이 출산 때 다량의 병원체를 배출하므로 감염된 동물의 태반, 양수, 배설물에 오염된 근처에서 먼지 속에 있는 리케차의 공기매개로 퍼져나간다. 감염된 소의 생우유를 먹고 발생하기도 인다.

(3) 임상적 특징

현성 감염시 흔히 인플루엔자 유사질환, 폐렴, 간염의 형태를 보이며 인플루엔자 유사질환은 큐열의 가장 흔한 임상양상으로 갑작스런 발열, 심한 두통, 오한, 불쾌감이 있으며 발열은 40℃까지 올라간다. 임산부의 경우 자연유산이나 태아 사망을 유발할 수 있다.

(4) 예방

① 감염원에 대한 보건교육과 우유의 저온소독과 같은 위생적 관리

② 동물 새끼 낳는 과정과 태반, 양수 등의 소독 및 폐기물 처리에 엄격한 위생적 취급

③ 모든 유제품은 섭취 전 또는 가공 전에 반드시 저온 살균 처리를 하고 생으로 고기를 섭취하지 않도록 한다.

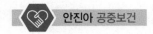

제 10 절 만성감염병

1 결핵(Mycobacterium Tuberculosis)

17 서울 · 서울의료기술 · 부산의료기술, 18 서울, 19 경북보건연구사, 20 인천의료기술 · 경북보건연구사, 21 경기경력경쟁 · 경기보건연구사 · 인천보건연구사, 22 충북보건연구사, 24 경북의료기술

(1) 개요

제2급 감염병으로 신체의 모든 장기에 감염되는 감염병이다. 주요 증상은 피로와 권태감, 식욕 부진, 체중 감소, 미열, 빠른 맥박 등이며 합병증으로 각혈, 늑막염을 일으키기도 한다. 감염성에 문제가 되는 것은 주로 폐결핵이다.

(2) 병원체 및 병원소

① 병원체: 결핵균(*Mycobacterium Tuberculosis*)

② 병원소: 사람, 소

③ 전파

㉠ 폐결핵은 객담이나 비말로, 신장결핵은 소변으로, 장결핵은 분변으로 탈출하고, 소로부터는 우유, 담, 분변으로 탈출

㉡ 인체 감염은 비말 감염, 비말핵에 의한 공기감염, 비진감염, 우유감염, 오염식품 등으로 이루어진다.

(3) 임상적 특징

① 잠복기: 2~12주

② 증상: 병변이 심하게 진행되기 전까지는 기침이나 객혈 등의 증상이 없고, 미열, 약한 발한, 피로감, 체중 감소와 같은 비특이적 증상뿐이어서 조기발견이 어렵다.

③ 감수성 및 면역성

㉠ 일단 감염되면 10%는 발병하고 90%는 잠재감염으로 남는다.

㉡ 감수성은 저체중아나 영양불량자들 중에 증가하며, 규폐증, 당뇨병 혹은 위절제술을 한 사람들, 알코올 중독자들과 면역 억제 상태에 있는 사람들의 경우 증가한다.

㉢ 연령별로 3세 이하의 소아가 가장 감수성이 높고, 3~12세에 가장 낮으며, 청년기에 다시 높아진다.

(4) 역학적 특성

① 우리나라는 1995년까지 매 5년마다 전국 결핵유병률 조사를 실시하였으나, 발생률에 대한 정보를 알 수 없고 유병률이 감소하면서 효율이 크게 떨어져 2000년부터는 결핵감시체계를 도입하여 발생률 등을 파악하고 있다.

② 문제의 크기를 파악하는 데 중요한 기준이 되는 결핵환자의 발생률(인구 10만 명당 신환자수, 신고환자수 기준)을 보면 2005~2011년 기간에는 뚜렷한 변화가 없었으나 2012년 이후 최근 감소하는 경향을 보인다.

③ **연령별 발생률**: 80세 이상에서 가장 높으며 그다음이 70대, 60대 순(10대 후반에 크게 증가한 후 25~29세에 한 번 정점을 이루는데, 이 연령대에서의 높은 발생률은 결핵 후진국의 모습에서 아직 벗어나고 있지 못하고 있음을 의미)

④ 전체적으로 남자에서 여자보다 더 높고, 특히 고연령층에서 이런 경향은 두드러지나, 20대와 30대에서는 남녀 간 발생률 차이가 크지 않다.

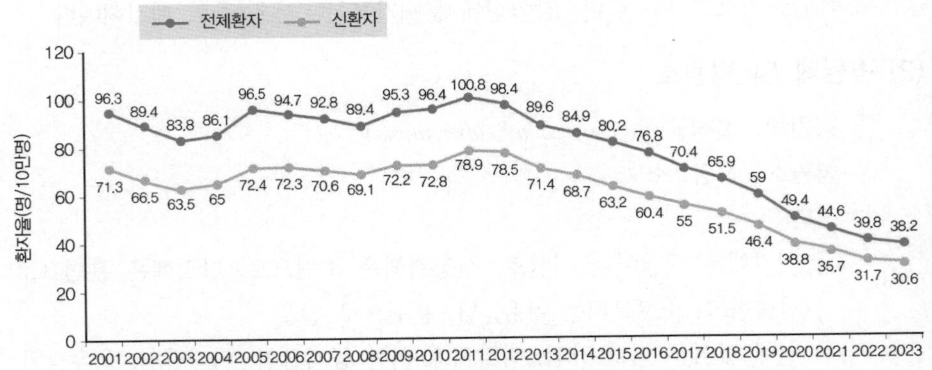

그림 3-7 신고 결핵 (신)환자율(2001~2023)

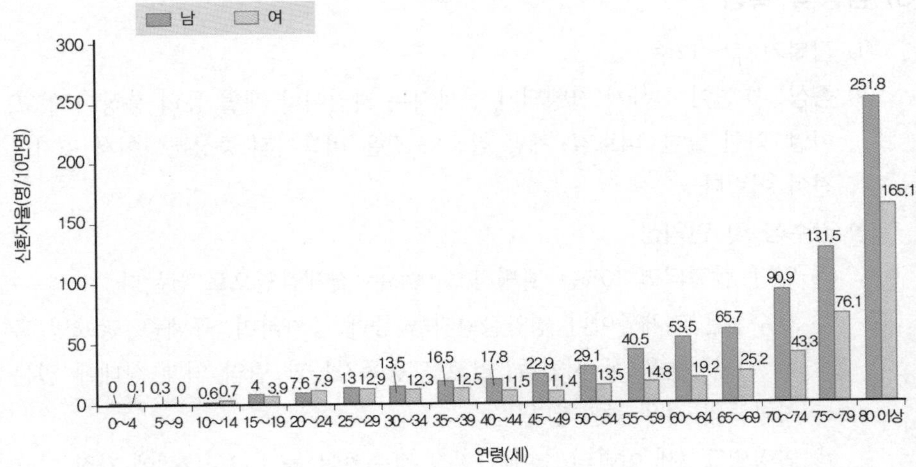

그림 3-8 성별 · 연령별 신고 결핵 신환자율(2023)

*출처: 질병관리청, 2023년 결핵신환자신고현황연보, 2024.

(5) 예방 및 관리

① BCG 예방접종(생후 1개월 이내 접종)
② 평소 건강관리로 숙주의 저항력을 키운다.
③ 조기진단 및 조기치료로 중증화를 예방한다.
④ 약물치료는 감수성 있는 약제를 병합해서 6개월 이상 치료해야 하며, 일단 약물치료를 시작하면 급격히 감염력이 떨어지나 대부분의 2차 전파는 치료 전에 이루어지므로 조기진단이 중요하다.
⑤ 약물치료는 6개월 이상을 요하므로 치료에 대한 순응도와 약물의 부작용을 잘 모니터링하고 환자교육을 철저히 하는 것이 중요하다.
⑥ 우리나라를 포함한 대부분의 국가에서 직접복약확인(DOT, Directly Observed Therapy) 서비스를 실시한다.
⑦ 전염성 환자는 개인위생 및 가족의 검진을 필수적으로 하고 환자의 추후관리로 전파를 최소화한다.

(6) 진단

① 2주 이상 지속되는 호흡기 증상 및 전신 증상이 있는 경우 결핵을 의심하고 진단적 검사 시행
② 투베르쿨린 피부 반응검사(tuberculin skin test) 시행
③ 활동성 여부를 확인하기 위해 흉부 X선 촬영 시행
④ 결핵균을 확인하기 위한 객담도말검사 및 배양검사 시행
▶ 객담도말 양성은 결핵전파의 중요한 지표이므로 반드시 시행해야 하나 민감도가 50% 미만으로 낮은 단점이 있다.

❖ 결핵 집단검진 순서
- 성인: X-ray 간접촬영 → X-ray 직접촬영 → 객담검사
- 소아: TB test → x-ray 직접촬영 → 객담검사

보충 투베르쿨린 피부 반응검사(tuberculin skin test, PPD test)

(1) 투베르쿨린 용액(PPD)을 좌측 팔의 안쪽 피부 내에 주사 후 48~72시간에 주사부위의 경결 반응을 측정한다.
(2) 반응 부위가 10mm 이상이면 양성으로 판정한다.
(3) 우리나라에서는 비씨지(BCG) 접종에 따른 위양성(실제 음성인데 결과로는 양성이 나오는 것) 문제로 인해 결핵균 감염의 해석에서 맹점을 가지고 있는 검사법이다.

2 한센병(Leprosy, Hansen's Disease)

17 경기, 19 경북보건연구사, 21 경기경력경쟁 · 경남보건연구사 · 부산보건연구사

(1) 개요

제2급 감염병으로 결핵균과 매우 비슷한 나균(Mycobacterium Leprae)이 피부와 피하신경을 침범하는 만성 감염 질환이다. 가장 흔히 보이는 증상은 지각상실이고, 감각신경 이상에 의한 수지 및 사지 상실, 운동신경 장애에 의한 마비 등의 후유증을 동반하며, 한센병의 병형별(부정형, 결핵형, 나종형, 중간이행형)로 증상은 차이가 있다. 가장 감염력이 강한 나종형은 피부 반응은 음성이고 병소에는 다량의 균이 포함되어 있다.

❖
한센병은 치료받지 않은 환자에게서 배출된 나균에 오랫동안 접촉한 경우에 발병한다. 그러나 전세계 인구의 95%는 나병에 자연 저항을 갖고 있기 때문에 나균이 피부 또는 호흡기를 통하여 체내로 들어오더라도 쉽게 병에 걸리지는 않는다. 접촉자 관리가 필요하다.

❖
한센병은 수직감염은 되지 않으나 부모나 가족의 한센병 환자와 장기간 접촉한 어린아이는 미감아라 하며 격리 관찰되고 평균 잠복기간을 5년으로 보고 정기검진을 한다.

(2) 병원체 및 병원소

① **병원체**: 나균(*Mycobacterium leprae*)
② **병원소**: 환자
③ **전파**: 환자의 배설물이나 분비물 등에 오염된 물건을 통한 간접 전파나 사람과 사람의 접촉에 의한 직접 전파가 있다.
예 약한 피부나 상처, 상부호흡기계 점막 감염, 비말 감염

(3) 임상적 특징

① **잠복기**: 9개월~20년(평균 4년) / 4~10년
② **감수성과 저항성**: 감수성은 약한 편이다. 균의 전파력이 약해 사람에게는 긴 기간 접촉으로 전염되는 것으로 알려져 있다. 환자로부터 태어난 아기는 미감아라 하며 격리 관찰되고 평균 잠복기간을 5년으로 보고 정기검진을 한다.
③ **증상**: 피부 병변으로 소결절, 구진, 반점 등이 나타나고, 무감각, 마비 등의 말초신경 증상을 보이며, 비강점막이 침범되면 코가 내려앉아 호흡이 막히거나 출혈이 일어날 수 있다.

(4) 예방: 환자 발견 · 격리 · 치료, 환자 접촉자 관리 및 소독, 적절한 항나치료를 받은 환자는 전염력이 없다.

3 B형간염(Hepatitis B)

16 부산, 17 인천, 19 전북의료기술 · 서울7급 · 경북보건연구사, 21 경기경력경쟁 · 경남보건연구사

(1) 개요

제3급 감염병으로 간염 자체뿐 아니라 간경변이나 간세포암을 유발시키기 때문에 문제가 되고 있다.

(2) 병원체 및 병원소

① 병원체: B형간염바이러스(hepatitis B virus)

② 병원소: 사람

③ 전파

㉠ B형간염바이러스에 감염된 혈액 등 체액에 의해 감염된다.

㉡ 아기가 태어날 때 B형간염이 있는 어머니로부터 전염될 수 있으며(수직감염), 성적인 접촉이나 수혈, 오염된 주사기의 재사용 등에 의해서도 감염된다.

(3) 임상적 특징

① 잠복기: 60~160일

② 증상

㉠ 급성 감염: 피로감, 식욕 부진 등의 전구증상 후 황달

㉡ 만성 감염: 15~25%는 간경화나 간암으로 진행

㉢ 감염 시 만성간염으로 진행하는 데 관여하는 요소는 감염연령이 가장 중요하다. 신생아 감염의 90%, 5세 미만 감염의 30%가 만성으로 진행한다. 연령 이외에 남아, 다운증후군, 세포면역이 떨어진 경우, 모체 HBeAg 양성 여부 등이 만성간염의 위험을 높인다고 알려져 있다.

(4) 예방

① B형간염 백신 예방접종

② 수직 감염이 주로 문제가 되기 때문에 모든 산모에 대하여 B형간염 검사 실시

③ 혈액은행의 엄격한 기준 강화

④ 점액, 타액, 혈액으로 오염된 기구를 철저히 소독해야 한다.

4 C형간염(Hepatitis C) 17 서울7급, 21 경기경력경쟁

(1) 개요

제3급 감염병이다. B형간염과 함께 만성 간질환과 간암의 주요 원인으로 알려져 있으며 2000년에 지정 감염병으로 지정되었으며, 2017년 제3군 감염병으로 지정되었다. 수혈이 주요 원인으로 1989년 처음 발견되었다.

(2) 병원체 및 병원소

① **병원체**: C형간염바이러스(Hepatitis C Virus)
② **병원소**: 사람
③ **전파**
㉠ 성적인 접촉이나 수혈, 혈액을 이용한 의약품, 오염된 주사기의 재사용, 소독되지 않은 침의 사용, 피어싱, 문신을 새기는 과정 등에서 감염
㉡ 수직 감염

(3) 임상적 특징

① **잠복기**: 2주~6개월
② **증상**: 초기 감염은 대부분 무증상이거나 경미하지만 감염자의 50~80%는 만성 간염으로 발전하여 이 중 약 절반은 간경화나 간암으로 발전한다.

(4) 예방: 백신은 아직 개발되어 있지 않았으며, 예방 및 관리 기준은 B형간염과 유사하다.

5 후천성면역결핍증(AIDS, Acquired Immunodeficiency Syndrome) 15 서울, 18 충북, 19 충북보건연구사, 21 경기경력경쟁

(1) 개요

제3급 감염병으로 인간면역결핍바이러스(HIV)에 의해 후천적으로 면역 기능이 떨어지면서 다양한 기회감염증에 이환되며 다양한 악성 종양이 발생하는 질병이다. 1981년 처음 진단된 이후 세계적으로 그 환자가 급속히 증가하고 있다.

Tip

용어 정의
- **HIV 감염자**: 인간면역결핍바이러스(HIV)에 감염된 모든 사람
- **후천성면역결핍증(AIDS)**: HIV에 감염된 시점으로부터 장기간의 잠복기가 경과된 후 면역 기능의 현저한 저하와 이로 인한 기회감염 등이 수반된 상태

(2) 병원체 및 병원소

① **병원체**: 인간면역결핍바이러스(HIV, *Human Immunodeficiency Virus*)
② **병원소**: 환자 및 감염자
③ **전파**
㉠ 성적 접촉 시
㉡ 수혈 및 혈액 제품 사용 시

㉢ 오염된 주사기, 침, 칫솔, 면도칼을 사용할 때 등
㉣ 감염 모성에서 태아로 수직 감염이 가능

(3) 임상적 특징

① 잠복기: 1~6주 정도이지만 수년간이라는 보고도 있으며, 감염 후 2~3개월이면 항체가 양성 반응을 보인다.

② 증상

㉠ 무증상의 건강한 보균자로부터 각종 기회감염, 악성종양, 신경계통의 합병증까지 다양하다.

㉡ 감염되면 짧은 급성 HIV 증후군(피로, 식욕 저하, 고열, 식은땀 등) 과정을 거친 다음 오랜 기간의 무증상 잠복기로 접어든다. 이 기간 동안 증상은 없고 혈중의 바이러스는 서서히 감소하지만, 대신 림프절에 도달하게 되면 여러 가지 합병증이 생기게 된다.

(4) 진단

① **HIV 항체검사**: ELISA test, P.A법(선별검사), Western blot(확인검사)
▶ 항체 미검출 기간(window period): 일반적으로 6~12주 정도로 보고되어 있음

② **HIV 항원검사**: 감염초기 항체 미검출 기간이나 에이즈 환자에서의 항원검출, 질병의 진전 및 치료효과 관찰, 신생아 감염진단에 주로 사용되며 헌혈혈액에 대해 주로 항원검사를 실시하고 있다.

③ 유전자검사법

④ **CD4양성 임파구수/CD8양성 임파구수**: HIV 감염으로 진단되었을 경우 면역체계의 강도를 측정하기 위해 시행

(5) 치료

① AIDS의 원인인 HIV를 죽이는 약은 없다.

② HIV 증식을 막고, AIDS로 발병되는 것을 늦추기 위한 항바이러스제제를 병합하여 투여한다.

③ 항바이러스제제의 병합요법은 HIV를 효과적으로 공격하여 질병의 진전 속도를 늦추어 평균 생존기간을 효과적으로 연장시키고 HIV의 전파력을 억제시킬 수 있다.

(6) 예방 및 관리

① 보건교육을 통한 건전한 성문화 정착
② 환자 조기발견 체계 구축 및 전파 방지 대책 필요
③ 환자의 혈액 및 체액 격리 강화

❖
보건소, 검역소, 보건환경연구원, 병 · 의원 등에서 익명으로 검사를 받을 수 있으며 병 · 의원을 제외하고는 모두 무료이다.

Tip

AIDS 역학적 특징
(1) **전파 경로**
① HIV 감염자와 성 접촉: 99.2%
② 수혈 또는 혈액제제: 0.7%
③ 수직 감염: 0.1%
(2) **전파 효율**
수혈 > 주사기 >성 접촉

제11절 성 접촉 매개 감염병 19 전북의료기술

1 성 접촉 매개 감염병의 개요

(1) 특징

① 성접촉매개감염병(sexually transmitted infection, STI)은 성병(venereal disease) 또는 성전파질환(sexually transmittde disease, STD)이라는 용어와 혼용되기도 하지만 그 개념에 다소간 차이가 있다.

② 성병이라는 용어의 경우 임질, 매독, 연성하감 등 주로 성기 자체에 특징적인 병변이 나타나는 질병들을 지칭하는 반면 성접촉매개감염병은 성기 자체의 병변 여부를 떠나 성접촉이 주된 전파경로로 작용하는 질병들을 포괄하는 것이다.

③ 성접촉매개감염병은 환자뿐 아니라 무증상감염자를 포함하는 개념이라는 점에서 주로 증상이 있는 환자 상태를 칭하는 성전파질환이라는 용어와 구별화하기도 한다.

④ 우리나라에서는 「감염병의 예방 및 관리에 관한 법률」에 근거하여 성접촉을 통하여 전파될 수 있는 감염병 중 질병관리청장이 고시하는 것을 성매개감염병이라고 정의하고 있는데, 이는 성접촉매개감염병 중 보건학적 관리대상으로서의 우선순위가 높은 질병들을 선정한 것이다.

⑤ 매독, 임질, 연성하감, 클라미디아, 성기단순포진, 첨규(뾰족)콘딜로마, 사람유두종바이러스 감염증

⑥ 성접촉매개감염병은 성인들이 일시적으로 경험하는 건강문제이기도 하지만 불임, 자궁외임신, 항문생식기 계통의 암, 그리고 태아 사망과 기형아 출산 등의 중증 합병증을 초래한다는 점에서 보건학적 중요성이 크다.

(2) 예방 및 관리

① 성접촉매개감염병은 개별 질병에 따라 구체적인 예방 및 관리방법에 다소간의 차이는 있다. 그러나 콘돔사용 등 안전한 성 행동의 실천, 조기 검진과 치료는 모든 성접촉매개감염병에 공통적으로 적용되는 가장 기본적인 예방 및 관리 원칙이다.

② 현재 우리나라 각급 보건기관에서는 안전한 성 문화 확산을 위한 대국민 교육홍보 및 콘돔사용에 대한 사회적 마케팅, 성매개감염병 검진대상자에 대한 정기검진 실시, 감염취약집단에 대한 자발적 검진 유도, 성매개감염병 환자에 대한 치료 지원, 성매개감염병 관리정책 수립을 위한 근거로서의 표본감시 활성화 등의 조치에 역점을 두며 예방 및 관리 활동을 전개하고 있다.

2 매독(Syphilis) 19 광주보건연구사

(1) 개요

제3급 감염병이며 병원체가 성교나 키스에 의해 피부조직 내로 침입하여 생기는 질환으로 신체의 모든 부위를 침범할 수 있다. 임상적 경과 및 상황에 따라 1기, 2기, 잠복매독, 3기, 선천매독 등으로 나눌 수 있다.

(2) 병원체 및 병원소

① 병원체: 매독균(*Treponema Pallidium*)
② 병원소: 사람
③ 전파: 성적 접촉에 의해 발생하며, 수혈을 통해 전파될 수도 있다.

(3) 임상적 특징

① 잠복기: 10일~3개월, 통상적으로 3주 정도
② 증상: 성인의 경우 매독균에 노출 후 경과시간과 증상 등의 특성에 따라 1기 매독, 2기 매독, 잠복 매독, 3기 매독으로 구분한다.
㉠ 1기 매독: 매독균에 노출된 후 3주 가량 경과된 후 균이 침입한 부위에 통증이 없는 구진이나 궤양이 발생하는 것으로 2주내지 6주 후에 대부분 자연소실된다. 장액성 삼출물을 가진 단단한 무통성 하감(경성하감, chancre)이 가장 특징적인 병변이라고는 하지만 나타나지 않는 경우도 있다.
㉡ 2기 매독: 감염 6주 내지 6개월 후에 열, 두통, 권태감, 림프절 종대를 동반한 피부병변(반점, 구진, 농포성 매독진, 편평콘딜로마)을 보인다. 이러한 증상들도 수주 내지 12개월에 걸쳐 자연소실되며 장기간 동안 아무런 증상이 나타나지 않는 단계로 접어든다.
㉢ 잠복 매독: 임상증상이 나타나지 않는 감염 상태로서 감염 후 1년 시점을 기준으로 조기 잠복 감염과 후기 잠복 감염으로 나누어진다.
㉣ 3기 매독: 장기간의 잠복기를 거쳐 피부, 뼈, 간, 심혈관계, 그리고 신경계 등에 특징적 병변과 증상이 나타난 상태를 의미한다.
㉤ 선천매독: 대개 임신 4개월 후에 경태반 전파로 유발되는 것인데 생후 2년 내에 발병하는 조기선천매독은 성인에서의 2기 매독과 비슷한 임상적 특성을 보이며, 후기 선천매독은 생후 2년 후에 발병하며 Hutchinson 치아, 간질성 결막염, 정강이뼈 변화(군도 정강이) 등이 특징적이다.

3 임질(Gonorrhea) 19 광주보건연구사

(1) 개요

제4급 감염병으로 남성과 여성의 생식기 점막에 생기는 세균성 감염 질환이다. 성 전파성 질환 중 비임균성 요도염과 함께 가장 많이 발생하는 질병으로 남성에게는 요도 분비물, 발적과 소변 시 통증이 발생하며, 여성에게는 대개 증상이 없으나, 요도염이나 자궁경부염으로 진행되어 소변 시 작열감이나 가벼운 질 분비물이 나타날 수 있다. 증상이 심해지면 남성은 부고환염, 여성은 자궁내막염을 일으키고, 난소까지 침범하여 불임의 원인이 될 수도 있다.

(2) 병원체 및 병원소

① **병원체**: 임균(*Neisseria Gonorrhea*)
② **병원소**: 사람
③ **전파**: 성 행위 시 성기 접촉으로 전파

(3) 임상적 특징

① **잠복기**: 3~10일
② **증상**
  ㉠ 남자: 요도염, 부고환염
  ㉡ 여자: 증상이 거의 없거나 자궁경부염이나 요도염 증상이 나타남
  예 자궁내막염, 난관염 합병증
  ㉢ 산모: 임균에 감염된 경우 출산 시 신생아 결막염 가능

4 연성하감(Chancroid)

(1) 개요

제4급 감염병으로 헤모필루스두크레이균에 의한 성 전파성 질환으로 남녀 모두 성기궤양과 가래톳(Bubo)이 특징적인 병변이다.

(2) 병원체 및 병원소

① **병원체**: 헤모필루스두크레이균(*haemophilus ducreyi*)
② **병원소**: 사람
③ **전파**: 가래톳으로 흘러나온 농양이나 분비물과 직접 접촉할 때 또는 성 접촉 시 전파

(3) 임상적 특징

① 잠복기: 4~10일

② 증상

㉠ 국소림프절의 염증성 종대와 화농을 동반하고 감염 부위 단일 혹은 다발성, 동통성, 괴사성 궤양

㉡ 성기에 국한된 급성 세균성 감염

㉢ 여성은 불현성 감염이 일어날 수 있다.

5 클라미디아감염증(Genital Chlamydial Infection)

19 광주보건연구사 · 대구보건연구사

① 제4급 감염병이며 원인 병원체는 클라미디아 트라코마티스균(*Chlamydia Trachomatis*)이다.

② 성 접촉으로 전파되며, 잠복기는 1~3주이다.

③ 임상적 특성은 임질과 거의 유사하며 남성에게는 요도염으로, 여성에게는 농점액성 자궁경부염의 형태로 나타난다.

6 성기단순포진(Herpes Simplex Genitalis) 19 광주보건연구사

① 제4급 감염병이며 원인 병원체는 제2형 단순포진바이러스(*Herpes Simplex Virus*)이다.

② 성 접촉으로 전파되는 성기 부위의 수포성 피부 질환으로 잠복기는 2~14일이다.

③ 초기 감염자들에게는 성기 부위에 수포가 형성된 후 궤양이 나타나기도 하지만 아무 증상이 없는 경우도 흔하다.

④ 궤양성 병변은 2~3주 이내 대부분 자연 치유가 된다.

⑤ 초기 감염 후 바이러스가 신경절에 잠복하면서 평생 동안 잠복감염을 유지하다가 바이러스가 활성화되며 성기 부위에 수포와 궤양을 형성하거나 무증상으로 바이러스를 분비하게 된다.

7 첨규콘딜로마(Condyloma)

① 제4급 감염병이며 원인 병원체는 인간유두종바이러스(HPV, *Human Papilloma Virus*)이다.

② 성 접촉으로 전파되는 외음부의 사마귀성 피부 질환으로 잠복기 2~3개월이다.

③ 자궁경부암의 발병과 큰 관련이 있는 것으로 알려져 있다.

Tip

전염병 진단 방법

16 경북의료기술, 19 경북의료기술

(1) 장티푸스 → Widal Test
(2) 성홍열 → Dick Test
(3) 디프테리아 → Schick Test
(4) 한센병 → Lepromin Test
(5) 매독 → Wassermann Test
(6) 피부 → Patch Test
(7) 에이즈 → Elisa Test
(8) 결핵 → PPD 또는 TB Test

제12절 신종 및 재출현 감염병[50)]

과거에는 없었거나 문제가 되지 않았던 감염병이 새롭게 발생하거나 유행하는 경우, 또는 한 때 만연하던 감염병이 감소하거나 없어졌다가 다시 출현한 감염병

1 신종 및 재출현감염병의 발생 21 경기7급, 22 경기의료기술

(1) 대두

① 르네상스 이후 과학발전, 산업화, 농업혁명, 사회변화, 생활여건 개선 등으로 감염병이 점차 감소하였다.
② 위생수준의 향상, 백신과 항생제 개발 등은 감염병 감소를 더욱 가속화하여 20세기에는 만성병과 퇴행성 인조질환 시기에 들어가게 된다.
③ 감염병이 크게 감소하면서 일부 학자들은 인류에게 감염병이 더 이상 위협이 되지 않을 것이라고 예상하였고, 1980년 5월 세계보건기구가 지구상에서 두창이 박멸되었다고 선언하였을 때는 앞으로 더 많은 감염병이 퇴치되고 박멸될 것으로 기대하였다.
④ 그러나 기대와 달리 세계 여러 곳에서 감염병이 지속적으로 발생하였으며, 여러 새로운 병원체들이 발견되었다.
⑤ 주요 학자들과 연구기관들은 이 질병들을 신종 및 재출현 감염병이라고 명명하고, 전 세계와 국가들은 중요한 보건문제로 다루기 시작하였다.

(2) 신종 및 재출현 감염병의 종류

① 기존의 병원체가 변화 혹은 진화하여 발생하는 새로운 감염병
② 과거에 인지하지 못하였으나 생태학적인 변화로 새로 발견된 감염병
③ 여러 요인으로 인하여 재출현하는 기존의 감염병
④ 새로운 지역이나 새로운 인구 집단으로 전파되어 발생하는 기존의 감염병

(3) 감염병이 다시 증가하고 있는 이유

① 이상기후(지구온난화)로 인한 병원체 생태계 변화
② 과거에 비해 높은 감염병 신고율
③ 홍역, 볼거리 등의 경우 시간 경과에 따른 백신 실패
④ 학교 급식 확대로 감염병 집단 발생의 가능성 증가
⑤ 국제교역 및 여행의 증가

50) 대한예방의학회, 예방의학과 공중보건학(제4판), 계축문화사, 2021, p.382~386.

⑥ 노인 및 만성질환자 증가

⑦ 항생제 남용과 내성의 증가

표 3-14 신종감염병 출현에 기여하는 요인

구분	내용
사회적 상황	경제적 빈곤, 전쟁/분쟁, 인구증가와 이주, 도시 슬럼화
보건의료 기술	새로운 의료장비. 조직/장기이식, 면역억제약물, 항생제 사용
식품 생산	식품공급의 전세계화, 식품가공과 포장의 변화
인간 생활습관	성행태, 약물남용, 여행, 식이습관, 여가활동, 보육시설
환경 변화	삼림채벌/재조림, 수자원 생태계 변화, 홍수/가뭄, 기근, 지구 온난화
공중보건 체계	예방사업의 축소, 부적절한 감염병 감시체계, 전문요원의 부족
미생물의 적응과 변화	미생물의 독성 변화, 약제 내성 출현, 만성질환 공동인자로 미생물 출현

(4) 세계의 신종감염병 발생 현황

① 1976년 크립토스포리디움증과 1977년 에볼라바이러스감염병과 한탄바이러스감염증을 일으키는 병원체를 발견하였고, 1981년 HIV, 1986년 C형간염바이러스, 2003년 SARS, 2009년 A형인플루엔자(H1N1) 등에 의한 감염병이 전세계에서 유행하였다.

② 2012년 사우디아라비아에서 발견된 중동호흡기증후군(Middle East respiratory syndrom)은 중동지역에서 토착화되어 발생하고 있고, 2015년 5월 20일 한국에 첫 환자가 유입된 후 병원을 중심으로 186명의 환자가 발생하고 38명이 사망하여 국가 공중보건위기 상황이 전개되었다.

③ 2014년 서아프리카에서는 에볼라바이러스병이 유행하여 2016년까지 28,610명이 발생하고 11,308명이 사망하였다.

④ 1947년 우간다 지카 숲에서 처음 발견된 지카바이러스감염증은 2007년부터 남아시아지역으로 전파된 뒤, 태평양을 건너 미주로 전파되어 큰 유행을 초래하였다.

⑤ 2020년에는 중국 우한지역에서 시작된 코로나바이러스감염증-19가 세계 모든 지역에서 대유행으로 세계 공중보건위기 상황이 지속되고 있다.

2 우리나라의 신종감염병과 재출현 감염병

(1) 새로 발견된 감염병

① 신증후군출혈열을 일으키는 한탄바이러스는 1976년 국내 학자에 의해서 전세계에서 처음으로 분리되었다.

② 과거 가을철 유행하던 괴질이 렙토스피라증(1984년), 쯔쯔가무시증(1986년)이라는 것이 새롭게 밝혀졌고, 레지오넬라증(1984년), 비브리오패혈증(1980년대). 로타바이러스감염증(1980년대), 야토병(1980년대) 등의 감염병이 우리나라에서 발견되었다.

③ 2000년대에는 장출혈성대장균감염증과 노로바이러스감염증을 비롯한 식품매개감염병을 일으키는 새로운 병원체들의 국내 존재를 확인하였다.

④ 최근에는 브루셀라증과 큐열과 같은 인수공통감염병도 국내에서 환자가 확인되었다.

⑤ 이들 감염병들은 과거부터 우리나라에 있던 병원체가 새로이 발견된 것인지, 외국에서 유입되어 유행을 일으키게 된 것인지 명확하게 규명되지 않았다.

(2) 재출현감염병

① 식수 및 식품매개감염병

㉠ 근래 우리나라에서 재출현한 식수 및 식품매개감염병에는 세균성이질과 식중독, A형간염 등이 있다.

㉡ 세균성이질과 식중독은 1998년 이후 전국에서 크게 증가하여 발생하고 있는데 주로 식품 생산과 유통의 변화 집단 급식의 확대 등을 그 요인으로 보고 있다.

㉢ 근래 광범위항생제내성이질균에 의한 산발적 발병과 집단발병이 있었는데, 향후 지속하여 발생할 수 있다.

㉣ 과거 어린이에서 많이 발생하였던 A형간염은 성인에서는 거의 발생하지 않았는데, 1997~1998년에 유행이 있은 뒤, 2000년대에 들어와서는 지속적으로 유행하는 양상이다.

② 예방접종대상감염병

㉠ 이 감염병들은 예방접종사업으로 가장 큰 효과를 본 감염병이다. 두창은 박멸되었으며, 폴리오와 홍역 등은 퇴치 수준에 도달하였다.

㉡ 그러나 예방접종률이 한계밀도에 도달하지 못하거나, 취약집단에서 예방접종률이 낮은 경우 유행이 일어날 수 있는데 2000~2001년 홍역 유행이 대표적인 사례이다.

㉢ 볼거리는 예방접종을 시행함에도 불구하고 지속적으로 발생하고 있는 감염병으로 소규모 집단발병이 계속되며, 발생 연령층이 점차 높아지는 경향을 보이고 있다.

③ 절지동물매개감염병

㉠ 삼일열 말라리아는 대표적인 재출현 절지동물매개감염병이다. 1993년 경기 북부지역에서 근무하는 군인에서 첫 환자가 발생된 이후 2000년까지 지속적으로 증가하여 4,142명의 환자가 보고되었고, 이후 매년 1,000명~2,500명 정도의 환자가 보고되고 있다.

㉡ 이러한 말라리아 확산은 북한의 말라리아 발생과도 관계가 있는 것으로 추정하고 있으며, 최근에는 발생 지역이 확산되고 일부 지역에서 토착화 징후도 보이고 있다.

(3) 외국에서 유입되어 발생하는 감염병 22 경남보건연구사, 23 부산보건연구사

① 외국에서 유입되어 토착화된 대표적인 감염병은 1985년에 처음 발견된 뒤 발생이 증가하고 있는 HIV/AIDS이다.

② 콜레라와 열대열 말라리아, 뎅기열 등은 유행 지역에서 감염되어 유입되고 있으나 토착화가 이루어지지 않는 감염병이다.

③ 해외여행이 증가하고, 여행 국가가 다양해지면서 많은 수의 다양한 감염병이 유입되고, 유입된 감염병이 국내에서 토착화되는 경우도 나타날 것으로 전망된다.

3 전망과 대책

① 감염병에 의한 위협은 지속되고, 한 나라에서 발생한 감염병이 다른 나라로 전파되는 이 상황을 '지구적인 위기(global crisis)'라 하고 세계보건기구는 모든 국가의 대비와 대응을 강조하고 있다.

② 우리나라 대응방안

㉠ 감염병 조기 발견을 위한 감시, 예방과 관리를 위한 대비, 대응 체계 강화를 위한 감염병 관리체계 개선 등의 시행

㉡ 교육과 훈련 프로그램을 시행하여 현장 대응 인력 수준을 높임

㉢ 감염병 관련 연구 사업 개발

㉣ 국내 및 국제적 감염병 관련 네트워크 구축 사업 추진

표 3-15 1976년대 이후 새로이 발견되거나 유행한 신종 감염병의 병원체

1976	크립토포리디움감염증(Cryptosporidiosis)	*Cryptosporidium*	미국
1977	레지오넬라증(Legionnaire disease)	*Legionella species*	미국
1977	에볼라출혈열(Ebola Hemorrhagic fever)	*Ebola virus*	자이레
1977	신증후군출혈열(Hemorrhagic fever with renal syndrome)	*Hantaan virus*	대한민국
1980	D형간염(Hepatitis D)	*Hepatitis D virus*	이탈리아
1981	AIDS	*Human Immunodeficiency*	미국
1986	광우병(Bovine spongiform encephalopathy	*Prion*	영국
1989	C형간염(Hepatitis C)	*Hepatitis C virus*	미국
1992	신형 콜레라(New serotype Cholera)	*Vivrio cholerae* 0139	인도
1993	한타바이러스 폐증후군(Hantavirus Pulmonary Syndrome)	*Sin Nombre virus*	미국
1994	헨드라바이러스(Human case of equine morbillivirus)	*Equine morbillivirus*	호주
1997	조류독감(Avian influenza human cases)	*Influenza A* H5N1 *virus*	홍콩
1999	니파바이러스 뇌염(Nipah encephalitis)	*Nipha virus*	말레이시아
2003	중증급성호흡기증후군(SARS)	*SARS urbani Corona virus*	중국
2009	신종인플루엔자(Pandemic influenza A H1N1 2009)	*Influenza A H1N1 virus*	멕시코
2009	중증열성혈소판감소증후군(SFTS, Severe febrile thrombocytopenic syndrome)	*SFTS virus*	중국
2012	중동호흡기증후군(MERS, Middle East respiratory syndrome)	*MERS-corona virus*	사우디아라비아
2013	조류독감(Avian Influenza A, H7N9)	*Influenza* A(H7N9)	중국
2014	에볼라출혈열(Ebola virus disease in West Africa)	*Ebola virus*	서아프리카
2007~2016	지카바이러스감염증(Zika virus disease)	*Zika virus*	미국
2019	COVID-19	*Coronavirus*	중국

*출처: 대한예방의학회, 예방의학과 공중보건학(제4판), 계축문화사, 2021, p.383.

4 세계보건기구(WHO)의 대응

(1) 국제공중보건비상사태 선포

① 국제적 공중보건 비상사태(PHEIC, Public Health Emergency of International Concern)는 대규모 질병 발생 중 국제적인 대응을 특히 필요로하는 것을 의미하며, 세계보건기구(WHO)가 선언한다.

② 기존에는 황열병, 콜레라, 페스트 유행을 의미했었지만, 신흥 감염증이나 바이오 테러에 대응하는 필요성과 전염병 탐지 은폐 방지의 관점에서 국제 보건 규칙이 2005년에 개정되어 원인 불문하고 국제적으로 공중보건에 위협이 될 수 있는 모든 사건이 대상이 되었다.

③ 세계보건기구(WHO) 회원국은 PHEIC를 감지한 후 24시간 이내에 WHO에 통보할 의무가 있으며, WHO는 그 통보 내용에 따라 PHEIC 확대 방지를 위한 신속한 조치를 취해야한다.

④ WHO에 의한 질병의 예방, 감시, 제어 대책이 강제력은 없지만 WHO는 출입국 제한을 권고할 수 있다.

⑤ 지금까지 PHEIC로 지정된 사태는 총 7번으로 다음과 같다.

㉠ 2009년 신종인플루엔자 범유행

㉡ 2014년 야생형 폴리오의 세계적 유행

㉢ 서아프리카 에볼라 유행

㉣ 2016년 아메리카 지카 바이러스 유행

㉤ 2018~2019년 키부 에볼라 유행

㉥ 2019~2022년 신종코로나바이러스(COVID-19) 유행

㉦ 2022년 엠폭스(MPOX) 유행

(2) 세계보건기구(WHO) 감염병 대응단계 23 부산보건연구사

단계	내용
1단계	동물 사이에 한정된 전염으로 사람에게는 안전한 상태
2단계	동물 사이에 전염되다가 소수의 사람들에게도 전염된 상태
3단계	사람들 사이에 전염이 증가한 상태
4단계	사람들 사이에 전염이 급속히 퍼지기 시작, 세계적 유행병 발생 초기 상태. 에피데믹(Epidemic)
5단계	동일 권역(대륙)의 최소 2개국에서 병이 유행, 전염병 대유행이 임박
6단계	다른 권역(대륙)의 국가에서도 추가로 전염 발생. 전염병의 대유행, 팬데믹(Pandemic)

(3) 팬데믹(Pandemic)이 선포된 사례

① 1968년 홍콩독감

② 2009년 신종인플루엔자

③ 2020년 COVID-19

OX QUIZ

Check

01 감염은 증상이 나타나지 않는 불현성 감염과 증상이 나타나는 현성 감염으로 구분하며, 감염의 전체 규모를 파악하고 향후 발생 규모를 예측하는 데 더욱 중요한 것은 현성감염이다. O X

02 세대기란 균 배출의 시작 시점부터 균 배출이 가장 많은 시점까지의 기간이다. O X

03 호흡기계 감염병은 환자 발견 뒤에 시행하는 격리 조치의 효과가 제한적이다. O X

04 잠복기 보균자는 질병의 잠복기간 동안 병원체를 배출하는 감염자로 장티푸스는 잠복기 보균자에 의한 질병 전파가 활발하다. O X

05 감염병 전파 단계에서 발육형 전파는 매개 곤충 내에서 병원균의 수적 증식 없이 발육하는 전파 형태이다. O X

06 감염병 관리에서 환경위생 및 식품위생은 병원체 및 병원소 관리에 해당한다. O X

07 표준예방접종 일정에 따라서 MMR 예방접종은 생후 12개월 이후에 시행한다. O X

08 공중보건감시는 공중보건사업을 기획, 실행, 평가하는 데 필수적인 결과와 관련된 자료를 능동적이고 효율적으로 수집 · 분석 · 해석하는 것이다. O X

09 우리나라의 감염병 감시체계는 전수감시체계와 표본감시체계로 운영되고 있으며, 실험실 감시체계는 운영되지 않는다. O X

10 국가 전염병 위기 경보수준에서 해외 신종 전염병이 국내 유입된 경우는 주의(yellow)단계에 해당한다. O X

OX Answer

01 X [예측하는 데 더욱 중요한 것: 현성감염 → 불현성 감염]

02 X [균 배출의 시작 시점부터 → 감염 시작 시점부터] **03** O

04 X [장티푸스는 회복기 보균자가 질병을 전파한다.] **05** O

06 X [병원체 및 병원소 관리 → 전파 과정 관리] **07** O

08 X [능동적이고 효율적으로 → 계속적이고 체계적으로]

09 X [인수공통감염병에 대한 실험실 감시체계가 운용되고 있다.] **10** O

Chapter 02

만성 질환 관리

제1절 만성 질환의 이해

관계법규

• 국민건강증진법

학습 길라잡이

• 만성 질환의 특성
• 우리나라 주요 사망 원인 통계
• 만성 질환의 예방 및 관리법

3 질병 관리

1 만성 질환의 개념

15 서울 · 경남 · 서울보건연구사, 16 충남, 17 인천 · 경기의료기술, 18 경기 · 충북 · 경기보건연구사, 19 서울, 20 충북, 22 경기의료기술

(1) 만성 질환의 정의

① 경과가 길고, 저절로 낫지 않으며, 완치가 어려운 질환이다.

② 이환 기간의 절대적 기준은 없지만, 대체적으로 '만성적 상태'는 3개월 이상 지속되는 병으로 정의한다.

③ 미국질병관리본부 국립보건통계센터(National Commission on Chronic Illness)의 정의: 영속성의 불구 상태, 회복 불가능한 병변, 재활을 위한 특별한 훈련의 필요성, 장기간의 보호나 감시의 필요성 중 최소한 한 가지 이상을 갖고 있는 상태를 말한다.

④ 병리학적으로 퇴행성(Degenerative), 대사성(Metabolic) 및 신생물성(Neomplastic) 병변을 갖는 모든 질환을 의미한다.

(2) 만성 질환의 역학적 특성

① 직접적인 원인이 존재하지 않는다.

② 원인이 다인적이다.

③ 잠재 기간이 길다.

④ 질병 발생 시점이 불분명하다.

⑤ 증상이 호전과 악화 과정을 반복하면서 결과적으로 나쁜 방향으로 진행한다.

⑥ 발병 후 완치되기 어려우며 진행 경과가 오래 걸리면서 단계적으로 기능 저하나 장애가 심화되는 경우가 많다.

⑦ 연령이 증가하면 유병률도 증가한다.

⑧ 만성 대사성 퇴행성 질환이 대부분이다.

⑨ 집단 발생 형태가 아닌 개인적 · 산발적인 질병이다.

⑩ 여러 가지 질환이 동시에 이환된다.

심화 19 경기의료기술, 22 대전보건연구사

(1) 만성질환의 역학적 특성 [51)]

① 발생원인에 있어 다요인질병이다. 다수의 위험요인이 복합적으로 작용하여 발생하며, 발생기전에 있어서도 불명확하다.

② 자연사에 있어서 질병 발생시점을 정확하게 알기 어렵다.

③ 위험요인 노출시점으로부터 발병까지의 유도기간이 길다.

④ 발병 이후 완치되기 어려운 상태를 유지하며, 진행 경과가 오래 걸리면서 단계적으로 기능의 저하나 장애가 심화되는 경우가 많다.

⑤ 대부분의 만성질환은 비감염성 또는 비전염성질환으로, 감염병과 같이 접촉 등 매개체에 의해 전파되지 않는다.

㉠ 그러나 일부 만성질환은 감염에 의해 질병이 발생할 수도 있다. 간암의 주요 위험요인인 B 및 C형간염 바이러스, 위암의 위험요인인 헬리코박터, 혹은 자궁경부암과 두경부암, 피부상피암의 위험요인인 사람유두종바이러스 등은 감염 인자가 만성질환에 기여한다.

㉡ 사회문화적 요인 등에 의한 매개체에 의해 전파되기도 한다. 흡연 등의 행태요인들은 인구집단에서 그 행위가 확산되어 폐암 등의 질병 유행이 발생되기도 한다.

(2) 만성질환의 10가지 오해와 진실(WHO) 18 전남의료기술

	오해	진실
1	주로 고소득 국가에 영향을 준다.	만성질환 사망자 5명 중 4명은 저·중소득 국가에서 발생한다.
2	저 · 중소득 국가에서는 만성질환에 앞서 감염성질환을 통제해야 한다.	저 · 중소득 국가에서는 감염성질환 문제도 있으나 급증하는 만성질환이 미래의 큰 문제로 떠오르고 있다.
3	주로 부유한 사람들에게 영향을 준다.	거의 모든 나라에서 가난한 사람이 부유한 사람보다 만성질환 발생위험 및 사망위험이 높으며, 만성질환의 경제적 부담으로 더욱 가난하게 된다.
4	주로 노인들에게 영향을 준다.	만성질환의 반 정도가 70세 이전에 조기사망을 초래한다.
5	주로 남성들에게 영향을 준다.	심장병을 포함해서 만성질환은 대체로 남녀에게 비슷하게 영향을 준다.
6	불건강한 생활양식의 결과이며 개인의 책임이다.	건강을 위한 의료자원의 배분이 적절하고 건강에 대한 교육이 충분히 이루어지는 경우가 아니라면 개인에게 책임을 물을 수 없다.
7	예방할 수 없다.	알려진 주요 위험요인이 제거된다면 심장병, 뇌졸중, 당뇨병의 80%와 암의 40%를 예방할 수 있다.
8	예방과 관리는 비용이 지나치게 많이 든다.	세계 어디서나 만성질환에 대한 중재는 매우 비용-효과적이며 값싸게 실행할 수 있다.

51) 대한예방의학회, 예방의학과 공중보건학(제4판), 계축문화사, 2021, p.455~456.

9	위험요인이 많아도 건강히 오래살 수 있고, 위험요인이 없어도 젊어서 만성질환으로 죽을 수 있다. (반쪽진실)	드물게 예외가 있으나 대다수의 만성질환은 공통적인 위험요인이 있으며 이들을 제거함으로써 예방될 수 있다.
10	누구나 무슨 원인으로든 죽게 마련이다. (반쪽진실)	죽음은 피할 수 없으나, 서서히 고통스럽게 일찍부터 죽을 필요도 없다.

(3) 만성질환에 관련된 위험요인의 특성과 관리대책 21 세종보건연구사

① 만성질환은 다요인질병으로, 각 위험요인은 여러 만성질환에 공통적으로 기여하여 발생을 유발한다. 그림은 만성질환의 복합적인 원인들의 관계를 일련의 과정으로 나타낸 것이다

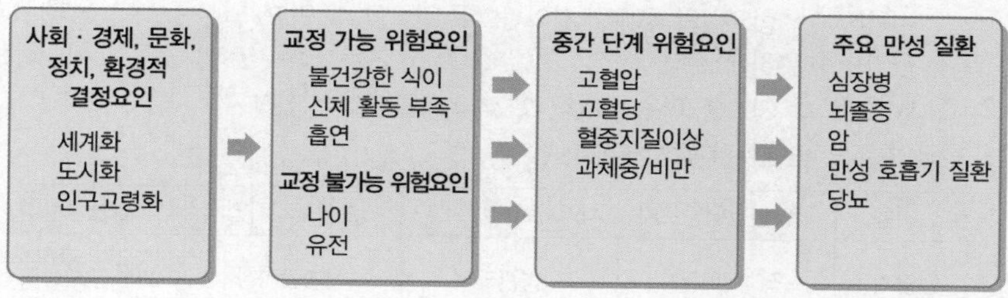

그림 3-9 만성 질환의 결정요인

② 사망/장애의 원인으로 큰 비중을 차지하는 주요 만성질환들은 중간단계의 위험요인으로 대부분 혈압 및 혈당 증가, 혈중지질 이상, 과체중/비만 등 생리적 이상상태(physiological abnormalities)를 가지고 있다. 이러한 생리적 이상상태는 일정한 기준에 따라 그 자체가 만성질환으로 정의될 수 있다.

③ 개인수준의 위험요인에는 행태요인과 같이 변화 가능한 것들도 있고 나이와 유전적 감수성 등 변화 불가능한 요인도 있다. 이들은 그 다음 단계의 중간단계 위험요인들에게, 혹은 최종단계의 주요 만성질환의 위험도를 높인다.

④ 개인수준을 벗어나, 세계화, 도시화, 인구고령화 등의 거시적 결정요인들은 개인수준 위험요인들의 분포와 작용에 영향을 주는 인자이다.

⑤ 만성질환 중재사업은 위험요인의 특성에 맞추어 설계되어야 하며, 모든 단계에 대한 포괄적인 접근이 필요함을 알 수 있다.

심화 만성질환 감시 원칙과 방법[52] 20 대전보건연구사

(1) 만성질환 감시

① 만성질환 발생과 해당 위험요인 노출에 대한 자료를 체계적으로 수집, 분석, 해석하여 정책결정자나 그 밖의 수요자에게 적시에 제공하는 활동이다.

② WHO에서는 주요 만성질환의 위험요인의 유병 정도를 파악하여 만성질환 예방과 관리를 위한 정책개발에 활용할 수 있도록 국가 단위의 감시활동을 권장하고 있다.

(2) WHO STEPS 사업

① 4가지 주요 만성질환(심혈관질환, 암, 만성폐질환, 당뇨)를 일으키는 위험요인으로 4가지 생활습관과 관련된 요인(흡연, 음주, 나쁜 식이습관, 신체활동 부족)과 4가지 생체요인(비만과 과체중, 혈압상승, 혈당상승, 지질이상)에 대한 조사이다.

② 각국에서는 나라의 상황에 맞추어 감시체계를 수행하며 정기적인 유병조사자료를 이용하여 위험요인의 추세를 지속적으로 관찰할 수 있고, 관련 정책을 세우는 주요 근거를 마련하게 된다.

③ WHO는 그 자료를 이용하여 국가 간 비교를 할 수 있다.

(3) 한국의 주요 만성질환 감시체계

이름	국민건강영양조사	지역사회 건강조사	손상감시사업	암등록사업
담당기관	질병관리청	질병관리청	질병관리청	중앙암등록본부 (국립암센터)
시작년도	1998	2008	2005	1980
목표인구	전국	전국(시군구)	전국	전국
자료수집 방법	표본조사	표본조사	병원기반	인구기반
주요대상 지표	만성질환 및 위험요인 유병률	만성질환 및 위험요인 유병률	심뇌혈관질환 및 손상 발생률	발생률, 생존율, 사망률

2 만성 질환 주요 통계 20 경북보건연구사

(1) 2022년 사망통계 16 부산

악성신생물 > 심장질환 > 코로나19 > 폐렴 > 뇌혈관질환

① 사망자 수는 372,939명으로 전년 대비 55,259명(17.4%) 증가, 조사망률(인구 10만 명당 명)은 727.6명으로, 전년 대비 108.7명(17.6%) 증가하였다.

② 80세 이상의 사망자가 전체 사망에서 53.8%를 차지, 10년 전보다 17.0%p 증가하였다.

③ 연령 구조를 표준화한 연령표준화 사망률은 327.3명으로 전년 대비 29.0명 증가하였다.

52) 대한예방의학회, 예방의학과 공중보건학(제4판), 계축문화사, 2021, p.459~460.

④ 10대 사망원인은 악성신생물(암), 심장 질환, 코로나19, 폐렴, 뇌혈관 질환, 고의적 자해(자살), 알츠하이머병, 당뇨병, 고혈압성 질환, 간 질환 순이다.

㉠ 10대 사인은 전체 사망원인의 67.4%를 차지

㉡ 3대 사인(암, 심장 질환, 코로나19)은 전체 사인의 39.8%를 차지

④ 전년 대비 코로나19가 10대 사인에 처음 포함되며 3위를 기록하였다.

⑤ 악성신생물(암), 심장 질환은 지속적으로 사망률이 가장 높은 사인이고, 고혈압성 질환 사망률은 15.1명으로 전년 대비 2.9명 증가하였다.

⑥ 폐렴, 알츠하이머병, 고혈압성 질환은 10년 전과 비교하여 순위가 상승하였다.

표 3-16 사망원인 순위 추이(2012~2022년)

(단위: 인구 10만 명당, 명, %)

순위	2012년		2021년		2022년					
	사망원인	사망률	사망원인	사망률	사망원인	사망자수	구성비	사망률	'12 순위 대비	'21 순위 대비
1	악성신생물(암)	146.5	악성신생물(암)	161.1	악성신생물(암)	83,378	22.4	162.7	–	–
2	심장 질환	52.5	심장 질환	61.5	심장 질환	33,715	9.0	65.8	–	–
3	뇌혈관 질환	51.1	폐렴	44.4	코로나19	31,280	8.4	61.0	신규	↑ +9
4	고의적 자해(자살)	28.1	뇌혈관 질환	44.0	폐렴	26,710	7.2	52.1	↑ +2	↓ −1
5	당뇨병	23.0	고의적 자해(자살)	26.0	뇌혈관 질환	25,420	6.8	49.6	↓ −2	↓ −1
6	폐렴	20.5	당뇨병	17.5	고의적 자해(자살)	12,906	3.5	25.2	↓ −2	↓ −1
7	만성 하기도 질환	15.6	알츠하이머병	15.6	알츠하이머병	11,624	3.1	22.7	↑ +4	–
8	간 질환	13.5	간 질환	13.9	당뇨병	11,178	3.0	21.8	↓ −3	↓ −2
9	운수 사고	12.9	패혈증	12.5	고혈압성 질환	7,717	2.1	15.1	↑ +1	↑ +1
10	고혈압성 질환	10.4	고혈압성 질환	12.1	간 질환	7,541	2.0	14.7	↓ −2	↓ −2

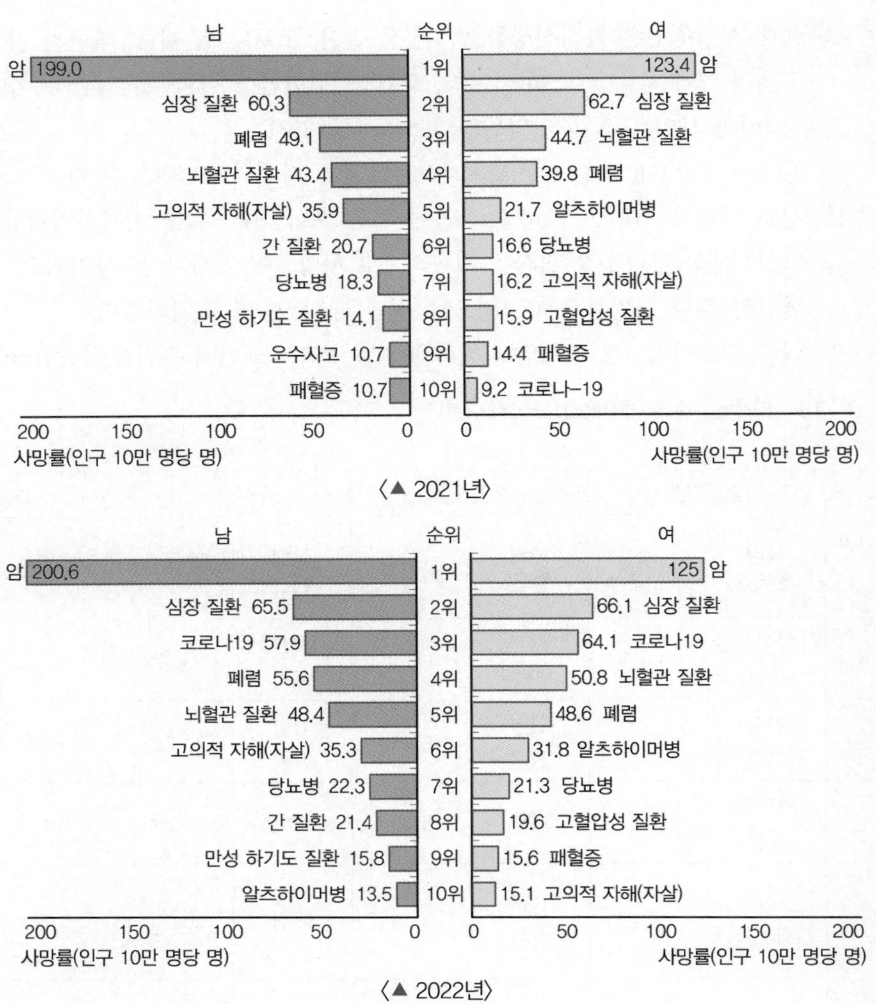

그림 3-10 성별 사망원인 순위(2021, 2022년)

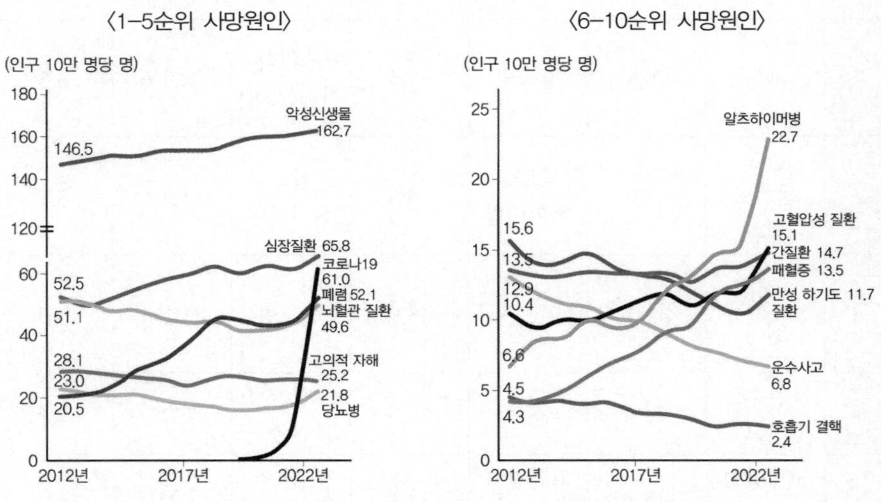

그림 3-11 주요 사망원인별 사망률 추이(2012~2022년)

(2) 연령별 사망원인의 특성

① 악성신생물(암)은 1~9세 및 40세 이상에서 1위이고, 10대, 20대, 30대에서 2위이다.

② 심장 질환은 60대에서 2위이고, 10대를 제외한 전 연령에서 5순위 안에 포함된다.

③ 코로나19는 70대 이상에서 2위이고, 1-9세에서 3위, 10대 및 60대에서 4위이다.

④ 고의적 자해(자살)는 10대, 20대, 30대에서 1위이고, 40대, 50대에서 2위, 60대에서 5위이다.

⑤ 연령별 3대 사망원인 순위는 다음과 같다.

㉠ 0세: 출생전후기에 기원한 특정 병태, 선천기형·변형 및 염색체 이상, 영아 돌연사 증후군

㉡ 1~9세: 악성신생물, 선천기형·변형 및 염색체 이상, 코로나19

㉢ 10대: 자살, 악성신생물, 운수사고

㉣ 20대: 자살, 악성신생물, 운수사고

㉤ 30대: 자살, 악성신생물, 심장질환

㉥ 40대: 악성신생물, 자살, 간 질환

㉦ 50대: 악성신생물, 자살, 심장질환

㉧ 60대: 악성신생물, 심장질환, 뇌혈관 질환

㉨ 70대: 악성신생물, 코로나19, 심장질환

㉩ 80세 이상: 악성신생물, 코로나19, 심장질환

제2절 만성 질환 종류

1 암 16 울산보건연구사, 17 충북·전북, 20 충북보건연구사, 22 충북보건연구사, 24 경기의료기술

(1) 정의

① 세포들이 정상적인 조절 기능의 통제를 벗어나서 비정상적으로 증식하면서 다른 조직으로 침범하는 질환을 말한다. 그러한 의미에서 신생물이라고 하기도 한다.

② 암은 혈관이나 림프관 등 여러 경로를 따라 신체의 다른 부위로 이동 후 증식하기도 한다.

③ 암질환은 100개 이상의 다른 형태를 가지고 있는데, 암이 발생한 해부학적 신체부위 또는 암세포의 형태에 따라 분류한다.

④ 암 분류체계는 세계보건기구에서 발간한 종양학 국제질병분류(International Classification of Disease for Oncology, ICD-O)를 기준으로 하고 있다.

⑤ 국제 비교를 위한 암 통계는 세계보건기구에서 발간한 국제질병분류(International Classification of Disease for Oncology, ICD-10)를 따르고 있다.

⑥ 암발생률 증가 추세
㉠ 문명화 · 산업화에 따라 발암물질 종류가 다양해지고 폭로 기회가 많아짐
㉡ 평균 수명이 연장되어 암 발생하는 노인인구가 증가함
㉢ 진단 기술의 발전으로 발견 환자의 수가 많아짐으로 인해 증가 추세

(2) 2021년 암등록통계(2023년 12월 발표)

① 2021년 신규 발생한 암환자 수는 27만 7,523명(남 14만 3,723명, 여 13만 3,800명)으로 2020년 대비 27,002명(10.8%) 증가하였다. 전체인구 10만 명당 연령표준화발생률은 526.7명으로 전년 대비 38.8명(8.0%) 증가하였다.

② 2021년 남녀 전체에서 가장 많이 발생한 암은 갑상선암이었으며, 이어서 대장암, 폐암, 위암, 유방암, 전립선암, 간암 순이었다.

전체	갑상선암 > 대장암 > 폐암 > 위암 > 유방암 > 전립선암 > 간암
남자	폐암 > 위암 > 대장암 > 전립선암 > 간암 > 갑상선암
여자	유방암 > 갑상선암 > 대장암 > 폐암 > 위암 > 췌장암

③ 국가암검진사업 대상 암종인 6대암(위암, 대장암, 간암, 폐암, 유방암, 자궁경부암)의 장기 추세(발생률이 모두 감소한 2020년은 제외)를 보면 다음과 같다.
㉠ 위암, 대장암, 간암, 자궁경부암의 발생률은 최근 10여 년간 감소추세를 보이고 있으며, 폐암은 유의미한 증감 추세를 보이지 않았다. 다만, 유방암의 발생률은 최근 20년간 증가 추세이다.
㉡ 국가암검진사업 대상 외인 전립선암과 갑상선암은 지속적으로 증가추세를 보인다.

④ 세계표준인구로 보정한 우리나라 암발생률은 인구 10만 명당 289.3명으로 경제협력개발기구(OECD) 평균(300.9명), 미국(362.2명), 캐나다(348.0명), 프랑스(341.9명), 이탈리아(292.6명)보다 낮은 수준이었다.

(3) 악성신생물(암) 사망률(2022년) 21 광주보건연구사

① 악성신생물(암)에 의한 사망률(인구 10만 명당 명)은 162.7명으로 전년 대비 1.6명(1.0%) 증가함

② 암 사망률은 폐암(36.3명), 간암(19.9명), 대장암(17.9명), 췌장암(14.3명), 위암(13.9명) 순으로 높음

㉠ 전년 대비 췌장암(5.8%), 뇌암(5.5%), 유방암(5.0%) 등의 사망률은 증가

㉡ 자궁암(−4.3%), 폐암(−1.5%), 위암(−1.3%) 등의 사망률은 감소

③ 남자의 암 사망률(200.6명)은 여자(125.0명)보다 1.6배 높음

㉠ 남자는 폐암(53.7명), 간암(29.1명), 대장암(20.6명) 순으로 사망률 높음

㉡ 여자는 폐암(18.9명), 대장암(15.2명), 췌장암(13.7명) 순으로 사망률 높음

전체	폐암 > 간암 > 대장암 > 췌장암 > 위암
남자	폐암 > 간암 > 대장암
여자	폐암 > 대장암 > 췌장암

④ 10년 전보다 췌장암, 폐암, 전립선암, 유방암 등의 사망률은 증가하였고, 위암, 간암의 사망률은 감소함

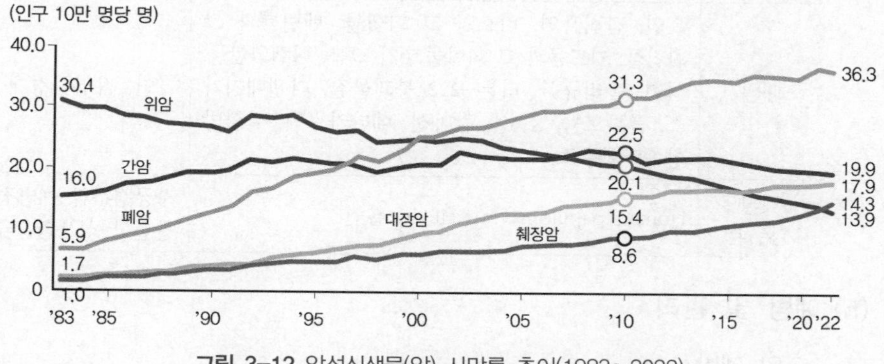

그림 3-12 악성신생물(암) 사망률 추이(1983~2022)

(4) 위험요인

① 흡연, 음주, 발암물질에 대한 직접적 노출, 환경오염, 전리방사선에의 노출, 각종 약물, 바이러스, 박테리아, 식이 및 영양 상태 등이 암발생의 주요 요인이다.

② 세계적으로 보았을 때, 암 발생과 사망에 있어서 암종별로 지역 간 차이가 많다.

③ 선진국에서는 주로 흡연과 서양식 생활양상에 기인한 암(폐암, 대장암, 유방암, 전립선암)의 발생이 많아서, 전체적인 암으로 인한 부담이 매우 크다.

④ 개발도상국에서는 암의 약 25%는 만성 감염과 관련이 있는 것으로, B형 간염으로 인한 간암, 사람유두종바이러스로 인한 자궁경부암, 헬리코박터 파이로리로 인한 위암 등이다.

⑤ 일부 서구국가에서는 최근에 암 사망률이 감소하기 시작하였는데, 이는 흡연율의 감소와 조기진단과 암치료 기술의 향상으로 인한 것이다.

표 3-17 주요 암종별 위험요인 22 강원보건연구사

암종	국제암연구소 1급 발암물질	1차 예방
위암	Helicobacter pylori, 흡연, X-선, 감마선, 고무 생산 공정	금연
대장암	흡연, 음주, 가공육류, 비만, X-선, 감마선	금연, 금주, 신체활동
간암	Hepatitis B virus, hepatitis C virus, 흡연, 음주, 아플라톡신, 에스트로겐-프로제스틴 혼합 경구피임약, Clonorchis sinensis(간담도암), Thorium-232 및 붕괴물질, 염화비닐, 플루토늄	B형 간염 예방접종, 금연, 금주
유방암	음주, 비만, 에스트로겐-프로제스틴 혼합 경구피임약, 에스트로겐-프로제스틴 혼합 폐경호르몬제, Diethylstilbestrol, X-선, 감마선,	모유수유, 타목시펜, 금주
폐암	흡연, 간접흡연, 비소와 그 화합물, 베릴륨과 그 화합물, 카드뮴과 그 화합물, 6가 크롬, 니켈화합물, 석면, 유리규산, 라돈-222 붕괴물질, 디젤배기가스, 플루토늄, X-선, 감마선, 베타카로틴, 다환방향족탄화수소	금연, 작업환경개선
자궁경부암	Human papillomavirus(HPV), 흡연	자궁경부암 예방접종, 안전한 성생활, 금연

(5) 예방 및 관리

① 암 예방

㉠ 위험요인은 암과 비감염성질환(고혈압, 당뇨, 만성호흡기 질환 등)이 공유하는 것이 많으므로 지역사회 단위의 보건관리는 포괄적인 만성질환관리 프로그램으로 개발하여 적용하는 것이 효과적이다.

㉡ 보건복지부에서 암을 예방하기 위해서 우리나라 일반 국민들에게 권장하는 10가지 건강한 생활실천규칙 발표

② 암검진: 우리나라에서 호발하는 암종을 대상으로 국가암검진사업 수행

보충 암 예방을 위한 국민암 예방수칙 22 충남의료기술

(1) 담배를 피우지 말고, 남이 피우는 담배연기도 피하기
(2) 채소와 과일을 충분하게 먹고, 다채로운 식단으로 균형잡힌 식사하기
(3) 음식을 짜지 않게 먹고, 탄 음식을 먹지 않기
(4) 암 예방을 위하여 하루 한두 잔의 소량 음주도 피하기
(5) 주 5회 이상, 하루 30분 이상, 땀이 날 정도로 걷거나 운동하기
(6) 자신의 체격에 맞는 건강 체중 유지하기
(7) 예방접종 지침에 따라 B형간염과 자궁경부암 예방접종 받기
(8) 성 매개 감염병에 걸리지 않도록 안전한 성 생활 하기
(9) 발암성 물질에 노출되지 않도록 작업장에서 안전보건수칙 지키기
(10) 암 조기 검진지침에 따라 검진을 빠짐없이 받기

표 3-18 암의 종류별 검진주기와 연령 기준 등(암관리법 시행령 별표1)

17 충북 · 전북 · 경북, 18 부산 · 경남보건연구사, 20 충북보건연구사 · 광주보건연구, 21 경남보건연구사 · 부산보건연구사, 21 부산보건연구사, 22 대전의료기술 · 전남경력경쟁 · 충북보건연구사

암종	검진대상	검진주기
위암	40세 이상 남 · 여	2년 주기
대장암	50세 이상 남 · 여	1년 주기
간암	40세 이상 남 · 여 중 간암 발생 고위험군 해당자	6개월 주기
유방암	40세 이상 여성	2년 주기
자궁경부암	20세 이상 여성	2년 주기
폐암	54세 이상 74세 이하의 남 · 여 중 폐암 발생 고위험군	2년 주기

[비고]

1. "간암 발생 고위험군"이란 간경변증, B형간염 항원 양성, C형간염 항체 양성, B형 또는 C형 간염 바이러스에 의한 만성 간질환 환자를 말한다.
2. "폐암 발생 고위험군"이란 30갑년[하루 평균 담배소비량(갑) × 흡연기간(년)] 이상의 흡연력(吸煙歷)을 가진 현재 흡연자와 폐암 검진의 필요성이 높아 보건복지부장관이 정하여 고시하는 사람을 말한다.

보충 국제암연구소(IARC) 발암물질 분류

16 충북보건연구사, 20 대구보건연구사, 21 대구보건연구사

- 2011년 5월, 휴대폰의 전자기장은 Group 2B(인체발암가능물질)로 분류
- 2015년, 적색육 Group 2A, 가공육 Group 1로 분류
- 2016년 6월, 커피를 Group 2B에서 Group 3으로 하향 조정

Group 1	인체발암물질 (충분한 인간 대상 연구자료와 충분한 동물실험 결과가 있는 경우)
Group 2A	인체발암추정물질 (제한적 인간 대상 연구자료와 충분한 동물실험 결과가 있는 경우)
Group 2B	인체발암가능물질 (제한적 인간 대상 연구자료와 불충분한 동물실험 결과가 있는 경우)
Group 3	인체발암성미분류물질 (불충분한 인간 대상 연구자료와 불충분한 동물실험 결과가 있는 경우)
Group 4	인체비발암성추정물질 (인간에서 발암 가능성이 없으며 동물실험 결과도 부족한 경우)

① Group 1은 '1군 발암물질'로 불리며, '인체발암물질'인데, '충분한 인간 대상 연구자료와 충분한 동물실험 결과가 있는 경우'를 말한다. 이 등급에는 알코올(술), 그을음, 흡연(간접흡연), 햇빛(자외선, UV), 매연이나 톱밥의 분진, 벤젠, 벤조피렌, 아플라톡신, 니코틴, 니트로사민, 석면, 라돈, 음주시의 아세트알데히드(Acetaldehyde), 비소, 카드뮴, 석탄, 콜타르, 산화에틸렌(Ethylene Oxide), 포름알데히드, 헬리코박터 파이로리균, 사람유두종바이러스, 간염바이러스, 에이즈, 전리방사선, 방사선핵종, 방선성요오드, 가공육 등

② Group 2A는 '2군 발암물질'로 불리며, '인체발암추정물질'을 말하는데, '제한적 인간 대상 연구자료와 충분한 동물실험 결과가 있는 경우'가 해당된다. DDT, 아크릴아미드, 튀김 및 과정, 인유두종바이러스, 석유정제과정, 적색육(붉은 고기) 등

③ Group 2B는 역시 '2군 발암물질'이며, '인체발암가능물질'로 불리는데, '제한적 인간 대상 연구자료와 불충분한 동물실험 결과가 있는 경우'가 해당된다. 아세트알데히드, 경유, 드라이클리닝, 휘발유, 니켈, 무선주파수자기장, 메틸수은화합물

④ Group 3은 '3군 발암물질'로 불리우며, '인체발암성미분류물질'인데, '불충분한 인간 대상 연구자료와 불충분한 동물실험 결과가 있는 경우'가 해당된다. 수은 및 무기수은화합물, 톨루엔, 카페인 등

2 고혈압(Hypertension) 16 인천의료기술, 19 세종, 21 울산보건연구사, 24 경기의료기술

(1) 정의

① 심장의 수축/이완할 때의 힘과 동맥의 저항하는 힘 사이에 생기는 혈관의 압력으로, 수축기혈압이 140mmHg 이상이거나 이완기혈압이 90mmHg 이상인 경우이다.

② 분류

㉠ 1차성 고혈압(본태성 고혈압): 원인이 불명확한 것으로 대부분이 본태성 고혈압으로 85~90% 차지

㉡ 2차성 고혈압(속발성 고혈압): 원인이 알려져 있고 그 증상의 하나로 고혈압이 나타나는 것으로 동맥경화증, 심혈관 질환 및 신성, 내분비성 원인으로 인한 증후성 고혈압

③ 혈압의 기준: 미국 국립보건원에서 발간하는 JNC(Joint National Committee on Prevention, Detection, Evaluation, and Treatment of High Blood Pressure) 보고서에서 제시하는 기준을 사용한다.

표 3-19 고혈압의 기준과 혈압의 분류

혈압 분류		수축기 혈압 (mmHg)		확장기 혈압 (mmHg)
정상혈압		<120	and	<80
고혈압 전단계	1기	120~129	or	80~84
	2기	130~139	or	85~89
고혈압	1기	140~159	or	90~99
	2기	≥160	or	≥100
수축기단독 고혈압		≥140	and	<90

(2) 위험요인

① **연령과 성**: 연령이 증가할수록 혈압 올라간다. 남자가 여자보다 평균 혈압이 높으나 노년기(여자는 폐경 이후)에는 여자의 평균 혈압이 더 높게 된다.
② **유전과 고혈압 가족력**: 고혈압 가족력이 있는 사람들은 중년기에 고혈압 발생 위험이 특히 높다.
③ **소금 섭취**: 혈중 나트륨 농도가 상승하면 혈액량과 혈압이 증가한다.
④ **칼륨 섭취 부족**: 칼륨은 신장에서 나트륨과 염화물의 배출을 증가시켜 혈압을 감소시키는 역할을 한다. 과일이나 채소와 같은 칼륨이 풍부한 식품을 많이 섭취하는 집단에서는 고혈압 유병률이 낮았다.
⑤ **비만**: 체중이 증가함에 따라 수축기 및 이완기 혈압이 상승하고 고혈압 발생률이 높아진다.
⑥ **운동부족**: 신체활동량이 적은 사람들은 연령, 성별, 흡연, 체중, 지질 등 다른 위험요인의 영향을 통제하여도 고혈압 발생 위험이 높다. 신체활동 중에서도 특히 유산소 운동을 할 경우 혈압을 많이 낮출 수 있다.
⑦ **음주**: 많은 역학연구 결과들을 종합하면 하루 2잔 이하의 소량 음주자의 혈압이 가장 낮고 3잔 이상의 술을 마시게 되면 음주량에 비례하여 혈압이 증가하여, 음주량과 혈압의 증가는 J-형태의 관련성이 있는 것으로 알려져 있다. 음주량을 줄이면 혈압이 낮아지는 것도 보고되었다.
⑧ **정신적 스트레스**: 스트레스를 많이 받을수록 혈압이 높은 것으로 보고되었다. 직업스트레스를 많이 받는 사람들이 혈압이 높았다.

(3) 예방 및 관리

① **생활습관 개선**: 체중 감소, 과일과 야채가 풍부하고 포화지방 및 총 지방이 적은 식이, 소금 섭취량 감소, 운동, 절주
② **지역사회의 고혈압 관리**
㉠ 1차 예방: 개인의 생활습관을 바꾸는 지역사회의 보건사업 전개
㉡ 2차 예방: 혈압을 조기에 발견하고 항고혈압제 복용과 생활습관 개선을 통해 고혈압으로 인한 합병증 방지

3 당뇨병

18 서울, 19 경남보건연구사, 20 경기의료기술·울산보건연구사·충북보건연구사·세종보건연구사, 21 대구·부산·대전보건연구사, 22 충북의료기술·강원의료기술·인천보건연구사, 24 경기의료기술

(1) 정의

① 당뇨병은 췌장에서 분비되는 인슐린 부족이나 세포에서의 인슐린 저항으로 탄수화물, 지방, 단백질 대사에 이상이 발생하는 만성적이고 지속적으로 진행하는 질병이다.

② 대표적인 당뇨병 증상은 다뇨(Polyurea), 다음(Polydypsia, 다갈), 다식(Polyphagia)이며, 제1형 당뇨병, 제2형 당뇨병, 임신성 당뇨병으로 구분된다.

③ **제1형 당뇨병**(인슐린 의존형 당뇨병, IDDM, Insulin Dependent Diabetes Mellitus)

㉠ 췌장 베타 세포의 파괴로 인한 인슐린 결핍을 특징으로 하며 만 14세 이전에 발생한다.

㉡ 인슐린 치료가 이루어지지 않을 경우 케톤산증으로 사망할 수 있다.

④ **제2형 당뇨병**(인슐린 비의존형 당뇨병, NIDDM, Non-Insulin Dependent Diabetes Mellitus)

㉠ 성인당뇨로 당뇨병의 95%는 제2형 당뇨병이다.

㉡ 인슐린 저항성과 상대적인 인슐린 부족이 특징이다.

㉢ 대부분 40세 이후에 발병한다.

⑤ **임신성 당뇨병**: 임신 중 당뇨병 증상이 처음 발현되는 것으로 제2형 당뇨병의 진단기준과 차이가 있다.

(2) 진단기준

① 당화혈색소 ≥ 6.5% 또는

② 8시간 이상 공복혈장혈당 ≥ 126mg/dL 또는

③ 75g 경구포도당부하검사 후 2시간 혈장혈당 ≥ 200mg/dL 또는

④ 당뇨병의 전형적인 증상(다뇨, 다음, 설명되지 않는 체중감소)과 임의 혈장혈당 ≥ 200mg/dL

⑤ **정상기준**: 8시간 이상 공복혈장혈당 100mg/dL 미만, 포도당부하검사 후 2시간 혈장혈당 140mg/dL 미만

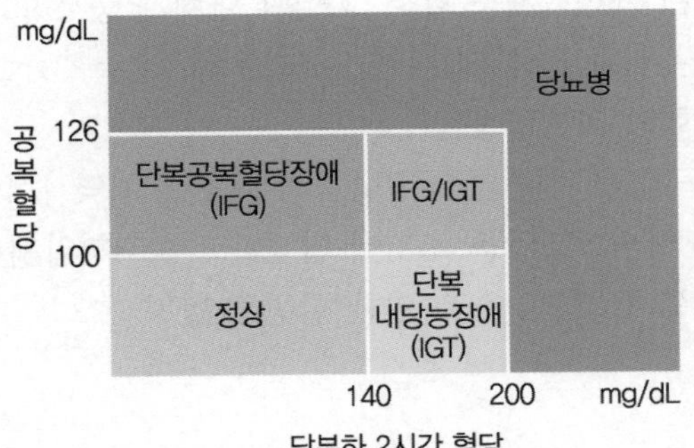

(3) 증상

① **대표적인 3대 증상**: 다뇨(polyurea), 다음(polydypsia), 다식(polyphagia)

② **대사장애로 인한 증상**: 다뇨, 다음, 다식, 체중 감소, 피로, 권태감

③ **합병증**: 시력장애, 망막증, 말초신경염, 지각장애, 당뇨성 족부궤양, 피부소양증, 종기, 동맥경화증, 협심증, 고혈압, 당뇨병성 신장염 등

(4) 위험요인

① **제1형 당뇨병**(인슐린 의존형 당뇨병, IDDM, Insulin Dependent Diabetes Mellitus)

㉠ 90% 이상이 만 14세 이전에 발병하며 하절기보다는 동절기에 발생률이 높다.

㉡ 병리학적 인자로는 췌장 소도세포 항체 유무, 소도세포 항체 양, HLA 지표, GAD항체, 인슐린 자가항체, 콕사키 바이러스 감염, 제1단계 인슐린 변화 수치 손실 상태 등이 있다.

㉢ 제1형 당뇨병의 가족력은 발생을 90%까지 설명할 수 있다고 한다(유전적 소인은 적으나 가족 중에 1형 당뇨가 있고 다른 1형 당뇨 환아 발생시 가족력에 의한 것임).

㉣ 우유를 섭취한 아이들의 경우 모유를 먹은 아이들에 비해 발생률이 4.5배 정도 높게 발생하여 이를 위험요인 중 하나로 보고 있다.

② **제2형 당뇨병**(인슐린 비의존형 당뇨병, NIDDM, Non-Insulin Dependent Diabetes Mellitus)

㉠ 가족력 및 유전적 요인

㉡ 비만: 공복혈당장애 및 제2형 당뇨병은 비만도가 증가할수록 발병위험도가 증가한다. 체내 과도한 지방조직의 분포는 인슐린 저항성과 제2형 당뇨병을 증가시키는 주요 결정요인 중의 하나이다. 복부지방(내장지방)은 인슐린 저항성과 관련하여 피하지방이나 후복막지방보다 주요한 역할을 한다.

㉢ 출생 시 체중: 출생 당시 체중은 제2형 당뇨병 발병과 U곡선의 연관성을 보인다.

㉣ 생활습관: 제2형 당뇨병은 인슐린 저항성 및 인슐린 분비결핍 등의 많은 부분에서 유전적인 요인으로 설명 되지만 신체활동량, 식이습관, 흡연, 음주, 수면시간 등의 생활습관관련 요인에도 상당한 영향을 받는다.

(5) 예방과 관리(제2형 당뇨병)

① 1차 예방: 당뇨병 발생 관련 여러 요인들을 변화시키거나 중재하여 발생을 최소화하기 위해 과체중, 운동 부족, 식습관, 고혈압, 음주, 흡연 등을 체계적으로 관리

② 2차 예방: 합병증 발생을 지연시키거나 차단시키기 위해 체계화된 치료, 관리, 교육

③ 3차 예방: 합병증으로 인한 사망을 최소화하는 방법으로 적극적 치료와 관리

표 3-20 IDDM과 NIDDM

구분	인슐린 의존형 당뇨병(IDDM)	인슐린 비의존형 당뇨병(NIDDM)
발병 연령	20대 이전 발병	40대 이후 발병
발병 양상	급격한 양상	완만한 양상
체격	정상적 / 쇠약	비만
증상	다뇨, 다식, 다음	다뇨, 다식, 다음, 피로
치료	인슐린 투여	체중 감량, 운동, 경구용 혈당강하제 사용

4 심혈관 질환 18 경기보건연구사, 19 경기보건연구사, 20 울산보건연구사, 21 충남·울산보건연구사

Tip

KIMC Study
- 우리나라에서 심혈관 질환의 역학적 연구를 주로 하고 있는 전향적 코호트 연구로 KIMC Study가 있다. 이 연구는 1990년 공무원 및 사립학교 교직원 183,614명을 대상으로 코호트를 구성하여 위험요인을 조사하고 매 2년마다 질병 발생 및 사망에 대하여 추적조사하였다.
- KIMC Study 결과 심혈관 질환과 관련된 요인의 인구집단 기여위험도
  - 허혈성 심장질환: 흡연(41%), 고혈압(21%), 고지혈증(9%)
  - 뇌혈관 질환: 고혈압(35%), 흡연(26%), 고지혈증(5%)

(1) 정의

① **심혈관 질환**: 관상동맥 질환, 고혈압성 심장 질환, 부정맥, 판막 질환, 선천성 심장질환, 심근증, 심낭 질환, 심부전 등의 심장 질환과 뇌졸중, 말초혈관 질환, 동맥류 등의 혈관 질환을 포함하는 질병의 군

② **허혈성 심질환**: 심장에 혈액을 공급하는 관상동맥이 막히거나, 좁아져서 발생하는 질환으로 심근경색증이나 협심증 등이 해당된다.

③ **뇌혈관 질환**: 뇌혈관이 막히거나 터짐으로써 그 부분의 뇌가 국소적으로 기능을 하지 못하여 발생되는 다양한 신경학적 이상이 수반되는 질환으로 뇌출혈과 뇌경색으로 구분하고, 뇌졸중이라고도 한다.

(2) 위험요인

① 심혈관 질환의 위험요인을 밝히기 위하여 가장 타당성이 높은 역학적 연구 설계는 전향적 코호트 연구이다.

② 밝혀진 위험요인은 고혈압, 흡연, 고콜레스테롤혈증, 비만, 당뇨병, 운동부족, 음주, 가족력 및 개인 성격 등이 있다.

③ **한국인의 심혈관 질환의 주요 위험요인**: 고혈압, 흡연, 고콜레스테롤혈증

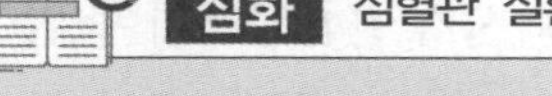

심화 심혈관 질환의 기술역학적 특성과 위험요인 20 전북보건연구사·대전보건연구사

(1) 심혈관질환 기술역학적 특성

① 심혈관질환은 세계적으로 발생 규모와 질병 부담이 매우 큰 질환이다. 전세계 사망원인 1위가 허혈성 심장질환이며 2위가 뇌혈관질환이다. 세계보건기구는 2030년까지 이 두 질환이 사망원인 수위를 유지할 것으로 예상하고 있다.

② OECD 국가들의 질병 통계를 보면 2013년 기준으로 우리나라는 일본, 프랑스와 함께 허혈성심질환 사망률이 가장 낮은 국가에 속한다. 그러나 우리나라의 뇌졸중 사망률은 OECD 전체 평균보다 높다.

③ 1983년부터 2012년까지 30년간 우리나라 심혈관질환 사망률 변화를 파악한 연구에 의하면, 허혈성심질환으로 인한 조사망률은 10배가량 지속적으로 증가하였다. 연령표준화사망률도 1983년 대비 2002년에 약 5배까지 증가하였으나 그 이후 증가세가 둔화되었으며, 2000년대 중반 이후부터는 다행히 감소하기 시작하였다.

④ 전체 심장질환의 사망률은 1990년대 중반까지는 감소하였고, 수년간 변화가 없다가 2000년대 이후에는 다시 증가세로 바뀌었다.

⑤ 하지만 허혈성심질환으로 한정한 사망률은 2000년대 중반까지 지속적으로 증가하다 그 이후에는 증가속도가 둔화되어 최근에는 큰 변화가 없다.

⑥ 뇌혈관질환 연령표준화사망률은 전기간 동안 매우 빠르게 감소하였다.

(2) 심혈관질환 위험요인

① 고혈압

㉠ 고혈압은 뇌혈관질환, 허혈성심장질환, 심부전, 신장질환, 말초혈관질환 등의 가장 흔한 위험요인이다. 혈압이 증가할수록 심혈관질환의 위험은 더욱 높게 증가한다.

㉡ 우리나라의 KMIC Study에서는 고혈압의 뇌혈관질환과 허혈성심질환 발생에 기여하는 인구집단기여위험도를 각각 35%와 21%로 추정하였으며, 혈압이 높아질수록 허혈성심질환 및 뇌혈관질환의 위험이 점진적으로 증가하는 것도 관찰하였다.

㉢ 국민건강영양조사에 따르면 2015년 기준 30세 이상 성인인구의 고혈압 유병률은 32%이며 여자(29.1%)보다 남자(35.1%)에서 더 높고, 연령이 높을수록 높아져 70세 이상에서는 67.5%가 고혈압에 해당한다. 고혈압의 연령 표준화 유병률은 크게 변하지 않았지만, 나이가 증가할수록 고혈압 유병률이 높기 때문에 인구 고령화에 따라서 고혈압 유병자의 수는 계속 늘어나고 있는 추세이다.

㉣ 고혈압과 정상혈압 사이에 해당하는 고혈압 전단계에 해당하는 사람들도 정상혈압인 사람에 비하여, 심혈관질환 발생 위험이 높기 때문에 적극적인 혈압 조절이 필요하며, 동시에 전체 인구의 혈압수준을 낮추는 노력이 필요하다.

② 흡연

㉠ 흡연과 심혈관질환의 관련성은 많은 연구에서 입증되었으며, 우리나라에서 시행된 환자-대조군연구에서도 흡연과 허혈성심질환 발생과의 용량-반응 관계가 분명하게 나타났다.

㉡ 흡연은 허혈성심질환뿐 아니라, 허혈성뇌졸중, 출혈성뇌졸중, 말초동맥질환 등 주요 심혈관질환의 공통적인 위험요인이다. 흡연율이 감소하고 있지만 여전히 다른 위험요인에 비하여 유병률이 높아서 인구집단 기여위험도가 매우 크며, 통제할 수 있는 위험요인이기 때문에 심혈관질환 예방에 있어 가장 중요한 위험요인이다.

㉢ 우리나라 만 19세 이상 성인 남자의 흡연율은 1998년 66.3%에서 2016년 38.3%로 감소하였으나, 같은 기간 성인 여자의 흡연율은 6.5%에서 5.3%로 크게 변하지 않았다.

㉣ OECD 국가의 평균 흡연율은 남자 23.2%, 여자 14.9% 수준이었으며, 특히 우리나라는 남자 흡연율이 그리스, 터키 등과 함께 가장 높은 국가에 해당한다.

㉤ 남자 흡연율을 더욱 낮추고 여자 흡연율 증가를 막아야 하며, 남녀 모두 소득수준이 낮을수록 흡연율이 높은 경향을 보이기 때문에 저소득계층의 금연 대책이 필요하다.

③ 고콜레스테롤혈증과 지방섭취
 ㉠ 고콜레스테롤혈증과 지방섭취 역시 주요한 허혈성심질환의 위험요인이다.
 ㉡ 국민건강영양조사 결과에 따르면 고콜레스테롤혈증 유병률이 남자는 2005년 7.3%에서 2015년에는 20.0%로 매우 빠르게 증가하였으며, 여자도 같은 기간 8.4%에서 22.6%까지 증가하였다. 지방섭취량도 증가하여, 1일 지방섭취량은 2005년 45.2g에서 2015년에는 51.1g으로 증가하였다.
 ㉢ 우리나라 사람들의 음식섭취 중에 지방이 차지하는 비중은 열량기준으로 20% 정도이며, 계속 증가하고 있다.
 ㉣ 지방섭취의 안전수준을 결정하기 위하여서는 한국인 대상으로 허혈성심질환과 콜레스테롤 및 지방 섭취와의 관계에 대한 더 많은 역학연구가 필요하다.

(3) 예방과 관리

심혈관 질환은 발생률과 사망률이 높을 뿐 아니라, 치료와 재활에도 막대한 자원이 소비되어 사회·경제적으로도 큰 부담이 되고 있어 서유럽과 북미 지역에서는 1960년대 이후 예방 및 관리에 막대한 노력을 기울여온 결과 심혈관 질환의 사망률을 절반 가까이 감소시키는 성과를 거두었다.

① 심혈관 질환의 많은 위험요인들은 약물요법이나 생활습관 개선을 통하여 효과적으로 개선 또는 관리할 수 있다.
② **예방 대책:** 혈압 관리, 금연, 당뇨병 및 고지혈증에 대한 적절한 치료, 체중 조절

5 대사증후군

17 서울, 18 서울 · 대전, 19 경남 · 울산보건연구사 · 경남보건연구사 · 강원보건연구사, 21 경기의료기술 · 경북의료기술, 22 대구보건연구사 · 경남보건연구사, 23 부산의료기술 · 충남의료기술 · 인천보건연구사

(1) 정의

대사증후군은 대사이상으로 유발되는 고혈압, 복부비만, 인슐린저항 그리고 이상지질혈증의 복합적이고 상호연관된 징후들의 집합체로서 당뇨병과 심혈관질환 발생을 높이는 위험요인이다.

(2) 진단 기준

① ATP Ⅲ 기준을 적용하며 진단 항목 5개 중 3개 또는 그 이상을 나타내는 경우 대사증후군으로 정의한다.
② 진단기준 중 복부비만은 나라와 인종별로 다른 복부비만기준을 적용하고 있다.

표 3-21 대사증후군(ATPⅢ)

진단 항목	진단 수치
허리둘레	남자 ≥ 90cm, 여자 ≥ 85cm
중성지방	≥ 150mg/dL 또는 약물치료
고밀도지단백 콜레스테롤	남자 < 40mg/dL, 여자 < 50mg/dL 또는 약물치료
고혈압	수축기/이완기 ≥ 130/85mmHg 또는 약물치료
고혈당	공복혈당 ≥ 100mg/dL 또는 약물치료

(3) 위험요인

① 비만은 대사증후군의 주요 위험인자이다.
② 비만 외에도 연령, 인종 등 다양한 요인이 위험요인으로 작용한다.
③ 폐경상태, 흡연, 낮은 가구소득, 고탄수화물 식이, 신체활동량의 부족, 청량음료 및 과당음료 섭취 등이 위험요인으로 포함된다.

(4) 예방과 관리

① 1차 예방: 대사증후군 발생 예방을 위한 운동, 영양, 금연 등 일반적 건강증진
② 2차 예방: 대사증후군을 초기에 발견·관리하여 진행을 예방하고 가능한 정상 상태로 되돌리는 것

6 비만 53) 20 인천보건연구사 예방의학

(1) 비만의 원인

① 비만은 체내지방이 과잉 축적되어 다른 질병의 높은 위험 속에 놓여 있는 의학적 상태를 말하며, 유전과 환경과의 복잡한 상호작용에 의해 야기된다.
② 유전적 요인, 내분비계 이상, 활동부족, 식생활 양식, 심리적 요인 등이 복합적으로 작용하여 비만이 나타난다. 이중 무엇보다도 과다한 에너지 섭취와 운동(신체활동) 부족 등으로 인한 에너지 소모의 부족이 대표적이다.

(2) 비만과 질병

① 비만 환자는 비만하지 않은 건강인에 비하여 고혈압, 심혈관계질환, 뇌졸중, 고지혈증, 당뇨병, 담낭질환, 신장질환, 간기능부전, 근골격계질환, 관절염, 수면장애, 악성신생물 등의 각종 질병에 중복 이환될 위험성이 높다.

53) 대한예방의학회, 예방의학과 공중보건학(제4판), 계축문화사, 2021, p.1182.

② 체질량지수(BMI)가 35~40kg/m^{2}인 경우 사망위험이 정상인보다 2~8배나 높으며 고도비만(BMI ≥ 40kg/m^2)환자의 사망률은 정상인보다 12배나 증가하는데, 특히 복부 비만과 관련되어 있을 때 더 증가한다.

(3) 비만과 동반되는 질환의 상대위험도

매우 증가 (비교위험도 > 3)	보통 (비교위험도 2~3)	약간 증가 (비교위험도 1~2)
2형 당뇨병 담낭질환 이상지혈증 인슐린 저항성 호흡부전 수면 무호흡	관상동맥질환 고혈압 골관절염(무릎) 요산과다혈증&통풍	암(유방, 자궁내막, 결장) 생식호르몬 이상 다낭성 난소증후군 수정능력 약화 허리통증 마취 위험도 증가 태아결함(산모 비만)

*출처: 대한비만학회, 비만치료지침 2009.

7 손상(Injury) 54) 19 서울

(1) 정의

① 손상은 숙주, 환경, 매개체의 상호작용에 의해 일어나는 물리적 상해와 이로 인한 만성 장애와 정신적 고통을 수반하는 질환으로 통칭된다.

② 좁은 의미에서는 외상만을 일컫는 말이지만 광범위하게는 과도한 수준의 에너지에 갑자기 또는 짧게 맞닿아 생긴 신체의 물리적 손상으로 인해 신체 병변 또는 기능 장애가 발생하고, 이로 인해 만성장애와 정신적 고통을 수반할 수 있는 질환으로 통칭한다.

(2) 손상의 개인/사회모델

① 개인의 손상예방을 위한 전략은 개인이 속해 있는 환경 및 사회규범과 분리되어서는 생각할 수 없으며, 이러한 점을 고려하여 개인의 건강과 안전에 영향을 미치는 개인, 조직, 지역사회, 인구집단 등 다수준 간의 노력이 서로 조화되도록 하는 것이 중요하다(생태학적 모형).

② 최근에는 개인(인적 요인)에 초점을 맞춘 손상예방 교육사업과 더불어, 사회적 · 물리적 환경의 개선에 초점을 맞춘 지역사회 중심의 접근이 효과적으로 사용되고 있다.

③ 손상예방을 위한 다수준적인 접근방법이 균형적으로 이루어지기 위해서는 3E 전략을 효율적으로 활용하는 것이 요구된다.

54) 대한예방의학회, 예방의학과 공중보건학(제4판), 계축문화사, 2021, p.1185~1188.

④ 3E 전략은 교육, 환경 및 공학적 개선, 규제강화 등의 3가지 접근방법이다. 교육은 개인적 차원에서, 환경 및 공학적 개선은 조직과 지역사회 차원에서, 규제강화는 지역사회와 국가적 차원에서 효율적으로 접근할 수 있는 방법이다.

표 3-22 어린이 놀이터 낙상예방을 위한 손상예방전략 예

손상의 역학적 3요소	손상예방 전략		기대효과
	접근수준	접근방법(3E)	
인적 요인 (Host)	개인적 수준	교육(Education)	놀이기구 사용 규칙을 잘 지키는 어린이
매개체적 요인 (Agent)	지역사회 수준	규제강화(Enforcement)	규격 기준의 안전한 놀이기구
	조직 수준	공학적 개선(Engineering)	
환경적 요인 (Environment)	지역사회 수준	환경개선(Environment)	안전한 놀이터 환경 놀이터 감독자 보유
	조직 수준	공학적 개선(Engineering)	

제3절 만성질환의 관리

1 만성 질환의 예방[55)]

17 서울, 20 광주보건연구사·울산보건연구사, 21 호남권, 23 경기의료기술·전남의료기술·강원의료기술

만성 질환은 이환 기간이 길고 완치가 어렵기 때문에 예방의 중요성이 더욱 크다.

(1) 1차 예방

① 건강증진의 영역

② 지역사회, 가족 및 개인들의 역량을 강화하여 위험요인을 바람직한 방향으로 교정할 수 있도록 하는 과정

(2) 2차 예방

① 임상 증상이 나타나기 이전에 질병을 조기발견

② 조기발견된 질병에 대한 적합한 조치

55) Brownson RC. et. al. Chronic Disease Epidemiology and Control, American Public Health Association; 1998. p.1~26.

(3) 3차 예방

① 만성 질환으로 인한 합병증이 발생하거나 후유증이 남는 것에 대한 예방
② 효과적인 치료와 재활 및 적절한 교육

표 3-23 영양과 관련된 만성 질환의 1차 · 2차 · 3차 예방 사례

예방의 구분	내용
1차 예방 (건강증진)	• 지역 성인교육센터의 영양 강좌 • 직장 점심식사에서 저지방식 제공 • 지역 농산물 시장의 과일 및 야채 공급량 증진 캠페인
2차 예방 (위험평가 및 위험저감)	• 심혈관 질환 고위험군의 영양상담 프로그램 • 심혈관 질환 가족력이 있는 사람들의 콜레스테롤 선별검사 • 임신당뇨 병력이 있는 여성들의 당뇨병 교육 프로그램
3차 예방 (치료 및 재활교육)	• 신장병 환자의 영양의학적 치료 • 관상동맥 수술환자의 심장 재활 • 당뇨병환자에 대한 자가 관리 심층교육

2 집단검진

(1) 정의

① **건강진단**: 무증상 상태에서 질병을 가질 가능성이 있는지 여부를 알아보기 위하여 검사를 받는 것
② **집단검진**: 인구 집단을 대상으로 질병의 증상이 없는 사람들 중에서 질병을 가지고 있거나, 질병의 위험요인을 가지고 있는 고위험군의 사람들을 빠르고 분명하게 가려내기 위해서 적절한 검사를 시행하여 조기에 질병을 알아내는 것

(2) 집단검진의 목적

① **질병의 조기 진단**: 검진의 가장 중요한 목적으로 많은 질병을 조기 진단하고 치료하여 생명의 연장과 질병의 치유에 기여한다.
② **보건교육**: 검진 실시 과정에서 대상자에게 질병 발생에 대한 지식과 예방의 중요성을 인식하도록 한다.
③ **질병의 자연사와 발생기전의 규명**: 검진으로 질병의 조기 상태를 파악하게 되면 그 질병의 자연사나 발생기전을 이해하는 데 도움이 된다.
④ **질병의 역학적인 연구**: 검진을 통하여 어떤 지역사회의 유병률과 질병 상태를 파악하고, 질병 발생에 관련되는 요소를 규명할 수 있으며, 질병 전체의 규모나 발생 양상을 알 수 있는 등 많은 정보를 얻을 수 있다.

(3) 집단검진의 장점 및 단점

장점	단점
• 비교적 간단한 치료 방법만으로도 치료가 가능함 • 예후가 좋음 • 의료비용이 감소함 • 음성 결과자들에게 건강하다는 확신을 제공함	• 의음성인 경우 진단의 시기 놓쳐 병기를 진전시킬 수 있음 • 의양성인 경우에 불필요한 진단 과정을 실시함 • 경계군 이상자에 대해 과다하게 치료함 • 검사 방법 자체의 위해 가능성이 있음

(4) 집단검진의 조건(WHO, Wilson & Jungner) 15 경남, 16 서울보건연구사, 20 제주의료기술

① 선별해 내려는 상태는 중요한 건강 문제이어야 한다.
② 질병의 자연사가 잘 알려져 있어야 한다.
③ 질병을 조기에 발견할 초기 단계가 있어야 한다.
④ 증상이 발생하기 전에 치료하는 것이 후기에 치료하는 것보다 효과적이어야 한다.
⑤ 적절한 검사 방법이 있어야 한다.
⑥ 검사 방법은 수용 가능해야 한다.
⑦ 검사 반복 기간이 결정되어 있어야 한다.
⑧ 선별 검사로 인한 부가적인 의료 부담을 위한 적절한 의료서비스가 준비되어 있어야 한다.
⑨ 신체적, 정신적 위험이 이득보다 작아야 한다.
⑩ 비용의 부담이 이득대비 적절해야 한다.

(5) 집단검진 효과 평가에 개입될 수 있는 편견

18 울산 · 전남의료기술, 21 경기7급, 22 울산의료기술 · 대전보건연구사

① 조기발견 바이어스(lead time bias)

㉠ 조기발견기간(lead time)란 무증상시기에 집단검진을 시행하여 질병을 조기진단하는 시점과 증상 또는 증후가 있어서 질병을 진단받게 되는 시점 사이의 기간

㉡ 실제 검진이 효과적이지 않을 경우, 질병의 자연사면에서 보면 사망하는 시점은 똑같은데 조기발견기간 만큼 검진을 받은 사람들의 생존율이 길어진 것처럼 보이는 바이어스

② 기간차이 바이어스(length bias)

㉠ 집단검진은 대부분 진행 속도가 느린 질병의 발견에 유용하고, 반면에 성장 속도가 빠르면 집단검진을 시행하여 진단을 받게 되는 확률이 적어지게 됨

㉡ 기간차이 바이어스는 집단검진에서 질병의 진행 속도가 느린 질병이 더 많이 발견됨으로 인하여, 집단검진으로 발견된 환자의 예후가 더 좋은 것처럼 나타나는 경우를 의미

③ 선택 바이어스(self-selection bias)

㉠ 집단검진 프로그램에 자발적으로 참여하는 사람들은 그렇지 아니한 사람들과 다른 집단일 수 있으며, 생존에 영향을 미치는 여러 가지 요인이 다를 수 있는 것을 말함

㉡ 일반적으로 집단검진 참여자는 보다 건강하며 일반인구보다 낮은 사망률을 가짐. 반면 위험도가 높은 사람들이 참여자가 될 가능성도 있음. 이런 경우 집단검진 프로그램의 효과에도 불구하고 사망률이 높을 수 있음

④ 과다진단 바이어스(overdiagnosis bias)

㉠ 집단검진의 열정으로 인하여 정상인데 위양성으로 판단되어 질병이 있는 군으로 잘못 분류되는 경우 집단검진이 더 유효한 것으로 결과를 오도할 수 있음

㉡ 또한 집단검진이 아니었다면 평생 질병이 있는지도 모르고 아무런 문제없이 지낼 수 있었으나 집단검진으로 인하여 질병자로 구분되는 과다진단 바이어스 등이 있음

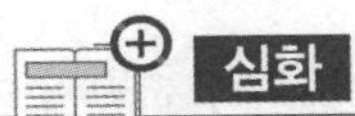

심화 질병의 역학적 변천[56)]

1. 역학적 변천(epidemiologc transition)

인구구조와 사회경제적 수준, 환경위생 수준, 생활습관, 의료제도 등 여러 환경의 변화에 따라 그 집단의 질병과 사망 양상은 크게 변화되는데 이를 역학적 변천이라 한다.

(1) **1단계**: 역질(질병)과 기근 시대(Age of pestilence and famine)

① 감염병과 기근에 시달리는 단계

② 주요 산업은 농업과 수공업으로, 식량부족과 열악한 환경위생이 중요한 보건문제

③ 결핵, 소화기계 감염병 등 여러 감염병이 주요 질병이었고, 출생률과 사망률 모두 높았음

(2) **2단계**: 범유행의 감축 시대(Age of receding pandemics)

① 환경위생 수준이 향상되어 감염병이 감소하는 단계

② 결핵과 기생충질환 등은 계속 중요한 감염병

③ 산업화 시작으로 제조업 중심으로 변화 → 산업재해 및 직업병이 중요 보건문제로 대두

④ 사망률은 낮아졌지만, 출생률은 여전히 높아 인구는 급격히 증가

56) 대한예방의학회, 예방의학과 공중보건학(제4판), 계축문화사, 2021, p.113~114.

(3) **3단계**: 퇴행성 인조질환 시대, 만성퇴행성질환 시대(Age of degenerative and man-made)

① 경제발전과 함께 영양 결핍보다 과잉이 오히려 건강문제로 부각

② 만성퇴행성 질환(암, 심장병, 뇌혈관질환, 당뇨병, 고혈압 등)이 주요 건강문제

③ 산업재해와 직업병뿐 아니라 환경오염도 중요한 문제로 대두됨

④ 사망률은 더욱 낮아졌고, 출생률도 낮아짐

(4) **4단계**: 지연된 퇴행성질환의 시대(Age of delayed degenerative diseases)

① 보건과 의료의 발전으로 고령층에서도 만성 퇴행성질환에 의한 사망률이 감소하여 평균수명이 80세 내외가 되는 시기

② 새로운 형태의 개인 생활습관 요인들이 사망에 영향(성적 취향, 사고, 타살, 과음, 흡연 등)

③ 암, 심장병, 뇌혈관질환, 당뇨병, 고혈압, 간질환 등의 만성퇴행성 질환 호발

④ 대부분의 감염병은 감소되었지만 후천성면역결핍증과 같은 일부 감염병은 증가

(5) **5단계**: 새로 출현하는 감염병의 시대(Age of emerging infectious disease)

① 새로이 출현하는 감염병과 재출현 감염병에 대한 대비와 대응이 강조됨

② 1970년대 이후 페스트, 디프테리아, 콜레라, 말라리아 등의 재출현 감염병이 다시 증가

③ 변형크로이츠펠트-야콥병, 중증급성호흡기증후군, 조류인플루엔자, A형인플루엔자(H1N1), 중동호흡기증후군, 에볼라바이러스병, 지카바이러스병, 코로나바이러스감염증-19 등 새로운 감염병이 출현하여 대유행

※ 새로운 감염병이 대유행하면서 '만성퇴행성질환 시대'에 진입한 국가에서 '새로 출현하는 감염병 시대'와 함께 공존하는 시기를 '하이브리드 시대(hybristic stage)'라고 부른다.

2. 우리나라의 역학적 변천단계 21 호남권

(1) 1940~1950년까지 '역질과 기근의 시대'가 지속하다가 이후 '범유행 감축의 시대'를 거침

(2) 1970년대에 '퇴행성 인조 질환 시대'로 들어섬(3단계)

(3) 1990년대 중반부터 '지연된 퇴행성 질환 시대'에 진입(4단계)

(4) 현재 '새로 출현하는 감염병 시대'가 공존하는 '하이브리드 시대'에 있다고 할 수 있다.

(5) 서구사회의 국가들은 범유행의 감축 시대가 지나가는데 100~200여 년이 소요되어 '고전형 국가'에 해당하는데 한국은 이 경과 기간이 30~40년으로 변천이 빠르게 진행된 '가속형 국가'에 속한다.

OX QUIZ

Check

01 만성 질환은 연령이 증가할수록 유병률이 증가하는 경향을 보인다. O X

02 우리나라의 3대 사망원인은 암, 심장질환, 폐렴으로 전체 사인의 50%를 넘게 차지한다. O X

03 모든 암의 약 80~90%는 생활습관 및 환경적 요인에 의해 발생한다. O X

04 속발성 고혈압은 원인이 불명확한 것으로, 고혈압의 85~90%를 차지한다. O X

05 심혈관 질환의 주요 위험 요인은 고혈압, 흡연, 고콜레스테롤혈증 등이며 역학연구를 통해 확인한 결과 심장질환의 가장 큰 위험요인은 고혈압이다. O X

06 만성 질환의 예방활동에서 임신당뇨 병력이 있는 여성들에 대한 교육 프로그램은 2차 예방 활동에 해당된다. O X

OX Answer

01 O **02** X [50%를 넘게 차지한다. → 43.1%로 50%를 넘지 않는다.] **03** O

04 X [속발성 고혈압 → 본태성 고혈압] **05** X [흡연이 가장 큰 위험 요인이다.] **06** O

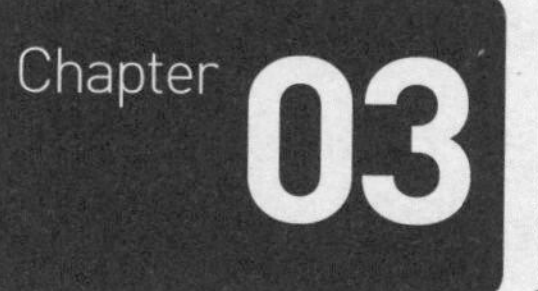

기생충 질환

제1절 기생충

학습 길라잡이

- 기생충 감염 경로
- 기생충 질환의 특성

일시적으로 혹은 지속적으로 생체에 기생하며 그 숙주 생체에서 영양을 섭취하여 생활하는 기생체이다.

1 기생충의 분류

17 서울, 18 경기, 19 경남 · 충북보건연구사, 20 경북보건연구사, 21 제주의료기술, 22 대구보건연구사

(1) 원충류

① 근족충류: 이질아메바, 대장아메바, 소형아메바
② 편모충류: 람불편모충, 메닐편모충, 질트리코모나스, 리슈마니아
③ 섬모충류: 대장섬모충
④ 포자충류: 말라리아원충, 톡소플라스마곤디

(2) 윤충류

① 선충류: 회충, 요충, 구충(십이지장충), 편충, 동양모양선충, 말레이사상충, 로아사상충, 아니사키스 등
② 조충류: 무구조충, 유구조충, 왜소조충, 광절열두조충 등
③ 흡충류: 간흡충, 폐흡충, 요코가와흡충, 주혈흡충 등

2 기생충의 감염 경로

16 경기 · 대전 · 인천, 17 서울 · 부산 · 전남 · 충남, 18 충남의료기술 · 호남권 · 강원, 19 경기 · 충북 · 제주 · 부산 · 서울고졸 · 경북의료기술, 20 광주 · 대전 · 인천의료기술 · 세종보건연구사, 21 경기의료기술 · 전북의료기술 · 복지부 · 충북 · 전남보건연구사, 22 서울 · 인천보건연구사

감염 경로	기생충 종류	제1중간숙주	제2중간숙주
채소류를 통한 감염	회충 십이지장충(구충) 동양모양선충 요충 편충		
육류를 통한 감염	무구조충(민촌충)	소	
	유구조충 (갈고리촌충)	돼지	
	선모충	돼지	
	톡소포자충	고양이, 쥐 등	돼지
어패류 및 게를 통한 감염	간흡충	왜우렁이	담수어(잉어, 붕어, 참붕어, 모래무지, 피라미)
	폐흡충	다슬기	민물 게, 가재
	광절열두조충	물벼룩	담수어(연어, 송어, 농어 등)
	요코가와흡충	다슬기	담수어(은어, 황어, 숭어)
	유극악구충	물벼룩	담수어 (가물치, 메기, 뱀장어 등)
	아니사키스	갑각류	바다생선 (오징어, 대구, 청어, 고등어, 조기, 명태, 꽁치 등)

3 기생충의 인체 서식장소 17 대구

① **회충**: 소장
② **구충**(십이지장충): 공장
③ **요충**: 맹장
④ **편충**: 맹장, 대장 상부
⑤ **아니사키스**: 위장 벽
⑥ **말레이사상충**: 임파선
⑦ **유구조충**(갈고리촌충): 소장 상부
⑧ **무구조충**(민촌충): 소장
⑨ **광절열두조충**(긴촌충): 소장 상부
⑩ **간흡충**(간디스토마): 담관
⑪ **폐흡충**(폐디스토마): 폐
⑫ **요코가와흡충**: 공장 상부

4 기생충 질환 진단 방법

① 분변: 회충, 구충, 유구조충, 간흡충
② 객담: 폐흡충
③ 스카치테이프법: 요충
④ 혈액: 사상충증
⑤ 소변: 주혈흡충, 질트리코모나스

5 기생충 질환 예방 대책

① 분변을 완전 처리하여 분변오염을 막는다.
② 정기적 구충검사를 실시한다.
③ 감염원을 조기발견, 조기 치료한다.
④ 수육, 어육은 충분히 가열·조리한 것을 섭취한다.
⑤ 야채류는 흐르는 물에 5회 이상 충분히 씻어 먹는다.
⑥ 조리 기구(도마, 칼 등)는 열탕 처리하여 위생적으로 관리·유지한다.
⑦ 손씻기 등 개인위생을 철저히 한다.

제2절 기생충 질환 20 충북보건연구사

1 선충류

(1) 회충(Ascariasis) 20 울산보건연구사

① **특징**: 전 세계적으로 분포되어 있다. 특히, 온난 습윤하거나 환경위생이 불량한 지역에서 감염률이 높으며, 우리나라에서는 예전에 높은 양성률을 보였던 기생충이다.
② **병원체**: *Ascaris Lumbricoides*
③ **병원소**: 사람, 돼지, 개, 고양이
④ **전파**: 분변으로 탈출 후 회충 수정란에 오염된 야채, 불결한 손, 파리의 매개에 의한 음식물 오염 등으로 경구 침입
⑤ **회충의 생활사**: 충란(감염형) → 입 → 소장(유충) → 소장벽 → 장간막 소정맥 또는 장간막 임파선 → 우심 → 폐동맥 → 폐 → 기관지 → 식도 → 소장(성충)

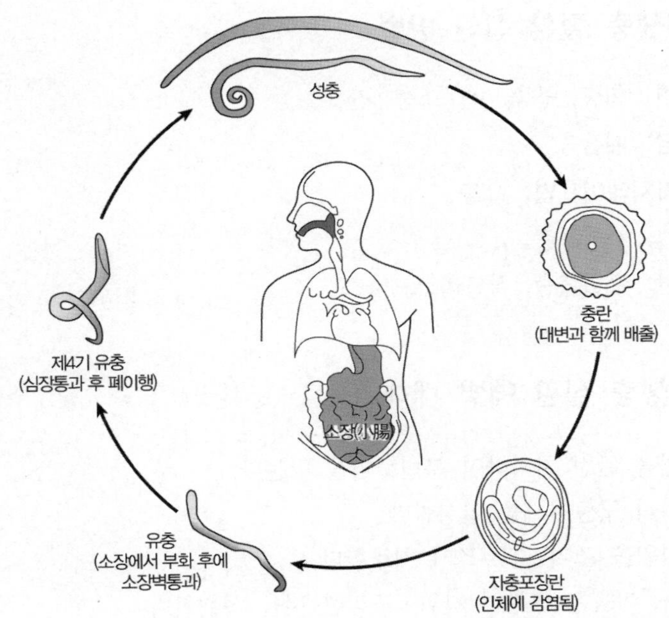

그림 3-13 회충의 생활사

⑤ **증상**: 영양 손실, 식욕 감퇴, 식욕이상, 이미증, 체중 감소, 불면 또는 두통, 현기증, 오심, 구토, 천식, 정신불안, 피부소양감, 전신경련 등

⑥ **예방**

㉠ 분변의 철저한 위생 관리와 파리 구제 등 환경 개선

㉡ 청정채소의 장려(채소 세정)

㉢ 집단구충에 의한 감염 방지

㉣ 위생적인 식생활, 채소를 70℃에서 10초 이상 데침, 채소를 5회 이상 세정

㉤ 보건교육

(2) 편충(Whip Worm, Trichuris)

① **특징**: 우리나라에서 감염률이 높은 기생충인데, 그 기생수가 10마리 미만으로 증상이 거의 나타나지 않기 때문에 등한시되고 있다.

② **병원체**: *Trichuris trichiura*, Whipworm

③ **전파**: 수정된 충란이 외계로 배출되면 흙 속에서 약 2주 경과하고 충란 내에 자충을 형성한다. 이 자충포장란이 인체에 섭취되면 소장에서 부화되고 점차 대장의 맹장, 결장 등으로 내려와서 성숙·정착한다.

④ **증상**: 무증상감염이 많다. 다수의 충체가 감염되면 복통, 구토, 복부팽창, 미열, 두통의 증세를 일으킨다, 감염이 만성화되면 빈혈, 혈변, 복통, 체중 감소의 원인이 되기도 한다.

⑤ **예방**: 회충과 비슷하다.

(3) 구충(십이지장충, Hook Worm Disease) 20 울산보건연구사

① **특징**: 구충은 입부위에 치아와 같은 흡착기를 갖고 있어 숙주의 장 점막에 붙어 흡혈을 하는 특징이 있다. 인체에 감염되는 구충은 십이지장충과 아메리칸 구충이 있다.

② **병원체**: 십이지장충(*Ancylostoma duodenalae*), 아메리카 구충(*Necator americanus*)

③ **전파**: 감염형인 제3기 유충(사상유충)이 되어 수주일 동안 토양이나 풀 또는 야채류에서 자유생활을 영위하다가 인체에 경피적, 경구적으로 침입한다.

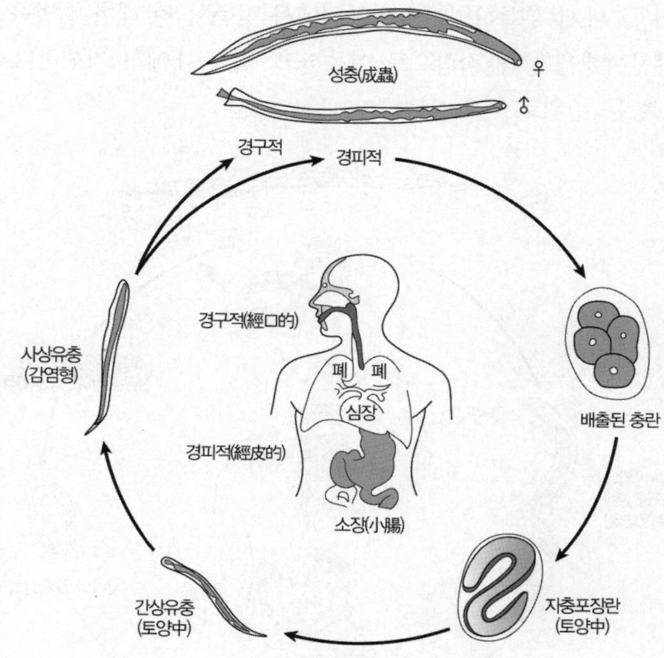

그림 3-14 구충의 생활사

③ **증상**: 유충이 피부를 통하여 인체에 침입하게 되며 그 부위에 소양감, 작열감을 일으킨다. 침입 초기 기침, 오심, 구토가 있고, 성충이 되면 빈혈증, 소화 장애가 나타난다.

④ **예방**: 회충과 비슷하며 피부를 통해 침입하므로 인분을 사용한 밭에서 작업 시 피부를 보호해야 한다.

(4) 요충(Enterobiasis, Pin Worm) 20 인천의료기술 · 울산보건연구사, 21 전남경력경쟁, 24 전북의료기술

① **특징**: 요충은 맹장, 상행결장 하부에 기생하는 기생충으로, 열대 지방보다는 온대나 한대 지방, 농촌보다 도시 등 인구밀집 지역에 많이 분포한다. 요충은 집단 생활을 하는 사람들 사이에서 집단으로 감염되기 쉬운데, 그 이유는 요충의 충란이 건조한 실내에서도 장기간 생존이 가능하기 때문이다.

② **병원체**: *Enterobius vermicularis*

③ **전파**: 성숙충란이 불결한 손이나 음식물을 통해서 경구적으로 침입하며 소장 상부에서 부화하며, 맹장 부위에서 성충이 될 때까지 발육한다. 성충은 야간이행을 통해 직장으로 이동하고, 직장 내에서 기생하다가 45일 전후면 항문 주위로 나와 산란한다.

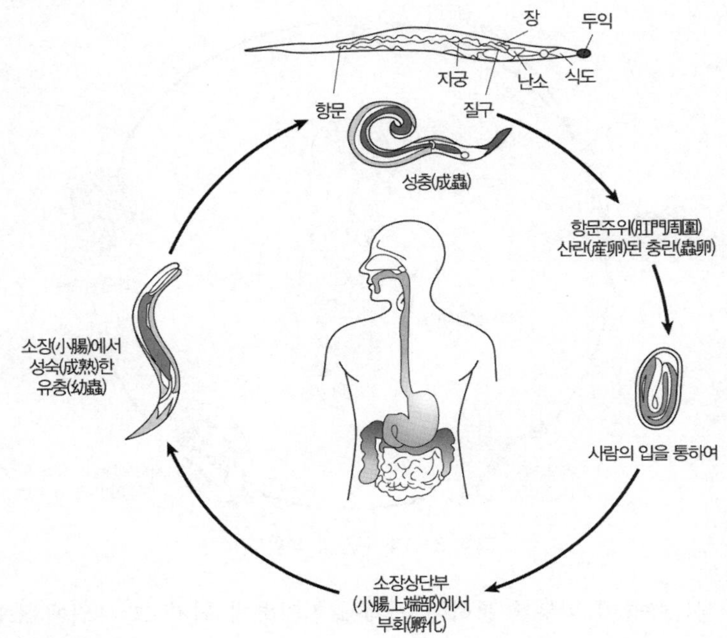

그림 3-15 요충의 생활사

④ **증상**: 항문 주변에 소양증이 있어 긁게 되면 습진이 생기고, 세균에 의한 2차 감염으로 염증을 일으킬 수 있다. 체중 감소, 경련, 수면장애, 야뇨증, 주의력 산만 등의 증상이 나타난다.

⑤ **예방**: 회충과 비슷하고, 집단적 구충이 필요하다. 내의와 손 및 침실 청결과 함께 자가 감염이나 가족 감염 예방을 위한 조치가 필요하다.

(5) 아니사키스(Anisakis)

① 특징: 고래, 돌고래 등 해산포유류의 위에 기생

② 병원체: 고래회충(*Anisakis simplex*)의 유충(*anisakis type* Ⅰ), 향유고래회충(*anisakis physeteris*)(*Anisakis type* Ⅱ), 물개회충(*Pseudoterranova decipiens*)(*Anisakis type* Ⅲ)

③ 전파: 해산포유류 분변으로 충란 배출 → 바다갑각류(크릴새우 등, 제1중간숙주) → 바닷물고기(고등어, 오징어, 전갱이 등, 제2중간숙주) → 해산어류 생식으로 경구감염 → 위장벽에 유충 기생

④ 증상: 위장벽에 종양을 형성하여 복통, 메스꺼움, 구토 등을 일으키고 위궤양, 위암 등

⑤ 예방: 바닷물고기 생식 금지

(6) 동양모양선충

① 우리나라를 비롯한 동양 각지에 분포한다. 분변에 섞여나온 충란이 땅 위에서 부화된 감염성 유충으로 오염된 채소나 손을 통해 주로 경구감염 되며, 피부를 뚫는 힘이 미약하여 경피감염은 잘 일어나지 않는다.

② 병원체: *Trichostrongylus orientalis*

③ 전파: 충란 분변으로 배출 → 부화(유충) → 탈피 → 감염유충 → 인체 침입(경구감염) → 식도 → 소장 → 성충

④ 증상: 장 점막 염증, 장염 등의 소화기계 증상, 빈혈

⑤ 예방

㉠ 십이지장충과 같음

㉡ 인분을 위생적으로 관리하기, 채소 깨끗이 씻기

(7) 말레이사상충

① 특징: 인도, 중국, 일본, 한국, 인도네시아, 필리핀, 말레이시아 등 아시아 지역 특정 지역에 국한하며, 우리나라 제주도가 높은 감염률을 보였으나 현재 감염은 드물다.

② 전파: 토고숲모기를 매개체로 전파된다.

③ 증상

㉠ 생식기관이나 사지에 기생하여 림프선이나 림프관에 부종, 세포의 침윤 등을 일으킴

㉡ 염증의 반복으로 인해 상피증, 림프관염, 유미성음낭수종 등이 발생함

④ 예방: 환경위생 관리 및 모기에 물리지 않도록 하고, 모기 서식처를 제거하여 구제

2 조충류

(1) 유구조충(갈고리촌충, Pork Tapeworm) 20 경기의료기술, 21 경기보건연구사

① **특징**: 전 세계적으로 분포되어 있고, 특히 돼지고기를 생식하는 지역 주민에게 많이 있다. 성충 감염보다는 충란 섭취로 뇌, 안구, 근육, 장벽, 심장, 폐 등에 낭충 감염이 많다.

② **전파**: 충란에 오염된 풀을 중간숙주인 돼지가 먹으면 소장에서 부화한 유충들이 장벽의 혈류를 따라 피하, 근육 등에 이르러 약 2개월 후 유구낭충이 된다. 돼지고기를 생식할 때 소장에서 낭충은 약 2개월 내에 성충이 되며 인체 내에서 산란하면 충란은 장 내에서 부화하여 장벽을 뚫고 혈류를 따라 각 장기로 이동하기도 한다. 이것을 자가 감염이라고 한다.

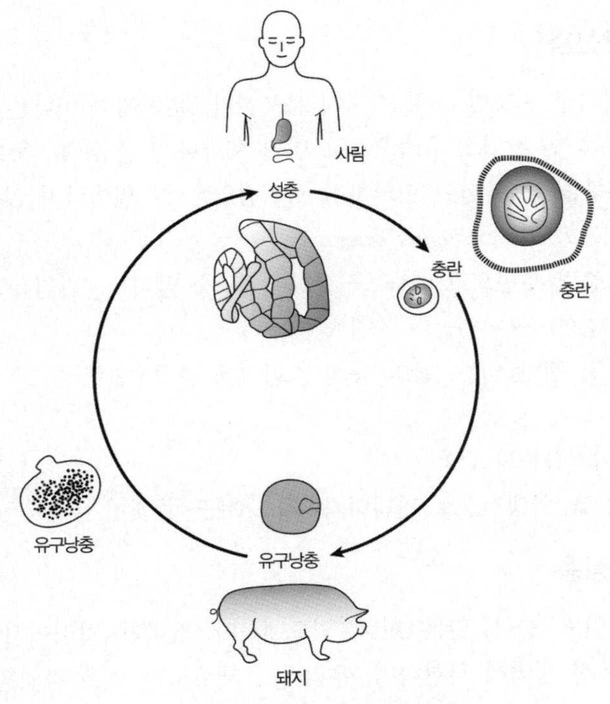

그림 3-16 유구조충의 생활사

③ 증상

㉠ 성충이 소장 상부에서 기생하여 두통, 불쾌감, 격심한 복통, 설사, 구토, 식욕 감퇴, 공복통 등 소화기 증상

㉡ 인체의 근육, 피하조직, 뇌, 심근, 신장 등에 낭충이 기생하여 인체 낭충증을 일으킴

④ 예방

㉠ 돼지고기 생식 금지

㉡ 인분의 위생적 처리 및 인분의 돼지사료 사용 금지

㉢ 감염자 구충

(2) 무구조충(민촌충, Beef Tapeworm) 21 경기보건연구사

① 특징: 일반적으로 쇠고기를 먹는 나라에서 발견된다.

② 전파: 분변과 함께 배출된 충란이 풀이나 사료에 오염되어 중간숙주인 소가 먹으면 소의 장에서 부화되어 육구유충이 된다. 유충이 탈출하여 장벽을 뚫고 혈류 외 림프를 통하여 골격근 내로 이행되며 2개월이면 무구낭충이 된다. 감염된 쇠고기를 생식하면 소장 상부에서 탈낭, 약 2개월 내에 성충이 된다.

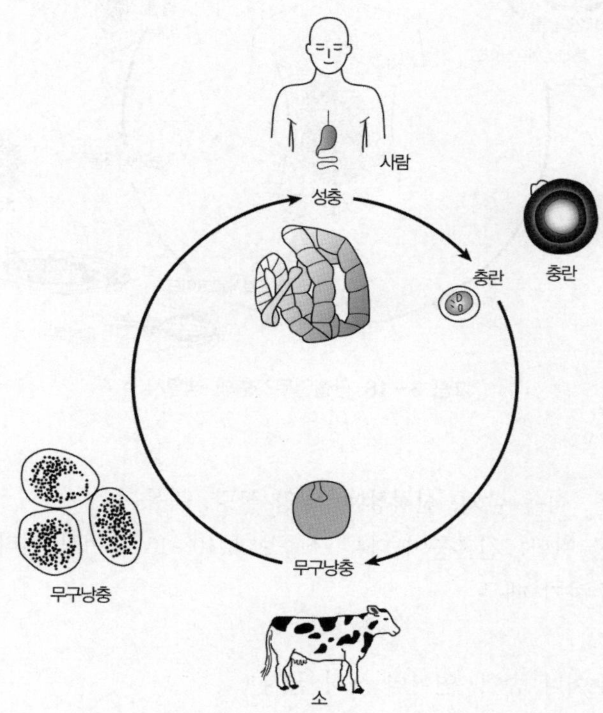

그림 3-17 무구조충의 생활사

③ 증상: 불쾌감, 상복부 통증, 식욕 부진, 소화불량 등

④ 예방: 소고기 생식 금지

(3) 광절열두조충(긴촌충, Fish Tapeworm) 22 전북의료기술

① 특징: 담수어를 식용하는 지방에서 많이 발견되며 우리나라에서는 최근 희귀하게 발견된다.

② 전파: 충란 → 수중(Coracidium) → 물벼룩(제1중간숙주) → 송어, 연어 등(제2중간숙주) → 감염된 민물고기 생식 시 인체 감염 → 소장에서 성충으로 성숙하여 산란

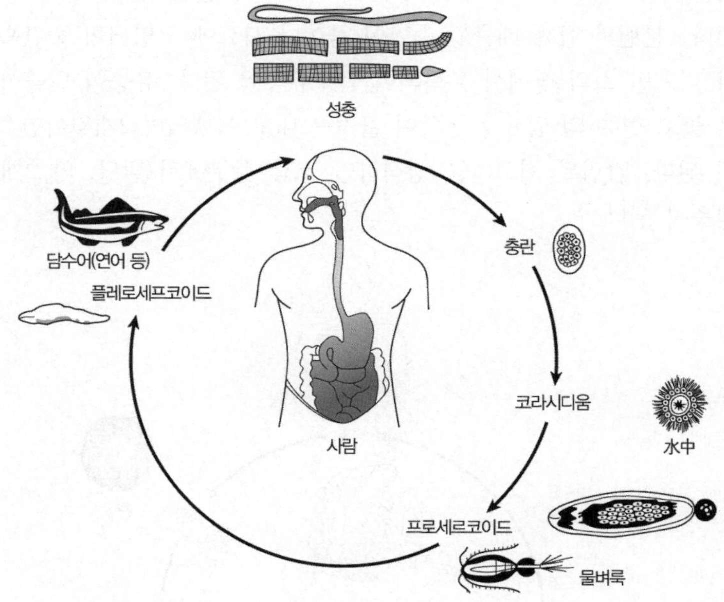

그림 3-18 광절열두조충의 생활사

③ 증상

㉠ 빈혈, 식욕 감퇴, 신경장애, 영양 불량, 복통 등

㉡ 악성 빈혈: 긴촌충이 다른 조충보다 10~15배 이상 비타민B_{12}를 많이 흡수하기 때문

④ 예방

㉠ 담수어나 송어, 연어의 생식 금지

㉡ 감염자 구충

3 흡충류(Trematada)

(1) 간흡충(간디스토마, Clonorchiasis)

15 서울보건연구사, 20 경북 · 호남권 · 울산보건연구사, 21 경기보건연구사

① 특징

㉠ 한국을 비롯한 동남아시아 지역에만 분포

㉡ 민물고기를 생식하는 지역 주민에게 많이 유행함

㉢ 낙동강, 영산강, 섬진강 등의 강 유역 주민이 많이 감염됨

② 전파: 성충은 사람, 개, 고양이 등의 담도 내에 기생하면서 분변으로 충란 배출 → 왜우렁이(제1중간숙주) → 유미유충 → 민물고기(잉어, 참붕어, 피라미 등, 제2중간숙주) → 감염된 민물고기 생식, 조리 과정 중 조리 기구를 통한 경구감염 발생 → 소장에서 탈낭 → 담관(성충)

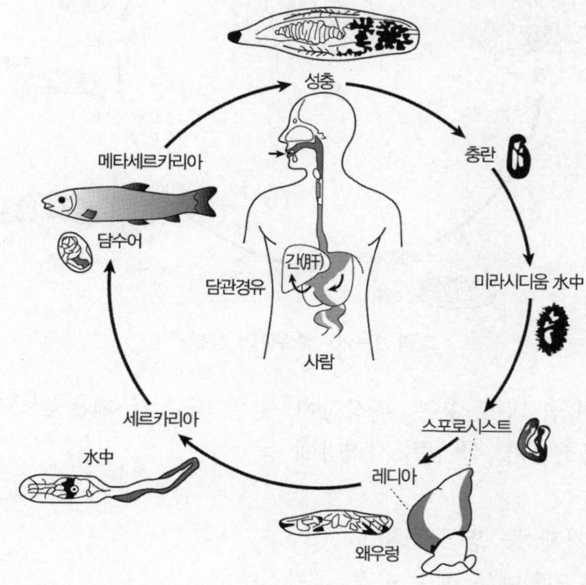

그림 3-19 간흡충의 생활사

③ 증상: 간비대, 복수, 비장비대, 부종, 빈혈, 소화장애, 황달, 야맹증 등

④ 예방

㉠ 민물고기 생식 금지

㉡ 조리 기구 청결

㉢ 만연 지역의 위생적인 분변 처리

(2) 폐흡충(폐디스토마, Paragonimiasis)

20 경북의료기술 · 대구보건연구사, 21경기보건연구사, 22 부산의료기술

① **특징**: 우리나라의 산간 지역에 많이 분포

② **전파**: 객담이나 대변으로 충란 배출 → 다슬기(제1중간숙주) → 갑각류(가재, 게 등, 제2중간숙주) → 가재, 게 등 생식 시 감염 → 소장에서 탈낭 → 복강을 거쳐 횡격막을 뚫고 폐에 침입

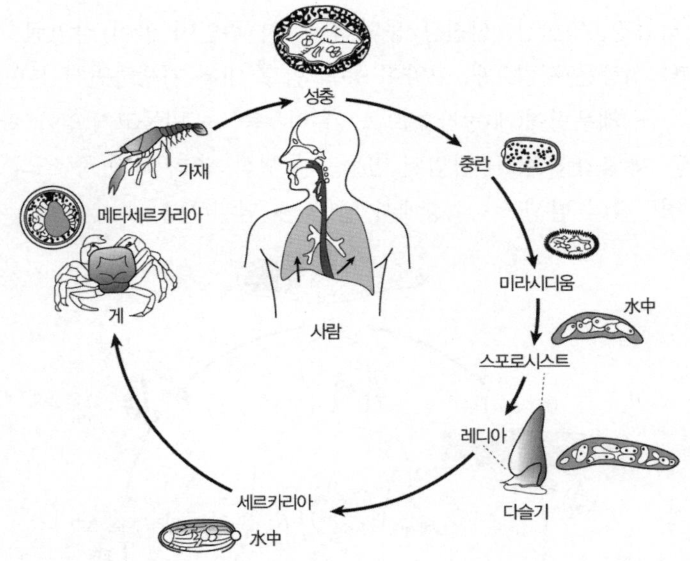

그림 3-20 폐흡충의 생활사

③ **증상**: 기침, 객혈, 흉통, 위장장애, 일부 뇌로 간 폐흡충으로 인한 반신불수증, 국소마비, 실어증, 시력장애 등

④ **예방**

㉠ 게, 가재 등 생식 금지

㉡ 유행 지역에는 생수 음용 금지

㉢ 환자의 객담 처리(매장하거나 태움)

(3) 요코가와흡충 23 대전의료기술

① **특징**: 우리나라는 보성강, 섬진강 유역 등 은어를 생식하는 지역에서 감염

② **병원소**: 개, 고양이, 돼지 같은 육식동물과 펠리칸 같은 어식조류의 소장 점막에 기생

③ **전파**: 충란이 분변과 함께 배출 → 다슬기(제1중간숙주) → 민물고기(은어, 잉어, 붕어, 황어, 숭어 등, 제2중간숙주) → 경구감염 → 탈낭 → 성충(공장 상부)

⑤ **증상**: 다수 감염될 때에 임상증상이 나타난다. 장염, 복부불안 등을 일으키고, 심한 경우 출혈성 설사나 복통 등이 있으며 호산구가 증가한다.

⑥ **예방**: 은어, 황어 등 민물고기 생식금지. 조리할 때 손을 통한 감염 방지

(4) 주혈흡충 23 대구보건연구사

① **특징**: 세계보건기구가 정한 6대 열대병의 하나로 전 세계적으로 2억 명의 감염자가 있어 말라리아 다음으로 중요한 질병이다. 인체 기생 주혈흡충은 지금까지 일본주혈흡충, 만손주혈흡충, 방광주혈흡충, 메콩주혈흡충, 말레이주혈흡충, 인터칼라툼주혈흡충 등 6종이 있다.

② **병원체**: 다른 흡충류와 달리 자웅이체로서 암컷과 수컷이 따로 있으나 대개 암수가 쌍을 이루어 기생한다.

③ **보유숙주**: 일본주혈흡충은 개, 고양이, 말, 돼지, 소, 물소, 사슴, 쥐 등이 보유숙주이며, 만손주혈흡충은 Baboon 원숭이가 아프리카에서 가장 중요한 보유숙주이며, 개, 쥐, 생쥐, 두더지 등도 보유숙주가 된다.

④ **전파**: 감염자의 대변 또는 소변으로 주혈흡충 알을 배설된다. 물에서 알은 미성숙 유충을 배출하고, 이는 특정 유형의 수생 달팽이에 침투하여 증식하고 세르카리아(수영 가능)라는 형태로 성숙된다. 세르카리아는 물에서 자유롭게 수영하도록 배출된다.

⑤ **증상**: 발열, 메스꺼움, 두드러기, 호산구증가증, 복부 불쾌감, 설사, 체중감소, 점액성 혈변, 기침, 간·비종대 등

⑥ **예방**: 보유숙주 박멸·치료, 중간숙주인 패류 서식처 없애거나 감염자의 대소변으로 오염되지 않도록 하는 것. 유행지 물속에 들어가지 않기

Tip

주혈흡충이 사람들의 피부에 닿으면 피부를 파고 들어 혈류를 통해 간으로 이동하고, 여기에서 성체 흡충으로 성장한다. 성체 흡충은 흡충의 최종 목적지인 방광 또는 장 내의 소혈관으로 이동하여 평균 3~10년 동안 살 수 있다. 성체 흡충은 장 또는 방광 벽에 많은 양의 알을 낳는다. 알들은 궤양, 출혈 및 반흔 조직 형성을 초래할 수 있는 국소 조직 손상 및 염증을 일으키는 원인이 된다.

4 원충류

(1) 이질아메바

① **특징**: 열대, 아열대 지역에 분포

② **전파**

㉠ 영양형과 포낭형이 있는데, 영양형은 감염 시 위액에 의하여 파괴되며 외부 저항력이 약함

㉡ 포낭형 분변으로 배출 → 음식물, 물 오염으로 경구 침입 → 회장 하부에서 탈낭 → 대장 점막에서 분열 증식

③ **증상**

㉠ 급성이질, 만성이질, 간, 폐 등의 합병증

㉡ 급성이질은 점혈변, 복통 동반

㉢ 이소적 기생되는 경우 간, 폐, 뇌 등에 심한 병변을 보일 수 있음

④ **예방**: 음료수를 끓이거나 분변을 위생적으로 처치, 음식물 취급자 관리 및 환자 조치, 개인위생 관리, 매개 곤충 매개 방지(파리, 바퀴)

(2) 질트리코모나스

① 특징: 원충 중 편모충류에 속하며 제4의 성병으로 불린다. 전 세계적으로 분포하며 우리나라에서도 많이 보고되고 있다. 여성의 질, 남자의 요도에서 기생하며 남자는 무증상이거나 증상이 가벼우며 전파자로서의 역할만 한다. 여성의 경우 질의 발적, 질벽의 점상 출혈 등이 나타난다.

② 전파

㉠ 여자의 질과 남자의 전립선, 요도, 방광에 기생

㉡ 주로 성 행위에 의해 감염되며 욕조나 변기를 통해 감염

③ 증상

㉠ 단독 감염보다 세균, 진균 등과 동시에 감염

㉡ 대하증, 빈뇨, 악취, 소양감, 질 점막의 발적 등

④ 예방: 불결한 성 행위 금지

(3) 톡소포자충증(Toxoplasmosis)[57)]

① 특징: 톡소플라즈마 곤디(Toxoplasma Gondii)라는 포자충류 기생충에 의해 감염된 인수공통 원충성 감염병

② 병원소: 사람을 포함한 온혈동물

③ 전파: 주로 감염동물(특히 고양이)이 배설한 충란에 직접 접촉하여 경구감염되거나 오염된 덜 익은 고기, 물, 채소 등을 섭취하여 감염된다.

④ 잠복기: 2주~수년

⑤ 증상

㉠ 안과질환: 포도막염, 맥락망막염 등

㉡ 급성의 경우 발열, 두통, 근육통 및 림프절염 등

㉢ 임신 초기 감염 시 유산, 사산 및 기형아 출산 등

⑥ 예방 및 관리

㉠ 육류는 잘 익히고 채소는 흐르는 물에 깨끗이 씻어서 섭취하고 조리기구도 철저하게 소독 후 사용할 것

㉡ 고양이를 기를 때 고양이 분변을 신속하게 처리하며, 직접 접촉을 피할 것

57) 질병관리청, 2019년도 기생충감염병 관리지침, p.145.

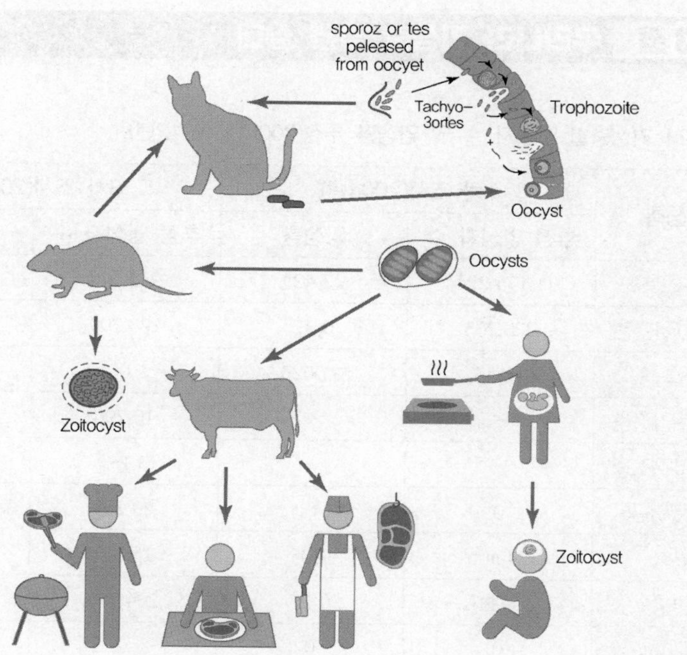

그림 3-21 톡소플라즈마 감염 경로

3
질병 관리

제3절 우리나라 기생충 감염 실태

표 3-24 기생충별 양성자 수 및 양성률 추정(2004년, 2012년)

기생충	7차 조사(2004년)		8차 조사(2012년)	
	추정 양성자 수	양성률	추정 양성자 수	양성률
간흡충	1,174,224	2.42	932,540	1.86
요코가와흡충	228,253	0.47	128,799	0.26
폐흡충	1,135	0.0023	0	0
참굴큰입흡충	–	–	10,790	0.02
광절열두조충	–	–	3,133	0.01
유무구조충	0	0	20,255	0.04
회충	24,406	0.05	15,757	0.03
편충	129,061	0.27	204,908	0.41
구충	0	0	0	0
동양모양선충	0	0	0	0
요충	290,310	0.60	–*	–
합계	1,783,550	3.67	1,298,219	2.60

*8차 조사의 요충 결과는 검사 대상자 수 및 검사법의 차이로 비교할 수 없음

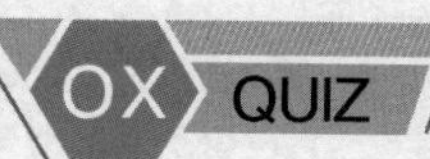

Check

01 구충은 유충이 토양이나 풀 또는 야채류에서 자유생활을 영위하다가 인체에 경피적 · 경구적으로 침입한다. O X

02 회충은 불결한 손이나 음식물을 통해서 경구적으로 침입하며, 집단 감염이 특징이다. O X

03 유구조충은 전 세계적으로 분포되어 있고, 특히 돼지고기를 생식하는 지역 주민에게 많이 감염된다. O X

04 간흡충은 한국을 비롯한 동남아시아 지역에만 분포한다. O X

05 톡소플라즈마는 고양이 대변을 통해 배출되어 오염된 손 및 음식을 통해 사람에 감염되며, 고양이는 임상증상이 발현되지 않지만 사람과 돼지, 양, 사슴 등의 동물은 임상증상이 발현된다. O X

OX Answer

01 O **02** X [회충 → 요충] **03** O **04** O

05 X [동물들은 대부분 임상증상이 발현되지 않는다.]

3 질병 관리

Part 3

합|격|예|감 **기출문제**

01

매개물에 의한 기생충 분류와 그 예시를 잘못 짝지은 것은? 서울, 2022

① 토양매개성 기생충 – 회충, 편충, 십이지장충
② 어패류매개성 기생충 – 간흡충, 폐흡충, 요꼬가와흡충
③ 모기매개성 기생충 – 말라리아원충
④ 물·채소매개성 기생충 – 유구조충, 선모충

02

법정감염병 중 제3급 감염병으로 분류되어 있는 브루셀라증에 대한 설명으로 가장 옳지 않은 것은? 서울, 2022

① 주요 병원소는 소, 돼지, 개, 염소 등 가축이다.
② '파상열'이라고도 하며, 인수공통감염병이다.
③ 야외에서 풀밭에 눕는 일을 삼가고 2~3년마다 백신접종을 하는 것이 좋다.
④ 감염경로는 주로 오염된 음식이며, 브루셀라균으로 오염된 먼지에 의해서도 감염이 가능하다.

03

「감염병의 예방 및 관리에 관한 법률」상 감염병의 신고규정에 대한 설명으로 가장 옳지 않은 것은? 서울, 2022

① 제2급 감염병 및 제3급 감염병의 경우에는 24시간 이내에 신고하여야 한다.
② 감염병 발생 보고를 받은 의료기관의 장은 보건복지부장관 또는 관할 보건소장에게 신고하여야 한다.
③ 감염병 발생 보고를 받은 소속 부대장은 관할 보건소장에게 신고하여야 한다.
④ 의료기관에 소속되지 아니한 의사는 감염병 발생 사실을 관할 보건소장에게 신고하여야 한다.

04

〈보기〉의 내용에 해당하는 감염병은? 경기 의료기술, 2022

〈보기〉
• 털진드기 유충에 의해 매개한다.
• 인수공통감염병이다.
• 진단 시 24시간 이내 신고하여야 한다.

① 발진티푸스
② 세균성이질
③ 쯔쯔가무시
④ 신증후군출혈열

05

다음 중 「감염병의 예방 및 관리에 관한 법률」에 따라 질병관리청장이 고시하는 인수공통감염병에 해당하지 않는 것은? 경기 의료기술, 2022

① 장출혈성대장균감염증
② 크로이츠펠트 야콥병
③ 중증급성호흡기증후군(SARS)
④ 동물인플루엔자인체감염증

06

후천면역 중 인공수동면역에 해당하는 것은? 경기 의료기술, 2022

① 항독소 ② 생균백신
③ 순화독소 ④ 사균백신

07

감염이 되었으나 증상이 거의 없어서 자신과 타인이 환자임을 인식하지 못하기 때문에 다른 사람에게 질병을 전파시킬 가능성이 높으며 면역학적 검사를 통해 감염여부를 확인이 가능한 감염을 의미하는 것은? 경북 의료기술, 2022

① 불현성 감염
② 현성 감염
③ 잠재 감염
④ 잠복기 보균자

08

5개월 된 영아가 현재까지 접종하지 않은 예방접종은? 경북 의료기술, 2022

① 결핵
② B형간염
③ 디프테리아, 파상풍, 백일해
④ 홍역, 유행성이하선염, 풍진

09

들쥐에 기생하는 털진드기를 통해 감염되며, 잠복기가 10일정도인 감염병은? 경북 의료기술, 2022

① 페스트 ② 말라리아
③ 쯔쯔가무시증 ④ 유행성출혈열

10

광절열두조충에 대한 설명으로 옳지 않은 것은? 전북 의료기술, 2022

① 제1 중간숙주는 물벼룩이다.
② 경구감염이 특징이다.
③ 담수어를 통해 감염된다.
④ 선충류에 속하며 긴촌충이다.

11

「감염병의 예방 및 관리에 관한 법률」상 제1급 법정감염병에 해당하는 것은? 보건직, 2022

① 인플루엔자
② 유행성이하선염
③ 신종감염병증후군
④ 비브리오패혈증

12

감염병의 간접전파 매개체로 옳지 않은 것은?

보건직, 2022

① 개달물　② 식품
③ 비말　④ 공기

13

리케차에 의한 인수공통감염병으로 옳은 것은?

보건직, 2022

① 탄저　② 렙토스피라증
③ 큐열　④ 브루셀라증

14

「감염병의 예방 및 관리에 관한 법률」상 명시된 필수 예방접종 대상 감염병으로만 짝지어지지 않은 것은?

보건직, 2022

① 일본뇌염, 폐렴구균, 성홍열
② 인플루엔자, A형간염, 백일해
③ 홍역, 풍진, 결핵
④ 디프테리아, 폴리오, 파상풍

15

바이러스가 원인인 감염병이 아닌 것은?

경기 의료기술, 2023

① 소아마비　② 일본뇌염
③ AIDS　④ 결핵

16

병원체와 숙주의 상호작용 지표에 대한 설명이다. 〈보기〉에 해당하는 지표는 무엇인가?

경기 의료기술, 2023

〈보기〉
- 감염자 중 발병자의 비율로 계산한다.
- 질병을 일으키는 미생물의 잠재력은 체세포에 침입하고 파괴하는 능력, 독소를 생산하는 능력, 면역반응을 일으키는 능력에 따라 달라진다.

① 감염력　② 병원력
③ 독력　④ 면역력

17

다음 중 집단면역에 대한 설명으로 옳은 것은?

경기 의료기술, 2023

① 인공수동면역을 통해 집단면역을 획득할 수 있다.
② 지역의 전체인구 중 감수성자의 수로 계산한다.
③ 집단면역이 형성되면 일정기간동안 해당 질병의 유행이 일어나지 않는다.
④ 한 지역에 전염병이 창궐하면 그 지역의 집단면역이 낮아진다.

18

「감염병의 예방 및 관리에 관한 법률」에 따른 법정감염병을 1급, 2급, 3급 순으로 바르게 나열한 것은?

경북 의료기술, 2023

① 디프테리아 – 라임병 – 장티푸스
② 야토병 – 장티푸스 – 일본뇌염
③ 폐렴구균 – 세균성이질 – A형간염
④ 렙토스피라증 – 콜레라 – 인플루엔자

19

필수예방접종인 DTaP에 해당하지 않는 감염병은?

전북 경력경쟁, 2023

① 홍역 ② 디프테리아
③ 파상풍 ④ 백일해

20

다음에 해당하는 감염병의 위기경보 단계는?

보건직, 2023

- 국내 유입된 해외 신종감염병의 제한적 전파
- 국내 원인불명 · 재출현 감염병의 지역사회 전파

① 관심 ② 주의
③ 경계 ④ 심각

21

태반이나 모유 수유를 통하여 모체로부터 항체를 받아 얻어지는 면역은?

보건직, 2023

① 자연능동면역 ② 인공능동면역
③ 자연수동면역 ④ 인공수동면역

22

감염병의 역학적 특성 중 감수성과 면역에 대한 설명으로 옳은 것은?

경기 보건연구사, 2023

㉠ 홍역, 성홍열, 디프테리아 순으로 감수성지수가 낮아진다.
㉡ 수두와 콜레라는 한번 질병에 이환되면 다시는 그 질병에 걸리지 않는다.
㉢ 일본뇌염과 폴리오는 사균백신으로 예방접종한다.
㉣ 회복기 혈청, 면역글로불린은 능동면역에 해당한다.

① ㉠, ㉢ ② ㉡, ㉣
③ ㉠, ㉡, ㉢ ④ ㉠, ㉡, ㉢, ㉣

23

다음 중 만성질환에 대한 설명으로 옳은 것은?

경기 의료기술, 2024

① 당뇨병의 대부분은 인슐린 의존형 당뇨병이다.
② 악성 종양은 주위 조직으로 침윤 및 전이된다.
③ 고혈압은 대부분 속발성 고혈압 또는 2차성 고혈압이다.
④ 동맥경화를 예방하기 위해 포화지방이 많이 함유된 음식을 섭취해야 한다.

24

감염병에 대한 후천적 면역 중 자연수동면역에 대한 설명으로 옳은 것은?

경기 의료기술, 2024

① 학교에서 홍역이 유행하여 홍역에 걸리고 난 뒤 항체를 획득한 초등학생
② 독감 유행기간에 예방접종을 통해 항체를 획득한 70대 독거노인
③ B형간염 환자의 체액에 노출되어 면역글로불린을 주사한 간호사
④ 코로나-19에 감염된 엄마로부터 항체를 획득한 신생아

25

다음 중 결핵에 대한 설명으로 옳지 않은 것은?

경북 의료기술, 2024

① 제2급 감염병이다.
② 표본감시활동 대상 감염병이다.
③ 환자 발견 시 24시간 이내에 신고를 해야 한다.
④ 출생 4주 이내에 BCG예방접종을 해야 한다.

26

제2급 감염병으로 임신부 감염 시 태아에게 영향을 주고 홍역과 비슷한 발진이 생기며 홍역보다 가벼운 전신증상과 함께 림프절 비대를 유발하는 질병은 무엇인가? 전북 의료기술, 2024

① 디프테리아　② 풍진
③ 유행성이하선염　④ 백일해

27

방어회나 오징어회를 먹은 후 심한 복통과 오한, 구토 증상이 나타났을 경우 감염된 기생충으로 옳은 것은? 서울 의료기술, 2024

① 선모충
② 무구조충
③ 아니사키스
④ 요코가와흡충

28

표준예방접종일정표에 따라 생후 6개월에 3차 예방접종이 진행되는 감염병으로 가장 옳은 것은? 서울 의료기술, 2024

① 수두, 디프테리아
② 폐렴구균감염증, b형헤모필루스인플루엔자
③ A형간염, B형간염
④ 일본뇌염, 로타바이러스 감염증

29

9~11월 추수기에 주로 농부에게서 발병하며, 들쥐의 배설물을 매개로 감염되는 급성 발열성 질환으로 가장 옳은 것은? 서울 의료기술, 2024

① 말라리아　② 일본뇌염
③ 쯔쯔가무시증　④ 렙토스피라증

30

「감염병의 예방 및 관리에 관한 법률」상 감염병병원체 확인기관이 아닌 것은? 보건직, 2024

① 보건소　② 보건지소
③ 보건환경연구원　④ 질병관리청

31

신증후군출혈열에 대한 설명으로 옳지 않은 것은? 보건직, 2024

① 등줄쥐가 매개체이다.
② 10~12월에 가장 많이 발생한다.
③ 병원체가 리케차이다.
④ 임상양상 중 이뇨기가 있다.

합격예감 기출문제 정답 및 해설

[Answer]

01 ④	02 ③	03 ②	04 ③	05 ②
06 ①	07 ①	08 ④	09 ③	10 ④
11 ③	12 ③	13 ③	14 ①	15 ④
16 ②	17 ③	18 ②	19 ①	20 ③
21 ③	22 ③	23 ②	24 ④	25 ②
26 ②	27 ③	28 ②	29 ④	30 ②
31 ③				

01

유구조충과 선모충의 중간숙주: 돼지

02

브루셀라증(Burcellosis, 파상열)

(1) 제3급 감염병
(2) 병원체: 브루셀라균(*Brucella*)
(3) 전파: 염소, 양, 소의 소독되지 않은 젖이나 젖으로 만든 치즈를 먹고 산발적·집단적 발생. 멸균 처리되지 않은 유제품 등 식품 매개 감염 및 비말 감염 가능
(4) 잠복기: 1~3주 정도이나 수개월인 경우도 있음
(5) 증상: 열, 오한, 발한, 두통, 근육통, 관절통6)예방 및 관리: 감염된 동물의 조직, 체액의 직접 접촉을 피한다. 가축 대상 예방접종 실시, 우유 및 유제품 살균

03

법정 감염병 신고

<table>
<tr><td>의사, 치과의사, 한의사</td><td>→</td><td colspan="3">관할 보건소장</td><td rowspan="5">1급: 즉시 신고
2급: 24시간 이내 신고
3급: 24시간 이내 신고
4급: 7일 이내 신고</td></tr>
<tr><td>의사, 치과의사, 한의사</td><td>→</td><td>의료 기관장</td><td>→</td><td>관할 보건소장 질병관리청장</td></tr>
<tr><td>감염병 병원체 인기관 직원</td><td>→</td><td>확인 기관의 장</td><td>→</td><td>관할 보건소장 질병관리청장</td></tr>
<tr><td>군의관</td><td>→</td><td>소속 부대장</td><td>→</td><td>관할 보건소장</td></tr>
<tr><td>감염병 표본감시 기관</td><td>→</td><td colspan="3">관할 보건소장 질병관리청장</td></tr>
</table>

04

쯔쯔가무시증은 제3급 감염병으로 들쥐가 가진 리케차가 털진드기를 통해 사람에게 전파됨으로써 발생하는 질환이다. 일본, 동남아시아, 호주 등에서 호발하며, 계절적으로 10~12월과 4~7월 사이에 야외 활동이 많은 농부, 군인 등에서 많이 발생한다. 임상적으로 고열, 오한 등의 증상이 있다가 전신 피부에 홍반이 생긴다. 진드기가 문 자리에는 피부궤양이 발생하며, 이는 진단에 큰 도움이 된다.
의사, 치과의사, 한의사가 제3급 감염병 환자를 진단하였을 시 24시간 이내에 보건소장에게 신고하여야 한다.

05

「감염병의 예방 및 관리에 관한 법률」
"인수공통감염병"이란 동물과 사람 간에 서로 전파되는 병원체에 의하여 발생되는 감염병 중 질병관리청장이 고시하는 감염병을 말한다.
: 장출혈성대장균감염증, 일본뇌염, 브루셀라증, 탄저, 공수병, 동물인플루엔자인체감염증, 중증급성호흡기증후군(SARS), 변종크로이츠펠트-야콥병(vCJD), 큐열, 결핵, 중증열성혈소판감소증후군(SFTS), 장관감염증(살모넬라균 감염증, 캄필로박터균 감염증)

06

후천면역

(1) 자연능동면역: 질병에 이환된 후 자연적으로 형성되는 면역
(2) 자연수동면역: 임신 상태에서 모체로부터 태반을 통하거나 모유수유에 의해 획득되는 면역으로 대개 생후 4~6개월까지 유효함
(3) 인공능동면역: 인위적으로 항원을 체내에 투입하여 항체가 생성되도록 하는 면역 방법으로, 생균백신, 사균백신, 순화독소 등을 사용하는 예방접종으로 얻어지는 면역
(4) 인공수동면역: 회복기 혈청, 면역혈청, 감마글로불린이나 파상풍 항독소 등 인공제제를 인체에 투입하여 면역을 부여함

07

① 불현성 감염: 감염이 일어났으나 임상 증상과 증후가 없는 상태로 무증상감염이라고도 한다. 증상이 없지만 혈청학적 검사를 통하여 감염 여부를 확인할 수 있다. 병원체를 배출하는 주요한 병원소이므로 감염병 관리에서 중요하다.
② 현성 감염: 임상적 증상이 나타나는 감염이다.

③ 잠재 감염: 병원체가 숙주에서 임상반응을 일으키지 않으면서 지속적으로 존재하는 상태로 병원체가 혈액이나 조직, 분비물에서 발견될 수도 발견되지 않을 수도 있다.
④ 잠복기 보균자: 질환의 잠복 기간에 병원체를 배출하는 감염자

08

① 결핵: 0개월
② B형간염: 0, 1, 6개월
③ 디프테리아, 파상풍, 백일해: 2, 4, 6개월, 15~18개월, 만 4~6세, 만 11~12세
④ 홍역, 유행성이하선염, 풍진: 12~15개월, 만 4~6세

09

쯔쯔가무시증은 제3급 감염병으로 들쥐가 가진 리케차가 진드기를 통해 사람에게 전파됨으로써 발생하는 질환이다. 일본, 동남아시아, 호주 등에서 호발하며, 계절적으로 10~12월과 4~7월 사이에 야외 활동이 많은 농부, 군인 등에서 많이 발생한다. 잠복기는 6~21일(평균 10~21일)이며 임상증상으로 고열, 오한 등의 증상이 있다가 전신 피부에 홍반이 생긴다. 진드기가 문 자리에는 피부궤양이 발생하며, 이는 진단에 큰 도움이 된다.

10

광절열두조충(긴촌충, Fish Tapeworm)
(1) 담수어를 식용하는 지방에서 많이 발견되며 우리나라에서는 최근 희귀하게 발견된다.
(2) 전파: 충란 → 수중(Coracidium) → 물벼룩(제1중간숙주) → 송어, 연어 등(제2중간숙주) → 감염된 민물고기 생식 시 인체 감염 → 소장에서 성충으로 성숙하여 산란
(3) 증상: 빈혈, 식욕 감퇴, 신경장애, 영양 불량, 복통 등

[오답해설]
④ 광절열두조충은 긴촌충이며 조충류에 속한다.

11

① 인플루엔자: 제4급 감염병
② 유행성이하선염: 제2급 감염병
③ 신종감염병증후군: 제1급 감염병
④ 비브리오패혈증: 제3급 감염병

12

감염병의 전파방법
(1) 직접전파: 병원체가 중간 매개체 없이 다른 숙주로 직접 전파되어 감염을 일으키는 것
  ① 피부 접촉에 의한 전파: 임질, 매독
  ② 비말에 의한 전파: 홍역, 인플루엔자 등
  ③ 태반을 통한 수직감염: 매독, 풍진, 에이즈, 톡소플라즈마증, B형간염, 두창, 단순포진(Herpes)
(2) 간접 전파: 병원체가 매개체를 통해 전파되는 것
  ① 활성 매개체 전파: 생물에 의한 매개로 전파되는 것
  ② 비활성 매개 전파
    ㉠ 무생물 매개물: 공기, 식품, 물, 우유, 토양
    ㉡ 비말핵: 호흡기 비말의 경우 수분이 증발되면 비말핵이 남아 공기의 흐름에 따라 이동하여 멀리까지 전파가 가능함. 비말감염과 달리 공기가 매개하는 간접 전파이며 유행 관리가 어려움
    ㉢ 개달물(Formit): 완구, 의복, 책, 침구, 식기 등 매개체 자체는 숙주의 내부로 들어가지 않고 병원체를 운반하는 수단으로만 작용(결핵, 트라코마)

13

① 탄저 – 탄저균(Bacillus Anthracis), 세균
② 렙토스피라증 – 렙토스피라인테로간스(Lleptospira Interrogans), 렙토스피라비플렉사(Leptospira Biflexa), 세균
③ 큐열 – coxiella burnetii, 리케치아과 그럼음성균
④ 브루셀라증 – 브루셀라균(Brucella), 세균

14

필수예방접종 대상 감염병
1. 디프테리아
2. 폴리오
3. 백일해
4. 홍역
5. 파상풍
6. 결핵
7. B형간염
8. 유행성이하선염
9. 풍진
10. 수두
11. 일본뇌염
12. b형헤모필루스인플루엔자
13. 폐렴구균
14. 인플루엔자
15. A형간염
16. 사람유두종바이러스
17. 그룹 A형 로타바이러스 감염증
18. 그 밖에 질병관리청장이 감염병의 예방을 위하여 필요하다고 인정하여 지정하는 감염병(장티푸스, 신증후군출혈열)

15

① 소아마비 – polio virus
② 일본뇌염 – Japanese Encephalitis B Virus
③ AIDS – HIV, Human Immunodeficiency Virus
④ 결핵 – Mycobacterium Tuberculosis

16

병원체와 숙주의 상호작용 지표

(1) 감염력(infectivity): 병원체가 숙주에 증식하는 능력, 감염된 숙주가 다른 숙주에게 전파시킬 수 있는 능력이다. 감염력의 척도가 되는 것은 감염을 일으키는데 필요한 병원체의 최소 수이다.
(2) 병원력(pathogenicity): 병원체가 감염된 숙주에게 현성 질병을 일으키는 능력으로 척도는 감염자 중 증상을 나타내는 환자의 비율이다.
(3) 독력(virulence): 질병의 위중도(병원체가 숙주에 대하여 어느 정도 심한 상태의 질병을 일으키는가 하는 능력)를 나타낸다. 척도는 환자 중 영구적 후유증이나 사망으로 나타난 비율(치명율)이다.
(4) 치명률: 현성 감염자 중에서 사망할 확률이다.

17

집단면역(Herd Immunity)

(1) 집단 내 면역력자의 비율, 특정 감염병 전파에 대한 집단의 저항 수준을 나타냄

$$\text{집단 면역} = \frac{\text{면역이 있는 사람 수}}{\text{총 인구수}} \times 100(\%)$$

(2) 면역을 가진 인구의 비율이 높을 경우, 감염자가 감수성자와 접촉할 수 있는 기회가 적어져 감염재생산수(Reproductive Number)가 적어진다.
(3) 지역사회 인구 중 면역을 획득한 비율이 어느 정도 되면 그 지역사회는 마치 해당 질병에 면역된 것처럼 유행이 발생하지 않음
(4) 한계밀도는 유행이 일어나는 집단 면역의 한계치로 집단면역 수준이 한계밀도보다 크면 유행을 차단하게 됨

[오답해설]
① 인공능동면역을 통해 집단면역을 획득할 수 있다.
② 지역의 전체인구 중 면역력자의 수로 계산한다.
④ 한 지역에 전염병이 창궐하면 그 지역의 집단면역이 높아진다.

18

① 디프테리아: 1급 / 라임병: 3급 / 장티푸스: 2급
② 야토병: 1급 / 장티푸스: 2급 / 일본뇌염: 3급
③ 폐렴구균: 2급 / 세균성이질: 2급 / A형간염: 2급
④ 렙토스피라증: 3급 / 콜레라: 2급 / 인플루엔자: 4급

19

DTaP: 디프테리아, 파상풍, 백일해 혼합백신
생후 2, 4, 6개월, 15~18개월 접종, 만 4~6세 추가접종, 만 11~12세 때 Tdap 또는 Td 백신으로 접종

20

국가전염병 위기경보 수준

- 관심(Blue): 해외의 신종전염병 발생, 국내 원인불명 · 재출현 감염병의 발생
- 주의(Yellow): 해외 신종전염병의 국내유입, 국내 원인불명 · 재출현 감염병의 제한적 전파
- 경계(Orange): 국내 유입된 해외 신종감염병의 제한적 전파, 국내 원인불명, 재출현 감염병의 지역사회 전파
- 심각(Red): 국내 유입된 해외 신종감염병의 지역사회 전파 또는 전국적 확산, 국내 원인불명, 재출현 감염병의 전국적 확산

21

후천면역

(1) 자연능동면역: 질병에 이환된 후 자연적으로 형성되는 면역
(2) 인공능동면역: 인위적으로 항원을 체내에 투입하여 항체가 생성되도록 하는 면역 방법으로, 생균백신, 사균백신, 순화독소 등을 사용하는 예방접종으로 얻어지는 면역
(3) 자연수동면역: 임신 상태에서 모체로부터 태반을 통하거나 모유수유에 의해 획득되는 면역으로 대개 생후 4~6개월까지 유효함
(4) 인공수동면역: 회복기 혈청, 면역혈청, 감마글로불린이나 파상풍 항독소 등 인공제제를 인체에 투입하여 면역을 부여함

22

감수성 지수

(1) 루더(De Rudder)의 감수성 지수는 특정 질환에 폭로된 적이 없는 미감염자가 병원체에 접촉되었을 때, 발병하는 비율로 대부분 호흡기계 감염병에 적용한다.
(2) 홍역, 두창(95%) > 백일해(60~80%) > 성홍열(40%) > 디프테리아(10%) > 소아마비(0.1%)

자연능동면역 질병

(1) 현성 감염 후 영구면역: 두창, 홍역, 수두, 유행성이하선염, 백일해, 성홍열, 발진티푸스, 콜레라, 장티푸스, 페스트
(2) 불현성 감염 후 영구면역: 일본뇌염, 폴리오
(3) 약한 면역: 디프테리아, 폐렴, 인플루엔자, 수막구균성수막염, 세균성이질
(4) 감염면역만 형성(면역 생기지 않는 질병): 매독, 임질, 말라리아

인공능동면역 방법과 질병

(1) 생균: 홍역, 유행성이하선염, 풍진, 결핵, 수두, 두창, 탄저, 황열, 폴리오(Sabin), 일본뇌염, 인플루엔자
(2) 사균: 백일해, B형간염, b형헤모필루스인플루엔자, 장티푸스, 신증후군출혈열, A형간염, 콜레라, 폴리오(Salk), 일본뇌염, 인플루엔자
(3) 순화독소: 디프테리아, 파상풍

후천면역의 종류

(1) 자연능동면역: 두창, 홍역, 수두 등 감염 후 형성되는 면역
(2) 인공능동면역: 백신 접종 후 형성되는 면역
(3) 자연수동면역: 경태반면역(홍역, 소아마비, 디프테리아 등)
(4) 인공수동면역: 회복기 혈청, 면역혈청, 면역글로불린, 파상풍 항독소

23

악성종양은 빠른 성장과 침윤성(파고들거나 퍼져나감) 성장 및 체내 각 부위에 확산, 전이(원래 장소에서 떨어진 곳까지 이동함)하여 생명에 위험을 초래하는 종양을 말한다. 즉, 암은 바로 악성종양과 같은 말이라고 보면 된다.

[오답해설]
① 당뇨병의 대부분은 인슐린 비의존형 당뇨병이다.
③ 고혈압은 대부분 본태성 고혈압 또는 1차성 고혈압이다.
④ 포화지방이 많이 함유된 음식은 동맥경화의 위험요인이다.

24

① 학교에서 홍역이 유행하여 홍역에 걸리고 난 뒤 항체를 획득한 초등학생 – 자연능동면역
② 독감 유행기간에 예방접종을 통해 항체를 획득한 70대 독거노인 – 인공능동면역
③ B형간염 환자의 체액에 노출되어 면역글로불린을 주사한 간호사 – 인공수동면역
④ 코로나–19에 감염된 엄마로부터 항체를 획득한 신생아 – 자연수동면역

25

결핵(Mycobacterium Tuberculosis)

(1) 제2급 감염병으로 신체의 모든 장기에 감염되는 감염병이다. 주요 증상은 피로와 권태감, 식욕 부진, 체중 감소, 미열, 빠른 맥박 등이며 합병증으로 각혈, 늑막염을 일으키기도 한다. 감염성에 문제가 되는 것은 주로 폐결핵이다.
(2) 병원체: 결핵균(Mycobacterium Tuberculosis)
(3) 병원소: 사람, 소
(4) 전파: 인체 감염은 비말 감염, 비말핵에 의한 공기감염, 비진감염, 우유감염, 오염식품 등으로 이루어진다.
(5) 잠복기: 2~12주
(6) 증상: 병변이 심하게 진행되기 전까지는 기침이나 객혈 등의 증상이 없고, 미열, 약한 발한, 피로감, 체중 감소와 같은 비특이적 증상뿐이어서 조기발견이 어렵다.
(7) 감수성 및 면역성
① 일단 감염되면 10%는 발병하고 90%는 잠재감염으로 남는다.
② 감수성은 저체중아나 영양불량자들 중에 증가하며, 규폐증, 당뇨병 혹은 위절제술을 한 사람들, 알코올 중독자들과 면역 억제 상태에 있는 사람들의 경우 증가한다.
③ 연령별로 3세 이하의 소아가 가장 감수성이 높고, 3~12세에 가장 낮으며, 청년기에 다시 높아진다.
(8) 예방: BCG 예방접종(생후 1개월 이내 접종), 평소 건강관리로 숙주의 저항력을 키운다.
(9) 진단
① 2주 이상 지속되는 호흡기 증상 및 전신 증상이 있는 경우 결핵을 의심하고 진단적 검사 시행
② 투베르쿨린 피부 반응검사(tuberculin skin test) 시행
③ 활동성 여부를 확인하기 위해 흉부 X선 촬영 시행
④ 결핵균을 확인하기 위한 객담도말검사 및 배양검사 시행

26

풍진

(1) 제2급 감염병으로 홍역과 비슷한 발진이 생긴다. 홍역과의 차이점은 발열 등의 전신 증상은 가벼운 반면 전신 림프절 비대가 있을 수 있고, 불현성 감염이 많아 무증상 전염원이 많으며, 발진이 서로 융합하지 않고 색소 침착을 남기지 않는다는 점이다. 임신 초기에 산모가 풍진에 감염되면, 태아에 선천성 풍진증후군이 발생할 수 있는데, 이때 태아가 나타내는 증상은 자궁 내 성장 지연, 백내장, 선천성심장질환, 청력 상실 등이 있다.
(2) 병원체: 루벨라바이러스(Rubella Virus)
(3) 병원소: 사람
(4) 전파: 주로 비말, 공기 감염으로 이루어지며 분변, 소변, 혈액 및 태반을 통해 직접 전파가 가능하다. 발진 7일 전부터 7일 후까지 전염된다.
(5) 잠복기: 2~3주[질병관리청: 12~23일(평균 14일)]
(6) 예방: MMR(홍역, 볼거리, 풍진) 예방접종. 생백신이므로 임산부에게는 접종 금지

27

기생충과 중간숙주

- 무구조충(민촌충): 소고기
- 유구조충(갈고리촌충)과 선모충: 돼지고기
- 유극악구충: 물벼룩 – 담수어(가물치, 메기, 뱀장어 등)
- 간흡충: 왜우렁이 – 담수어(잉어, 붕어)
- 폐흡충: 다슬기 – 민물 게, 가재
- 광절열두조충: 물벼룩 – 담수어(연어, 송어, 농어 등)
- 요코가와흡충: 다슬기 – 담수어(은어)
- 아니사키스: 갑각류 – 바다생선(오징어, 대구, 청어, 고등어)
- 톡소포자충: 고양이, 쥐 등
- 선모충: 돼지

28

- 수두: 12~15개월(1회 접종)
- 디프테리아: 2개월(1차), 4(2차), 6개월(3차), 15~18개월(4차), 만4~6세(5차), 만11~12세(6차)
- 폐렴구균: 2개월(1차), 4개월(2차), 6개월(3차), 12~15개월(4차)
- b형헤모필루스인플루엔자: 2개월(1차), 4개월(2차), 6개월(3차), 12~15개월(4차)
- A형간염: 12~23개월(1~2차)
- B형간염: 출생즉시(1차), 1개월(2차), 6개월(3차)
- 일본뇌염 불활성화백신: 12~23개월(1~2차), 24~35개월(3차), 만6세(4차), 만12세(5차)
- 일본뇌염 약독화 생백신: 12~23개월(1차), 24~35개월(2차)
- 로타바이러스감염증: 2개월(1차), 4개월(2차), 6개월(3차)

29

렙토스피라증(Leptospiraosis)은 제3급 감염병으로 들쥐의 배설물로 배출된 병원체가 사람의 상처에 침투, 감염되어 발생하는 감염질환이다. 농부, 군인 등 야외활동이 많은 사람에게 흔하게 발생하며, 주로 9~10월에 자주 발생한다. 증상은 가벼운 감기증상(고열, 두통, 근육통, 오심 및 구토증 등)부터 치명적인 웨일씨병(Weil's Disease)까지 다양하다. 대부분 경증의 비황달형이고 5~10%는 중증의 황달, 신부전, 출혈 등을 보이는 웨일씨병으로 발전한다.

[오답해설]

① 말라리아 – 사람병원소, 모기 매개(중국얼룩날개모기)
② 일본뇌염 – 돼지 병원소, 모기 매개(작은빨간집모기)
③ 쯔쯔가무시증 – 들쥐 병원소, 진드기 매개

30

「감염병예방법」 제16조의 2(감염병병원체 확인기관)

① 다음 각 호의 기관(이하 "감염병병원체 확인기관"이라 한다)은 실험실 검사 등을 통하여 감염병병원체를 확인할 수 있다.
1. 질병관리청
2. 질병대응센터
3. 「보건환경연구원법」 제2조에 따른 보건환경연구원
4. 「지역보건법」 제10조에 따른 보건소
5. 「의료법」 제3조에 따른 의료기관 중 진단검사의학과 전문의가 상근(常勤)하는 기관
6. 「고등교육법」 제4조에 따라 설립된 의과대학 중 진단검사의학과가 개설된 의과대학
7. 「결핵예방법」 제21조에 따라 설립된 대한결핵협회(결핵환자의 병원체를 확인하는 경우만 해당한다)
8. 「민법」 제32조에 따라 한센병환자 등의 치료 · 재활을 지원할 목적으로 설립된 기관(한센병환자의 병원체를 확인하는 경우만 해당한다)
9. 인체에서 채취한 검사물에 대한 검사를 국가, 지방자치단체, 의료기관 등으로부터 위탁받아 처리하는 기관 중 진단검사의학과 전문의가 상근하는 기관

② 보건복지부장관은 감염병병원체 확인의 정확성 · 신뢰성을 확보하기 위하여 감염병병원체 확인기관의 실험실 검사능력을 평가하고 관리할 수 있다.

③ 제2항에 따른 감염병병원체 확인기관의 실험실 검사능력 평가 및 관리에 관한 방법, 절차 등에 관하여 필요한 사항은 보건복지부령으로 정한다.

31

신증후군출혈열(유행성출혈열)은 제3급 감염병으로 들쥐가 가진 바이러스가 사람으로 전파되어 발생하는 바이러스성 감염 질환이다. 경기도 북부 및 강원도 등지에서 강우량이 적은 건조기인 늦봄(5~6월)과 늦가을(10~11월)에 많이 발생한다. 임상적으로 발열, 출혈, 신장 이상이 특징이며, 임상경과는 발열기, 저혈압기, 핍뇨기, 이뇨기, 회복기의 다섯 단계로 진행한다. 병원체는 한탄바이러스(Hantan Virus), 서울바이러스(Seoul Virus)이고 병원소는 들쥐(등줄쥐)이다. 들쥐의 배설물에 접촉하지 말고, 늦가을과 늦봄 건조기에 잔디에 눕거나 잠을 자지 말아야 한다. 감염의 위험이 높은 농부와 군인은 예방접종을 시행한다.

Part 3 만|점|예|감 예상문제

01

병원체가 숙주에 침입하여 감염의 시작 시점으로부터 다른 숙주에 감염을 가장 많이 일으킬 때까지의 기간은?

① 세대기 ② 잠재 기간
③ 잠복기 ④ 전염 기간

02

질병 발생에서 감수성의 정의에 대한 설명으로 옳은 것은?

① 숙주에 침입한 병원체에 대항하여 자기와 비자기를 구분하여 비자기를 제거하는 능력
② 숙주에 침입한 병원체에 대항하여 감염이나 발병을 저지할 수 없는 상태
③ 미생물이 숙주 내에 침입하여 질병을 일으키는 경우
④ 미생물이 숙주 내에 침입하여 숙주에 위해를 가하는 정도

03

다음 중 호흡기 감염병의 일반적인 특징에 대한 설명으로 옳지 않은 것은?

① 대부분 인간 보균자에게서 감수성자에게 직접 전파된다.
② 연령, 성, 사회·경제적 상태에 따라 발생에 많은 차이를 나타낸다.
③ 대부분의 인구 집단에서 이병손실일수의 가장 많은 비율을 차지한다.
④ 만성 보균자와 건강 보균자의 존재가 문제시되는 경우가 많다.

04

다음 인체에 대한 병원체의 주요 특성과 성질을 나타낸 설명으로 옳은 것은?

① 병원력(Pathogenicity)은 감염 환자 중 사망을 포함한 위중한 임상 결과를 나타내는 비율이다.
② 독력(Virulence)은 숙주의 표적 장기에 침입하고 증식하게 하는 병원체의 능력이다.
③ 감염력(Infectivity)은 감염자 중 현성 증상을 나타내는 사람들의 비율이다.
④ 면역원성(Immunogenecity)은 병원체가 숙주에 면역력을 주는 성질이나 능력이다.

05

전염병 발생의 순서로 알맞은 것은?

① 병원소 → 병원체 → 탈출 → 전파 → 침입 → 신숙주 감수성
② 병원체 → 병원소 → 전파 → 탈출 → 침입 → 신숙주 감수성
③ 병원체 → 병원소 → 전파 → 침입 → 탈출 → 신숙주 감수성
④ 병원체 → 병원소 → 탈출 → 전파 → 침입 → 신숙주 감수성

06

다음 전염병의 원인이 되는 병원체의 공통적인 특성이 아닌 것은?

• 간염	• 홍역
• B형간염	• 소아마비
• 유행성이하선염	

① 세균 여과막을 통과하여 여과성 병원체라고 한다.
② 살아 있는 조직세포 내에서만 증식한다.
③ 항생제에 저항하므로 예방하는 것이 최선의 방법이다.
④ 식세포 내에서 번식하고, 양분과 알맞은 온도, 습도 및 산소가 있으면 배양이 가능하다.

07

다음 중 인간병원소에 대한 설명으로 옳은 것은?

① 자가감염자는 자신이 가지고 있는 병원체에 의해 자신이 다시 감염된다.
② 회복기 보균자는 병원균을 배출하지 않는다.
③ 건강 보균자는 병원체를 몸에 지니고 있어 증상이 나타난다.
④ 만성 보균자는 몸에 병원체를 오랫동안 보유하면서 병의 증상이 나타난다.

08

전파 경로에 따른 감염병의 적절한 예방 대책으로 옳지 않은 것은?

① 피부기계 전염병 – 접촉자 관리 혹은 보건교육 실시
② 호흡기계 전염병 – 상수원 관리
③ 검역병 – 최장 잠복기 관리 혹은 격리
④ 소화기계 전염병 – 환경위생 관리

09

다음 중 인수공통전염병과 질병을 감염시키는 매개동물의 연결이 옳지 않은 것은?

① 양 – SARS　② 개 – 공수병
③ 소 – 파상열　④ 돼지 – 살모넬라증

10

다음 중 모체 감염 시 태아에게 감염될 수 있는 전염병에 해당하는 것을 모두 고른 것은?

가. 매독	나. 풍진
다. 톡소플라즈마증	라. 장티푸스
마. B형간염	바. Herpes
사. AIDS	아. 결핵

① 가, 나, 다, 라, 마, 바
② 가, 다, 라, 마, 바, 사
③ 가, 나, 다, 마, 바, 사
④ 가, 나, 다, 마, 바, 사, 아

11

다음 중 간접 전파에 대한 설명으로 옳은 것은?

> 가. 공동 전파체로는 공기, 물, 식품, 우유, 토양 등이 있다.
> 나. 비활성 전파체와 활성 전파체가 있다.
> 다. 병원체가 병원소 밖에서 일정 기간 생존이 가능해야 한다.
> 라. 곤충에 의한 기계적 전파가 가능하다.

① 가, 나, 다　② 가, 다
③ 나, 라　④ 가, 나, 다, 라

12

다음 생물학적 전파의 특성에 대한 설명으로 옳지 않은 것은?

① 증식형 전파 – 수적 증식 후 전파
② 배설형 전파 – 수적 증식 없이 장관을 거쳐 배출
③ 발육형 전파 – 수적 증식 없이 발육 후 전파
④ 발육, 증식형 전파 – 발육과 증식 후 전파

13

숙주가 침입한 병원체에 대항하여 감염이나 발병을 저지할 능력이 없는 상태에 해당하지 않는 것은?

① 숙주의 감수성이 높다.
② 숙주의 저항력이 낮다.
③ 숙주가 병원체에 대한 면역력이 없다.
④ 숙주의 감수성이 낮다.

14

다음 중 숙주의 감수성 지수가 가장 높은 전염병은?

① 홍역, 두창 > 성홍열 > 백일해 > 디프테리아 > 소아마비
② 홍역, 두창 > 디프테리아 > 성홍열 > 백일해 > 소아마비
③ 홍역, 두창 > 백일해 > 성홍열 > 디프테리아 > 소아마비
④ 홍역, 두창 > 성홍열 > 디프테리아 > 백일해 > 소아마비

15

회복기 혈청이나 항독소를 환자 또는 질병위험에 노출되어 있는 사람에게 주는 방법은?

① 인공능동면역　② 자연능동면역
③ 자연수동면역　④ 인공수동면역

16

다음 중 자연수동면역에 해당하는 것은?

① B형간염 환자의 체액에 노출 후 면역글로불린 주사
② 상처 후 파상풍 항독소 주사
③ 홍역에 대한 경태반 면역
④ 인플루엔자 접종 후 항체 획득

17

다음 중 인공능동면역과 인공수동면역에 대한 설명으로 옳지 않은 것은?

① 인공능동면역은 효력이 나타나기까지 오랜 시간이 걸린다.
② 인공능동면역은 효과 기간이 길다.
③ 인공수동면역은 효력이 빠르게 나타나며 효과 기간이 길다.
④ 인공수동면역은 부작용으로 혈청병이 나타날 수 있다.

18

다음 중 균이 인체에 침입한 후 임상적인 자각 또는 타각 증상이 발현될 때까지의 기간은?

① 증식기 ② 잠복기
③ 전구기 ④ 세대기

19

감염병의 예방에 대한 내용과 이에 대한 보건학적 대책이 잘못 연결된 것은?

① 전파 차단 – 환경위생 관리
② 인수공통감염병 – 감염의 원인이 된 동물 제거
③ 자연수동면역 – 항원을 주입하여 항체 생성
④ 면역 증강 – 휴식, 운동, 수면, 영양 관리

20

다음 중 고의 또는 테러 등을 목적으로 이용되는 병원체에 의하여 감염되는 감염병이 아닌 것은?

① 탄저 ② 두창
③ 페스트 ④ SARS

21

영유아의 정기 예방접종 시기로 알맞은 것은?

① 결핵 – 2, 4, 6개월, 1년 후 추가
② 폴리오 – 6개월, 18개월 후 추가
③ 디프테리아, 백일해, 파상풍 – 2, 4, 6개월, 15~18개월, 만 4~6세
④ 홍역, 볼거리, 풍진 – 2, 4, 6개월, 15~18개월, 4~6세, 만 14~16세

22

다음 중 소아마비에 대한 설명으로 옳지 않은 것은?

① 중추신경계 손상을 일으켜 하지마비를 일으킨다.
② 병원소는 환자나 불현성 감염자이다.
③ 배설물을 통해서 배출되어 오염 음식물을 통해 경구 감염된다.
④ 소화기계 감염병으로 예방접종보다 환경위생을 통한 관리 효과가 크다.

23

제2급 감염병 중 토사물에 의하여 병원체가 배출되어 전파하고 설사로 인한 탈수 증상과 혼수상태를 나타내는 전염병은?

① 폴리오　　② 페스트
③ 콜레라　　④ 장티푸스

24

인체에 유해한 영향을 미치는 대장균 중에서 베로(vero)독소를 생성하며, 제2급 법정감염병인 병원성 O-157 대장균과 관계있는 식중독균은?

① 장내병원성대장균(EPEC)
② 장내출혈성대장균(EHEC)
③ 장내침입성대장균(EIEC)
④ 장내독성대장균(ETEC)

25

수인성 감염병의 특징으로 옳지 않은 것은?

① 오염수를 사용하는 지역 이외에도 상관없이 발생한다.
② 2~3일 내에 환자가 폭발적으로 증가하였다가 점차로 감소한다.
③ 남녀노소 및 생활 정도 등과 관계없이 발생한다.
④ 이환율과 치명률이 낮다.

26

홍역에 대한 설명으로 옳지 않은 것은?

① 폐렴, 중이염, 뇌염 등의 합병증이 있다.
② 1~2세에서 다발한다.
③ 자연능동면역으로 일시면역이 된다.
④ 전신발진과 열이 있다.

27

결핵에 대한 설명으로 옳지 않은 것은?

① 제3급 감염병이다.
② 영양 부족, 임신, 당뇨병 및 알코올중독자가 감수성이 높다.
③ 콜레라와 함께 대표적인 후진국병이다.
④ 농촌보다 도시 지역에서의 감염률이 높다.

28

비말이나 공기 전파를 통해 감염되며 임신 초기에 산모가 이환되면 기형아 분만 가능성이 높은 감염병은 무엇인가?

① 유행성이하선염 ② 풍진
③ 성홍열 ④ 백일해

29

사스(SARS, 중증급성호흡기증후군)에 대한 설명 중 잘못된 것은?

① 병원감염이 사스 유행의 특징이다.
② 환자의 체액에 오염된 물건을 통해서도 전파 가능하다.
③ 주로 비말(작은 침방울)을 통해 감염, 즉 환자의 기침, 재채기, 말할 때 배출되는 호흡기 비말에 의해 전파된다.
④ 환자의 대부분은 소아이며, 성인에게서도 드물게 발병한다.

30

후천성면역결핍증 환자에 대한 설명으로 옳지 않은 것은?

① HIV에 감염된 사람을 의미한다.
② 숙주는 사람이다.
③ 전파 경로는 성교, 주사, 혈액, 수직 감염 등이다.
④ 전파의 양적 효율은 수혈에 의한 전파 효과가 가장 크다.

31

B형간염에 대한 설명으로 옳지 않은 것은?

① B형간염바이러스가 혈액 내로 침입한 후 주로 간세포 속에 자리잡게 되는데, 우리 몸은 이 바이러스를 제거하기 위해 면역 반응을 일으키고 이로 인해 바이러스에 감염된 간세포들이 파괴되면서 간에 염증이 생기게 된다.
② 쉽게 피로해질 수 있으며 입맛이 없어지고 구역, 구토가 생길 수 있다. 근육통 및 미열이 발생할 수 있으며, 소변의 색깔이 진해지거나, 심할 경우 피부나 눈이 노랗게 변하는 황달이 나타나기도 한다. 치명적인 경우에는 사망에 이를 수도 있다.
③ B형간염이 있는 산모가 아기를 출산하는 경우에는 출산 후 신생아에게 B형간염 백신과 면역글로불린을 투여하여야 한다.
④ 우리나라는 모든 국민이 B형간염 백신 주사를 접종해야 하며, 백신 접종 이후에는 영구면역이 형성되어 감염으로부터 안전하다.

32

늦봄과 늦가을 경기도 북부 및 강원도에서 주로 발생하며 들쥐의 배설물에 의해 감염되며 렙토스피라증, 쯔쯔가무시증과 함께 3대 가을철 풍토병인 전염병의 원인이 되는 균은?

① Hantan Virus
② Richettsia Tsutsugamushi
③ Leptospira
④ Brucellaosis

33

전염병과 진단 방법의 연결로 옳지 않은 것은?

① 장티푸스 – Widal Test
② 디프테리아 – Dick Test
③ 한센병 – Lepromin Test
④ 에이즈 – ELISA Test

34

만성 질환의 역학적인 특성을 바르게 서술한 것을 모두 고른 것은?

가. 일단 발생하면 3개월 이상 오랜 기간의 경과를 취한다.
나. 악화가 거듭될 때마다 병리적 변화는 작아지고 생리적 상태로의 복귀 가능성은 높아진다.
다. 대부분의 경우에 연령 증가와 비례하여 유병률이 증가한다.
라. 이 질환군에 속하는 대부분의 질환들은 감염성 병원체가 알려진 결핵, 백혈병 등 몇몇 질환군을 포함해서 역학적 연구에 의해 대부분의 위험요인이 파악되었다.

① 가, 나, 다 ② 가, 다
③ 나, 라 ④ 가, 나, 다, 라

35

벤젠은 국제암연구소(IARC) 발암물질 분류 중 어떤 그룹에 해당하는가?

① Group 1 ② Group 2A
③ Group 2B ④ Group 3

36

다음 중 고혈압의 위험요인에 해당하는 것을 모두 고른 것은?

가. 식염 과다 섭취 나. 비만
다. 스트레스 라. 과음
마. 유전 바. 저체중

① 가, 나, 다, 라, 바 ② 나, 다, 라, 마, 바
③ 가, 나, 라, 마 ④ 가, 나, 다, 라, 마

37

고혈압의 역학적 특징에 대한 기술 중 옳은 것을 모두 고른 것은?

가. 식염 섭취량이 많은 지역에서 고혈압 유병률이 높다.
나. 비만한 경우 체중을 줄이면 혈압이 낮아진다.
다. 신체 활동량이 적은 사람들에서 고혈압 발생률이 높다.
라. 유병률은 연령에 따라 증가한다.

① 가, 나, 다 ② 가, 다
③ 나, 라 ④ 가, 나, 다, 라

38

당뇨병에 대한 설명으로 옳지 않은 것은?

① 혈액 중 포도당이 정상인보다 높아져서 소변으로 포도당이 배출되는 만성 질환이다.
② 2차 예방의 효과가 높은 만성 질환이다.
③ 인슐린 의존형 당뇨병은 주로 성인에게 발병하고 인슐린 비의존형 당뇨병은 주로 소아에게 발병한다.
④ 소아당뇨는 췌장에서 인슐린을 생산하지 못하므로 인슐린 투여가 효과적이다.

39

당뇨병에 대한 설명으로 적절한 것은?

① 정상혈당은 최소 8시간 이상 음식을 섭취하지 않은 상태에서 공복 혈장 혈당이 100mg/dL 미만인 상태이다.
② 정상혈당은 최소 4시간 이상 음식을 섭취하지 않은 상태에서 공복 혈장 혈당이 110mg/dL 미만인 상태이다.
③ 최소 8시간 이상 음식을 섭취하지 않은 상태에서 공복 혈장 혈당이 115mg/dL 이상인 경우 당뇨병이다.
④ 최소 4시간 이상 음식을 섭취하지 않은 상태에서 공복 혈장 혈당이 126mg/dL 이상인 경우 당뇨병이다.

40

대사증후군 진단 기준(ATPⅢ)에 대한 설명으로 옳지 않은 것은?

① 5개의 기준 중 3개 이상 해당되는 경우 대사증후군에 해당한다.
② 진단 기준에는 허리둘레, 중성 지방, 저밀도 콜레스테롤, 고혈압, 고혈당이 있다.
③ 허리둘레의 기준은 남자 90cm 이상, 여자 85cm 이상이다.
④ 고혈압의 기준은 130/85mmHg 이상이거나 약물 치료 중인 경우이다.

41

한국인의 심혈관 질환의 주요 위험요인으로 옳은 것은?

① 고혈압, 흡연, 고지혈증
② 고혈압, 흡연, 가족력
③ 고혈압, 과체중
④ 고혈압, 당뇨, 가족력

42

집단검진의 목적이 아닌 것은?

① 질병의 역학적인 연구
② 건강위험요인의 조기발견
③ 질병의 종류 확인
④ 보건교육적 효과

43

집단검진과 관련이 있는 내용으로 옳지 않은 것은?

① 건강자 집단을 대상으로 한다.
② 결핵, 성인병, 암처럼 만성 및 잠재성으로 자각 증상이 적은 질병을 대상으로 한다.
③ 유병률이 높은 질병의 종류를 확인하기 위하여 실시한다.
④ 심각한 결과를 초래하는 질병을 대상으로 한다.

44

우리나라에서 감염률이 가장 높은 기생충 질병은?

① 회충 ② 무구조충
③ 십이지장충 ④ 간흡충

45

오염된 야채, 불결한 손, 파리 등에 의해 전파되는 기생충 전염병은?

① 회충　　② 무구조충
③ 유구조충　　④ 간흡충

46

무구조충에 대한 설명으로 옳지 않은 것은?

① 쇠고기를 날로 먹었을 때 감염될 수 있다.
② 감염 증상으로 복통, 소화불량, 구토 등 소화기계 장애가 있다.
③ 민촌충란에 오염된 풀을 먹은 소가 중간숙주이다.
④ 돼지가 중간숙주이다.

47

다음 중 간흡충에 대한 설명으로 옳지 않은 것은?

① 감염 시 황달, 간경변이 나타난다.
② 사람, 개, 고양이 등이 종말숙주이다.
③ 우리나라 기생충 질병 중 가장 발생률이 높다.
④ 제1중간숙주는 다슬기, 제2중간숙주는 민물게, 가재 등이 있다.

48

다음 중 기생충과 제1중간숙주-제2중간숙주의 연결이 옳지 않은 것은?

① 간흡충 – 왜우렁이 – 민물고기(피라미, 참붕어)
② 아니사키스 – 바다갑각류(크릴새우 등) – 바닷물고기(고등어, 오징어, 전갱이 등)
③ 광절열두조충 – 물벼룩 – 송어, 연어
④ 요코가와흡충 – 다슬기 – 민물게, 가재

만점예감 예상문제 정답 및 해설

[Answer]

01 ①	02 ②	03 ④	04 ④	05 ④
06 ④	07 ①	08 ②	09 ①	10 ③
11 ④	12 ②	13 ④	14 ③	15 ④
16 ③	17 ③	18 ②	19 ③	20 ④
21 ③	22 ④	23 ③	24 ②	25 ①
26 ③	27 ①	28 ②	29 ④	30 ①
31 ④	32 ①	33 ②	34 ②	35 ①
36 ④	37 ④	38 ③	39 ①	40 ②
41 ①	42 ③	43 ③	44 ④	45 ①
46 ④	47 ④	48 ④		

01

- 잠재기간(Latent Period): 감염이 일어났으나 병원체가 숙주에서 발견되지 않는 기간으로, 감염의 전파가 일어나지 않는 기간을 의미
- 개방기간(Patent Period): 감염 후 병원체가 숙주에서 발견되는 기간으로, 감염의 전파가 가능한 기간을 의미
- 세대기(Generation Time): 감염 시작 시점부터 균 배출이 가장 많은 시점까지의 기간

02

감수성

병원체가 숙주에 침입했을 때 병원체에 대하여 감염이나 발병을 막을 수 없는 상태. 즉, 저항력이 높으면 감수성이 낮다고 할 수 있다.

03

호흡기계 감염병은 주로 잠복기복자가 문제시된다.

04

- 감염력(Infectivity)
  병원체가 숙주 내에 침입 증식하여 숙주에 면역 반응을 일으키게 하는 능력
  $$= \frac{\text{감염자 수}}{\text{감수성자 수(주민)}} \times 100(\%)$$
  (N: 감수성 있는 대상자 총수)
- 병원력(Pathogenicity)
  감염된 사람들 중에서 현성 감염자의 비율
  $$= \frac{\text{발병자 수}}{\text{감염자 수}} \times 100(\%)$$
- 독력(Virulence)
  현성 감염자 중에서 매우 심각한 임상 증상이나 장애가 초래된 사람의 비율
  $$= \frac{\text{중증환자 + 사망자}}{\text{발병자 수}} \times 100(\%)$$
- 치명률: 현성 감염자 중에서 사망할 확률
  $$= \frac{\text{사망자}}{\text{발병자 수}} \times 100(\%)$$
- 면역원성(Immunogenecity)
  면역 반응을 유도할 수 있는 항원의 능력

05

- 병원체: 세균, 바이러스, 리케치아 등
- 병원소: 인간병원소(환자, 보균자), 동물병원소, 토양, 식품, 물 등
- 탈출: 병원체가 병원소로부터 탈출
- 전파: 활성매개체, 비활성매개체
- 침입: 병원체가 새로운 숙주로 침입
- 신숙주의 감수성: 병원체의 침입을 받은 신숙주의 감수성

06

바이러스

- 병원체 중 가장 작아 전자현미경으로만 볼 수 있다.
- 세균 여과막을 통과하여 여과성 병원체라고 한다.
- 살아 있는 조직세포 내에서만 증식한다.
- 항생제에 저항하므로 예방하는 것이 최선의 방법이다.
- 홍역, 폴리오, 일본뇌염, 공수병, 유행성이하선염, 에이즈, 풍진, 두창, 황열, 신증후군출혈열(유행성출혈열), B형간염, 수두 등

07

자가감염

- 자신이 가지고 있는 병원균에 의해 다시 감염되는 경우
- 회복기 보균자는 병원균을 배출한다.
- 건강 보균자와 만성 보균자는 병원체를 몸에 지니고 있으나 증상이 나타나지 않는다.

08

② 호흡기계 전염병 – 예방접종 실시 혹은 비말 관리

09

박쥐 – 중증급성호흡증후군(SARS)

10

- 장티푸스 – 소화기계 감염
- 결핵 – 호흡기계 감염

11

간접 전파는 병원체가 매개체를 통해 전파되는 것이다.

12

② 배설형 전파 – 증식한 후 장관을 거쳐 배출

생물학적 전파와 감염병

구분	내용	예
증식형	매개 곤충 내에서 병원체가 수적 증식만 한 후 전파하는 형태	• 모기: 일본뇌염, 황열, 뎅기열 • 벼룩: 페스트, 발진열 • 이: 발진티푸스, 재귀열
발육형	매개 곤충 내에서 수적 증식은 없지만 발육하여 전파하는 형태	모기: 사상충증
발육 증식형	매개 곤충 내에서 병원체가 발육과 수적 증식을 하여 전파되는 형태	• 모기: 말라리아 • 체체파리: 수면병
배설형	매개 곤충 내에서 증식한 후 장관을 거쳐 배설물로 배출된 것이 상처 부위나 호흡기계 등으로 전파되는 형태	• 이: 발진티푸스 • 벼룩: 페스트, 발진열
경란형	곤충의 난자를 통하여 다음 세대까지 전달되어 전파되는 형태	진드기: 록키산홍반열, 재귀열, 쯔쯔가무시증

13

감수성

병원체가 숙주에 침입했을 때 병원체에 대하여 감염이나 발병을 막을 수 없는 상태. 즉, 저항력이 높으면 감수성이 낮다고 할 수 있다.

14

De Rudder의 감수성 지수

홍역, 두창(95%) > 백일해(60~80%) > 성홍열(40%) > 디프테리아(10%) > 소아마비(0.1%)

15

인공수동면역

회복기 혈청, 면역혈청, 감마글로불린이나 파상풍 항독소 등 인공제제를 인체에 투입하여 면역 부여

16

자연수동면역

임신 상태에서 모체로부터 태반을 통하거나 모유수유에 의해 획득되는 면역

17

- 면역 효과 발현: 인공수동면역 > 자연수동면역 > 인공능동면역 > 자연능동면역
- 접종 후 면역 효과의 지속기간: 자연능동면역 > 인공능동면역 > 자연수동면역 > 인공수동면역

④ 인공수동면역은 부작용으로 혈청병이 나타날 수 있다. 혈청병은 접종한 항혈청에 대한 거부반응에 의한 문제이다.

18

잠복기

병원체가 숙주에 침입 후 표적 장기에 이동, 증식하여 일정 수준의 병리적 변화가 있어 증상과 증후가 발생할 때까지의 기간

19

인공능동면역 – 항원을 주입하여 항체 생성

20

'생물테러감염병'이란 고의 또는 테러 등을 목적으로 이용된 병원체에 의하여 발생된 감염병 중 질병관리청장이 고시하는 감염병을 말한다.(탄저, 보툴리눔독소증, 페스트, 마버그열, 에볼라열, 라싸열, 두창, 야토병)

21

- 결핵 – 1개월 이내
- 폴리오 – 2, 4, 6개월, 4~6세
- MMR – 12~15개월
- 일본뇌염 – 12~18개월 1~3차, 만 6세 추가 4차, 만 12세 추가 5차

22

폴리오는 소화기계 감염병이지만 호흡기계처럼 예방접종이 중요하다(Sabin, Salk).

23

콜레라

제2급 감염병, 검역감염병이다. 갑작스런 발병으로 묽은 설사와 구토 등으로 탈수 상태에 빠지는 급성 장관 질환으로 위생시설 및 환경위생이 나쁜 곳에서 주로 발생되는데, 특히 오염된 상수도원에 의해 집단 발생된다.

24

장출혈성대장균(Enterohemorrhagic Escherichia Coli)은 Vero 독소(Shiga 독소)를 생성하여 장내 출혈을 유발하는 대장균이다.

25

수인성감염병의 특징

(1) 오염수계에 한해서 2~3일 내에 폭발적(폭발적, 동시적)으로 발생한다.
(2) 환자발생은 급수지역 내에 국한해서 발생하며, 급수원에 오염원이 있다.
(3) 성별, 연령, 직업 등의 차이에 따라 이환율의 차이가 없다.
(4) 계절과는 비교적 무관하게 발생하며, 가족집적성이 낮다.
(5) 급수시설에서 동일 병원체를 검출할 수 있다.
(6) 일반적으로 이환율과 치명률이 낮으며, 2차 감염자가 적다.

26

홍역

제2급 감염병으로 법정감염병 중 가장 감염력이 강하여 불현성 감염도 거의 없이 모든 감염자에서 증상이 나타난다. 일반적으로 1~2세에 많이 감염되며, 발열과 발진을 주 증상으로 한다. 합병증으로 기관지 폐렴, 뇌염 등의 신경계 합병증을 동반하기도 한다. 질병이환 후 영구면역이 획득된다.

27

결핵

제2급 감염병으로 콜레라와 함께 대표적인 후진국병이다. 감수성은 저체중아나 영양불량자들 중에 증가하며, 규폐증, 당뇨병 혹은 위절제술을 한 사람들, 알코올 중독자들과 면역억제상태에 있는 사람들의 경우 증가한다. 농촌보다 사람들이 밀집해 있는 도시 지역에서 감염률이 높다.

28

풍진

제2급 감염병으로 전신 증상은 가벼운 반면 전신 림프절 비대가 있을 수 있고, 불현성 감염이 많아 무증상 전염원이 많다. 임신 초기에 풍진에 산모가 감염되면, 태아에 선천성풍진증후군이 발생할 수 있는데, 이때 태아가 나타내는 증상은 자궁내 성장 지연, 백내장, 선천성 심장 질환, 청력 상실 등이 있다.

29

사스 환자의 대부분은 성인이며, 소아에게서도 드물게 발병하며, 평균 잠복기는 5일이다(2~10일).

30

후천성면역결핍증(AIDS) 환자란 HIV에 감염된 시점부터 장기간의 잠복기가 경과된 후 면역 기능의 현저한 저하와 이로 인한 기회 감염 등이 수반된 상태의 사람을 의미한다.
HIV에 감염된 사람은 HIV감염인이라 한다.

31

백신을 투여 받은 후 체내에 항체가 형성되었는지 여부도 확인하여야 한다. 백신 투여 후에도 항체가 형성되지 않을 수 있다.

32

신증후군출혈열(유행성출혈열)

제3급 감염병으로 들쥐가 가진 바이러스가 사람으로 전파되어 발생하는 바이러스성 감염 질환이다. 경기도 북부 및 강원도 등지에서 강우량이 적은 건조기인 늦봄(5~6월)과 늦가을(10~11월)에 많이 발생한다. 원인균은 Hantan Virus, Seoul Virus이다.

33

- 디프테리아 – Schick Test
- 성홍열 – Dick Test

34

만성 질환은 이환되면 악화가 거듭될 때마다 병리적 변화가 커지고 생리적 상태로의 복귀 가능성은 낮아진다. 이 질환군에 속하는 대부분은 감염성 질환이 아니다.

35

① Group 1: 아플라톡신, 벤젠, 벤조피렌 등
→ 2011년 5월, 휴대폰의 전자기장은 Group 2B(인체발암가능물질)로 분류

Group 1	인체발암물질 (충분한 인간 대상 연구자료와 충분한 동물실험 결과가 있는 경우)
Group 2A	인체발암추정물질 (제한적 인간 대상 연구자료와 충분한 동물실험 결과가 있는 경우)
Group 2B	인체발암가능물질 (제한적 인간 대상 연구자료와 불충분한 동물실험 결과가 있는 경우)

3 질병 관리

Group 3	인체발암성 미분류물질 (불충분한 인간 대상 연구자료와 불충분한 동물실험 결과가 있는 경우)
Group 4	인체비발암성 추정물질 (인간에서 발암가능성이 없으며 동물실험 결과도 부족한 경우)

36

- 교정할 수 없는 위험요인 – 연령, 성, 유전
- 교정 가능한 위험요인 – 과도한 나트륨 · 알코올 섭취, 칼륨 섭취 부족, 낮은 신체 활동, 비만 등

37

고혈압 위험요인

- 연령, 성별
- 유전, 가족력
- 소금 섭취
- 포타슘 섭취 부족: 포타슘이 풍부한 식품(과일, 채소)을 많이 섭취하는 집단에서 고혈압 유병률이 낮고 연령이 증가해도 혈압이 상승하지 않음
- 비만
- 운동 부족
- 알코올: J형 관련성
  2잔 이하 < 전혀 안 마심 < 3잔 이상
- 정신적 스트레스

38

- 소아당뇨: 인슐린 의존형(IDDM)
- 성인당뇨: 인슐린 비의존형(NIDDM)

39

당대사 이상의 분류

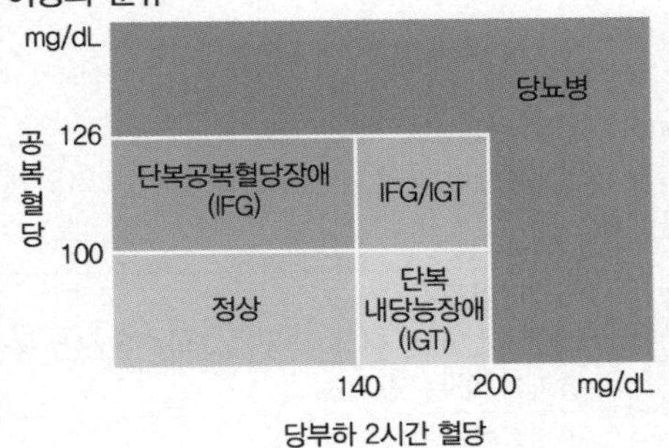

40

대사증후군(ATP III)

진단 항목	진단 수치
허리둘레	남자 ≥ 90cm, 여자 ≥ 85cm
중성 지방	≥ 150mg/dL 또는 약물치료
고밀도 지단백 콜레스테롤	남자 < 40mg/dL, 여자 < 50mg/dL 또는 약물치료
고혈압	수축기/이완기 ≥ 130/85mmHg 또는 약물치료
고혈당	공복 혈당 ≥ 100mg/dL 또는 약물치료

41

서유럽 국가의 코호트 연구들에서 밝혀진 위험요인은 고혈압, 흡연, 고콜레스테롤혈증, 비만, 당뇨병, 운동 부족, 음주, 가족력 및 개인의 성격 등이다.

우리나라에서 심혈관 질환의 역학적 연구를 주로 하고 있는 전향적 코호트 연구로 KIMC Study가 있다. 이 연구는 1990년 공무원 및 사립학교 교직원 183,614명을 대상으로 코호트를 구성하여 위험요인을 조사하고 매 2년마다 질병 발생 및 사망에 대하여 추적조사하였다. KIMC Study 결과 한국인의 심혈관 질환의 주요 위험요인은 서유럽 국가와 마찬가지로 고혈압(21%), 흡연(41%), 고콜레스테롤혈증(9%)이었다.

42

집단검진의 목적

- 질병의 조기 진단
- 보건교육
- 질병의 자연사와 발생기전의 규명
- 질병의 역학적인 연구

43

③ 질병의 종류를 확인하기 위한 것이 아니라 조기에 발견하기 위해 실시한다.

44

간흡충은 민물고기를 생식하는 지역 주민에게 많이 유행하여 낙동강, 영산강, 섬진강 등의 강 유역 주민이 많이 감염되며 우리나라에서 가장 감염률이 높은 기생충감염증이다.

45

회충(Ascariasis)

분변으로 탈출 후 회충 수정란에 오염된 야채, 불결한 손, 파리의 매개에 의한 음식물 오염 등으로 경구 침입한다.

46

무구조충(민촌충, Beef Tapeworm)

분변과 함께 배출된 충란이 풀이나 사료에 오염되어 중간숙주인 소가 먹으면 소의 장에서 부화되어 육구유충이 된다. 유충이 탈출하여 장벽을 뚫고 혈류와 림프를 통하여 골격근 내로 이행되며 2개월이면 무구낭충이 된다. 감염된 쇠고기를 생식하면 소장 상부에서 탈낭, 약 2개월 내에 성충이 된다.

47

간흡충의 제1중간숙주는 왜우렁이, 제2중간숙주는 민물고기이다.

48

요코가와흡충의 중간숙주는 다슬기 – 민물고기(은어, 붕어, 잉어)이다.

〈최근 10개년 영역별 평균출제빈도〉

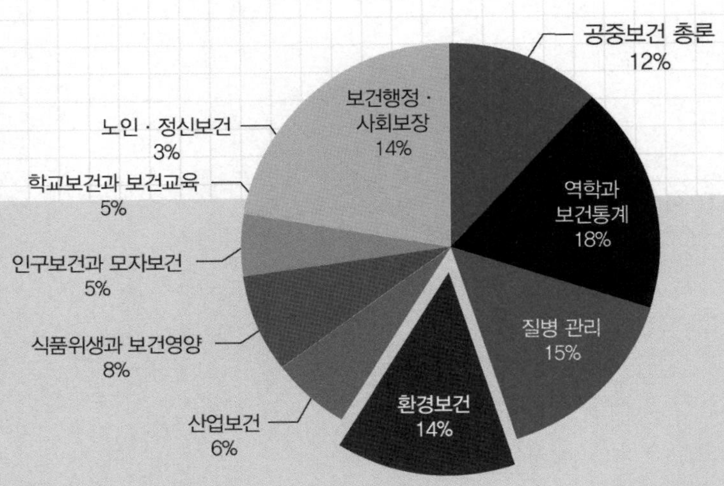

〈최근 10개년 서울시(지방직) 영역별 출제빈도분석(2015~2024)〉

구분	2015	2016	2017	2018	2019	2020	2021	2022	2023	2024	합계
공중보건 총론	1	2	3	1	2	3	4	3	2	2	23
역학과 보건통계	3	3	3	2	4	4	5	3	3	5	35
질병 관리	5	1	3	6	3	0	1	4	3	3	29
환경보건	3	2	3	2	3	2	3	4	4	2	28
산업보건	1	2	2	0	1	2	1	1	1	2	13
식품위생과 보건영양	2	1	2	2	2	3	1	0	1	2	16
인구보건과 모자보건	3	2	0	1	0	2	2	1	0	0	11
학교보건과 보건교육	1	3	1	1	1	2	0	1	1	0	11
노인 · 정신보건	0	0	1	0	1	0	1	1	1	1	6
보건행정 · 사회보장	1	4	2	5	3	2	2	2	4	3	28
합계	20	20	20	20	20	20	20	20	20	20	200

PART 04

환경보건

단원 길잡이

환경은 인간의 건강에 미치는 영향이 크다. 환경위생의 개념을 이해하고 공기의 성상 및 오염물질, 상수 처리의 과정과 수질 기준 등을 학습한다. 또한 대기오염과 수질오염의 종류 및 특성, 영향요인 등을 학습한다.

핵심 키워드

환경위생 | 위해성 평가 | 온열요소 | 태양광선 | 대기오염물질 | 상수 | 정수 | 수질 기준 | 염소소독법 | 하수 처리 | 대기환경 기준 | 대기오염 | 수질오염

Chapter 01

환경위생

관계법규

- 환경정책기본법(1990)
- 대기환경보전법(1990)
- 폐기물관리법(1986)
- 환경보건법(2008)

학습 길라잡이

- 온열 조건 및 온열 요소
- 상·하수처리 단계 및 방법
- 공기의 성분
- 소독법
- 먹는 물의 수질 기준

제1절 환경위생의 개념

1 환경위생의 이해

(1) 정의

① **환경**: 넓은 의미의 환경은 우주를 형성하고 있는 요소들의 실체이며, 상대적 의미는 어떤 주체를 둘러싸고 있는 유형 및 무형의 객체이다.

② **건강에 영향을 미치는 환경요인**

㉠ 물리적 요인: 온도, 습도, 방사선, 자외선

㉡ 화학적 요인: 화학물질, 중금속

㉢ 영양학적 요인: 에너지, 필수미량원소

㉣ 생물학적 요인: 미생물, 생태계

㉤ 인체공학적 요인: 반복 작업, 자세

㉥ 사회심리학적 요인: 스트레스

③ **환경위생**: WHO 환경위생전문위원회는 "환경위생이란, 인간의 생체적 발육, 건강 및 생존에 유해한 영향을 미치거나 미칠 가능성이 있는 인간의 이화학적 환경요인 모두를 관리하는 것이다."라고 정의하였다.

(2) 환경위생학의 발달

① **페텐코퍼**(Pettenkofer, 1818~1901): 독일 뮌헨 대학에 위생학 교실을 창설하여 오늘날 환경위생학(실험위생학)의 기초를 다졌다. 코흐(Koch)나 파스퇴르(Pasteur) 등이 세균을 발견하기 전에 유럽 각 도시에 유행하고 있는 전염병의 예방을 위해 환경위생 상태 개선 시도하였다.

② **클라우드 베르나르**(Claud Beranrd, 1813~1878): 근대 실험의학의 창시자로서, 외부환경의 변화에 대하여 인간 내부환경이 그에 맞게 변화함으로써 건강을 유지해 갈 수 있는데, 이를 항상성(Homeostasis)이라 강조하였다. (기후순화와 관련됨)

③ **1851년 제1회 국제위생회의 개최**: 파리에서 지중해 연안의 12개국 참여

④ 1903년 24개국이 참여하여 국제보건사무국 설치를 결의하여 국제적 조직 마련

⑤ 1972년 스톡홀름 회의: 제1차 국제연합 인간환경회의를 개최하여 인간환경선언 채택
⑥ 1973년 UNEP(국제연합 환경계획) 설립
⑦ 1992년 리우 회의: 국제연합 환경개발회의에서 환경과 무역에 대한 논의

2 환경보건

(1) 환경보건학

① 인간의 건강을 유지하고 증진하기 위하여 질병과 건강의 문제를 인간 주체와 환경과의 상호 관계라는 과정에서 파악하려는 학문이다.
② 목적: 인간과 환경의 상호작용을 인간 중심으로 연구하여 그 안에서 일정한 법칙을 발견, 기술적 공학을 적용하여 생활 능률의 증진을 도모한다.
③ 인간 집단을 대상으로 연구한다는 점에서 임상의학과 다르다.

(2) 환경보건의 영역(WHO)

세계보건기구(WHO)의 환경보건전문위원회는 "국가환경보건사업: 계획, 조직, 행정"에서 환경보건에 포함될 사업을 다음과 같이 구분하고 있다.

1. 급수: 시민에 대하여 양질의 안전하고 풍부한 물의 공급 → 계획, 설계, 관리, 기타 이용 상황을 고려한 수원의 위생 감시
2. 하수처리와 수질오염 방지: 가정하수 · 오물, 기타 폐액의 처리, 지표수(해수 포함)와 지하수의 수질오염 방지
3. 동물 · 서족(鼠族, 쥐) 및 기타 질병숙주의 구제
4. 인간의 오물 및 인간 · 동물 · 식물 고형폐기물 처리: 위생적 취급과 처리를 포함
5. 유해곤충 · 절족동물 · 연체동물 및 유해물질로 기인되는 토양오염의 예방과 관리
6. 식품위생 및 우유위생
7. 대기오염방지
8. 방사성물질관리
9. 산업보건 특히 물리적 · 화학적 · 생물학적 위험방지
10. 소음방지
11. 주택과 그 인접환경, 특히 주택, 공중건물 및 공동건물의 공중위생
12. 도시와 지역계획
13. 육 · 해 · 공 수송의 환경보건
14. 사고방지
15. 공공레크리에이션과 관광여행, 특히 해수욕장, 풀장, 캠프장 등의 환경보건
16. 감염병 · 구급 · 재해와 인구이동과 관련된 조치
17. 전면적 환경보건대책에 의한 위해방지

3 환경보건관리

(1) 「환경보건법」(2008년 제정)

① 목적: 환경오염과 유해화학물질 등이 국민건강 및 생태계에 미치는 영향 및 피해를 조사·규명 및 감시하여 국민건강에 대한 위협을 예방하고, 이를 줄이기 위한 대책을 마련함으로써 국민건강과 생태계의 건전성을 보호·유지할 수 있도록 함을 목적으로 한다.

② 환경보건의 정의: 환경오염(사업 활동 및 그 밖의 사람의 활동에 의하여 발생하는 대기오염, 수질오염, 토양오염, 해양오염, 방사능오염, 소음·진동, 악취, 일조방해 등으로서 사람의 건강이나 환경에 피해를 주는 상태)과 유해화학물질(유독물, 관찰물질, 취급제한물질 또는 취급금지물질, 사고대비물질, 그 밖에 유해성 또는 위해성이 있거나 그러할 우려가 있는 화학물질)이 사람의 건강과 생태계에 미치는 영향을 조사·평가하고, 이를 예방·관리하는 것을 말한다.

③ 환경보건의 기본이념

㉠ 환경유해인자와 수용체의 피해 사이에 과학적 상관성이 명확히 증명되지 아니하는 경우에도 그 환경유해인자의 무해성(無害性)이 최종적으로 증명될 때까지 경제적·기술적으로 가능한 범위에서 수용체에 미칠 영향을 예방하기 위한 적절한 조치와 시책을 마련하여야 함

㉡ 어린이 등 환경유해인자의 노출에 민감한 계층과 환경오염이 심한 지역의 국민을 우선적으로 보호하고 배려하여야 함

㉢ 수용체 보호의 관점에서 환경매체별 계획과 시책을 통합·조정하여야 함

㉣ 환경유해인자에 따라 영향을 받는 인구 집단은 위해성 등에 관한 적절한 정보를 제공받는 등 관련 정책의 결정 과정에 참여할 수 있어야 함

(2) 환경보건종합계획 2030

① 환경부장관은 관계 중앙행정기관의 장과의 협의와 제9조에 따른 환경보건위원회의 심의를 거쳐 환경유해인자가 수용체에 미치는 영향과 피해를 조사·예방 및 관리함으로써 국민의 건강을 증진시키기 위하여 환경보건종합계획을 10년마다 세워야 한다(환경보건법 제4조제1항).

② 비전 및 목표

㉠ 비전: 안전한 환경, 모두가 건강한 사회

㉡ 목표: 환경보건 안전망 구축을 위한 환경성 질병부담 완화

③ 기본 원칙 18 대구

㉠ 사전주의 원칙(Precautionary Principle)의 적용 및 강화: 환경오염에 의한 건강 피해의 심각성을 고려하여 환경오염의 무해성이 최종 입증될 때까지는 유해한 것으로 간주, 예방 정책을 수립·추진함

ⓛ 수용체 지향 원칙: 환경 정책의 최종 수요자인 사람의 건강과 생태계 안전성 확보에 중심을 두고, 관련 오염 매체 관리 정책을 통합 조정, 선도

ⓒ 환경정의 구현 원칙: 산모, 어린이, 노인 등 환경오염에 가장 취약하고 민감한 계층에 정책의 눈높이를 둠으로써 국민 전체의 건강 보호 담보 및 환경보건 정의 실현

ⓔ 참여와 알권리 보장 원칙: 환경보건 정책 추진에 있어 일반 국민과 이해관계자들이 직접 참여하고 평가할 수 있는 체계 확립

④ 전략

㉠ 환경유해인자 사전 감시 강화

ⓛ 환경유해인자 노출 관리 강화

ⓒ 환경성 건강피해 대응능력 강화

ⓔ 환경보건 시스템 견고화

(3) 환경보건관리를 위한 환경영향평가

대규모 개발 사업이나 중요한 시책 프로그램을 시행하는 과정에서 나타날 수 있는 환경에 미치는 영향을 미리 예측·분석하여 이를 최소화하는 방안을 강구하는 계획기법이자 의사결정도구이다.

4 건강 위해성 평가(Health Risk Assessment)

17 경기의료기술, 19 울산보건연구사·대구보건연구사, 20 충북보건연구사, 21 충남·경기보건연구사·세종보건연구사, 22 대구보건연구사, 23 부산보건연구사

(1) 개념

① 어떤 독성 물질이나 위험 상황에 노출되어 나타날 수 있는 개인 혹은 인구집단의 건강 피해 확률을 추정하는 과학적인 과정

② 알려진 독성 자료를 이용하여 현 노출 상황이 장기적으로 지속될 경우 발생할 수 있는 인체 위해를 추정하는 과정으로 유해성(위험성) 확인, 용량-반응 평가, 노출 평가, 그리고 위해도 결정의 주요 4단계로 구성

③ 위해성과 유해성

㉠ 위해성(Risk): 화학물질에 노출되었을 때 유해성이 발생할 수 있는 확률

ⓛ 유해성(위험성, Hazard): 화학물질이 인간과 환경에게 유해한 작용을 일으킬 수 있는 잠재력

ⓒ 위해성 = 유해성(위험성) × 노출량

ⓔ 유해성이 강한 물질이라도 노출량이 적으면 위해도도 낮고, 유해성이 낮은 물질이라도 노출량이 많으면 위해성이 높음

(2) 위해성 평가 구분

① 배경 위해성: 특수한 위해성 인자가 없는 상황에서 위해성

예 한국인이 평균 암에 걸릴 확률

② 증가적 위해성: 위해성 인자에 의한 위해

예 발암물질로 오염된 지역에 살기 때문에 암에 걸릴 확률

※ 총 위해성= 배경 위해성+증가적 위해성

(3) 위해성 평가 방법

① **유해성 확인**(위험성 확인, Hazard Identification)

㉠ 대상물질에 대한 모든 동물 실험 자료 및 사람에 대한 자료(역학 연구)를 토대로 그 물질의 위험성 여부를 확인하는 정성적(定性的)인 평가 단계

㉡ 이용될 수 있는 모든 적절한 자료를 수집

② **용량-반응 평가**(Dose-Response Assessment): 오염물질의 노출 또는 체내 용량과 특정 인체 반응과의 상관관계를 정량화하는 과정

③ **노출 평가**(Exposure Assessment)

㉠ 사람이 다양한 매체와 다양한 경로(흡입, 경구 섭취, 피부 접촉 등)를 통해 위험성이 확인된 유해물질에 얼마나 노출되는가를 결정하는 단계

㉡ 그 물질의 매체 중 농도 또는 생물학적 감시 자료를 토대로 추정

㉢ 인체 노출을 평가하기 위해서는 노출 인구수의 추정과 노출의 크기와 빈도, 기간을 알아야 함

㉣ 인체일일평균노출량은 mg/kg-day의 단위로 표현

㉤ 자료

- 인체 조직 내 독성 물질에 대한 생체 모니터링
- 유해물질에 대해 대기, 실내 공기, 먹는 물, 토양, 식생류 등 환경 매체 모니터링
- 다양한 환경 매체 또는 매체 간 유해물질의 이동에 기초한 오염물질 환경 거동 및 예측 모델링

Tip

표준적 가정

우리나라 성인의 평균 체중은 60kg, 일일 평균 호흡률은 13.3㎥/day, 일일 평균 물 섭취량은 1.4L, 한 지역에서 평균 거주 기간은 30년, 기대수명은 70년 등을 적용한다.

④ **위해도 결정**(Risk Characterization)

㉠ 특정 노출 수준에서의 초과 위해도(유해물질에 노출되지 않은 인구 집단에서의 배경 위해도 수준보다 큰 위해도)를 정량적으로 평가하는 것

㉡ 용량-반응 평가와 노출 평가에서 도출된 정보를 종합하여 특정 유해물질에 특정 농도로 노출되었을 경우, 개인이나 인구 집단에 유해한 영향을 미침

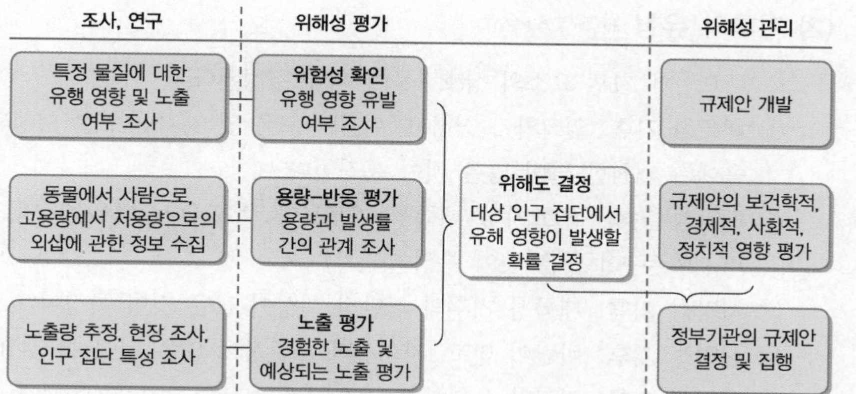

그림 4-1 건강 위해성 평가와 관리의 주 요소(National Research Council, 1983)

(4) 위해도 관리(Risk Management)

① 화학물질의 규제를 통한 위해도 감소 대책의 의사결정 과정으로서 위해성 평가 결과에 바탕을 둔다.

② 화학물질 규제를 위해 사회 · 문화적 측면, 기술적 측면, 경제적 측면 등을 신중하게 고려해야 한다.

제2절 기후

1 기후의 이해

(1) 기후와 관련된 개념 정의 19 경기의료기술

① 기후(Climate): 어떤 장소에서 매년 반복되는 정상 상태에 있는 대기 현상의 종합된 평균 상태

② 기후 요소(Climate Element)

㉠ 기후를 구성하는 각각의 요소로 기온, 강우, 기류, 기습, 강설, 구름, 일광, 복사열 등이 있다.

㉡ 기후의 3대 요소: 기온, 기습, 기류

③ 기후요인(Climate Factor): 기후의 분포와 변화를 일으키는 요인으로 위도, 지형, 수륙 분포, 해발고도 등이 있다.

(2) 기후의 유형 16 경북의료기술, 20 부산

기후 요인과 기후 요소의 상호작용에 의해 결정된다.

① **대륙성 기후**: 일교차가 심하고, 여름에 고온 및 저기압이 잘 형성되며, 겨울에는 쾌청한 날이 많은 것이 특징이다.

② **해양성 기후**: 일교차가 대륙성 기후보다 적고, 다습다우성이며, 자외선량·오존량이 많은 것이 특징이다.

③ **사막성 기후**: 대륙성 기후의 극단적 현상이 많은 것이 특징이다.

④ **산악성 기후**: 바람이 많고, 자외선과 오존량이 많은 것이 특징이다.

⑤ **산림성 기후**: 기후가 온화하고, 온도차가 적으며, 습도가 비교적 높은 것(적은 것)이 특징이다.

Tip

산림성 기후의 습도는 비교적 높으나 여러 공중보건학 교재에서는 '적은 것이 특징'이라고 명시되어 있어, 기출문제에도 혼돈이 있다. 그러므로 관련 문제가 출제되면 다른 선지의 내용을 함께 고려하여야 한다.

(3) 기후대

태양복사의 강약 혹은 위도에 따라 비슷한 기후 현상이 나타나는데, 이를 기후대라고 하며, 열대·아열대·온대·아한대·한대 기후가 있다.

① **열대 기후**: 1년 내내 고온다습한 다우 지역으로 건기와 우기로 나누어지며, 사막 지역과 같이 강우량이 적은 지역을 아열대 지역이라고 한다.

② **한대 기후**

㉠ 연평균 기온이 10℃ 이하로 5월과 8~9월에 일교차가 심한 지역

㉡ 1년 중 1~4개월이 월평균 10~20℃이고, 나머지 달이 10℃ 이하인 지역이며, 여름이 짧고, 혹한의 겨울이 있는 지역을 아한대 지역이라고 함

③ **온대 기후**: 봄, 여름, 가을, 겨울 등 사계절의 구분이 확실하며, 1년 중 4~12개월이 월평균 10~12℃이고 연평균 기온이 10~20℃의 지역이다.

(4) 기후와 건강 16 서울보건연구사, 18 복지부, 20 울산보건연구사

① **기후 순화**(Acclimatization): 기온이 변화하면 인간은 신체적·정신적으로 변화를 일으키게 되어 질병이 발생될 수 있다. 하지만 인간은 새로운 환경에 적응하기 위하여 자신을 변화시키는 기후 순화를 일으킨다. 즉, 한 기후 지역에서 시간의 경과에 따라 체질 변화 등을 일으켜 그 기후에 적응하게 되는 것을 말한다.

㉠ 대상성 순응: 새로운 환경 조건에 세포 또는 기관이 그 기능을 적응하는 것

㉡ 자극적 순응: 환경자극에 의해 저하되었던 기능이 정상적으로 회복되는 것

㉢ 수동적 순응: 약한 개체가 자신에 대한 최적의 기능을 찾는 것

② 기후와 질병

㉠ 감염병: 한대 지방보다 온대나 열대 지방에 많으며 열대 지방에서는 1년 내내 감염병의 발생이 지속된다.

㉡ 기상병: 기후 상태에 따라 질병이 발생하거나 기존 질병 악화

예 관절염, 신경통, 뇌졸중 등

㉢ 풍토병: 어느 지역의 기후 또는 기후로 인한 조건 때문에 그 지역에 주로 발생하는 질병

예 열대 지방의 수면병, 말라리아, 콜레라 등

㉣ 계절병: 계절에 따라 주로 발생하는 질병

예 여름철(뇌염, 장티푸스, 장염, 말라리아 등), 겨울철(천식, 인플루엔자 등)

2 온열조건

18 전남 · 전북, 20 서울고졸 · 세종보건연구사, 21 강원 · 부산 · 광주보건연구사, 22 강원보건연구사, 23 인천의료기술 · 경기보건연구사

공기의 물리적 성상인 기온, 기습, 기류 및 복사열 등을 온열인자(Thermal Factor) 또는 4대 온열요소라 하며, 이들 온열인자에 의하여 덥고 추운 감각을 느끼고, 이에 따라 체온을 조절하게 된다. 이들 온열인자가 각각 독립적이기 보다는 상호 복합적으로 작용하여 인체의 체온조절에 영향을 미친다.

(1) 기온 17 충북, 22 서울

① 온열 조건 중에서 가장 중요한 요인이며, 물리적 · 화학적 조절에 절대적 요소이다. 보통 기온이라 하면 지상 1.5m에서의 건구온도를 말한다.

② 표시: ℃ 또는 ℉로 나타내며 ℃ = 5 / 9(℉ − 32)의 관계로 표시할 수 있다.

③ 측정

㉠ 실외에서는 1.2~1.5m 높이의 건구온도를 측정한다. 직사광선과 복사열 및 풍우 등 제한요소를 줄이기 위해서 백엽상 내에서 기온을 측정한다.

㉡ 실내에서는 45cm 높이에서 측정한다.

㉢ 수은 온도계(2분), 알코올 온도계(3분), 아스만통풍온습계, 자기온도계 등을 이용한다.

④ 일교차

㉠ 최고기온과 최저기온의 차이다.

㉡ 하루 중 최저기온은 일출 30분 전, 최고기온은 오후 2시경이다.

㉢ 산악의 분지에서 크고 수목이 우거진 곳에서 작으며, 해안보다는 내륙이, 저위도보다는 고위도가 일교차가 크다.

㉣ 내륙 > 해안 > 산림 지대

⑤ 연교차

㉠ 1년 동안의 최고기온과 최저기온의 차이이다.

㉡ 해안보다는 내륙이, 저위도보다는 고위도에서 크다.

㉢ 적도는 춘분과 추분 때 최고온도, 동지와 하지일 때 최저온도, 한대 지방은 7월이 최고온도, 1월이 최저온도이다.

㉣ 한대 > 온대 > 열대

⑥ **대기권의 기온**: 지상 12km 이하의 대기권에서는 100m 상승 시마다 0.6~1.0℃ 정도 낮아지며, 성층권에서는 고도가 높을수록 온도가 상승한다.

⑦ **실내 온도**: 거실 18±2℃, 침실 15±1℃, 병실 21±2℃

(2) 기습 17 경기경력경쟁·충북, 18 대구, 19 강원의료기술, 21 경남, 22 서울고졸

① 특성

㉠ 일반적으로 공기는 약 4%의 수증기를 함유하고 있으며, 기온이 상승하면 공기 중에 포함될 수 있는 수증기량은 증가한다.

㉡ 기습은 낮에는 태양의 복사열을 흡수하고 지표면의 과열을 막으며 밤에는 지열복사를 차단하여 기후를 완화시키는 작용을 한다.

② **포화습도**: 일정 공기가 함유할 수 있는 수증기량에는 한계가 있는데, 한계에 달했을 때를 포화 상태라고 하고, 이때의 공기 중 수증기량(g)이나 수증기장력(mmHg)이다.

❖ 기온에 따른 습도의 변화
기온↑ ⇒ 포화습도↑,
상대습도↓,
절대습도 일정

③ **절대습도**: 현재 공기 $1m^3$ 중에 함유된 수증기량 또는 수증기 장력이다.

④ 상대습도

㉠ 현재 공기 $1m^3$ 포화 상태에서 함유할 수 있는 수증기량과 현재 그중에 함유되어 있는 수증기량과의 비를 %로 표시한 것이다.

㉡ 상대습도(%) = 절대습도 / 포화습도 × 100(맑은 날 건구온도↑, 습구온도↓)

⑤ **포차**: 공기 $1m^3$가 포화 상태에서 함유할 수 있는 수증기량과 현재 그중에 함유한 수증기량과의 차이이다. 포차 = 포화습도 − 절대습도

⑥ **쾌적습도**: 40~70% 범위로서 15℃에서 70~80%, 18~20℃에서 60~70%, 24℃ 이상에서 40~60%가 적절하다. 실내 습도가 너무 건조하면 호흡기계 질병, 너무 습하면 피부 질환이 발생하기 쉽다.

⑦ **측정**: 아스만 통풍 온습계, 아우구스 건습계, 모발 습도계, 자기습도계 등

⑧ 아스만 통풍 온습계

㉠ 습도 측정의 경우에는 습구의 거즈에 물을 떨어뜨려 적신다.

㉡ 물의 적심과 동시에 잘 흔들어 물을 뺀 다음 금속 덮개를 씌우고 팬이 4~5분 회전한 후 습구 눈금의 저하가 멈췄을 때 건구와 습구를 읽는다.

(3) 기류(Air Movement) 19 대구, 20 대전, 22 강원보건연구사

① 특징

㉠ 기압과 기온의 차에 의해서 형성되는 공기의 흐름이다.

㉡ 기류는 신체의 신진대사와 방열 작용을 촉진시키고 가옥 내 자연환기의 원동력이 되며, 대기의 확산과 희석에 영향을 미쳐 기후 변화의 원동력이 된다.

② 기류의 강도: 풍속(m/sec)

㉠ 무풍: 0.1m/sec 이하

㉡ 불감기류: 0.5m/sec 이하

㉢ 쾌적기류: 실내 0.2~0.3m/sec, 실외 1.0m/sec

③ 기류의 보건학적 의의

㉠ 신체 방열 작용 촉진

㉡ 신진대사 촉진

㉢ 옥내의 자연환기 원동력

㉣ 공기 성분의 평등화

㉤ 기후 변화의 원동력

④ 기류의 측정 도구

㉠ 실내: 카타 온도계

㉡ 실외: 풍차 속도계, 아네모미터, 피토튜브

⑤ 카타 온도계

㉠ 풍속이 작고 풍향이 일정하지 않은 실내 기류 측정에 쓰인다.

㉡ 카타 온도계의 눈금: 최상눈금 100°F, 최하눈금 95°F

㉢ 알코올이 100°F의 선에서 95°F선까지 강하한 시간(초)을 멈춤시계로 재고. 이를 4~5회 저온 되풀이한 다음 평균을 낸다.

(4) 복사열 16 경기

① 난로 등 발열체가 주위에 있을 때 온도계에 나타나는 실제온도보다 더 큰 온감을 느낄 수 있는 것을 복사열이라고 하는데, 복사열은 발열체로부터 거리의 제곱에 비례해서 온도가 감소한다.

② 측정: 흑구 온도계

㉠ 구부는 검게 칠한 동판으로 되어 있다.

㉡ 목적하는 위치에서 15~20분간 방치한 후 눈금을 읽는다.

3 온열요소의 종합 작용

17 서울 · 경기의료기술, 19 호남권 · 광주보건연구사, 21 서울, 22 강원의료기술

기온, 기습, 기류 및 복사열 등의 온열인자는 상호 복합적으로 작용하기 때문에 각각을 분리하여 쾌적 조건을 설명하는 데는 한계가 있다. 따라서 이들의 복합적인 작용에 의하여 만들어지는 일정한 온열 환경 조건을 하나의 객관적인 값으로 나타낼 필요가 있으며, 이를 수치화한 것을 온열지수라 한다.

(1) 쾌감대(Comfort Zone)

① 기온, 기습, 기류의 종합적인 작용에 의하여 쾌감과 불쾌감을 느끼게 되며, 신체적 조건, 의복의 착용 상태, 활동량 등 여러 가지 여건에 따라서 달라진다.

② **안정 시 적당한 착의 상태에서 쾌감을 느낄 수 있는 조건**: 기류 0.5m / sec 이하, 온도 17~18℃, 습도 60~65%일 때

③ Hill-Shepherd는 온도 및 습도의 관계에서 쾌감을 느낄 수 있는 점을 연결하여 쾌감선을 구하고 그 상하의 범위를 쾌감대라 하였다.

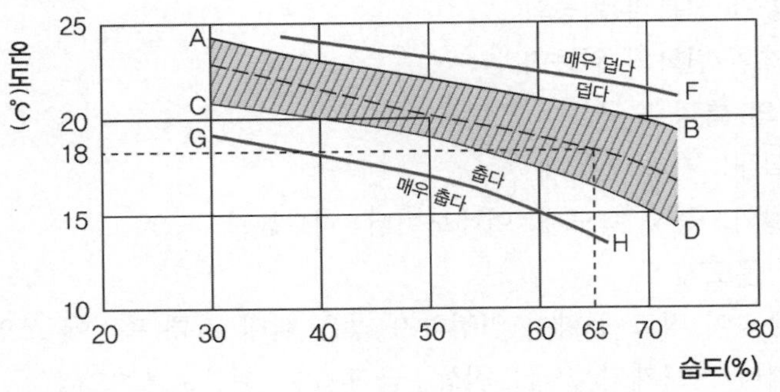

그림 4-2 안정 시, 무풍일 때 실내에서의 쾌감대와 온 · 습도와의 관계

(2) 감각온도(EF, Effective Temperature, 체감온도, 실효온도)

17 강원 · 울산, 20 부산보건연구사, 24 경북의료기술

① 기온, 기습, 기류의 요소를 종합한 체감온도

㉠ 사람이 느끼는 환경온도는 반드시 그때의 기온과 일치하지는 않는다(습도, 기류가 영향을 주어 느껴지기 때문).

㉡ 야글루(Yaglou)와 밀러(Miller)가 기온, 기류, 습도의 3인자를 조합하여 사람의 감각을 기초로 해서 감각온도를 고안하였다.

㉢ 습도 100%, 무풍 상태의 기온을 감각온도의 기준으로 하고 있다.

② 피복, 계절, 성별, 연령 및 기타 조건에 따라 변한다.

③ 포화습도(습도 100%), 무풍(0.1m/sec) 상태에서 동일한 온감을 주는 기온

④ **쾌감 감각온도**: 여름철 64~79°F(18~26℃), 겨울철 60~74°F(15.6~23.3℃)

⑤ **최적 감각온도**: 여름철 71°F(21.7℃), 겨울철 66°F(18.9℃)

(3) 불쾌지수(DI, Discomfort Index)

17 경북, 18 서울, 20 제주의료기술, 21 인천보건연구사 · 부산보건연구사, 23 경기의료기술

① 날씨에 따라 인간이 느끼는 불쾌감 정도를 기온과 습도를 조합하여 나타낸 수치이다.

② 기온과 기습을 인자로 하고 복사열과 기류가 포함되지 않아 감각온도와 차이가 있을 수 있는 결점이 있기 때문에 여름철 실내의 무더위를 예보하는 데 주로 이용되는 온습도지수이다.

③ 각종 기상조건에 따라 공장, 사무실 등에서 전력소비량을 예측하기 위해서 고안된 것으로, E. Thom 등에 의해서 개발되었으며, 미국에서는 1959년 이래 불쾌지수(DI)로 이용되었다.

④ DI = (건구온도℃ + 습구온도℃) × 0.72 + 40.6
　= (건구온도°F + 습구온도°F) × 0.4 + 15

⑤ **불쾌지수와 불쾌감의 관계**(동양인과 서양인이 다름)

㉠ DI ≥ 70 : 약 10%의 사람들이 불쾌감을 느끼는 상태

㉡ DI ≥ 75 : 약 50%의 사람들이 불쾌감을 느끼는 상태

㉢ DI ≥ 80 : 대부분의 사람이 불쾌감을 느끼는 상태

㉣ DI ≥ 85 : 참을 수 없는 상태

(4) 카타 냉각력(Kata Cooling Power) 21 복지부

① 기온, 기습, 기류의 3인자가 종합하여 인체의 열을 뺏는 힘을 그 공기의 냉각력이라 한다.

② 기온, 기습이 낮고 기류가 클 때는 인체의 체열 방산량 증대된다.

③ 힐(Leonard Hill, 1916)은 인간이 더위와 추위를 느끼는 것은 체열 방산량에 의해 결정된다고 생각하고, 인체를 모델로 하여 알코올 온도계가 37.8℃(100°F)에서 35℃(95°F)까지 하강하는 시간을 측정하여 방산열량을 단위시간에 단위면적에서 손실되는 열량(cal/cm^2/sec)으로 냉각력을 표시하였다.

④ 카타 온도계는 불감기류와 같은 미풍을 정확히 측정할 수 있기 때문에 기류 측정의 미풍계로 사용된다.

(5) 습구흑구온도지수(WBGT, Wet Bulb Globe Temperature Index)

① 제2차 세계 대전 당시 열대 지방에서 작전하는 미군 병사들에 대한 고온장애 방지를 위하여 고안된 온열지수이다.

② 태양복사열의 영향을 받는 옥외 환경을 평가하는 데 사용하도록 고안된 것으로 감각온도 대신 사용한다.

③ 고열작업장을 평가하는 지표로 이용하고 있다.

④ 감각온도와 달리 기류를 고려하지 않고 건구온도와 자연습구온도로 계산한다.

⑤ 계산 공식: 측정 요소는 습구온도, 흑구온도, 건구온도

㉠ 태양광선이 있을 때: WBGT = 0.7Tw + 0.2Tg + 0.1Ta

㉡ 실내 또는 태양광선이 없는 실외: WBGT = 0.7Tw + 0.3Tg

(Tw: 습구온도, Tg: 흑구온도, Ta: 건구온도)

4 체온조절과 지적온도

(1) 체온조절

① 정상 체온

㉠ 정상 체온은 36.1~37.2℃ 사이이며, 이 범위를 벗어나면 생리적 이상이 초래됨

㉡ 42℃ 이상이 되면 신경조직 기능 마비

㉢ 30℃ 이하로 떨어지면 기관의 기능 상실, 회복불능 상태가 되어 항상성 파괴

② 체온조절 기전

㉠ 음식물의 섭취로 열량을 얻어 열을 생산하는 화학적 조절

㉡ 수분 증발, 열전도, 열대류, 열복사 등의 열방산에 의한 이학적(물리적) 조절

㉢ 시상하부의 체온조절중추에 의한 조절

㉣ 말초혈관의 수축과 확장, 한선의 발한 작용, 골격근의 열생산에 의한 조절

㉤ 각종 호르몬의 작용으로 조절

③ 체열의 생산과 방산 20 광주, 21 강원

체열의 생산			체열의 방산		
부위	cal	%	부위	cal	%
골격근	1,000	59.5	피부복사전도	1,792	73.0
간	368	21.9	피부 증발	364	14.5
신장	74	4.4	폐포 증발	182	7.2
심장	60	3.6	호흡	84	3.5
호흡	47	2.8	분뇨	48	1.8
기타	131	7.8			
계	1,680	100	계	2,470	100

보충 체온 조절의 생리적 기전

환경 조건	생리적 기전	
추울 때	몸의 떨림, 근육 긴장, 수의적인 근운동 증가 화학적 열 생산 증가(노르에피네프린, 에피네프린, 교감신경 자극) 갑상샘 호르몬 분비 증가	열 생산 증가
	피부혈관 수축, 소름, 입모	열 방출 감소
더울 때	식욕 부진, 몸 떨림 억제, 활동 정체, 근육 이완 화학적 열 생산 억제	열 생산 감소
	피부혈관 확장, 발한, 호흡 촉진	열 방출 증가

(2) 지적온도(최적온도, Optimum Temperature) 19 광주보건연구사

① 체온 조절에 있어서 가장 적절한 온도를 지적온도라 한다.

② 일반적인 최적온도: 여름 20~22℃, 겨울 18~21℃

③ 종류

㉠ 주관적 지적온도(= 쾌적 감각온도): 감각적으로 가장 쾌적하게 느끼는 온도

㉡ 생산적 지적온도(= 최고 생산온도): 생산 능률을 가장 많이 올릴 수 있는 온도

㉢ 생리적 지적온도(= 기능 지적온도): 최소의 에너지 소모로 최대의 생리적 기능을 발휘할 수 있는 온도

제3절 태양광선

17 충남・경기의료기술, 22 충남의료기술

일광은 복사선을 방출하는데, 복사선은 원자 내부의 변화에 의하여 방출되는 에너지이며 물리학적으로는 파장이 서로 다른 전자기파라고 한다.

표 4-1 복사선의 종류와 파장

복사선	파장(Å)
우주선	0.0005
γ선	0.01~1.4
x선	10~150
자외선	1,000~4,000
가시광선	4,000~7,500
적외선	7,500~1.2×10^7
전파	2.20~10^6nm

※ 1nm = 10 Å

1 자외선(Ultra Violet): 2,000~4,000Å [58)]

15 경북, 17 전북, 18 경기・서울, 19 부산, 20 경기・경북・충북보건연구사, 21 울산보건연구사, 22 강원보건연구사, 24 경기의료기술

(1) 특징

① 자외선은 눈에 보이지 않는 태양의 복사에너지이며, 가시광선과 전리방사선 사이의 200~400nm대의 파장을 가지는데 주파수에 따라 3가지 대역으로 나뉜다.

② 이중 UV-B를 Dorno선이라고 하고, 소독작용, 비타민 D 생성, 피부색소반응 등 생물학적 활성을 나타내며 피부나 눈에 유해작용을 일으킨다.

자외선 영역	파장(Å)	생물학적 작용
근자외선(UV-A)	3,200~4,000	혈액재생, 신진대사 촉진
중자외선(UV-B, Dorno선, 건강선, 생명선)	2,800~3,200	Vitamin D 생성, 홍반, 색소침착, 피부 비후, 피부암, 각막염, 결막염
원자외선(UV-C)	2,800~이하	살균, 각막염, 결막염, 피부암

58) 남철현 외, 공중보건학(제9판), 계축문화사, 2020, p.166~167.

(2) 생물학적 작용

① 순기능: 체내에서 프로비타민 D가 비타민D로 전환되어 구루병을 예방하고, 피부결핵과 관절염의 치료작용을 한다. 또한 신진대사 및 적혈구, 백혈구, 혈소판 생성을 촉진하고, 혈압과 혈당 강하작용을 하며 살균작용(280~320nm)도 한다.

② 피부에 대한 작용

㉠ 2,600~2,900 Å 파장의 자외선은 강한 홍반 작용을 일으키며, 모세혈관을 확장시킨다. 자외선의 조사가 많으면 조직의 부종, 수포형성, 피부박리 및 궤양을 일으킨다.

㉡ 홍반에 이어 멜라닌 색소가 침착하며, 장기간 폭로 시 피부암을 발생시킬 수 있다.

③ 눈에 대한 작용

㉠ 2,950 Å 이하의 자외선은 각막과 결막에 흡수되며, 눈물이 흐르고 눈이 부시며 동통과 이물감을 동반한 결막염을 일으킨다. 심하면 각막의 궤양, 혼탁, 수포 등의 각막염을 일으킨다. 전기성 안염, 설안염 등도 유발한다.

㉡ 2,950~3,200 Å 파장의 자외선은 각막에 모두 흡수되지 않고 수정체까지 도달할 수 있으므로 백내장을 발생시킬 수 있으며, 특히 노인성 백내장과 관련이 깊다.

④ 전신 작용: 자외선에는 자극 작용이 있어서 대사가 항진되고 적혈구, 백혈구, 혈소판이 증가한다. 과량 조사하면 두통, 흥분, 피로, 불면 등을 보일 수 있다.

Tip

전기성 안염
① 대표적인 자외선 장애, 눈의 심한 통증과 수명(Photophobia)이 나타나는 급성각막염
② 아크용접공이나 극지탐험가들이 걸림

(3) 광화학적 작용(photochemical reaction): 3,500~4,000 Å 의 자외선은 대기 중의 질소산화물(NO_X)과 olefin계 탄화수소와 광화학적 반응을 일으켜 오존(O_3), aldehyde 및 PAN(peroxyacetyl nitrate)등의 광화학적 산화물을 형성한다.

(4) 자외선 노출 예방

① 자외선에 노출되는 작업자는 보호안경이 달린 헬멧을 이용하고 칸막이 등을 설치하여 다른 근로자에 대한 노출을 차단해야 한다.

② 자외선 노출은 거리에 반비례하므로, 노출원과 작업자 사이에 거리를 최대한 두도록 하고, 가능한 직접 들여다보는 것을 피하여야 한다.

③ 야외 작업자는 선스크린 설치, 보호용 피부크림을 사용하고 보호복을 착용하도록 한다.

2 가시광선(Visible Ray) 59) 21 경기 · 경북 · 광주보건연구사

(1) 특징

① 눈의 망막을 자극하여 명암과 색채를 구별하게 하는 파장으로 일반적으로 4,000~7,700 Å의 파장이다.

② 가장 강한 빛을 느끼는 파장: 5,500 Å

③ 눈에 적당한 조도: 100~1,000Lux

(2) 생물학적 작용

① 조명 과다: 망막을 자극하여 잔상을 동반한 시력장애, 시야협착, 망막변성, 결막이 자극되어 수명(Photophobia, 광선기피증), 두통 등 유발

② 조명 부족: 안정피로(Asthenopia, 40세 이상에서 호발, 두통, 눈의 피로감, 자극증세 나타남), 안구진탕증

③ 조도가 낮거나 지나치게 강하면 시력저하를 가져오거나 안정피로의 원인이 되며, 작업능률의 저하와 안구진탕증을 일으킬 수 있다.

④ 가시광선은 시각기관을 통하여 정신기능에도 작용하는데, 적색광선은 온감을 주고 청색은 냉감을 주며, 검정색은 압박감을 느끼게 한다.

3 적외선(Infrared Ray) 17 경기, 18 복지부, 21 전남보건연구사

(1) 특징

① 파장: 7,000~30,000 Å

② 열을 방출하는 가장 중요한 파장 영역: 복사선의 대부분은 적외선

(2) 생물학적 작용

① 국소혈관의 확장

② 혈액 순환 촉진 및 진통 작용

③ 적외선 백내장(초자공 백내장, 대장공 백내장)

㉠ 화상을 일으키지 않을 정도의 에너지 수준이라도 만성 노출(10~15년) 시 생길 수 있음

㉡ 수정체로 투과되는 에너지량과 직접적인 관계있음

④ 홍반, 화상, 두통, 현기증, 열경련, 일사병 등

59) 남철현 외, 공중보건학(제9판), 계축문화사, 2020, p.167.

제 4 절 공기

1 대기의 구성

(1) 대류권: 지상에서 12km(20~－60℃)

① 기상 현상, 대기오염이 발생하는 기층

② 100m 상승 → 1℃ 하강

(2) 성층권: 50km까지(－60~0℃)

① 구름과 악기류 없음

② 오존층 형성: 25km쯤 위치

(3) 중간권: 85km까지(0~－100℃)

대류 작용이 일어나지만 수증기가 거의 없어 기상 현상은 없음

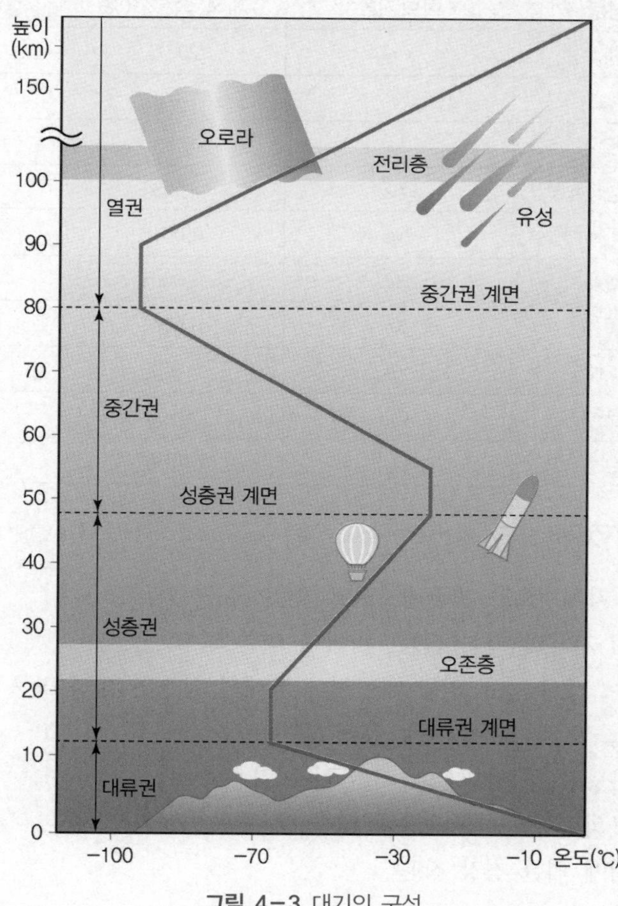

그림 4－3 대기의 구성

4 환경보건

2 기압

① 대기가 지면에 주는 압력을 말하며, 기류(바람)의 원동력이다.
② 1기압은 760mmHg, 10m 하강할 때마다 1기압 상승한다.
③ 측정기구: 수은 기압계, 아네로이드 기압계

3 공기의 구성

(1) 공기의 성분

공기는 대기층을 형성하고 있는 혼합가스로 대기권 내의 주요 화학 성분은 질소와 산소로 전체의 99%를 차지하며 나머지 성분은 거의 대부분 아르곤과 이산화탄소로 조성되어 있다.

표 4-2 정상 공기의 화학적 성분

성분	화학기호	체적 백분율(%)	중량 백분율(%)
산소	O_2	20.93	23.01
질소	N_2	78.10	75.51
아르곤	Ar	0.93	1.286
이산화탄소	CO_2	0.03	0.04
네온	Ne	0.0018	0.0012
헬륨	He	0.0005	0.00007
크립톤	Kr	0.0001	0.0003
크세논	Xe	미량	미량
오존	O_3	미량	미량
수소	H_2	미량	미량

(2) 공기의 자정작용 16 충북보건연구사, 17 충남·대구, 20 경기의료기술·세종보건연구사, 21 대전보건연구사

공기가 자체적으로 깨끗해지려고 하는 작용이다.
① 공기 자체의 희석 작용: 바람에 의한 희석
② 강우, 강설 등에 의한 분진이나 용해성 가스의 세정 작용
③ 산소, 오존, 과산화수소 등에 의한 산화 작용
④ 태양광선 중 자외선에 의한 살균 작용
⑤ 식물의 탄소 동화 작용에 의한 CO_2와 O_2 교환 작용
⑥ 중력에 의한 침강 작용

4 공기와 건강

(1) 호흡

① 산소(O_2)를 취하고 이산화탄소(CO_2) 및 수증기를 배출하는 과정
② 흡기와 호기로 이루어진다.

표 4-3 호기와 흡기 시 O_2와 CO_2 조성비(%)

구분	산소(O_2)	이산화탄소(CO_2)
호기	17.00	4.00
흡기	20.93	0.03

(2) 산소(O_2) 15 서울보건연구사, 19 부산, 20 부산보건연구사, 21 충북

① 대기 중 산소 변동 범위는 15~27%이며 일반적으로 21%이다.
② 산소 소비량
㉠ 1회 호흡 시 4~5% 산소 소비
㉡ 성인 1일 공기 12~13kL 정도 흡입
㉢ 성인 1일 산소 소비량은 520~650L / DAY(13kL × 0.04 = 520L)
③ 저산소증: 흡기 중의 산소 함유량이 약 14% 이하에서는 생체 조직에 공급되는 산소의 절대량이 감소되므로 저산소증이 나타나게 된다.
㉠ 14%: 호흡수 증가, 맥박 증가, 중노동 곤란
㉡ 10%: 호흡 곤란
㉢ 7% 이하: 정신 착란, 감각 둔화, 질식, 혼수
④ 산소 분압의 저하
㉠ 고공으로 올라갈수록 산소량이 감소되어 지상 3~4km에서 일반인들은 호흡과 순환기능의 항진으로 조직에 산소 공급 부족으로 인한 장애가 오지만, 고산에서 순화된 사람은 5.5km의 고도에서도 생활할 수 있다.
㉡ 그러나 6~7km에서는 의식 상실, 7km 이상에서는 사망하게 되므로 이 이상의 고도에서는 산소마스크가 필요하다.
⑤ 산소 중독
㉠ 대기 중 농도가 높거나 분압이 높은 산소를 장기간 호흡할 때 발생
㉡ 폐부종, 충혈, 이통, 흉통 등이 있으며 심하면 사망한다.

(3) 이산화탄소(CO_2)

15 서울보건연구사, 16 대전, 17 경북, 19 경남·부산, 21 강원·충북·인천의료기술·경남보건연구사, 22 충남의료기술, 23 강원의료기술

① 특성
  ㉠ 무색, 무취, 비독성 가스
  ㉡ 대기의 0.03% 정도 차지
② 호기 공기의 4% 차지, 1인 1시간에 약 20L 배출
③ 실내 공기 중 이산화탄소 농도에 따른 건강장애
  ㉠ 3% 이상: 불쾌감, 호흡 촉진
  ㉡ 7% 이상: 호흡 곤란
  ㉢ 10% 이상: 의식 상실, 사망
④ 실내 공기오염 지표
  ㉠ 이산화탄소는 실내 공기의 오염도 판정 기준으로 사용
  ㉡ 서한량: 실내 공기 중 이산화탄소의 허용 농도 0.1%(1,000ppm)

(4) 질소(N_2) 15 서울보건연구사, 19 부산, 21 충북

① 공기 78%로 정상 기압에서는 인체에 직접적인 피해가 없으나 고기압 환경이나 감압 시에는 영향을 받게 된다.
② 건강장애: 잠함병, 감압병
  ㉠ 3기압 이상: 자극 작용
  ㉡ 4기압 이상: 마취 작용, 환각
  ㉢ 10기압 이상: 의식 소실, 사망

(5) 일산화탄소(CO) 17 울산, 18 서울, 19 부산, 21 충북

① 특성
  ㉠ 물체가 불완전 연소할 때 많이 발생, 주로 석탄, 디젤, 휘발유 등의 불완전 연소로 인해 발생한다.
  ㉡ 무색, 무미, 무취, 맹독성 가스
② 중독 기전: 일산화탄소(CO)는 헤모글로빈(Hb)과의 친화성이 산소에 비해 250~300배 강하므로 CO-Hb를 형성하고 HbO_2를 방해하여, 산소운반장애와 산소해리 촉진 작용으로 생체 조직의 산소결핍증을 일으킨다.
③ 증상
  ㉠ 급성 증상: 전두부 긴박감, 두통, 피부혈관 확장, 현기, 시력 저하, 구토, 호흡과 맥박 증가, 허탈 상태. 심한 경우 경련, 혼수, 사망
  ㉡ 만성 증상: 기억력 감퇴, 불면증, 지각이상, 파킨슨병

④ 혈중 CO-Hb 농도 변화에 따른 인체 증상

㉠ 10% 미만: 무증상

㉡ 10~20% 미만: 임상 증상이 나타나기 시작한다(두통, 판단력 저하).

㉢ 50%: 구토증

㉣ 60%: 혼수

㉤ 70%: 사망

⑤ 오염 기준

㉠ 「환경정책기본법」상 대기오염 허용 기준: 1시간 25ppm 이하, 8시간 9ppm 이하

㉡ 실내 공기오염 허용 기준: 실내 0.001%(10ppm) 이하

㉢ 실내공기 CO의 위생학적 허용한계: 0.01%(100ppm)

제5절 상수

1 물과 보건

물의 오염은 각종 수인성 전염병 및 기생충 질병을 일으키며, 각종 중금속에 의한 오염을 통해 공해 질병을 일으키기도 한다. 오염(Contamination)은 원래 물에 병원성 미생물이나 방사선 물질 등이 함유되어 있을 때를 말하고, 유해 물리·화학적 물질(농약, 살충제, 각종 산업폐수)이 함유되어 있을 때를 오탁(Pollution)이라 한다.

① 수인성 질병의 전염원: 콜레라, 장티푸스, 파라티푸스, 세균성이질 등의 전염원으로서 작용

② 기생충 질병의 전염원: 간흡충, 폐흡충, 광절열두조충, 주혈흡충 등과 회충, 편충 등이 수질오염으로 전염될 수 있다.

③ 유해물질의 오염원: 산업 시설의 확대로 인하여 산업장에서 각종 유해물질들의 배출이 늘어나고 있는데, 대표적인 유해물질로는 시안, 수은, 카드뮴, 크롬, 유기인, 아연, 페놀, 비소 등이 있다.

④ 불소의 함량: 불소가 과다하게 함유된 물은 장기간 음용하게 되면 반상치를 유발시킬 수 있고, 반대로 불소 함량이 적은 경우에는 우식치를 유발할 수 있는데, 특히 8~9세의 어린이에게 많이 발생한다.

2 수원(水源) 19 서울고졸

(1) 천수(天水)

① 지표나 해양 등에서 증발한 수증기가 응결하여 떨어진 것

② 특징

㉠ 우수(雨水) 자체는 일종의 증류수로 불순물을 함유하지 않아 순수하며, 광물성 물질이 용해되어 있지 않은 연수로 세탁, 목욕 등에 좋다.

㉡ 강하하는 도중에 공기 중의 여러 가지 불순물을 함유하거나 불용성의 분진, 미생물 등을 함유할 수 있다.

㉢ 우수는 대기 중 CO_2와 SO_X, NO_X 등의 영향으로 산성을 띨 때가 많다.

㉣ 강우 현상은 대기 중에 포함된 오염물을 씻어 주는 역할도 한다.

㉤ 해안에서 가까운 우수 중에는 염분이 많다.

(2) 지표수

① 하천수, 호수, 저수지수 등을 말하며 용수 및 상수원수로 가장 많이 이용되고 있다.

② 지표를 흐르기 때문에 지하수에 비하여 용존산소가 많다.

③ 상수도의 원수로 이용된다.

④ 특징

㉠ 수온은 계절 변화가 크다.

㉡ 탁도, pH 등의 변화가 심하다.

㉢ Na, Mg, Ca, K 및 CO_2를 함유하고 있다.

㉣ 지하수에 비해 Mg, Ca 등이 적어 알칼리도 및 경도가 낮다.

㉤ 오염물질의 혼입으로 오염 가능성이 크다.

㉥ 유입물질에 따라 각종 유독물질 등이 함유될 가능성이 크다.

(3) 지하수

❖ 경도가 발생하는 원인
빗물이나 지표수가 지층을 통해 스며들어 지하수를 만들 때, 땅속에 분해성 유기물질이 많은 지층을 통과 시 산성이 된 물(유기물의 분해로 발생한 이산화탄소가 물속에 용해되어 있는 물)은 석회질과 광물질을 용해시킨다. 그러므로 지하수에는 경도와 광물질이 풍부하다.

① 천수나 지표수가 지하에 침투하여 대수층에 저장된 것

② 종류

㉠ 천층수: 지하 7m 이내 흙과 모래 또는 자갈층 내의 틈새 또는 암석층 사이에 존재하는 물로 하수, 폐수 등으로부터 쉽게 오염되므로 위생상 위험성이 크다.

㉡ 심층수: 지하 7m 이상에 있으며 균이 거의 없고 위생상 안전하다.

㉢ 복류수: 하천의 밑부분이나 자갈, 모래인 경우, 그 부근 지층 내에 침투하여 존재하는 물인데, 지표수와 지하수의 성질을 모두 갖고 있으며, 지표수에 비해서 탁도가 낮고 수질이 양호하여 수원으로 이용되는 일이 많다.

③ 특징

㉠ 무기염류(광물질)의 농도가 높아 경도가 높다.

㉡ 연중 수온이 거의 일정하다.

㉢ 오염물이 적다(유기물 함량이 적음).

㉣ 유속이 느리고 자정속도가 느리다.

㉤ 지표수에 비하여 이산화탄소(CO_2)의 농도가 높다.

㉥ 음용수로 가장 적합하다.

(4) 해수

① 양적인 면에서 무한한 수자원이다.

② 해수의 pH는 8.2 정도이다.

③ 염분 및 용해 성분의 종류와 양이 많다.

④ 해수 · 호수의 오염도 측정은 COD로 표시한다.

⑤ 해수의 용존산소 포화도는 담수보다 작은데, 이는 주로 해수 중의 염류 때문이다.

⑥ 해수는 3%의 식염을 포함하고 있어 해수 담수화 과정을 거쳐 음용수로 사용할 수 있으나, 비용이 많이 들어 장기간 항해를 위한 함상에서 이용하는 정도이다.

3 물의 자정 작용

(1) 개념

① 자연에 존재하는 모든 물은 각종 유기물이나 무기물, 그리고 각종 생물들에 의하여 오염되어 있다.

② 천수는 지상으로 내려오는 동안에 대기 중에 오염되어 있는 기체나 먼지 등에 의해 오염되고, 지표에 도달하면 인간의 생활용수, 공장폐수, 하수 등에 오염되며, 지하에 스며들면 각종 광물질이나 유기물, 무기물에 오염된다.

③ 하수, 공장폐수 등 오염물은 방치하여 두면 일반적으로 점차 침전 분해하여 자연히 안정화된 자연수로 환원되는데, 이것을 물의 자정작용(self-purification)이라고 한다.

(2) 자정 작용의 종류 17 경기의료기술

① 물리적 작용: 희석작용, 침전작용(침강작용), 확산작용, 여과작용, 흡착작용, 분쇄작용, 혼합작용, 운반작용

② 화학적 작용: 산화 · 환원작용, 응집작용

③ 생물학적 작용: 미생물에 의한 유기물질 분해작용과 식균작용

④ 살균 작용: 자외에 의한 살균작용

4 상수 처리 과정 20 대전보건연구사, 22 서울고졸, 23 경기의료기술

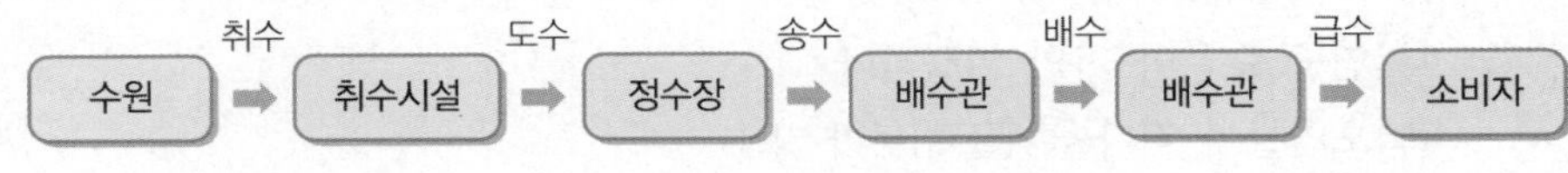

그림 4-4 상수도 공급 과정

① **취수**: 수원에서 필요한 원수를 확보하는 과정

② **도수**: 취수한 원수를 도수로를 통해 정수 시설까지 이송하는 과정

③ **정수**: 정수 시설에서 음용수 수질 기준에 맞게 정화하는 과정(침전 → 폭기 → 여과 → 소독)

④ **송수**: 정수된 물을 정수지에서 배수지까지 이송하는 과정

⑤ **배수**: 정화된 물을 적당한 수압하에 필요한 양만큼 분배하는 과정

⑥ **급수**: 각 수요자의 수도관까지 보내지는 과정

5 물의 정수: 침전, 폭기

(1) 침전

① 보통침전

㉠ 응집제를 가하지 않고 중력을 이용하여 침전시키는 것

㉡ 완속사여과지를 가진 정수장에서 이용되는 것으로 유속을 느리게 하거나 침전지 내에서 정지 상태로 두면, 물보다 비중이 무거운 부유물은 전부 침전되어 색도, 탁도, 세균 등의 감소가 일어나도록 한 것

② 약품침전

㉠ 응집제를 이용하여 침전시키는 것으로 보통침전은 시간이 많이 소요되므로 대량 공급을 해야 하는 대도시에서 주로 약품침전법을 이용함

㉡ 급속사여과지를 가진 정수장에서 사용

㉢ 응집제의 종류: 황산알루미늄, 염화제2철, 황산제1철, 황산제2철 등

(2) 폭기 18 전북의료기술, 22 전남경력경쟁

① 물속 산소를 증가시킴과 동시에 물속에서 나오기 어려운 과잉 유해한 물질 제거를 위해 물속에 공기를 분무하는 과정이다.

② 산소(O_2)를 이산화탄소(CO_2), 메탄(CH_4), 황화수소(H_2S), 암모니아(NH_3) 등과 교환하는 단계이다.

③ 냄새와 맛을 제거한다.

④ 이산화탄소 제거를 통해 pH를 높이고, Fe, Mn 등을 제거한다.

⑤ 고온의 물을 냉각시킨다.

6 물의 정수: 여과

15 경남, 16 서울, 18 경기 · 전남 · 전북, 19 광주보건연구사, 20 호남권 · 대구 · 제주의료기술, 21 충남 · 울산의료기술 · 광주보건연구사, 23 경북의료기술 · 부산의료기술

자갈, 모래 등의 층을 통과시켜 물속의 부유물질, 미생물 등을 제거 · 감소시키는 정수 방법

(1) 완속사여과법(slow sand filtration)

① 1829년 영국 런던에서 템즈 강물을 완속사여과법에 의해서 최초로 처리하였기 때문에 영국식 여과법이라고도 한다.

② **완속사여과지**: 여과지 제일 위층 모래를 60~90cm 깔고, 굵은 모래, 작은 자갈, 큰 자갈을 각각 10~15cm 두께로 깔며, 최하층에는 둥근 돌을 20~30cm 빈틈없이 깐다.

③ **생물막**(여과막): 원수를 여과하면 부유물이 세사층 상부에 남게 되어 콜로이드(Colloid) 상의 막이 되는데, 이 막은 주로 생물이기 때문에 생물막이라 하며, 세균, 조류, 부유물 등의 여과 작용을 하기 때문에 여과막이라고도 한다(이 여과막은 두꺼울수록 좋은 여과 효과를 가져오나 여과 속도는 떨어지게 됨).

④ **여과막의 제거**: 여과막이 너무 두꺼워져서 여과 속도가 떨어지면 1~2cm의 사면을 대치하는 작업에 의하여 여과막을 제거하게 되는데, 계속적인 여과작업을 위하여 여분의 여과지가 필요하다.

⑤ **여과 속도와 사용일수**: 여과 속도는 일반적으로 3m(6~7m)/day이며, 1회 사용일수는 1~2개월이지만, 원수가 개끗하면 5~6개월까지도 사용할 수 있다.

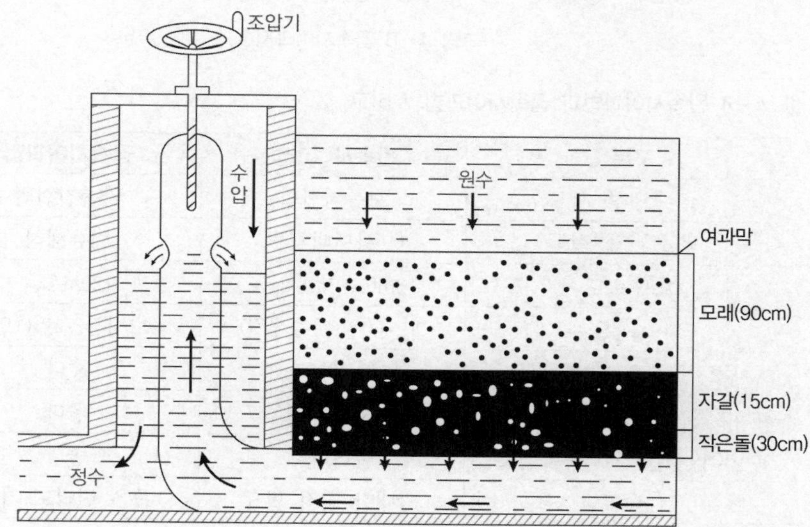

그림 4-5 완속사여과지

(2) 급속사여과법(rapid sand filtration)

① 1872년 미국에서 처음으로 시작된 것이기 때문에 미국식 여과법이라고도 한다.

② 급속여과지

㉠ 완속여과지보다 큰 유효경 0.45~0.7mm의 모래를 사용하며 모래층의 두께는 60~70cm가 적당하다.

㉡ 그 밑의 자갈층은 모래가 침입하지 않도록 상부에 세립자의 자갈을 깔고 하층으로 갈수록 큰 자갈 순으로 깔아준다.

㉢ 급속여과지는 여과막이 빨리 두터워지므로 보통 1일 1회 역류세척한다.

③ 여과속도: 여과 속도로 적당한 것은 120~150m/day로 완속여과의 40배 정도

④ 급속여과의 장점: 수원의 탁도 · 색도가 높거나, 수조류 · 철분량 등이 많을 때 적당하며, 추운 지방이나 대도시에서 이용하기 적당하다.

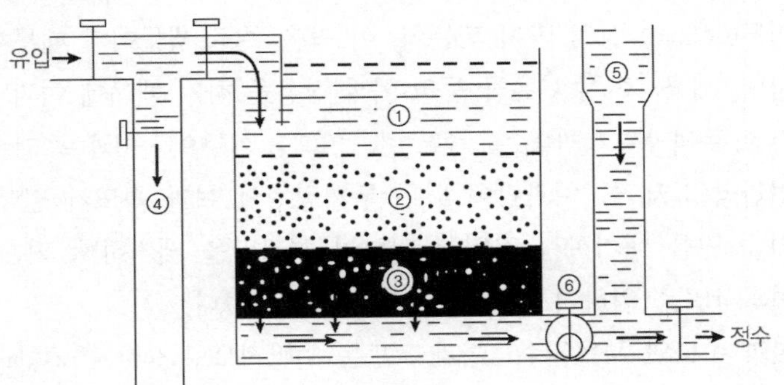

① 원수 ② 모래층 ③ 작은 돌층 ④ 하수 ⑤ 역류세척수 ⑥ 모터

그림 4-6 급속사여과지

표 4-4 완속사여과법과 급속사여과법의 비교

구분	완속사여과법	급속사여과법
침전법	보통침전법	약품침전법
생물막 제거법	사면대치	역류세척
여과 속도	3m(6~7m)/day	120m/day
1회 사용일수	20~60일(1~2개월)	12시간~2일(1일)
탁도, 색도가 높을 때	불리하다	좋다
이끼류가 발생하기 쉬운 장소	불리하다	좋다
수면이 동결되기 쉬운 장소	불리하다	좋다
면적	광대한 면적 필요	좁은 면적도 가능
건설비	많이 든다	적게 든다
유지비	적게 든다	많이 든다
세균 제거율	98~99%	95~98%

7 물의 정수: 소독

일반적으로 침전지와 여과지를 거치는 동안 원수 중에 세균이 95~99% 제거되지만 소독을 하여야 한다. 소독 방법에는 열처리법, 자외선소독법, 오존소독법 등이 있지만 상수소독에는 염소소독을 주로 하게 된다. 염소소독을 실시하여 수중에 잔류 염소를 유지시킴으로써 수도관의 누수 또는 불완전한 급배수 시설에 의하여 발생될지도 모르는 오염에 대해서 안전을 확보한다는 의미를 지닌다.

(1) 오존(O_3)

① 오존을 이용하여 물을 소독하는 방법으로 강력한 살균력이 있고, 발암물질인 트리할로메탄(THM, Trihalomethane)이 생성되지 않으며, 냄새가 없다는 점의 장점이 있다.

② 전력 비용이 많이 들고, 잔류 효과가 없어 2차 오염이 생길 수 있다는 단점이 있다.

표 4-5 오존법과 염소소독법의 비교

19 대전, 20 제주의료기술 · 부산 · 충남 21 전남경력경쟁, 22 광주의료기술 · 강원의료기술

구분	오존법	염소소독법
장점	• 살균력이 염소보다 강하다(바이러스 사멸). • THM이 생성되지 않는다. • 맛과 냄새가 거의 없다. • 공기와 전기만 있으면 쉽게 만들 수 있다.	• 강한 잔류 효과가 있다. • 가격이 저렴하여 경제적이다. • 조작이 간편하다.
단점	• 잔류 효과가 없다. • 2차오염의 위험이 있다. • 가격이 비싸다. • 고도의 운전 기술이 필요하다. • 처리장에 오존발생기가 필요하다.	• 염소의 고유냄새가 심하다. • 독성이 있다(THM 생성). • 바이러스를 죽이지 못한다. • 부식성이 있다.

(2) 염소소독법

17 서울, 18 서울 · 경북의료기술, 19 경기의료기술 · 전북의료기술 · 서울7급 · 대구보건연구사, 20 부산 · 충남, 22 전북의료기술 · 대전보건연구사, 24 경북의료기술

염소는 살균 효과가 좋고 잔류 효과가 있으며, 조작이 간편하고 경제성이 있으므로 광범위하게 이용되고 있으나 강한 냄새와 트리할로메탄 생성에 의한 독성은 단점이 된다.

① 소독제

㉠ 염소, 이산화염, 표백분 등

㉡ 상수도에서 가장 많이 사용되는 것은 액화염소이다.

4 환경보건

② 살균 효과

㉠ 화학 반응을 지배하는 요소인 농도, 반응 시간, 온도, pH, 수량에 따라 좌우된다.

㉡ 온도, 반응 시간, 염소 농도가 증가하면 살균 효과가 증가한다.

③ 염소 소독 시 수중 반응

㉠ $Cl_2 + H_2O \rightarrow HCl + HOCl$(차아염소산)

㉡ $HOCl \rightarrow H^+ + OCl^-$

㉢ 염소는 수중에서 가수분해하여 염산과 차아염소산(HOCl)이 되고, 이때 생성된 HOCl과 OCl^-를 유리잔류염소라 하는데, 살균력을 지배하는 HOCl(차아염소산)은 pH 3~6에서 많고, pH 7 이상에서는 OCl^-가 많다.

④ 유리잔류염소(HOCl, OCl^-): 수중 HOCl이나 OCl^-로 존재하는 염소로 강한 살균력을 가지며 냄새가 난다.

⑤ 결합잔류염소(클로라민)

㉠ 염소(HOCl, 치아염소산)가 암모니아나 질소화합물과 반응하여 존재하는 형태로 대표적인 형태가 클로라민이다.

㉡ 살균력이 약하고 냄새가 감소하며 잔류 효과가 증대된다.

⑥ 살균력: HOCl > OCl^- > 클로라민

⑦ 불연속점처리(Break Point Chlorination)

㉠ 물에 염소주입량을 점차로 증가시키면 잔류염소량은 주입량에 비례하여 나타나게 된다.

㉡ 암모니아와 같은 오염물이 함유된 물은 염소를 주입하였을 때, 어느 정도까지는 잔류염소가 증가하지만 최대점에 달한 후에는 잔류염소가 감소하여 거의 0으로 내려갔다가 다시 증가하게 된다.

㉢ 결합형 잔류염소가 최하강점이 되는 점을 파괴점(Break Point) 또는 불연속점이라 한다.

㉣ 불연속점까지의 주입 염소량을 물의 염소요구량이라 한다.

㉤ 불연속점처리법은 불연속점 이상으로 염소량을 주입하여 잔류염소가 검출되도록 염소를 주입하는 방법을 말한다.

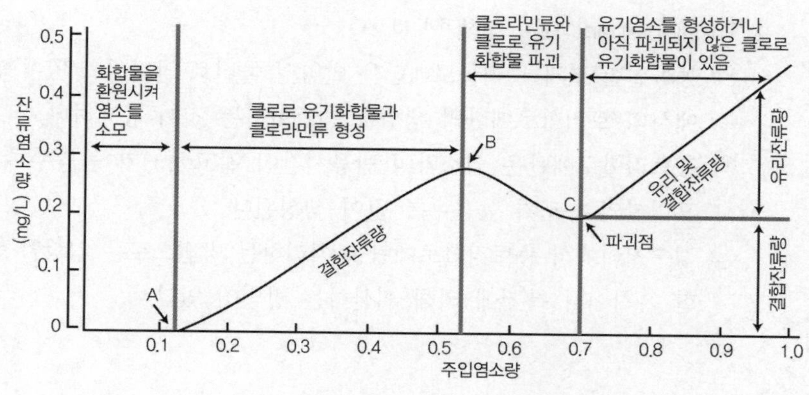

그림 4-7 잔류염소곡선

⑧ **염소주입량** = 염소요구량 + 염소잔류량

⑨ **염소요구량**: 수중에 있는 유기의 피산화성 물질들에 의하여 환원되어 소모되는 염소의 양, 불연속점 이전까지의 소요염소량

⑩ **잔류염소**

㉠ 염소를 주입하였을 때 염소요구량에 의해 소모되고 남아 있는 염소

㉡ 결합형과 유리형 두 가지가 있음

㉢ 유리잔류염소: 수중 가수분해되어 유리 상태인 차아염소산이나 염소, OCl^-

㉣ 결합잔류염소: 암모니아가 염소나 차아염소산과 반응하여 클로라민(Chloramine)을 생성하는 것

⑪ **수질 기준**(「수도법 시행규칙」 제22조의2 제3호)

㉠ 수도꼭지의 유리잔류염소가 0.1mg/L(결합형 잔류염소 0.4mg/L) 이상 되도록 규정

㉡ 병원미생물에 오염되었거나 오염될 우려가 있는 경우 유리잔류염소 0.4mg/L(결합형 잔류염소 1.8mg/L) 이상 되도록 규정

⑫ **잔류염소 측정법**: 물에 오르도톨루딘(Ortho-Toludine) 용액을 넣고 5초 내 표준비색표를 비교하여 유리형 잔류염소를 측정한다.

⑬ **부활 현상**

㉠ 부활 현상이란 염소 소독할 때는 세균이 사멸되었다가 일정 시간이 경과하면 수중에 염소 성분이 없어지고 다시 세균이 증가하는 현상이다. 부활현상이 일어나는 기전은 다음과 같다.

- 염소소독으로 수중의 식균생물이 전부 사멸되면, 잔존된 세균이 급증한다.
- 염소소독으로 조류가 사멸되면, 잔존하던 세균이 조류를 영양원으로 하여 급증한다.
- 염소성분이 소실되면 아포형성균이 발아 증식한다.

㉡ 부활 현상을 우려하여 불연속점 이상으로 염소 처리한다.

⑭ Trihalonethan(THM) 대책[60] 18 제주

㉠ 동물실험 결과 트리할로메탄은 발암성 물질로 알려지고 있어 염소소독에서의 트리할로메탄의 생성을 최소화하는 것이 중요하다.

㉡ 총트리할로메탄은 염소와의 반응시간이 길고, pH가 높을수록, 그리고 휴민산의 농도가 높을수록 많이 생성된다.

㉢ 정수처리에서 총트리할로메탄을 처리하는 방법으로는 입상활성탄에 의한 흡착이나 폭기에 의해 휘산하는 방법이 있다.

8 특수정수법

상수 처리 단계에 불포함되어 있다.

(1) 경수연화법 21 전남보건연구사

경수는 경도의 원인이 되는 칼슘, 마그네슘, 철, 동 등의 이온을 많이 함유한 물로 비누거품이 일지 않는 등의 특징이 있다.

① 일시경수

㉠ 끓이면 경수의 특성이 없어지는 물

㉡ $Ca(HCO_3)_2$ 중탄산칼슘이나 $Mg(HCO_3)_2$ 중탄산마그네슘을 함유하는 물을 끓이면 물에 불용성인 $CaCO_3$ 탄산칼슘, $Mg(OH)_2$ 수산화마그네슘이 생겨 침전되므로 물이 부드럽게 됨

② 영구경수

㉠ 끓여도 연화되지 않는 물

㉡ $CaSO_4$ 황산칼슘, $MgSO_3$ 황산마그네슘 등의 황산염은 끓여도 불변하기 때문에 영구경수라 함

㉢ 경도의 원인이 되는 이온을 제거하여 연화

㉣ 제올라이트(Zeolite, 이온교환법)법, 석회소다법

(2) 조류제거법

① 수중의 동물성 생물로 인해 여과막이 빨리 생기므로 수원지에서 미리 제거할 필요가 있음

② 황산동, 염소 사용

60) 물정보포털사이트 www.water.co.kr, 물백과사전.

(3) 철과 망간 제거법 22 울산의료기술

① 수중 철이나 망간이 0.3mg/L을 넘으면 세탁, 음료, 식품의 요리 등에 부적당함

② 철: 폭기, 여과로 제거

③ 망간: 과망간산칼륨 주입에 의한 산화법, 망간제올라이트법, 양이온 교환수지에 의한 교환처리법

(4) 불소 주입

① 불소가 없는 물: 우치

② 불소 과량 함유: 장기간 음용 시 반상치

③ 적정 범위: 0.6~1.0mg/L

보충 물과 관련된 현상 15 서울, 17 강원 · 충북의료기술, 20 경기보건연구사, 21 서울고졸

(1) 밀스-레인케(Mills-Reinke) 현상

① **1893년 미국의 밀스:** 매사추세츠 주의 로렌스 시의 수도에 여과지를 만들어 급수한 결과 장티푸스의 발생이 감소하고 일반 사망률도 감소

② **독일 레인케:** 콜레라 예방을 목적으로 함부르크 시의 엘베 강을 여과 급수한 결과 사망률이 감소

(2) 수도열(Water Fever, Hannover Fever)

1926년 독일 하노버 시에서 수도오염에 의해 장티푸스 환자 2,500명이 발생하기 전에 그 10배에 달하는 발열, 설사 환자가 발생하였는데, 이는 장티푸스와 관계없이 대장균이나 잡균에 의한 발열 현상

9 수질기준

(1) 먹는 물 수질기준

20 광주 · 대전 · 부산 · 충북 · 충북보건연구사 · 경북보건연구사,
21 전북의료기술 · 강원 · 경북 · 울산 · 인천의료기술 · 울산의료기술 · 광주보건연구사,
22 경기의료기술 · 인천의료기술 · 충북의료기술 · 대전의료기술 · 전북의료기술 · 서울보건연구사 · 세종보건연구사,
23 보건직 · 경기의료기술 · 경북의료기술 · 부산의료기술 · 강원의료기술

표 4-6 먹는 물 수질 기준(「먹는 물 수질 기준 및 검사 등에 관한 규칙」 제2조 관련 별표 1)

먹는 물 수질기준	
1. 미생물에 관한 기준	가. **일반세균**은 1mL 중 100CFU(Colony Forming Unit)를 넘지 아니할 것. 다만, 샘물 및 염지하수의 경우에는 저온일반세균은 20CFU/mL, 중온일반세균은 5CFU/mL를 넘지 아니하여야 하며, 먹는샘물, 먹는염지하수 및 먹는해양심층수의 경우에는 병에 넣은 후 4℃를 유지한 상태에서 12시간 이내에 검사하여 저온일반세균은 100CFU/mL, 중온일반세균은 20CFU/mL를 넘지 아니할 것 나. **총 대장균군**은 100mL(샘물 · 먹는샘물, 염지하수 · 먹는염지하수 및 먹는해양심층수의 경우에는 250mL)에서 검출되지 아니할 것. 다만, 제4조제1항제1호나목 및 다목에 따라 매월 또는 매 분기 실시하는 총 대장균군의 수질검사 시료(試料) 수가 20개 이상인 정수시설의 경우에는 검출된 시료 수가 5퍼센트를 초과하지 아니하여야 한다. 다. **대장균 · 분원성 대장균군**은 100mL에서 검출되지 아니할 것. 다만, 샘물 · 먹는샘물, 염지하수 · 먹는염지하수 및 먹는해양심층수의 경우에는 적용하지 아니한다. 라. **분원성 연쇄상구균 · 녹농균 · 살모넬라** 및 **쉬겔라**는 250mL에서 검출되지 아니할 것(샘물 · 먹는샘물, 염지하수 · 먹는염지하수 및 먹는해양심층수의 경우에만 적용한다) 마. **아황산환원혐기성포자형성균**은 50mL에서 검출되지 아니할 것. (샘물 · 먹는샘물, 염지하수 · 먹는염지하수 및 먹는해양심층수의 경우에만 적용한다) 바. **여시니아균**은 2L에서 검출되지 아니할 것(먹는물공동시설의 물의 경우에만 적용한다)
2. 건강상 유해영향 무기물질에 관한 기준	가. **납**은 0.01mg/L를 넘지 아니할 것 나. **불소**는 1.5mg/L(샘물 · 먹는샘물 및 염지하수 · 먹는염지하수의 경우에는 2.0mg/L)를 넘지 아니할 것 다. **비소**는 0.01mg/L(샘물 · 염지하수의 경우에는 0.05mg/L)를 넘지 아니할 것 라. **셀레늄**은 0.01mg/L(염지하수의 경우에는 0.05mg/L)를 넘지 아니할 것 마. **수은**은 0.001mg/L를 넘지 아니할 것 바. **시안**은 0.01mg/L를 넘지 아니할 것 사. **크롬**은 0.05mg/L를 넘지 아니할 것 아. **암모니아성 질소**는 0.5mg/L를 넘지 아니할 것 자. **질산성 질소**는 10mg/L를 넘지 아니할 것

2. 건강상 유해영향 무기물질에 관한 기준	차. **카드뮴**은 0.005mg/L를 넘지 아니할 것 카. 붕소는 1.0mg/L(염지하수의 경우에는 적용하지 아니한다)를 넘지 아니할 것 타. 브롬산염은 0.01mg/L를 넘지 아니할 것(수돗물, 먹는샘물, 염지하수·먹는염지하수, 먹는해양심층수 및 오존으로 살균·소독 또는 세척 등을 하여 먹는물로 이용하는 지하수만 적용한다) 파. 스트론튬은 4mg/L를 넘지 아니할 것(먹는염지하수 및 먹는해양심층수의 경우에만 적용한다) 하. 우라늄은 30μg/L를 넘지 않을 것[수돗물(지하수를 원수로 사용하는 수돗물을 말한다), 샘물, 먹는샘물, 먹는염지하수 및 먹는물공동시설의 물의 경우에만 적용한다)]
3. 건강상 유해영향 유기물질에 관한 기준	가. **페놀**은 0.005mg/L를 넘지 아니할 것 나. 다이아지논은 0.02mg/L를 넘지 아니할 것 다. 파라티온은 0.06mg/L를 넘지 아니할 것 라. 페니트로티온은 0.04mg/L를 넘지 아니할 것 마. 카바릴은 0.07mg/L를 넘지 아니할 것 바. 1,1,1-트리클로로에탄은 0.1mg/L를 넘지 아니할 것 사. 테트라클로로에틸렌은 0.01mg/L를 넘지 아니할 것 아. 트리클로로에틸렌은 0.03mg/L를 넘지 아니할 것 자. 디클로로메탄은 0.02mg/L를 넘지 아니할 것 차. **벤젠**은 0.01mg/L를 넘지 아니할 것 카. **톨루엔**은 0.7mg/L를 넘지 아니할 것 타. 에틸벤젠은 0.3mg/L를 넘지 아니할 것 파. 크실렌은 0.5mg/L를 넘지 아니할 것 하. 1,1-디클로로에틸렌은 0.03mg/L를 넘지 아니할 것 거. 사염화탄소는 0.002mg/L를 넘지 아니할 것 너. 1,2-디브로모-3-클로로프로판은 0.003mg/L를 넘지 아니할 것 더. 1,4-다이옥산은 0.05mg/L를 넘지 아니할 것
4. 소독제 및 소독 부산물질에 관한 기준(샘물·먹는샘물·염지하수·먹는염지하수·먹는해양심층수 및 먹는물공동시설의 물의 경우에는 적용하지 아니한다)	가. **잔류염소**(**유리잔류염소**를 말한다)는 4.0mg/L를 넘지 아니할 것 나. **총트리할로메탄**은 0.1mg/L를 넘지 아니할 것 다. **클로로포름**은 0.08mg/L를 넘지 아니할 것 라. 브로모디클로로메탄은 0.03mg/L를 넘지 아니할 것 마. 디브로모클로로메탄은 0.1mg/L를 넘지 아니할 것 바. 클로랄하이드레이트는 0.03mg/L를 넘지 아니할 것 사. 디브로모아세토니트릴은 0.1mg/L를 넘지 아니할 것 아. 디클로로아세토니트릴은 0.09mg/L를 넘지 아니할 것 자. 트리클로로아세토니트릴은 0.004mg/L를 넘지 아니할 것 차. 할로아세틱에시드(디클로로아세틱에시드, 트리클로로아세틱에시드 및 디브로모아세틱에시드의 합으로 한다)는 0.1mg/L를 넘지 아니할 것 카. 포름알데히드는 0.5mg/L를 넘지 아니할 것

5. 심미적 영향물질에 관한 기준	가. 경도(硬度)는 1,000mg/L(수돗물의 경우 300mg/L, 먹는염지하수 및 먹는해양심층수의 경우 1,200mg/L)를 넘지 아니할 것. 다만, 샘물 및 염지하수의 경우에는 적용하지 아니한다. 나. **과망간산칼륨** 소비량은 10mg/L를 넘지 아니할 것 다. 냄새와 맛은 소독으로 인한 냄새와 맛 이외의 냄새와 맛이 있어서는 아니될 것. 다만, 맛의 경우는 샘물, 염지하수, 먹는샘물 및 먹는물공동시설의 물에는 적용하지 아니한다. 라. 동은 1mg/L를 넘지 아니할 것 마. **색도**는 5도를 넘지 아니할 것 바. 세제(음이온 계면활성제)는 0.5mg/L를 넘지 아니할 것. 다만, 샘물·먹는샘물, 염지하수·먹는염지하수 및 먹는해양심층수의 경우에는 검출되지 아니하여야 한다. 사. **수소이온** 농도는 pH 5.8 이상 pH 8.5 이하이어야 할 것. 다만, 샘물, 먹는샘물 및 먹는물공동시설의 물의 경우에는 pH 4.5 이상 pH 9.5 이하이어야 한다. 아. **아연**은 3mg/L를 넘지 아니할 것 자. **염소이온**은 250mg/L를 넘지 아니할 것 차. **증발잔류물**은 수돗물의 경우에는 500mg/L, 먹는염지하수 및 먹는해양심층수의 경우에는 미네랄 등 무해성분을 제외한 증발잔류물이 500mg/L를 넘지 아니할 것 카. 철은 0.3mg/L를 넘지 아니할 것. 다만, 샘물 및 염지하수의 경우에는 적용하지 아니한다. 타. **망간**은 0.3mg/L(수돗물의 경우 0.05mg/L)를 넘지 아니할 것. 다만, 샘물 및 염지하수의 경우에는 적용하지 아니한다. 파. **탁도**는 1NTU(Nephelometric Turbidity Unit)를 넘지 아니할 것. 다만, 지하수를 원수로 사용하는 마을상수도, 소규모급수시설 및 전용상수도를 제외한 수돗물의 경우에는 0.5NTU를 넘지 아니하여야 한다. 하. 황산이온은 200mg/L를 넘지 아니할 것. 다만, 샘물, 먹는샘물 및 먹는물공동시설의 물은 250mg/L를 넘지 아니하여야 하며, 염지하수의 경우에는 적용하지 아니한다. 거. **알루미늄**은 0.2mg/L를 넘지 아니할 것
6. 방사능에 관한 기준(염지하수의 경우에만 적용)	가. 세슘(Cs-137)은 4.0mBq/L를 넘지 아니할 것 나. 스트론튬(Sr-90)은 3.0mBq/L를 넘지 아니할 것 다. 삼중수소는 6.0Bq/L를 넘지 아니할 것

(2) 정수장 수질 검사

16 경기의료기술, 17 충북, 19 울산보건연구사, 20 경기의료기술, 21 호남권 · 충북 · 전북의료기술, 23 경기의료기술

① **매일 1회 이상 검사**: 먹는 물 수질 기준 중에서 냄새, 맛, 색도, 탁도, 수소이온농도, 잔류염소에 관한 검사(6개 항목)

② **매주 1회 이상 검사**: 일반세균, 총 대장균군, 대장균 또는 분원성 대장균군, 암모니아성 질소, 질산성 질소, 과망간산칼륨 소비량 및 증발잔류물에 관한 검사(8개 항목)

③ **매월 1회 이상 검사**: 먹는 물 수질 기준 중 제1호부터 제3호까지 및 제5호에 관한 검사

④ **수도꼭지에서의 검사**: 매월 1회 이상 일반 세균, 총 대장균군, 대장균 또는 분원성 대장균군, 잔류염소에 관한 검사(5개 항목)

(3) 먹는 물 수질 시험 17 서울, 18 복지부7급, 19 경북의료기술 · 경기 · 인천의료기술 · 전북보건연구사, 21 경기

① **질소산화물**: 유기물이 미생물에 의해 분해될 경우 7~10일 이후부터는 질소화합물의 산화가 일어난다. 질산화 과정은 단백질을 함유한 하수나 분뇨의 유입 시 오염 후 오염 지점, 경과 시간, 오염 진행 상태, 오염 시기 등을 알아볼 수 있는 지표로서 가장 타당성이 있다.

> 단백질 → Amino Acid(아미노산) → NH_3－N(암모니아성 질소) → NO_2－N(아질산성 질소) → NO_3－N(질산성 질소)

㉠ **암모니아성 질소**(NH_3－N): 최근 오염 추정 지표
- 하수, 공장폐수, 분뇨, 기타 배설물에 혼입된 요소나 아미노산 오염을 추정하는 지표
- 음용수에서 검출되어 분변오염이 증명되면 오염 기간이 짧아 병원균이 생존해 있을 위험이 있다는 의미

㉡ **질산성 질소**(NO_3－N): 오염된 지 오래되었음을 추정하는 지표
- 단백질이 질산화 과정을 거친 후 생긴 최종 산물
- 과거의 유기오염 정도를 나타냄
- 유아가 장기간 섭취 시 청색아(Blue Baby) 증상을 유발할 수 있음

② **과망간산칼륨**($KMnO_4$) **소비량**

㉠ 유기물질, 아질산염, 황화물 등에 의한 과망간산칼륨 소비량

㉡ 과망간산칼륨 소비량이 많다는 것은 물속에 산화될 유기물질이 다량 존재한다는 의미

③ **일반세균**: 분뇨, 가정하수, 공장폐수 등의 혼입에 의해 증가

④ 대장균군(E. Coli)

㉠ 검사 목적

- 수질오염의 세균학적 지표로 쓰이는 세균
- 대장균군이 많으면 분뇨를 포함한 하수가 유입되었음을 추측할 수 있음
- 수중에 대장균군이 많으면 병원성 미생물이 존재할 가능성이 있음

㉡ 대장균지수

- 대장균이 검출된 최소 검수량의 역수를 말함
- 10cc에서 대장균 검출되었다면 대장균지수는 0.1임
- 대장균지수가 클수록 대장균이 많이 존재함을 의미함

㉢ MPN(Most Probable Number, 최확수): 검수 100ml당 대장균 수

제6절 수영장 및 공중목욕탕

1 수영장 위생

(1) 자연수영장

① 오염원: 분뇨의 투기, 도시하수 · 공장폐수의 유입, 해수욕장의 영업소, 가축 사육장 등으로부터 오물 유입, 사람들의 과밀 수영에 대한 오염

② 건강 문제: 각종 소화기계 질환, 안과, 이비인후과 및 피부과 질환을 일으킬 수 있음

(2) 인공수영장

① 오염원: 신체 및 수영복의 부착물에 의한 오염, 사람의 소변 · 분변 · 객담 등

② 건강 문제: 수인성 감염병, 기생충증, 결핵, 유행성 각결막염 등의 안과 질환

(3) 수영장의 수질 기준 12 강원

「체육시설의 설치 · 이용에 관한 법률 시행규칙」 별표 6

① 유리잔류염소는 0.4mg/l부터 1.0mg/l까지의 범위 내이어야 한다.

② 수소이온농도는 5.8부터 8.6까지 되도록 하여야 한다.

③ 탁도는 1.5 NTU 이하이어야 한다.

④ 과망간산칼륨의 소비량은 12mg/l 이하로 하여야 한다.

⑤ 총대장균군은 10밀리리터들이 시험대상 욕수 5개 중 양성이 2개 이하이어야 한다.

⑥ 비소는 0.05mg/l 이하이고, 수은은 0.007mg/l 이하이며, 알루미늄은 0.5mg/l 이하이어야 한다.

⑦ 결합잔류염소는 최대 0.5mg/L 이하이어야 한다.

2 공중목욕장 위생

(1) 공중목욕장의 위생 관리

① 다수인이 한정된 수조를 이용함으로써 오염되기 쉬움

② 성병 · 피부병 · 트리코모나스 등이 전염되기 쉬우며 대장균이나 일반 세균도 전염될 수 있음

③ 입욕 인원 증가에 따라 목욕물의 탁도, 과망간산칼륨 소비량, 대장균 등이 증가할 수 있음

(2) 공중목욕장의 수질 기준 23 경북보건연구사

「공중위생관리법 시행규칙」 별표 2

① 원수

㉠ 색도는 5도 이하로 하여야 한다.

㉡ 탁도는 1NTU 이하로 하여야 한다.

㉢ 수소이온농도는 5.8 이상 8.6 이하로 하여야 한다.

㉣ 과망간산칼륨 소비량은 10mg/l 이하가 되어야 한다.

㉤ 총 대장균군은 100ml 중에서 검출되지 아니하여야 한다.

② 욕조수

㉠ 탁도는 1.6NTU 이하로 하여야 한다. 이 경우 다른 법령에 의하여 목욕장에서 사용할 수 있도록 허가받은 제품을 첨가한 때에는 당해 제품에서 발생한 탁도는 계산하지 아니한다.

㉡ 과망간산칼륨 소비량은 25mg/l 이하가 되어야 한다.

㉢ 대장균군은 1ml 중에서 1개를 초과하여 검출되지 아니하여야 한다. 이 경우 평판마다 30개 이하의 균체의 군락이 형성되었을 때는 원액을 접종한 평판의 균체의 군락을 평균하며, 기재는 반드시 1ml 중 몇 개라고 표시한다.

㉣ 욕조수를 순환하여 여과시키는 경우 다음의 구분에 따른 기준에 따라야 한다.

1. 염소소독을 실시하지 않는 경우: 레지오넬라균은 1,000CFU(균총형성단위, colony forming unit)/L를 초과해 검출되지 않아야 한다.

2. 염소소독을 실시하는 경우: 레지오넬라균은 1,000CFU/L를 초과해 검출되지 않아야 하고, 유리잔류염소(遊離殘留鹽素) 농도는 0.2mg/L 이상 0.4mg/L 이하가 되어야 한다.

제7절 하수

1 하수의 정의와 분류

(1) 하수의 정의

① 우수(雨水)와 우리들의 생활환경에서 배출되는 오수(汚水)를 총칭하는 것이며 가정하수, 산업폐수, 우수, 지하수 등으로 이루어지는데, 이중 보건학상 특히 주의를 요하는 것은 가정하수와 산업폐수이다.

② 가정하수는 전염병과 수질의 오염으로, 산업폐수는 주로 수질오염 면에서 매우 중요한 것이다.

③ 하수도(swerage)는 오수 또는 우수를 배제 또는 처리하기 위하여 설치되는 도관 또는 공작물과 시설의 총체라고「하수도법」에 정의되어 있다.

(2) 하수도의 분류

① 합류식: 오수 및 천수 등 모든 하수를 운반하는 것

② 분류식: 하수 중 천수를 별도로 운반하는 것

③ 혼합식: 천수와 사용수의 일부를 함께 운반하도록 되어 있는 것

표 4-7 합류식과 분류식의 비교 17 인천

구분	합류식	분류식
장점	• 건설비가 적게 든다. • 하수관이 크기 때문에 수리, 검사, 청소 등이 용이하다. • 비가 오면 하수관이 자연청소된다.	• 환경보건 측면에서 유리하다. • 계획우수량 산정이 가능하다. • 일정한 유량을 유지할 수 있다.
단점	• 우기에 범람할 우려가 있다. • 건기에 물이 부패되어 악취가 발생한다. • 하수량의 증가로 처리비용이 많이 든다. • 계획우수량을 산정할 수 없다.	• 건설비가 많이 든다. • 수리, 검사, 청소 등 관리가 불편하다. • 환기 곤란으로 폭발의 위험이 있다.

(3) 하수 처리 과정 17 강원의료기술

하수의 성격이나 하수처리 시설에 따라서 각각 다르지만 일반적으로 도시 하수처리 과정은 예비처리, 본처리, 오니처리의 순서로 이루어진다.

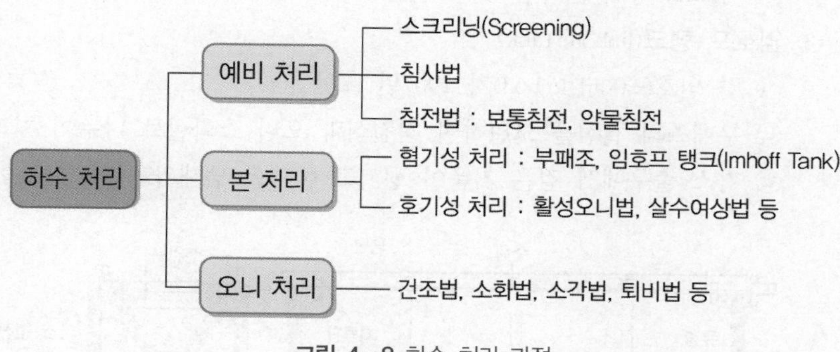

그림 4-8 하수 처리 과정

2 하수처리: 예비처리

① 스크리닝: 하수 유입구에 스크린을 설치하여 부유물이나 고형물 제거

② 침사법: 침사조에서 유속을 감소시켜 토사 등의 비중이 큰 물질을 침전시킨다.

③ 침전법

㉠ 보통침전법: 하수를 정지시키거나 아주 완만하게 흘려보내면서 불순물을 침전시킨다.

㉡ 약물침전법: 석회, 알루미늄, 황산철, 염화철 등을 이용하여 침전시킨다.

3 하수처리: 본처리(생물학적처리)

16 충북보건연구사, 19 대전보건연구사, 20 대전 · 제주, 21 경기7급

(1) 혐기성 처리(혐기성균에 의한 부패 처리 → CH_4 발생)

17 경북, 18 강원 · 충북, 19 경남, 20 대전

① 개념

㉠ 무산소 상태에서 혐기성균이 증식함으로써 탄소계 물질을 분해하여 이산화탄소, 메탄, 유기산을 생성하고, 단백질 등 질소계 물질이 분해하여 아미노산 등을 생성하며, 황화물을 분해하여 황화수소 등의 화합물을 만드는 과정이다.

㉡ 호기성 처리에 비하여 유기물질의 제거율이 다소 낮은 반면에 산소 공급이 불필요하며 오니의 발생량이 적다.

② 부패조

㉠ 단순한 탱크로서, 하수의 부유물인 부사를 형성, 무산소 상태로 만들어 혐기성 균의 분해 작용을 촉진시켜 처리하는 방법

㉡ 가스로 악취가 나는 것이 결점

③ 임호프 탱크(Imhoff Tank)

㉠ 칼 임호프(Karl Imhoff)가 1907년 고안

㉡ 부패조의 결점을 보완하여 침전실과 오니 소화실로 나누어 처리한다.

㉢ 가스 출구에서 검은 거품이 생기고 불쾌한 냄새가 난다.

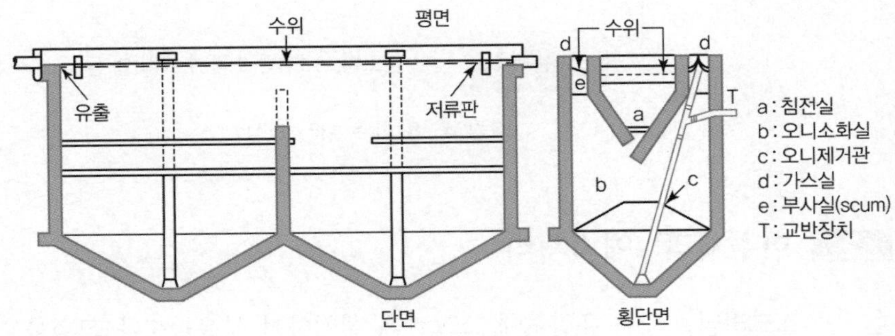

그림 4-9 임호프 탱크

(2) 호기성 분해 처리(호기성 균에 의한 산화 작용 → CO_2 발생)

15 경북, 16 경북의료기술, 17 경기 · 대구, 19 충북 · 대전, 21 대전 · 경기7급, 22 경기의료기술

호기성 분해 처리는 산소를 공급하여 호기성 균에 의하여 처리하는 방식으로 활성오니법, 살수여상법, 산화지법, 회전원판법 등이 있다.

① **활성오니법**(Activated Sludge Process) 19 전북보건연구사, 21 전북의료기술 · 대전, 22 충북의료기술

㉠ 가장 현대적인 처리 방법으로 1912년 영국에서 시작하였으며, 도시의 하수처리법으로 이용되고 있다.

㉡ 호기성 균이 풍부한 오니를 하수량의 25%를 첨가하여 충분한 산소를 공급함으로써 호기성 균의 활동을 촉진시켜 유기물을 산화시키는 방법이다.

㉢ F/M비(Food/Microbacterium): 유입 유기물량과 미생물량과의 비를 말한다.

㉣ 1차 처리된 하 · 폐수의 2차 처리를 위해서 또는 1차처리를 거치지 않은 하수, 폐수를 호기성으로 처리하기 위하여 채택한다.

㉤ 활성오니법은 살수여상법에 비하여 경제적이며, 처리면적이 적어도 가능하나, 고도로 숙련된 기술을 필요로 하는 방법으로 근래 도시하수의 처리에 가장 많이 이용되고 있다.

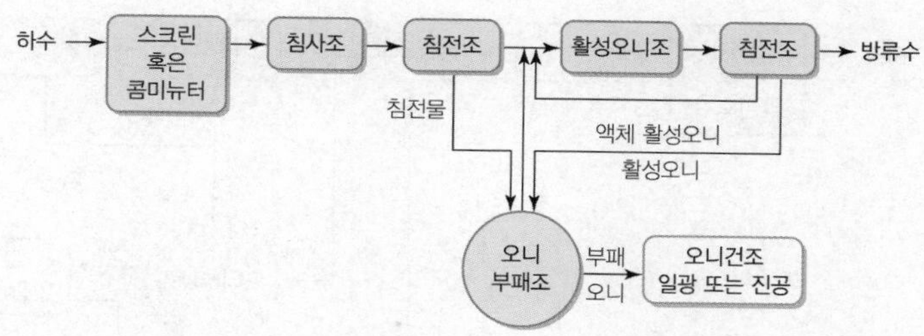

그림 4-10 활성오니법 처리 과정

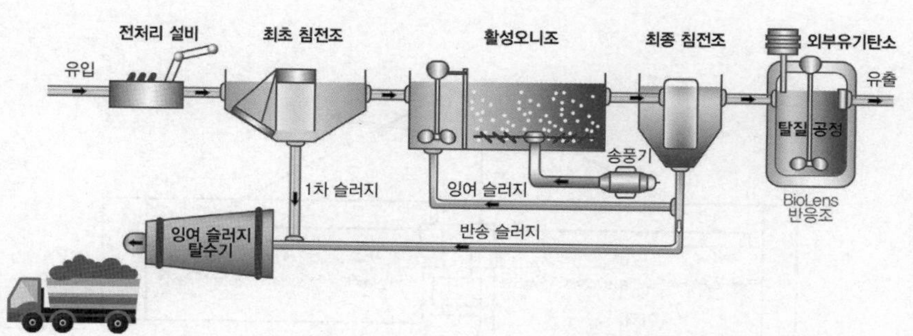

그림 4-11 활성오니법 처리

② 살수여상법(Trickling Filter Process) 20 울산의료기술 · 경기의료기술, 22 부산의료기술, 23 보건직

㉠ 하수의 호기성 처리법 중 여과법은 폭기여상법, 접촉여상법 및 살수여상법의 3가지로 구분할 수 있으며, 가장 많이 이용되고 있는 것은 살수여상법이다.

㉡ 살수여상법은 접촉여상법이 진보된 방법이라고 할 수 있는데, 큰 돌을 겹쳐서 여과조로 하되, 여기에 사용되는 돌은 2.5~10cm 크기로 하고, 돌층의 두께는 1.8~3m로 하는 것이 좋다.

㉢ 여기에 하수를 살포하면 돌에 증식되는 미생물과 더불어 생물막을 형성하게 하는데, 표면의 미생물은 호기적 활동을 하며, 막의 저부에서는 산소의 공급이 단절되므로 혐기성 미생물의 증식에 의한 혐기성 작용이 진행되므로 살수여상법은 통성 혐기성 처리라 할 수 있다.

㉣ 살수여상법은 주로 산업폐수처리나 분뇨의 소화처리 후 탈리액(脫離液)의 처리에 이용되는 방법으로 수량이 갑자기 바뀌어도 조치가 가능한 장점이 있으나, 여름철에 위생 해충의 발생 및 악취가 심하며 높은 수압이 필요하다.

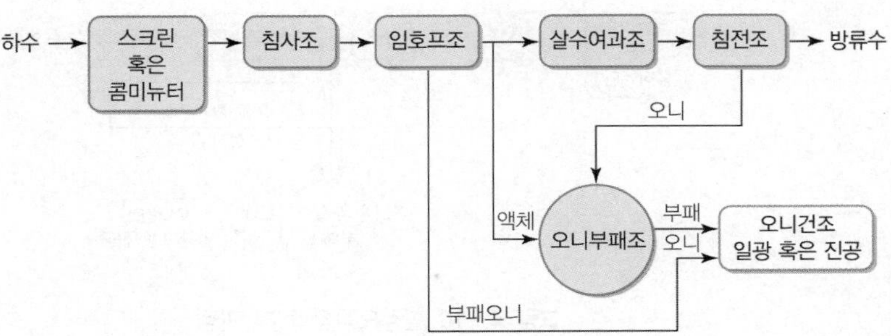

그림 4-12 살수여상법 처리 과정

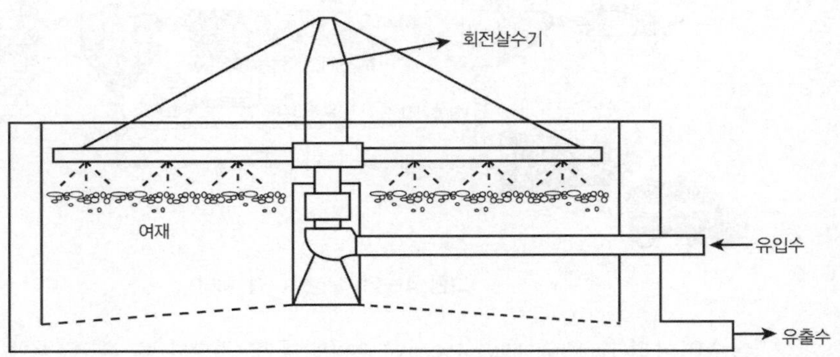

그림 4-13 살수여상법 구조

표 4-8 활성오니법과 살수여상법 비교 17 경남

항목	활성슬러지법	살수여상법
소요 면적	작다	크다
건설비	많다	적다
벌킹(Bulking)	발생한다	발생하지 않는다
온도 영향	크다	비교적 적다
슬러지 발생	많다	적다
충격부하 영향	크다	작다
폭기 시설	필요(강제폭기)	불필요(자연환기)
처리 시설	대규모	소규모
유지 관리비	많다	적다
운전 관리	어렵다	쉽다

장점	• 미생물 제어가 쉽고, 제거효율이 높다. • 처리 면적이 작아도 용이하다. • 대도시 처리 방법	• 폭기에 동력이 필요없다. • 건설비와 유지비가 적게 든다. • 운전이 간편하다. • 폐수의 수질이나 수량의 변동에 덜 민감하다. • 온도에 의한 영향을 적게 받고 특히 저온에서도 가능하다. • 활성슬러지법에서와 같이 벌킹(bulking)의 문제가 없다.
단점	• 슬러지 반송 설비가 있어야 한다. • 슬러지 발생량이 많다. • 슬러지 벌킹(sludge bulking)이 발생한다. • 건설비 및 유지 관리비가 많이 든다. • 숙련된 운전이 필요하다. • 온도의 영향을 많이 받는다. ※ 벌킹 조건 pH ↓, DO ↓, N.P ↓, 사상충균 ↑	• 여상의 폐색이 잘 일어난다(Ponding). • 냄새가 발생하기 쉽다. • 여름철에 파리 발생의 문제가 있다. • 겨울철에는 동결문제가 있다. • 미생물막의 탈락(Sloughing Off)으로 처리수가 악화되는 수가 있다. • 수두손실이 크다(마찰에 의한 에너지 손실).

③ **산화지법** 19 경북보건연구사

㉠ 물의 자정 작용을 이용한 하수처리 방법

㉡ 호기성 균이 유기물을 분해하고, 조류(Algae)는 분해된 유기물을 영양소로 사용해 광합성을 하여 산소를 방출함 → 세균은 조류가 방출한 산소를 이용하여 다시 유기물을 분해하게 됨

㉢ 비용이 적게 들고 BOD의 부하 변동에 강하나 처리 효율이 낮고 넓은 부지를 필요로 함

④ **회전원판법**: 회전원판법은 살수여상법이 고정생물막에 폐수를 상부에서 하부로 유동시키는 것과 달리 원수에 회전원판에 부착되어 있는 생물막을 회전 접촉시키는 방법으로 폐수를 처리하는 방법

⑤ **관개법**(irrigation field) 61)

㉠ 하수의 처분 방법 중에서 가장 오래된 방법의 하나로서 하수를 논밭에 간헐적으로 공급하는 방법인데, 비료효과가 있는 질소성분을 준다는 점에서 중요하게 여겨져 왔다.

㉡ 강우량이 적은 미국의 서부에서는 상당한 지역에 하수가 관개에 이용되었으며, 식물의 성장에 필요한 질소성분을 공급하였다.

61) 남철현 외, 공중보건학(제9판), 계축문화사, 2020, p.192.

4 환경보건

4 하수처리: 오니처리(Sludge Disposal) 24 경북의료기술

① 하수처리 과정 중 오니의 종류에 따라서 처리방법에 차이가 있을 수 있으나, 일반적으로 육상투기, 해양투기, 소각처리, 퇴비화, 사상건조법, 소화법 등이 있다.

② **사상건조법**: 오니를 모래 위에 말려서 이용하는 방법으로 비료 등으로 이용하고 있다.

③ **소화법**: 소화탱크에 오니를 넣어서 혐기성 부패를 일으키게 하여 유기물을 분해 안정화시키고 병원성미생물을 사멸시키는 방법으로 충분히 소화된 오니는 사상건조법과 마찬가지로 비료화 할 수 있으며, 나머지는 해양이나 육상투기를 할 수 있어서 소화법은 가장 진보된 오니처리방법이라 할 수 있다.

「환경정책기본법 시행령」 제2조 기준 별표

17 충북 · 충남, 19 전북의료기술 · 경남 · 부산, 20 울산의료기술, 21 경북 · 부산 · 전남보건연구사, 23 대구보건연구사

3. 수질 및 수생태계

가. 하천

1) 사람의 건강보호 기준

항목	기준값(mg/L)
카드뮴(Cd)	0.005 이하
비소(As)	0.05 이하
시안(CN)	검출되어서는 안 됨(검출한계 0.01)
수은(Hg)	검출되어서는 안 됨(검출한계 0.001)
유기인	검출되어서는 안 됨(검출한계 0.0005)
폴리클로리네이티드비페닐(PCB)	검출되어서는 안 됨(검출한계 0.0005)
납(Pb)	0.05 이하
6가 크롬(Cr^{6+})	0.05 이하
음이온 계면활성제(ABS)	0.5 이하
사염화탄소	0.004 이하
1,2-디클로로에탄	0.03 이하
테트라클로로에틸렌(PCE)	0.04 이하
디클로로메탄	0.02 이하
벤젠	0.01 이하
클로로포름	0.08 이하
디에틸헥실프탈레이트(DEHP)	0.008 이하

안티몬	0.02 이하
1,4-다이옥세인	0.05 이하
포름알데히드	0.5 이하
헥사클로로벤젠	0.00004 이하

2) 생활 환경 기준

등급		상태 (캐릭터)	기준								
			수소 이온 농도 (pH)	생물 화학적 산소 요구량 (BOD) (mg/L)	화학적 산소 요구량 (COD) (mg/L)	총유기 탄소량 (TOC) (mg/L)	부유 물질량 (SS) (mg/L)	용존 산소량 (DO) (mg/L)	총인 (T-P) (mg/L)	대장균군 (군수/100mL)	
										총 대장균군	분원성 대장균군
매우 좋음	Ia		6.5~8.5	1 이하	2 이하	2 이하	25 이하	7.5 이상	0.02 이하	50 이하	10 이하
좋음	Ib		6.5~8.5	2 이하	4 이하	3 이하	25 이하	5.0 이상	0.04 이하	500 이하	100 이하
약간 좋음	II		6.5~8.5	3 이하	5 이하	4 이하	25 이하	5.0 이상	0.1 이하	1,000 이하	200 이하
보통	III		6.5~8.5	5 이하	7 이하	5 이하	25 이하	5.0 이상	0.2 이하	5,000 이하	1,000 이하
약간 나쁨	IV		6.0~8.5	8 이하	9 이하	6 이하	100 이하	2.0 이상	0.3 이하		
나쁨	V		6.0~8.5	10 이하	11 이하	8 이하	쓰레기 등이 떠 있지 않을 것	2.0 이상	0.5 이하		
매우 나쁨	VI			10 초과	11 초과	8 초과		2.0 미만	0.5 초과		

[비고]

1. 등급별 수질 및 수생태계 상태
   가. 매우 좋음: 용존산소(溶存酸素)가 풍부하고 오염물질이 없는 청정 상태의 생태계로 여과·살균 등 간단한 정수처리 후 생활용수로 사용할 수 있음
   나. 좋음: 용존산소가 많은 편이고 오염물질이 거의 없는 청정 상태에 근접한 생태계로 여과·침전·살균 등 일반적인 정수 처리 후 생활용수로 사용할 수 있음
   다. 약간 좋음: 약간의 오염물질은 있으나 용존산소가 많은 상태의 다소 좋은 생태계로 여과·침전·살균 등 일반적인 정수처리 후 생활용수 또는 수영용수로 사용할 수 있음

라. 보통: 보통의 오염물질로 인하여 용존산소가 소모되는 일반 생태계로 여과, 침전, 활성탄 투입, 살균 등 고도의 정수 처리 후 생활용수로 이용하거나 일반적 정수 처리 후 공업용수로 사용할 수 있음

마. 약간 나쁨: 상당량의 오염물질로 인하여 용존산소가 소모되는 생태계로 농업용수로 사용하거나 여과, 침전, 활성탄 투입, 살균 등 고도의 정수 처리 후 공업용수로 사용할 수 있음

바. 나쁨: 다량의 오염물질로 인하여 용존산소가 소모되는 생태계로 산책 등 국민의 일상생활에 불쾌감을 주지 않으며, 활성탄 투입, 역삼투압 공법 등 특수한 정수처리 후 공업용수로 사용할 수 있음

사. 매우 나쁨: 용존산소가 거의 없는 오염된 물로 물고기가 살기 어려움

아. 용수는 해당 등급보다 낮은 등급의 용도로 사용할 수 있음

자. 수소이온농도(pH) 등 각 기준항목에 대한 오염도 현황, 용수 처리 방법 등을 종합적으로 검토하여 그에 맞는 처리 방법에 따라 용수를 처리하는 경우에는 해당 등급보다 높은 등급의 용도로도 사용할 수 있음

2. 상태(캐릭터) 도안

가. 모형 및 도안 요령

등급		도안 모형	도안 요령	색상: 원	색상: 물방울	색상: 입
매우 좋음	Ia			검은색(Black, K) 15%	• 파란색(Cyan, C) 100~90% • 빨간색(Mazenta, M) 20~17% • 검은색(Black, K) 5%	• 빨간색(Mazenta, M) 60% • 노란색(Yellow, Y) 100%
좋음	Ib				• 파란색(Cyan, C) 85~80% • 노란색(Yellow, Y) 43~40% • 빨간색(Mazenta, M) 8%	• 빨간색(Mazenta, M) 60% • 노란색(Yellow, Y) 100%
약간 좋음	II				• 파란색(Cyan, C) 57~45% • 노란색(Yellow, Y) 96~85% • 검은색(Black, K) 7%	
보통	III				• 파란색(Cyan, C) 20% • 검은색(Black, K) 42~30%	
약간 나쁨	IV				• 빨간색(Mazenta, M) 35~30% • 노란색(Yellow, Y) 100% • 검은색(Black, K) 10%	
나쁨	V				• 빨간색(Mazenta, M) 65~55% • 노란색(Yellow, Y) 100% • 검은색(Black, K) 10%	
매우 나쁨	VI				• 빨간색(Mazenta, M) 100~90% • 노란색(Yellow, Y) 100% • 검은색(Black, K) 10%	

나. 도안 모형은 상하 또는 좌우로 형태를 왜곡하여 사용해서는 안 된다.

3. 수질 및 수생태계 상태별 생물학적 특성 이해표

생물 등급	생물 지표종		서식지 및 생물 특성
	저서생물(底棲生物)	어류	
매우 좋음 ~ 좋음	옆새우, 가재, 뿔하루살이, 민하루살이, 강도래, 물날도래, 광택날도래, 띠무늬우묵날도래, 바수염날도래	산천어, 금강모치, 열목어, 버들치 등 서식	• 물이 매우 맑으며, 유속은 빠른 편임 • 바닥은 주로 바위와 자갈로 구성됨 • 부착 조류(藻類)가 매우 적음
좋음 ~ 보통	다슬기, 넓적거머리, 강하루살이, 동양하루살이, 등줄하루살이, 등딱지하루살이, 물삿갓벌레, 큰줄날도래	쉬리, 갈겨니, 은어, 쏘가리 등 서식	• 물이 맑으며, 유속은 약간 빠르거나 보통임 • 바닥은 주로 자갈과 모래로 구성됨 • 부착 조류가 약간 있음
보통 ~ 약간 나쁨	물달팽이, 턱거머리, 물벌레, 밀잠자리	피라미, 끄리, 모래무지, 참붕어 등 서식	• 물이 약간 혼탁하며, 유속은 약간 느린 편임 • 바닥은 주로 잔자갈과 모래로 구성됨 • 부착 조류가 녹색을 띠며 많음
약간 나쁨 ~ 매우 나쁨	왼돌이물달팽이, 실지렁이, 붉은깔따구, 나방파리, 꽃등에	붕어, 잉어, 미꾸라지, 메기 등 서식	• 물이 매우 혼탁하며, 유속은 느린 편임 • 바닥은 주로 모래와 실트로 구성되며, 대체로 검은색을 띰 • 부착 조류가 갈색 혹은 회색을 띠며 매우 많음

4. 화학적 산소요구량(COD) 기준은 2015년 12월 31일까지 적용한다.

나. 호소

1) 사람의 건강 보호 기준: 가목1)과 같다.

2) 생활 환경 기준

등급		상태(캐릭터)	수소이온농도(pH)	화학적 산소요구량(COD)(mg/L)	총유기탄소량(TOC)(mg/L)	부유물질량(SS)(mg/L)	용존산소량(DO)(mg/L)	총인(T-P)(mg/L)	총질소(T-N)(mg/L)	클로로필-a(Chl-a)(mg/m^3)	대장균군(군수/100mL)	
											총 대장균군	분원성 대장균군
매우 좋음	Ia		6.5~8.5	2 이하	2 이하	1 이하	7.5 이상	0.01 이하	0.2 이하	5 이하	50 이하	10 이하
좋음	Ib		6.5~8.5	3 이하	3 이하	5 이하	5.0 이상	0.02 이하	0.3 이하	9 이하	500 이하	100 이하
약간 좋음	Ⅱ		6.5~8.5	4 이하	4 이하	5 이하	5.0 이상	0.03 이하	0.4 이하	14 이하	1,000 이하	200 이하
보통	Ⅲ		6.5~8.5	5 이하	5 이하	15 이하	5.0 이상	0.05 이하	0.6 이하	20 이하	5,000 이하	1,000 이하
약간 나쁨	Ⅳ		6.0~8.5	8 이하	6 이하	15 이하	2.0 이상	0.10 이하	1.0 이하	35 이하		
나쁨	Ⅴ		6.0~8.5	10 이하	8 이하	쓰레기 등이 떠 있지 않을 것	2.0 이상	0.15 이하	1.5 이하	70 이하		
매우 나쁨	Ⅵ			10 초과	8 초과		2.0 미만	0.15 초과	1.5 초과	70 초과		

[비고]
1. 총 인, 총 질소의 경우 총 인에 대한 총 질소의 농도 비율이 7 미만일 경우에는 총 인의 기준을 적용하지 않으며, 그 비율이 16 이상일 경우에는 총 질소의 기준을 적용하지 않는다.
2. 등급별 수질 및 수생태계 상태는 가목2) 비고 제1호와 같다.
3. 상태(캐릭터) 도안 모형 및 도안 요령은 가목2) 비고 제2호와 같다.
4. 화학적 산소요구량(COD) 기준은 2015년 12월 31일까지 적용한다.

다. 지하수

지하수 환경 기준 항목 및 수질 기준은 「먹는물관리법」 제5조 및 「수도법」 제26조에 따라 환경부령으로 정하는 수질 기준을 적용한다. 다만, 환경부장관이 고시하는 지역 및 항목은 적용하지 않는다.

라. 해역

1) 생활 환경 21 경북

항목	수소이온농도 (pH)	총 대장균군 (총 대장균군 수/100mL)	용매 추출유분 (mg/L)
기준	6.5 ~ 8.5	1,000 이하	0.01 이하

2) 생태 기반 해수 수질 기준

등급	수질 평가 지수값(Water Quality Index)
Ⅰ(매우 좋음)	23 이하
Ⅱ(좋음)	24~33
Ⅲ(보통)	34~46
Ⅳ(나쁨)	47~59
Ⅴ(아주 나쁨)	60 이상

3) 해양생태계 보호 기준

(단위: μg/L)

중금속류	구리	납	아연	비소	카드뮴	크롬(6가)
단기 기준*	3.0	7.6	34	9.4	19	200
장기 기준**	1.2	1.6	11	3.4	2.2	2.8

* 단기 기준: 1회성 관측값과 비교 적용

** 장기 기준: 연간 평균값(최소 사계절 동안 조사한 자료)과 비교 적용

4) 사람의 건강 보호

등급	항목	기준(mg/L)
모든 수역	6가 크롬(Cr^{6+})	0.05
	비소(As)	0.05
	카드뮴(Cd)	0.01
	납(Pb)	0.05
	아연(Zn)	0.1
	구리(Cu)	0.02
	시안(CN)	0.01
	수은(Hg)	0.0005
	폴리클로리네이티드비페닐(PCB)	0.0005
	다이아지논	0.02
	파라티온	0.06
	말라티온	0.25
	1.1.1-트리클로로에탄	0.1
	테트라클로로에틸렌	0.01

모든 수역	트리클로로에틸렌 디클로로메탄 벤젠 페놀 음이온 계면활성제(ABS)	0.03 0.02 0.01 0.005 0.5

제 8 절 폐기물 · 분뇨

1 폐기물의 정의 및 처리

(1) 정의 및 분류(「폐기물관리법」 제2조)

① "폐기물"이란 쓰레기, 연소재(燃燒滓), 오니(汚泥), 폐유(廢油), 폐산(廢酸), 폐알칼리 및 동물의 사체(死體) 등으로서 사람의 생활이나 사업활동에 필요하지 아니하게 된 물질을 말한다.

② "생활폐기물"이란 사업장폐기물 외의 폐기물을 말한다.

③ "사업장폐기물"이란 「대기환경보전법」, 「물환경보전법」 또는 「소음 · 진동관리법」에 따라 배출시설을 설치 · 운영하는 사업장이나 그 밖에 대통령령으로 정하는 사업장에서 발생하는 폐기물을 말한다.

사업장폐기물(법 시행령)

제2조【사업장의 범위】

「폐기물관리법」(이하 "법"이라 한다) 제2조 제3호에서 "그 밖에 대통령령으로 정하는 사업장"이란 다음 각 호의 어느 하나에 해당하는 사업장을 말한다.

1. 「물환경보전법」 제48조 제1항에 따라 공공폐수처리시설을 설치 · 운영하는 사업장
2. 「하수도법」 제2조제 9호에 따른 공공하수처리시설을 설치 · 운영하는 사업장
3. 「하수도법」 제2조제 11호에 따른 분뇨처리시설을 설치 · 운영하는 사업장
4. 「가축분뇨의 관리 및 이용에 관한 법률」 제24조에 따른 공공처리시설
5. 법 제29조 제2항에 따른 폐기물처리시설(법 제25조 제3항에 따라 폐기물처리업의 허가를 받은 자가 설치하는 시설을 포함한다)을 설치 · 운영하는 사업장
6. 법 제2조 제4호에 따른 지정폐기물을 배출하는 사업장
7. 폐기물을 1일 평균 300킬로그램 이상 배출하는 사업장

8. 「건설산업기본법」 제2조 제4호에 따른 건설공사로 폐기물을 5톤(공사를 착공할 때부터 마칠 때까지 발생되는 폐기물의 양을 말한다)이상 배출하는 사업장
9. 일련의 공사(제8호에 따른 건설공사는 제외한다) 또는 작업으로 폐기물을 5톤(공사를 착공하거나 작업을 시작할 때부터 마칠 때까지 발생하는 폐기물의 양을 말한다)이상 배출하는 사업장

④ "지정폐기물"이란 사업장폐기물 중 폐유·폐산 등 주변 환경을 오염시킬 수 있거나 의료폐기물(醫療廢棄物) 등 인체에 위해(危害)를 줄 수 있는 해로운 물질로서 대통령령으로 정하는 폐기물을 말한다.

지정폐기물의 종류(법 시행령 제3조 별표 1)

1. 특정시설에서 발생되는 폐기물
   가. 폐합성 고분자화합물
      1) 폐합성 수지(고체상태의 것은 제외한다)
      2) 폐합성 고무(고체상태의 것은 제외한다)
   나. 오니류(수분함량이 95퍼센트 미만이거나 고형물함량이 5퍼센트 이상인 것으로 한정한다)
      1) 폐수처리 오니(환경부령으로 정하는 물질을 함유한 것으로 환경부장관이 고시한 시설에서 발생되는 것으로 한정한다)
      2) 공정 오니(환경부령으로 정하는 물질을 함유한 것으로 환경부장관이 고시한 시설에서 발생되는 것으로 한정한다)
   다. 폐농약(농약의 제조·판매업소에서 발생되는 것으로 한정한다)
2. 부식성 폐기물
   가. 폐산(액체상태의 폐기물로서 수소이온 농도지수가 2.0 이하인 것으로 한정한다)
   나. 폐알칼리(액체상태의 폐기물로서 수소이온 농도지수가 12.5 이상인 것으로 한정하며, 수산화칼륨 및 수산화나트륨을 포함한다)
3. 유해물질함유 폐기물(환경부령으로 정하는 물질을 함유한 것으로 한정한다)
   가. 광재(鑛滓)[철광 원석의 사용으로 인한 고로(高爐)슬래그(slag)는 제외한다]
   나. 분진(대기오염 방지시설에서 포집된 것으로 한정하되, 소각시설에서 발생되는 것은 제외한다)
   다. 폐주물사 및 샌드블라스트 폐사(廢砂)
   라. 폐내화물(廢耐火物) 및 재벌구이 전에 유약을 바른 도자기 조각
   마. 소각재
   바. 안정화 또는 고형화·고화 처리물
   사. 폐촉매
   아. 폐흡착제 및 폐흡수제[광물유·동물유 및 식물유{폐식용유(식용을 목적으로 식품 재료와 원료를 제조·조리·가공하는 과정, 식용유를 유통·사용하는 과정 또는 음식물류 폐기물을 재활용하는 과정에서 발생하는 기름을 말한다. 이하 같다)는 제외한다}의 정제에 사용된 폐토사(廢土砂)를 포함한다]
4. 폐유기용제
   가. 할로겐족(환경부령으로 정하는 물질 또는 이를 함유한 물질로 한정한다)
   나. 그 밖의 폐유기용제(가목 외의 유기용제를 말한다)

5. 폐페인트 및 폐래커(다음 각 목의 것을 포함한다)
   가. 페인트 및 래커와 유기용제가 혼합된 것으로서 페인트 및 래커 제조업, 용적 5세제곱미터 이상 또는 동력 3마력 이상의 도장(塗裝)시설, 폐기물을 재활용하는 시설에서 발생되는 것
   나. 페인트 보관용기에 남아 있는 페인트를 제거하기 위하여 유기용제와 혼합된 것
   다. 폐페인트 용기(용기 안에 남아 있는 페인트가 건조되어 있고, 그 잔존량이 용기 바닥에서 6밀리미터를 넘지 아니하는 것은 제외한다)
6. 폐유[기름성분을 5퍼센트 이상 함유한 것을 포함하며, 폴리클로리네이티드비페닐(PCBs)함유 폐기물, 폐식용유와 그 잔재물, 폐흡착제 및 폐흡수제는 제외한다]
7. 폐석면
   가. 건조고형물의 함량을 기준으로 하여 석면이 1퍼센트 이상 함유된 제품·설비(뿜칠로 사용된 것은 포함한다) 등의 해체·제거 시 발생되는 것
   나. 슬레이트 등 고형화된 석면 제품 등의 연마·절단·가공 공정에서 발생된 부스러기 및 연마·절단·가공 시설의 집진기에서 모아진 분진
   다. 석면의 제거작업에 사용된 바닥비닐시트(뿜칠로 사용된 석면의 해체·제거작업에 사용된 경우에는 모든 비닐시트)·방진마스크·작업복 등
8. 폴리클로리네이티드비페닐 함유 폐기물
   가. 액체상태의 것(1리터당 2밀리그램 이상 함유한 것으로 한정한다)
   나. 액체상태 외의 것(용출액 1리터당 0.003밀리그램 이상 함유한 것으로 한정한다)
9. 폐유독물질[「화학물질관리법」 제2조 제2호의 유독물질을 폐기하는 경우로 한정하되, 제1호 다목의 폐농약(농약의 제조·판매업소에서 발생되는 것으로 한정한다), 제2호의 부식성 폐기물, 제4호의 폐유기용제 및 제8호의 폴리클로리네이티드비페닐 함유 폐기물 및 제11호의 수은폐기물은 제외한다]
10. 의료폐기물(환경부령으로 정하는 의료기관이나 시험·검사 기관 등에서 발생되는 것으로 한정한다)
10의2. 천연방사성제품폐기물 [「생활주변방사선 안전관리법」 제2조제4호에 따른 가공제품 중 같은 법 제15조제1항에 따른 안전기준에 적합하지 않은 제품으로서 방사능 농도가 그램당 10베크렐 미만인 폐기물을 말한다. 이 경우 가공제품으로부터 천연방사성핵종(天然放射性核種)을 포함하지 않은 부분을 분리할 수 있는 때에는 그 부분을 제외한다]
11. 수은폐기물
   가. 수은함유폐기물[수은과 그 화합물을 함유한 폐램프(폐형광등은 제외한다), 폐계측기기(온도계, 혈압계, 체온계 등), 폐전지 및 그 밖의 환경부장관이 고시하는 폐제품을 말한다]
   나. 수은구성폐기물(수은함유폐기물로부터 분리한 수은 및 그 화합물로 한정한다)
   다. 수은함유폐기물 처리잔재물(수은함유폐기물을 처리하는 과정에서 발생되는 것과 폐형광등을 재활용하는 과정에서 발생되는 것을 포함하되, 「환경분야 시험·검사 등에 관한 법률」 제6조제1항제7호에 따라 환경부장관이 고시한 폐기물 분야에 대한 환경오염공정시험기준에 따른 용출시험 결과 용출액 1리터당 0.005밀리그램 이상의 수은 및 그 화합물이 함유된 것으로 한정한다)
12. 그 밖에 주변환경을 오염시킬 수 있는 유해한 물질로서 환경부장관이 정하여 고시하는 물질

4 환경보건

⑤ "의료폐기물"이란 보건 · 의료기관, 동물병원, 시험 · 검사기관 등에서 배출되는 폐기물 중 인체에 감염 등 위해를 줄 우려가 있는 폐기물과 인체 조직 등 적출물(摘出物), 실험 동물의 사체 등 보건 · 환경보호상 특별한 관리가 필요하다고 인정되는 폐기물로서 대통령령으로 정하는 폐기물을 말한다.

㉠ "의료폐기물 전용용기"란 의료폐기물로 인한 감염 등의 위해 방지를 위하여 의료폐기물을 넣어 수집 · 운반 또는 보관에 사용하는 용기를 말한다.

㉡ "처리"란 폐기물의 수집, 운반, 보관, 재활용, 처분을 말한다.

의료폐기물 62) 20 충남, 21 울산의료기술

(1) 의료폐기물 종류(법 시행령 제4조 별표 2

① 격리의료폐기물: 「감염병의 예방 및 관리에 관한 법률」에 따른 감염병으로부터 타인을 보호하기 위하여 격리된 사람에 대한 의료행위에서 발생한 일체의 폐기물

② 위해의료폐기물

가. 조직물류폐기물: 인체 또는 동물의 조직 · 장기 · 기관 · 신체의 일부, 동물의 사체, 혈액 · 고름 및 혈액생성물(혈청, 혈장, 혈액제제)

나. 병리계폐기물: 시험 · 검사 등에 사용된 배양액, 배양용기, 보관균주, 폐시험관, 슬라이드, 커버글라스, 폐배지, 폐장갑

다. 손상성폐기물: 주사바늘, 봉합바늘, 수술용 칼날, 한방침, 치과용침, 파손된 유리재질의 시험기구

라. 생물 · 화학폐기물: 폐백신, 폐항암제, 폐화학치료제

마. 혈액오염폐기물: 폐혈액백, 혈액투석 시 사용된 폐기물, 그 밖에 혈액이 유출될 정도로 포함되어 있어 특별한 관리가 필요한 폐기물

③ 일반의료폐기물: 혈액 · 체액 · 분비물 · 배설물이 함유되어 있는 탈지면, 붕대, 거즈, 일회용 기저귀, 생리대, 일회용 주사기, 수액세트

[비고]

1. 의료폐기물이 아닌 폐기물로서 의료폐기물과 혼합되거나 접촉된 폐기물은 혼합되거나 접촉된 의료폐기물과 같은 폐기물로 본다.
2. 채혈진단에 사용된 혈액이 담긴 검사튜브, 용기 등은 제2호가목의 조직물류폐기물로 본다.
3. ③ 중 일회용 기저귀는 다음 각 목의 일회용 기저귀로 한정한다.

가. 「감염병의 예방 및 관리에 관한 법률」 제2조제13호부터 제15호까지의 규정에 따른 감염병환자, 감염병의사환자 또는 병원체보유자(이하 "감염병환자등"이라 한다)가 사용한 일회용 기저귀. 다만, 일회용 기저귀를 매개로 한 전염 가능성이 낮다고 판단되는 감염병으로서 환경부장관이 고시하는 감염병 관련 감염병환자등이 사용한 일회용 기저귀는 제외한다.

나. 혈액이 함유되어 있는 일회용 기저귀

62) 환경부, 「의료폐기물 분류 · 관리 방법 안내」

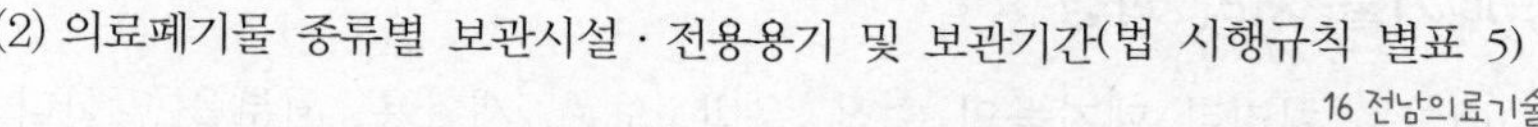
(2) 의료폐기물 종류별 보관시설 · 전용용기 및 보관기간(법 시행규칙 별표 5)

16 전남의료기술

종류		전용용기	도형 색상	보관 기간	보관시설
격리의료 폐기물		상자형 (합성수지)	붉은색	7일	• 조직물류 폐기물과 성상이 같은 폐기물: 전용 냉장시설(4℃ 이하) • 그 밖의 폐기물: 밀폐된 전용 보관창고
위해 의료 폐기물	조직물류	상자형 (합성수지)	노란색	15일 ※ 치아: 60일	• 전용 냉장시설(4℃ 이하) ※ 치아 및 방부제에 담긴 폐기물(밀폐된 전용 보관 창고)
	조직물류 (재활용하는 태반)	상자형 (합성수지)	녹색	15일	전용 냉장시설(4℃ 이하)
	병리계	봉투형	검정색	15일	밀폐된 전용 보관창고
		상자형 (골판지)	노란색		
	손상성	상자형 (합성수지)	노락색	30일	밀폐된 전용 보관창고
	생물 · 화학	봉투형	검정색	15일	밀폐된 전용 보관창고
		상자형 (골판지)	노란색		
	혈액오염	봉투형	검정색	15일	밀폐된 전용 보관창고
		상자형 (골판지)	노란색		
일반의료폐기물		봉투형	검정색	15일	밀폐된 전용 보관창고
		상자형 (골판지)	노란색		

※ 봉투형 용기는 의료폐기물을 그 용량의 75% 이상이 되도록 넣어서는 안 되며, 위탁처리 시 상자형 용기에 담아 배출

(2) 생활쓰레기의 품목별 분류 [63)]

① **주개**(제1류): 동물성 및 식물성 주개. 제1류의 주개는 양돈 사료로 사용 가능하며, 제1 · 2류의 일부는 유기성 진개로서 퇴비로 가능하다.

② **가연성 진개**(제2류): 종이, 나무, 풀, 직물류, 고무류, 피혁류 등. 제2류는 가연물로 소각로에서 발생하는 열에너지를 이용할 수 있다.

③ **불연성 진개**(제3류): 금속, 도기, 석기, 초자, 토사류 등의 제3류는 환원 가능 물질을 제외하고는 토지매립을 해야 한다.

④ **재활용성 진개**(제4류): 병류, 초자류, 종이류, 플라스틱류 등의 제4류 쓰레기의 양을 줄인다는 의미와 자원절약이라는 의미에서 분리처리 종류를 확대해 가야 한다.

63) 구성회, 공중보건학(제23판), 고문사, 2018, p.80.

(3) 폐기물 처리 과정 17 경기 · 울산

폐기물 처리란 폐기물의 수집, 운반, 보관, 재활용, 처분을 말한다.

① 폐기물 처리 시설의 분류
  ㉠ 중간 처리: 소각, 중화, 파쇄, 고형화 등
  ㉡ 최종 처리: 처분 및 매립 등

② 폐기물 처리의 전 과정
  발생원 → 쓰레기통 → 수거 → 운반 → 적환장 → 처분 · 매립

③ 적환장을 설치하는 경우
  ㉠ 매립장(처리장)까지의 거리가 멀 때
  ㉡ 쓰레기 운반 차량이 소형일 때
  ㉢ 수거 밀도가 높거나 수거량이 많을 때
  ㉣ 압축장비 등이 갖추어져 있지 않은 차량으로 수거 운반 시

2 폐기물관리정책 64)

(1) 폐기물 관리 3R 정책 18 전남의료기술

① 감량화(Reduce), 재이용(Reuse, 재사용, 자원화), 재활용(Recycle)
② 자원의 절약과 자연계의 자정 능력 범위에서 폐기물을 배출시켜 환경에의 영향 감소와 이를 위한 기술 발전을 이루도록 하는 데 목적이 있다.

(2) 발생억제와 감량화(source control) 19 경기의료기술

① 쓰레기종량제
② 폐기물부담금제도(polluter producer responsibility)
  ㉠ 오염자 부담원칙. 폐기물의 발생을 억제하고 자원의 낭비를 막기 위하여 유해물질을 함유하고 있거나, 재활용이 어렵고 폐기물관리상 문제를 일으킬 수 있는 제품, 재료, 용기의 제조업자 또는 수입업자에게 그 폐기물의 처리에 드는 비용을 부담하도록 하는 제도이다.
  ㉡ 대상품목: 살충제(유리병, 플라스틱용기), 유독물(금속캔, 유리병, 플라스틱용기), 부동액, 껌, 1회용 기저귀, 담배(전다담배 포함), 플라스틱을 재료로 사용한 제품(합성수지 섬유제품은 제외)
③ 1회용품 사용규제: 1회용컵, 접시, 용기, 나무젓가락, 1회용 봉투, 쇼핑백 등
④ 과대포장 규제: 화장품, 완구류 등

64) 한국환경공단 홈페이지

(3) 재사용(reuse)

① 공병보증금제도
② 리필제품 생산권고(리필정책): 세제, 샴푸, 린스 등
③ 알뜰시장(벼룩시장, 녹색가게): 생활용품 재사용

(4) 재활용(recycle)

① 분리수거
② 생산자책임재활용(EPR, Extended Producer Responsibility)제도: 제품 생산자나 포장재를 이용한 제품의 생산자에게 그 제품이나 포장재의 폐기물에 대하여 일정량의 재활용 의무를 부여하여 재활용하게 하고, 이를 이행하지 않을 경우 재활용에 소요되는 비용 이상의 재활용 부과금을 생산자에게 부과하는 제도
③ 재활용제품 의무구매제도: 정부 · 투자기관 출연기관 등 공공기관에서 재활용품을 의무적으로 구매하도록 하는 제도
④ 재활용지정사업자의 폐자원 이용 목표율 부여: 일정규모 이상의 생산업체
⑤ 재질분류표시제도: 생산자책임재활용제도의 시행에 따라 재활용의무대상 포장재의 분리배출을 쉽게 하고 재활용 가능한 폐기물의 분리수거율을 높여 생산자들의 재활용 의무를 원활하게 수행할 수 있도록 하는 제도
⑥ 재활용산업 지원

(5) 소각

① 소각시설 확충: 지자체 국고보조증액, 주민지원 확대
② 소각기준 설정 · 운영: 시설설치 · 관리기준, 배출허용기준(다이옥신, 일산화탄소 등)
③ 소각에너지 회수: 지역난방, 전력생산

(6) 매립

① 매립시설 확충: 광역 매립지에 대한 국고보증액, 주민지원확대
② 해양투기: 해양투기 가능 폐기물의 종류 · 양의 제한
③ 매립가스 자원화: 폐자원활용, 외화절약, 지구온난화 방지
④ 비위생매립지 정비: 월드컵개최도시, 상수원상류지역 우선 추진

3 소각법 16 부산, 17 경기 · 울산, 19 울산보건연구사

(1) 특징

① 감량비가 크고 잔사가 안정화되기 때문에 각종 가연성 쓰레기의 처리에 가장 널리 이용되고 있고 위생적이며, 소각에서 발생하는 열을 이용할 수도 있다.

② 소각처리의 전제 조건으로 쓰레기에 가연성 물질의 함유량이 높아야 하며, 가연성과 비가연성 쓰레기의 분리수거가 선행되어야 한다.

(2) 장점

① 잔유물이 적고(무게, 부피 감소) 매립에 적합하다.
② 기후 및 기상에 영향을 받지 않는다.
③ 설치 소요 면적이 적다.
④ 시의 중심부에 설치할 수 있으며 운송비를 줄일 수 있다.
⑤ 병원성 균, 부패성 유기물, 유독성 성분을 소각하면 연소 과정을 통해 위생적으로 처리된다.
⑥ 폐열을 이용할 수 있다.

(3) 단점

① 소각 시설 건설 부지의 취득에 어려움이 있다.
② 건설비가 많이 든다.
③ 운전 관리비가 많이 들고, 전문 숙련공이 필요하다.
④ 대기오염의 우려가 있으며 방시 시설을 하여야 한다.

4 퇴비화(비료화법)

① 농촌이나 농촌 주변의 도시에서는 미생물을 이용하여 4~5개월 발효시켜서 퇴비로 이용하는 방법이다.
② 최근 고속퇴비화 시설이 설비되어 2~3일이면 좋은 비료를 얻게 된다.
③ 발효 과정에서 60~70℃의 발열이 생겨서 병원성 미생물이나 기생충을 사멸시킬 수도 있다.
④ 퇴비화 조건
㉠ 공기(산소) 공급: 호기성 균 이용
㉡ C/N = 30 내외(10 정도 되면 퇴비화가 멈춤)
㉢ 최적온도: 65~75℃ 고온균 이용
㉣ 수분: 50~70%
㉤ pH: 6~8

5 매립법 19 경남보건연구사 · 부산보건연구사

(1) 특징

① 저지대에 쓰레기를 버린 후 복토를 하는 방법으로 최종 처리방법이다.
② 건설비가 적게 들지만 인구가 많은 곳에서는 이용이 곤란하다.
③ 폐기물 매립시설의 사용 종료 또는 폐쇄 후에 주택을 지으려면 30년이 경과되어야 한다.

(2) 매립법의 종류

① 단순매립: 비위생적인 매립형태
② 위생매립
㉠ 폐기물의 매립장 투입과 이에 따른 관리가 이루어지며 폐기물 관리가 안정화될 때까지 일정 기간 동안 발생될 분해산물들 등 악취 발생과 침출수의 문제로 인한 피해를 방지하기 위한 방법이다.
㉡ 일반폐기물 처분에 가장 효과적이다.
㉢ 쓰레기를 일정한 높이(2.4m)로 쌓아 다진 후 그 위에 15~30cm 두께로 흙을 덮는다.
㉣ 위생적 매립법: 도랑식, 경사식, 지역식
- 도랑식: 도랑을 2.5~7m 정도 파고 폐기물을 묻은 후 다시 흙을 덮는 방식으로, 복토할 흙을 다른 장소로부터 가지고 오지 않아도 됨
- 경사식: 경사면에 폐기물을 쌓은 후 그 위에 흙을 덮는 방법으로, 표면은 30도 경사가 좋음
- 지역식(저지대 매립법): 어느 지역에 폐기물을 살포시키고 다진 후에 흙을 덮는 방법으로, 다른 장소로부터 흙을 가지고 와야 함

㉤ 지하수 및 토양 오염방지를 위하여 쓰레기 썩는 물을 모아서 처리하는 시설과 쓰레기가 썩을 때 생기는 메탄가스 등 각종 매립가스를 모아서 처리하는 가스처리시설 등 환경오염방지시설을 갖추어 매립 후 토지활용이 가능하도록 한다.
㉥ 위생매립에 따라 쓰레기 처리비용은 현저하게 증가하여 재정 수요가 늘어날 전망이나, 매립 후 토지 이용이 가능함으로써 투자비용이 상대적으로 절감된다.
㉦ 현재 수도권과 부산, 대구, 마산, 창원 지역에서 이 방식을 사용한다.

ⓞ 위생매립의 장단점

장점	단점
• 시설투자비와 운영비가 저렴함 • 반입되는 폐기물의 종류에 제약이 없음 • 성상이 다른 폐기물의 혼입도 매립 가능 • 폐기물 발생량의 변화에 쉽게 적응함 • 매립 후 일정 기간이 지난 후 다른 용도로 재사용 가능 • 노천 투기보다 적은 면적 소요 • 발생가스를 에너지화하여 활용 가능	• 토지면적 과다 사용 • 운반거리가 증가 • 혹한기와 홍수기의 이용에 문제 발생 • 토지 확보 및 지하수 확보 곤란 • 주민의 반발 증대(소음, 진동, 악취, 비산먼지, 배출가스) • 유가물 가치 훼손 • 지반 침하

③ **안전매립**: 유해폐기물의 최종처분방법으로 환경오염을 최소화하기 위하여 유해폐기물을 자연계와 완전히 차단하는 방법

(3) 매립 시설의 복토

① **일일복토**: 15cm 이상의 두께

② **중간복토**: 매립 작업이 7일 이상 중단되는 때에는 30cm 이상의 두께, 기울기 2% 이상

③ **최종복토**: 매립 시설의 사용이 끝났을 때 최종복토층을 기울기가 2% 이상이 되도록 설치하여야 한다.

㉠ 가스배제층: 두께 30cm 이상 설치

㉡ 차단층: 점토, 점토광물혼합토 등으로 45cm 이상

㉢ 배수층: 모래 등으로 30cm 이상

㉣ 식생대층: 식물심기와 생장이 가능한 양질의 토양으로 60cm 이상

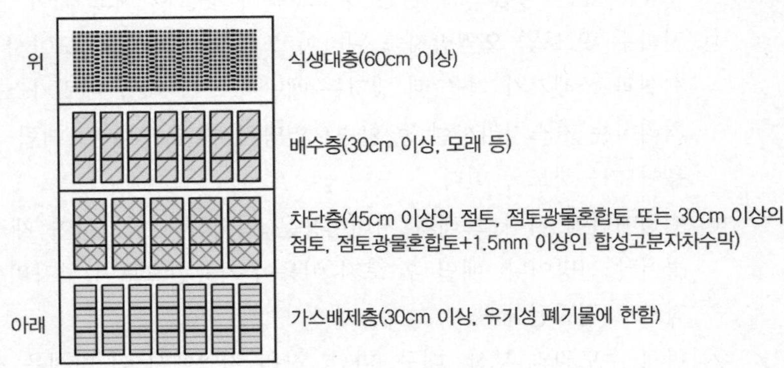

그림 4-14 「폐기물관리법 시행규칙」에 의한 최종복토층

④ 매립 후 사후 처리

㉠ 침출수 처리

㉡ 가스 배출 장치 설치

㉢ 악취 제거 장치 설치
㉣ 해충, 쥐 등의 번식 방지

(4) 매립지의 이용

① 매립지의 이용은 도로, 운동장 또는 농장 등으로 사용하는 것이 바람직하다.
② 주택으로 사용할 경우 복토 후 20년 이상 경과한 후에 이용하여야 하는데, 주택지로는 쥐나 해충의 서식 및 지반이 약하므로 적당하지 않다.
③ 폐기물 매립 시설 폐쇄 후 용도를 제한하며 토지 이용의 제한기간은 시설이 폐쇄된 날로부터 30년 이내로 한다(폐기물관리법 제54조, 폐기물관리법시행령 제35조).

6 분뇨

(1) 분뇨 처리

① 목적: 분뇨를 위생적으로 처리하여 소화기계 감염병과 기생충 질환 예방
② 분변과 관련된 소화기 감염병
㉠ 세균성 질환: 장티푸스, 세균성이질, 콜레라 등
㉡ 기생출 질환: 회충, 구충, 편충, 요충, 촌충, 흡충류 등
③ 분뇨의 특성
㉠ 분과 뇨는 양적으로 1 : 10 비율
㉡ 다량의 유기물 함유
㉢ 도시 하수에 비해 고형물이며, 높은 점도를 지님

(2) 분뇨 처리법

분뇨의 소화 처리법은 넓은 장소가 필요하며, 소화에 요하는 일수가 길고, 고가의 처리 시설 등이 필요하다. 퇴비법, 저장법, 해양 투기법, 정화조 이용법, 수세식 처리법(하수처리장에서의 처리법), 소화 처리법, 화학적 처리법, 습식 산화법 등이 있다.

① 소화 처리법
㉠ 투입조의 거름 장치로 고형물을 제거한 후 건조해서 소각시키는 방법
㉡ 가온식: 25~35℃, 1개월 저류
㉢ 무가온식: 2개월 이상 저류
② 화학적 처리법
㉠ 예비 처리: 소화 처리의 경우와 동일
㉡ 본 처리: 응집 및 침전 효과가 큰 황산제이철, 염화제이철, 석회, 철염 등을 이용하여 침전시키고 상징액은 종말 처리장에 투입한다.

㉢ 종말 처리: 상징액 및 여액은 유리 암모니아, 석회 등 때문에 pH 11 이상이 되므로 배출 가스를 이용하여 제1차 중화를 시키고, 여기에 황산을 가하여 제2차 중화를 시켜 pH 7 정도로 한 다음, 살수여상법에 의한 생물학적 처리를 거쳐 소독을 한 후에 방류한다.

③ 습식 산화법

㉠ 고압(70~80기압)하에서 고온(200~250℃)을 가하고 충분한 산소를 공급하여 소각하는 방법

㉡ 병원균이 완전히 사멸되므로 위생적이고, 진개의 발생도 없다.

(3) 변소의 유형

① **부패조 변소**: 단순 저장 방식

② **분뇨분리식 변소**: 농촌에서 기생충 관리를 위해 권장하던 방식

③ **메탄가스 발생식 변소**: 농촌에서 연료 문제를 해결하기 위해 권장하던 방식

④ **수세식 변소**

㉠ 안전하고 청결한 방법

㉡ 하수도 설비가 완비되어 하수관을 거쳐 분뇨를 하수처리장에서 안전하게 처리한다.

⑤ **수조식 변소**

㉠ 대도시에서 가장 많이 사용하는 방법

㉡ 분뇨정화조를 갖춘 수세식 화장실

㉢ 분뇨

- 부패조 → 예비여과조 → 산화조 → 소독조(염소, 표백분 등으로 소독)
- 단독정화조는 1년에 1회 이상 청소

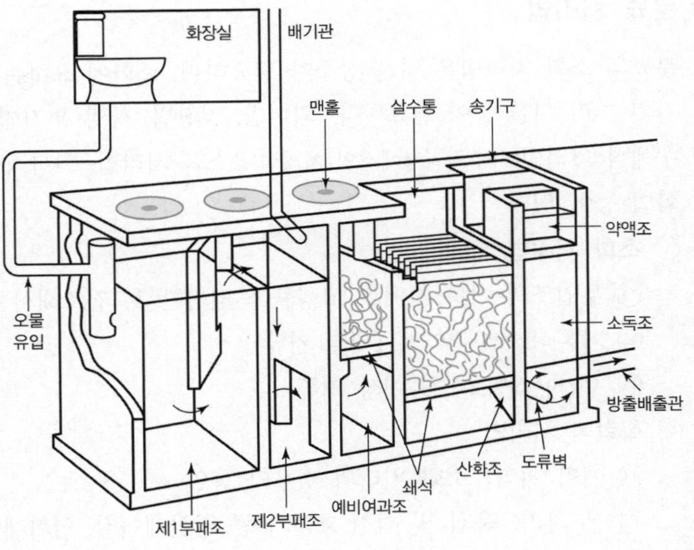

그림 4-15 오수 정화 설비

(4) 정화조의 정화 순서 및 구성

① 순서: 부패조 → 예비여과조 → 산화조 → 소독조

② 부패조: 부유물은 공기를 차단하는 부사(scum)가 되고, 고형물은 침전되어 침사(sludge)가 된다. 부사는 세균의 작용을 촉진하여 유기물을 부패발효시키며, 액상물질은 예비여과조에 흘러들어가도록 되어있다.

③ 예비여과조(쇄석 크기는 5~7.5cm 정도): 돌을 쌓아 올린 것으로, 밑으로부터 흘러들어온 오수는 돌틈을 통과하는 동안 여과되어 산화조로 흘러들어가도록 되어 있다.

④ 산화조: 거친 돌로 쌓여 있는데, 여기에 공기를 유통시켜 호기성 균의 증식으로 산화작용이 이루어지도록 하여 안전화하는 곳이다.

⑤ 소독조: 이상의 과정에서 세균이 일부 제거되지만 염소, 표백분 등으로 소독하여 방류하는 곳이다.

제 9 절 주택 및 의복위생

1 주택의 구비 조건

(1) 주택의 대지

① 환경: 주택을 건립할 대지의 주변 환경은 공해 발생의 공장이 인근에 없어야 하고, 한적하며 교통이 편리하여야 한다.

② 지형

㉠ 주택을 남향 또는 동남향이나 동서향 10° 이내로 건축할 수 있는 대지

㉡ 지나치게 저지대나 고지대가 아니고, 언덕의 중턱에 위치한 대지

③ 지질: 토양은 건조하고, 물의 침투성이 크며, 쓰레기 등 유기물의 매립지가 아닌 지질

④ 지하수위: 지표로부터 1.5m 이상 3m 정도

⑤ 상하수: 상수의 공급이 원활하고, 하수 처리가 잘될 수 있는 곳

(2) 주택의 구조

지방의 기후, 생활습관 등에 따라 달라질 수 있으나 기후에 적응하고, 편리하며, 경제적이고, 위생적이며, 환기나 조명 등이 고려되어야 한다.

① 지붕: 방서, 방한, 방수, 방음이 잘되어야 하고 방열 목적으로 천장과 지붕의 공간을 넓게 하여야 한다.

② **벽**: 방서, 방한, 방화, 방음이 잘되어야 한다.
③ **천장**: 일반적으로 2.1m가 적당하다.
④ **마루**: 통기를 고려하여 지면으로부터 45cm 정도 간격을 두는 것이 좋다.
⑤ **방의 배치**: 거실, 침실 및 어린이 방은 남쪽으로, 잘 쓰지 않는 방이나 화장실, 부엌, 목욕탕 등은 북쪽으로 한다.

2 환기 17 광주

환기는 실내 공기가 오탁되었거나, 온도 · 습도가 높을 때 신선한 실외 공기와 교환하는 것을 말하며, 주택의 일반적인 환기 방법은 자연환기와 인공환기가 있다.

(1) 자연환기

① **중력환기** 19 울산보건연구사
㉠ 자연환기는 실내외의 온도차에 의하며, 온도차에 의하여 공기의 밀도차가 형성되고 밀도차는 압력차를 생성하여 공기의 흐름이 생기게 된다. 이러한 공기의 흐름에 의하여 이루어지는 환기를 중력환기라고 한다.
㉡ 실내 기온이 실외 기온보다 높을 때 압력의 차이에 의해서 거실의 하부로는 공기가 들어오고 상부로는 배출되는데 그 중간의 압력 0의 지대가 형성된다. 이를 중성대(neutral zone)라 한다.
㉢ 중성대는 천장에 가까이 형성되는 것이 환기량이 크고 인간활동에 좋다.
② **풍력환기**: 환기 작용은 풍향 측의 압력 증대로 생기는 양압과 풍향 배측의 압력 감소에 기인하는 음압에 의한 압력차에 의하여 형성되는 환기로서, 풍압은 풍속의 제곱에 비례한다.
③ 자연환기를 위한 창의 면적은 방바닥 면적의 1/20 이상이어야 한다.

(2) 인공환기 24 전북의료기술

인공적인 동력 환기로 자연환기가 불가능한 대형건축물, 병원, 학교, 공장, 선박, 극장 등에서 기계적 환기에 의한 인공적 환기가 필요하다.

① **공기 조정법**
㉠ 공기의 온도, 습도, 기류를 인공적으로 조절하는 방법
㉡ 공기의 온도와 습도를 조절할 수 있고, 배기의 오염물을 처리하는 여과 시설을 일반적으로 갖추고 있기 때문에 보건학적으로 가장 이상적인 방법
② **배기식 환기법**
㉠ 선풍기 또는 팬에 의해 흡입 배기하는 방법
㉡ 배기식 환기법은 오염물 배기나 처리에 유효하다.

③ 송기식 환기법

㉠ 선풍기 또는 팬에 의해서 신선한 외부 공기를 불어넣는 방법으로 실내 오염 공기가 흩어져서 불쾌감을 초래하기도 한다.

㉡ 오염물 제거에는 효과가 없으나 신선한 공기를 공급하여 주며 오염물을 희석시킨다.

④ 평형식 환기법

㉠ 배기식과 송기식을 병용한 환기 방법이다.

㉡ 평형식 환기법으로 고려할 점은 건축 구조와의 관련성, 실내의 미관, 실내의 열원과 문제, 진애, 소음 등이다.

㉢ 평형식 환기법에서 보통 많이 사용하는 방법은 위로부터 수평으로 흡입하고 밑에서 수평으로 배출하는 방법이다.

3 채광 및 조명

채광과 조명은 주택위생상 중요한 인자로서 건강상의 문제뿐만 아니라 작업 능률, 정신 상태, 시력 등에 큰 영향을 미친다.

(1) 자연조명 21 전북의료기술

신체의 모든 세포를 자극하여 피부를 튼튼하게 하고, 각 장기의 기능을 증진시켜 식욕 증진, 정신적 상쾌감, 비타민D의 생성으로 구루병 예방, 살균 작용을 한다.

① **창의 방향**: 남향 창, 일조 시간은 1일 6시간이 좋으나 최소 4시간 이상은 햇빛이 비추어야 한다.

② **창의 면적**

㉠ 방바닥 면적의 1/7~1/5(14~20%)이 적당하다.

㉡ 동일한 면적의 창이라도 세로로 긴 창(실내가 밝다)이 가로로 긴 창보다 좋다.

③ **거실의 안쪽 길이**: 창틀 상단 높이의 1.5배 이하인 것이 좋다.

④ **개각과 입사각**

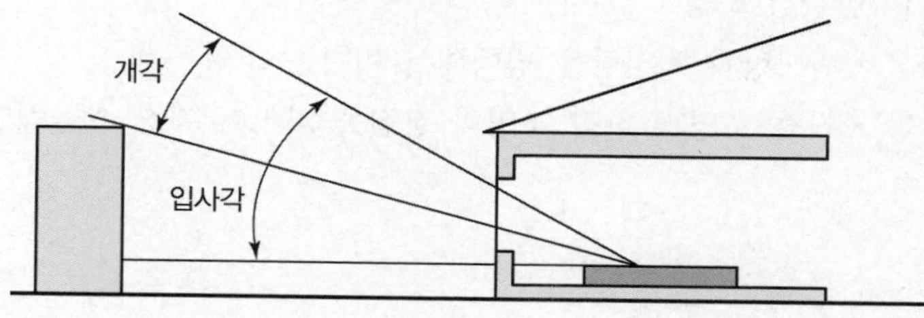

4 환경보건

㉠ 개각(가시각)은 4~5°가 좋으며, 개각이 클수록 밝다(앞 건물에 물체가 있을 때 빛의 각도).

㉡ 입사각(앙각)은 28° 이상이 좋으며, 입사각이 클수록 밝다(앞 건물에 물체가 없을 때 빛의 각도).

⑤ 남향(거실, 침실, 어린이방), 북향(화장실, 목욕탕, 부엌)

⑥ 차광 방법

㉠ 빛의 양이 많으면 커튼이나 기타 차광물을 사용하여 빛의 양을 조절한다.

㉡ 벽의 색도는 방안의 밝기에 작용하므로 빛의 양에 따라 벽지를 선택해야 하는데, 흰색의 반사율은 70~80%, 회색은 15~55%, 진한 녹색은 10~20%이다.

(2) 인공조명

인위적인 방법으로 밝기를 조정하여 채광의 효과를 내는 것이다.

① 인공조명 구비 조건

㉠ 낮: 200~1,000Lux, 야간: 20~200Lux

㉡ 주광색, 유해가스 발생이 없어야 함

㉢ 가급적 간접 조명이 되도록 할 것

㉣ 빛은 좌상방(우상방)에서 비출 것

㉤ 열발생이 적고 폭발 및 발화 등의 위험성이 적을 것

㉥ 조명도를 균등히 유지할 것(시간과 장소에 따라 균등)

② 조명 방법: 인공조명 방법 시 야간에는 주위가 어둡고 주간에는 밝기 때문에 눈의 명암 순응으로 인하여, 주간 조명은 야간의 1.5~2배 정도의 밝기가 필요하며, 광선은 좌측후방에서 비춰주는 것이 좋다.

㉠ 직접 조명

- 조명 기구에서 직사광으로 비치는 조명
- 조명 효율이 큼(밝기 ↑, 눈의 피로 ↑)

㉡ 간접 조명

- 조명 기구에서 반사광으로 비치는 조명
- 눈에 가장 이상적인 조명(밝기 ↓, 눈의 피로 ↓)

㉢ 반간접 조명

- 반사량과 직사량을 병행해서 비치는 조명
- 직접 조명과 간접 조명의 장점을 가지며 가장 효율적인 조명 방법

표 4-9 조명 방법

구분	장점	단점
직접 조명	조명 효율이 크고 경제적임	• 눈부심(눈 피로) • 강한 음영 때문에 불쾌감
간접 조명	• 가장 이상적임 • 온화한 감을 느낌	조명 효율이 낮아 비경제적
반간접 조명	• 가장 효율적인 방법(사무실에 적합) • 조도가 일정하고 눈부심이 적은 편	

(3) 조명 불량으로 인한 피해

근시, 안정피로, 안구진탕증, 전광성 안염, 작업 능률 저하

표 4-10 인공조명의 표준(한국산업규격 KSA-3011)

장소	표준조도(Lux)
조리실	50~100
세면장, 화장실	60~150
대합실, 강당	150~300
사무실, 학교 교실	300~600
정밀 작업실, 도서실	600~1,500

4 실내 온도 조절

(1) 적정 실내 온 · 습도

① 성인에 있어서 실내 최적 온도는 18±2℃ 전후이며, 노인 및 영유아, 환자는 20~22℃가 좋지만 한대지역에서는 난방을 하더라도 17℃ 전후가 적당하게 느껴진다.

② 의복에 의해 10~26℃ 사이를 조절할 수 있으므로, 대개 10℃ 이하의 온도에서 난방을, 26℃ 이상에서는 냉방을 필요로 한다.

③ 적정 실내 습도는 40~70%이다.

표 4-11 적정 실내 온도

장소	온도(℃)
거실, 사무실, 작업실, 교실	18~20
침실	12~15
욕실	20~22
병실	22
강당, 집회장	16~18
경작업실	16~18
중작업실, 체육관	10~15
대합실, 외출복 착용 장소	10~15

(2) 난방

주택의 난방은 중앙난방, 국소난방, 지역난방으로 구분된다.

① 국소난방

㉠ 연통이 있는 국소난방기구와 연통이 없는 국소난방기구가 있는데, 물체가 연소할 때는 완전연소란 어렵기 때문에 항상 일산화탄소가 발생된다는 것을 고려하여야 한다.

㉡ 연통이 없는 난방기구나 석유난로 되어있는 기구를 사용할 때는 CO 가스 발생이 있다는 전제하에 환기를 자주 하여야 한다.

㉢ 전열기를 이용한 난방은 CO의 발생 가능성이 적어 위생적이고 편리한 방법이나 설치 비용이 많이 들고 비경제적이다.

② 중앙난방

중앙난방은 발열장치를 일정한 장소에 설치하고 그 열을 일정 장치를 통해서 각 실에서 보내어 난방하는 방법으로 설치 비용이 많이 드는 단점이 있다.

㉠ 공기난방(warm air heating): 캐리(Carrie, 1911)가 고안한 방법으로 공급되는 공기의 온·습도를 조정할 수 있고 배기의 오염물을 처리하는 여과설비를 갖춘 carrie식 공기조절법

㉡ 온수난방(warm water heating): 지하실에 설치된 보일러로부터 온수가 높은데 있는 탱크에 보내어지고 여기에서 실내의 도관으로 실내의 발온체(ratiator)로 들어간 다음(70℃), 다시 지하실로 되돌아간다(40℃). 온수난방은 부드러운 온기를 고르게 공급할 수 있고, 조작이 쉽고, 경제적이며, 소구역, 유치원, 병원 등에 적합하다.

㉢ 증기난방(steam heating): 저압증기난방과 고압증기난방이 있는데 증기난방은 면적이 넓은 큰 건축물에 적합하여, 일정 지역에 대한 지역난방으로도 이용된다. 실내습도의 조절에는 별도의 고려가 필요하다.

③ 지역난방: 집단주택 및 아파트 등에 이용되는 중앙난방 방식은 집중난방(space heating)이라 하며, 광범위한 지역 내에 있는 많은 건물에 온열을 공급하는 경우는 지역난방(district heating)이라고 한다.

(3) 냉방

① 냉방 시 실내외의 온도차는 5~7℃가 적당하며 10℃ 이상은 해롭다.
② 국소 냉방: 선풍기, 에어컨, 냉방 장치(Room Cooler)
③ 중앙 냉방: 반송 방식(Carrier System)

5 의복위생

(1) 의복의 목적

① 체온 조절: 방한과 방서의 역할을 통해 적당한 의복기후를 형성하여 체온 발산과 신진대사를 조절한다.
② 신체의 청결: 불량 환경으로부터 각종 오염을 방지한다.
③ 신체의 보호: 사고에 의한 외상, 해충, 열과 한랭으로부터 보호 작용을 통해 외부의 각종 위해로부터 방어 작용을 한다.
④ 사회생활의 목적: 일상생활복, 작업복, 제복 및 각종 의식에 사용되는 예복으로서의 목적이 있다.
⑤ 미용 및 표식: 아름답게 장식하기 위한 것, 타인에게 우월감을 보이기 위한 것 등의 표시를 위하여 이용된다.

(2) 의복기후

① 의복에 의해서 체온을 조절할 수 있는 외기온도는 10~26℃로서 10℃ 이하에서는 난방, 26℃ 이상에서는 냉방을 인위적으로 하여야 한다.
② 의복기후는 의복과 신체 표면 사이에 형성되는 기후를 말한다.
㉠ 안정 시 온도 32±1℃, 습도 50±10%, 기류 0.1m/sec 이하에서 쾌감을 느낀다.
㉡ 보행 시 온도 30±1℃, 습도 45±10%, 기류 0.4m/sec에서 쾌감을 느낀다.

(3) 의복의 재료 및 위생적 성상(性狀) 15 경기의료기술, 16 경기, 17 경북

① 열전도성
㉠ 루브너(Rubner)의 열전도율: 동물 털 6.1, 견직물 19.2, 목면 및 마직 29.5
㉡ 피복의 함기성과 반비례한다.

② 함기성
㉠ 함기량이 크면 클수록 열전도율이 떨어져 보온력이 커진다.
㉡ 마직 50%, 목면 70~80%, 모직 90%, 모피 98%(겨울 옷: 함기성↑, 열전도율↓)

③ 통기성
㉠ 통기성이 없으면 의복 속이 고온 다습해져서 땀과 지루의 분해로 악취가 발생한다.
㉡ 마직 및 견직물 > 모직, 면직

④ 방한력
㉠ 열 차단 단위로 기온 21℃, 기습 50%, 기류 10cm/sec에서 신진대사율이 50kcal/m^2/hr로 피부 온도가 92°F(33℃)로 유지될 때의 의복의 방한력을 CLO로 하고 있다.
㉡ 1CLO의 보온성은 9℃에 해당되고, 2CLO의 의복착용 시는 12℃가 적당하지만 기류, 기습에 따라 다르다.
㉢ 방한력이 가장 좋은 것: 4~4.5CLO
- 보통 작업복: 1CLO(9℃ 해당)
- 방한장갑: 2CLO
- 방한화: 2.5CLO
- 방한복: 4CLO

제 10 절 위생해충 관리

1 위생해충의 이해

(1) 위생해충

인체나 동물에 직접 또는 간접적으로 피해나 혐오감을 주는 질병 매개물

(2) 피해

직접 피해	간접 피해
• 피부에 기계적 외상 • 피부 교자에 의한 2차적 감염 • 인체에 독성물질의 주입에 의한 피해 • 흡혈 및 영양물질 탈취 • 체내외 기생에 의한 피해 • 피부염 알레르기 • 수면 방해 등의 피해	• 질병의 기계적 전파 • 질병의 생물학적 전파 • 정신적 · 경제적 피해 등

(3) 매개 질병 21 강원

① 파리: 장티푸스, 파라티푸스, 이질, 콜레라, 결핵

② 모기: 일본뇌염, 황열, 뎅기열, 사상충증, 말라리아

③ 이: 발진티푸스, 재귀열, 참호열

④ 진드기: 쯔쯔가무시증, 재귀열, 야토병

⑤ 벼룩: 페스트, 발진열

⑥ 바퀴: 장티푸스, 살모넬라

⑦ 쥐: 페스트, 렙토스피라, 서교열, 살모넬라, 발진열, 유행성출혈열 등

(4) 대처 방안

① 일반적 원칙

㉠ 구제 대상 동물의 발생원 및 서식처 제거

㉡ 발생 초기에 구제

㉢ 대상 동물의 생태 습성에 따라서 적절한 방법으로 실시

㉣ 광범위하게 동시에 실시

② 구체적 구제법 23 울산의료기술

㉠ 환경적 방법: 발생원 및 서식처 제거 → 가장 근원적인 방법

㉡ 화학적 방법: 속효성 및 잔효성 살충제 분무

㉢ 물리적 방법: 트랩, 끈끈이테이프 등

㉣ 생물학적 방법: 천적 이용, 불임충방사법

2 위생해충의 생태

생활사		해충
완전변태	알, 유충, 번데기, 성충의 4단계를 거치는 생활사	파리, 모기, 벼룩, 등에, 나방, 나비 등
불완전변태	알, 유충, 성충의 3단계의 생활사	바퀴, 이, 빈대, 진드기, 메뚜기 등

(1) 파리

① 파리의 생활사: 완전변태를 하는 곤충으로 알 → 유충 → 번데기 → 성충으로 발육한다.

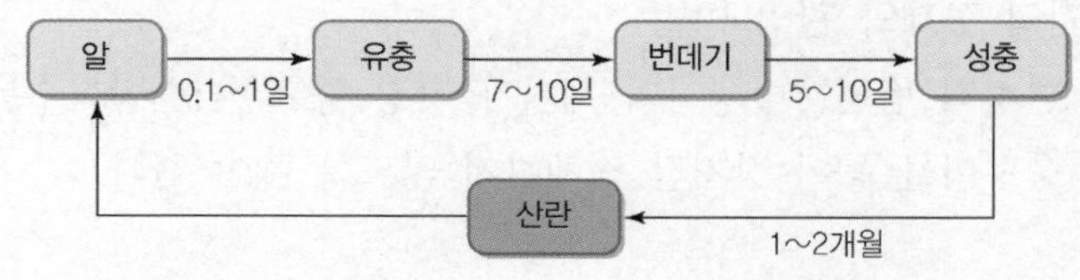

그림 4-16 집파리의 생활사

② **파리에 의한 피해**: 파리는 인축의 배설물이나 시체에 머물고, 병균을 ⓐ 몸의 표면에 붙여서, ⓑ 한번 먹었던 것을 다시 토해내서, ⓒ 분으로 배설하여, ⓓ 유충 때 섭식했던 것을 성충 때 배설하여 음식물이나 인체, 식기 등에 옮기는 기계적 전파를 한다.

㉠ 소화기계 감염병: 장티푸스, 파라티푸스, 이질, 콜레라, 식중독균 등 전파
㉡ 호흡기계 감염병: 결핵, 디프테리아 등 전파
㉢ 기생충 질환: 회충, 편충, 요충, 촌충 등 전파
㉣ 기타: 소아마비, 화농균 등 전파

③ **파리의 구제 방법**

㉠ 환경적 방법(서식처 및 발생원 제거): 근본적인 방법으로 부엌의 청결, 화장실 관리, 쓰레기장 관리, 퇴비장 관리, 하수구의 청결 등이 필요하다.
㉡ 유충 구제법: 발생 초기에 구제하는 것으로 살충제 및 생석회 등 이용
㉢ 기계적 방법(이학적 방법): 성충구제법으로 파리통, 파리채, 끈끈이테이프법 등
㉣ 성충 구제법(화학적 방법): 속효성 살충제 분무법
㉤ 천적을 이용한 구제: 기생벌

(2) 모기

① **모기의 생활사**: 완전변태를 하는 곤충으로 알 → 유충 → 번데기 → 성충의 네 시기를 거친다.

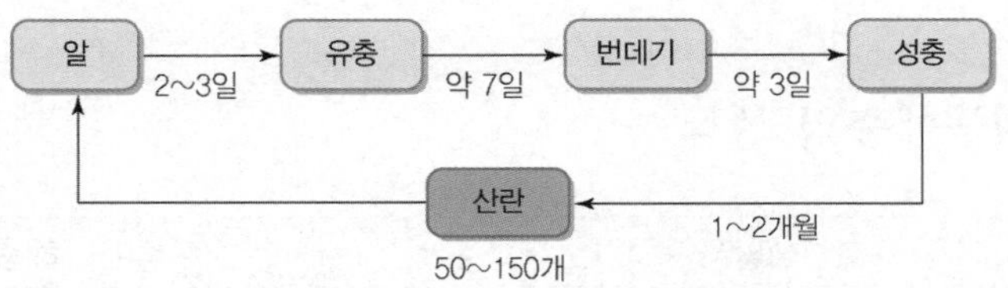

그림 4-17 학질모기의 생활사

② **모기에 의한 피해** 16 경북의료기술, 18 울산, 19 경기 · 서울7급 · 충북보건연구사, 20 대전, 21 울산보건연구사

㉠ 중국얼룩날개모기(Anopheles Sinensis): 말라리아
㉡ 작은빨간집모기(Culex Tritaeniorhynchus): 일본뇌염
㉢ 토고숲모기(Aedes Togoi): 사상충증
㉣ 열대숲모기(Aedes Egypti): 황열, 뎅기열, 지카바이러스

③ **모기의 구제와 관리 방법**

㉠ 환경적 방법: 발생지의 제거가 가장 중요한데, 방화수통, 하수구, 늪, 웅덩이물 등이 장기간 정체하지 않도록 해야 한다.

㉡ 유충 구제법

- 일반적으로 정체되어 있는 수역에 산란함
- 석유를 수표면에 도포함으로써 유충의 호흡장애를 일으키게 하는 방법과 유충의 충제에 침투시키는 살충제로 페르메트린(Permethrin), 페니트로티온(Fenitrothion), 딜드린(Dieldrin) 등이 사용

㉢ 성충 구제법

- 속효성 살충제: 피레트린(Pyrethrin), 알레스린(Allethrin), DDVP, 린덴(Lindane) 등
- 잔효성 살충제: DDT(최근에는 사용을 금하고 있음), 최근에는 페르메트린(Permethrin) 등 피레트로이드(Pyrethroid)계 살충제 사용

㉣ 기타: 기피제로 몸에 바르는 것이나 모기향

(3) 바퀴 17 울산

① 바퀴의 생활사: 바퀴는 불완전 변태하는 곤충으로, 알은 난협 속에 있으며, 유충은 종류에 따라 다르나 4~8회 탈피한다.

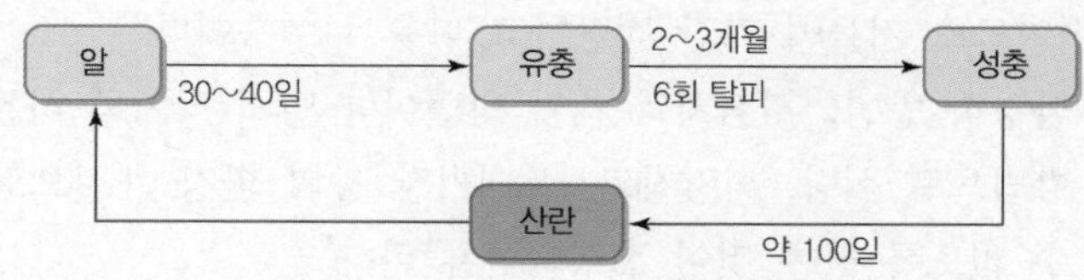

그림 4-18 독일바퀴의 생활사

② 바퀴에 의한 피해

㉠ 병원의 기계적 전파 작용

㉡ 소화기계 감염병: 세균성이질, 콜레라, 장티푸스, 살모넬라, 유행성간염 및 소아마비 등

㉢ 호흡기계 감염병: 결핵, 디프테리아

㉣ 기생충 질병: 회충증, 구충증, 아메바성이질

③ 바퀴의 구제: 바퀴는 대형 해충으로 야간 활동을 하여서 구제가 잘 되지 않으며, 번식력이 강해서 성충은 물론 난협까지 완전 박멸하지 않으면 빨리 번식한다.

㉠ 유인제에 의한 접착제 사용법(독제에 의한 독이법): 붕산(40%) 또는 아비산석회(5%), 불화소다(20%) 등과 찐감자 및 설탕을 혼합하여 독제로 사용

㉡ 서식처 제거를 위해 공장 등에서는 열탕수 분무법 사용

㉢ 살충제 분무: 페르메트린(Permethrin), 바이오-레스메스린(Bio-resmethrin), 페노트린(Phenothrin), 페니트로티온(Fenitrothion) 등

㉣ 트랩 설치

(4) 쥐

① 쥐의 특성

㉠ 시궁쥐: 집쥐라고도 하며 부엌, 변소, 축사, 경작지, 하수구, 쓰레기통 등에 서식한다.

㉡ 지붕쥐: 곰쥐라고도 하며 천장, 벽틈, 곡물창고 등에 서식하며 수직등반을 잘해서 파이프나 벽을 타고 올라간다(항구 지역에 높은 밀도).

㉢ 생쥐

- 주로 인가나 들에 살며, 농작물 보관소, 농경지에 많이 서식함
- 머리에 비해 귀가 크고, 발이 작은 것이 특징

② 쥐가 전파할 수 있는 질병 18 경북의료기술, 19 대전 · 경기의료기술 · 경북의료기술

㉠ 세균성 질병: 페스트, 와일씨병, 서교열, 살모넬라증 등

㉡ 리케차성 질병: 발진열, 쯔쯔가무시증 등

㉢ 바이러스성 질병: 유행성출혈열, 라싸열, 천열(이즈미열)

㉣ 기생충 질병: 아메바성이질, 선모충증, 레이슈마니아증 등

③ 쥐의 구제법: 구서 작업은 쥐의 개체군 밀도가 낮을 때 수행되는 것이 효과적이므로 겨울이 가장 적당하고 다음이 여름이다.

㉠ 환경적 방법: 서식처의 제거 방법이나 방서 장치를 하는 것이 최선의 방법으로 식당, 식량창고, 쓰레기장 등의 환경 개선으로 쥐가 서식할 수 없도록 하는 것이 선행되어야 한다.

㉡ 포서기 이용법: 쥐덫을 이용하여 구제한다.

㉢ 살서제 이용법

- 곡물, 생선 등 미끼먹이에 살서제인 황인 8%, 비소화합물, 불화질산소다, 와파린(Warfarin) 등을 첨가하여 미끼로 사용
- 훈연제, 아황산가스, 이황화탄소, 일산화탄소, 청산, 수소가스 등을 이용하여 구제함

㉣ 천적 이용법: 고양이

㉤ 불임약제 이용법: 불임시켜 번식 억제

3 농약

농작물을 해하는 균, 곤충, 응애, 선충, 바이러스, 기타 동식물의 방제에 사용하는 살균제, 살충제, 제초제와 농작물의 생리기능을 증진 또는 억제하는 데 사용되는 생장조정제 및 약효를 증진시키는 자재를 말한다.

(1) 유기염소제: DDT가 대표적

① 종류: DDT, Lindane(Gamma BHC), Dieldrin, BHC(Benzene Hexachloride)

② 특성

㉠ 다른 농약에 비하여 급성 독성은 적으나 생태계에서의 잔류 효과가 커서 만성 독성에 대한 잠재성이 아주 크다(5~30년).

㉡ DDT가 분해되지 않고 자연계를 통하여 경구 투입될 수 있기 때문(Bioaccumulation)이다.

예 DDT → 풀 → 소 → 우유 → 사람

㉢ 해독제가 없다.

③ 중독증상

㉠ 급성중독증상: 중추신경계 흥분, 과민성, 현기증, 지남력 장애, 감각이상, 진전 경련 등

㉡ 만성증상: 동물실험상 암 발생과 재생불량성 빈혈 발생에 대한 사례보고 정도

④ 유기염소계 농약은 잔류성과 내분비교란물질이라고 하는 특성 때문에 1970년대 부터 대부분 사용이 금지되었다.

(2) 유기인제: 파라티온이 대표적

① 종류: Parathion, Malathion, Diazinon, Ethion

② 살충 효과가 빠르고 체내 분해가 용이하게 이루어져 대부분 급성 중독을 일으킨다.

③ 중독 증상

㉠ 1단계(초기): 전신 위화감, 구역질, 구토, 위통, 설사, 현기증, 불안감

㉡ 2단계: 두통, 감각이상, 의식혼탁, 보행장애, 지남력 상실, 간헐성 · 강직성 경련

㉢ 3단계: 대소변 실금, 폐수종, 호흡마비, 사망

④ 치료

㉠ 오염 제거(Decontamination)

㉡ 인공호흡, 산소공급, 분비물 제거

㉢ Atropine Sulfate 투여

(3) 카바메이트계

① 종류: Aldicarb, Carbofuran, Methomyl

② 중독증상

㉠ 급성중독: 유기인제와 유사하지만 조기에 나타나고 약한 편

㉡ 만성중독: 발암성, 돌연변이 유발성, 최기성

③ 치료: Atropine 투여

표 4-12 농약의 분류 및 비교

분류 (대표농약)	살충제 특징	중독 증상	진단 및 치료제
유기염소제 (DDT)	• 잔류 효과가 큼 • 자연계를 통한 경구 투입	불안감, 진전, 경련, 중독성 간 장애	보존적 치료 (해독제 없음)
유기인제 (파라티온)	콜린에스테라제(Cholinesterase)의 비가역적 차단 → 콜린에스테라제 활성 저해 → 중추신경, 자율신경 과잉 자극	• 동공축소(축동) • 오심, 구토, 복통, 설사 • 기관지 분비물 증가	Atropine
카바 메이트계	콜린에스테라제의 가역적 차단	• 유기인제와 유사(독성은 적다) • 만성 중독 시 기형 유발, 발암성	

제11절 소독

1 소독의 이해

(1) 정의 18 전남특채 · 군무원, 19 경기보건연구사

① **소독**(Disinfection): 병원성 미생물의 생활력을 파괴 또는 멸살시켜 감염 및 증식력을 없애는 것이다.

② **멸균**(Sterilization): 강한 살균력을 작용시켜, 모든 미생물의 영양형은 물론 포자까지도 멸살 또는 파괴시키는 조작이다. 멸균은 소독을 의미하지만 소독은 멸균을 의미하지 않는다.

③ **살균**: 미생물에 물리적 · 화학적 자극을 가하여 이를 단시간 내에 멸살시키는 작용으로 멸균만큼 완전하지는 않다.

④ **방부**(Antiseptic): 병원성 미생물의 발육과 그 활동성을 저지 또는 소멸시켜 식품 등의 부패나 발효를 방지하는 조작으로, 방부가 소독이 될 수는 없으나 소독은 방부가 될 수 있다.

❖ 소독력의 강도
멸균 > 살균 > 소독 > 방부

(2) 소독 방법을 결정할 때 고려할 사항

① 전염 방법이 직접 전파인지 간접 전파인지 확인해야 한다.
② 전염병이 소화기계 전염병인지 호흡기계 전염병인지 또는 곤충이 매개하는 전염병인지 알아야 한다.
③ 병원체는 세균인지 바이러스인지 또는 포자형성균인지 알아야 한다.
④ 소독 대상물은 무엇인지 그 성질을 파악해서 효과적인 방법을 선택해야 한다.

(3) 소독에 영향을 주는 요소

소독력 영향 요소	소독제에 내성을 보이는 경우의 대책
• 오염균의 특성과 수 • 화학적 소독제 농도 • 화학적 소독제 노출 시간 • 온도 • 소독할 물질의 종류와 상태 • 유기물질(혈액, 대변 등)의 양	• 사용하는 소독제의 농도를 높임 • 소독 시간을 길게 함 • 다른 유효한 소독제로 대체 • 소독기법을 다시 대체

(4) 소독 방법

소독 방법은 이학적(물리적) 소독법과 화학적 소독법으로 나누어 생각할 수 있는데, 이학적 소독 방법은 열처리법과 무가열처리법 및 기타 방법으로 구분되며, 화학적 소독 방법은 여러 가지 소독용 약제가 개발되어 이용하는 방법이다.

2 이학적(물리적) 소독법

(1) 가열처리법

16 경기의료기술, 17 경기, 18 경기의료기술 · 울산 · 호남권 · 서울, 19 충남보건연구사 · 인천보건연구사, 20 경북의료기술, 21 대전

① 건열멸균법

㉠ 화염멸균법

- 소독 물품을 불꽃 속에 20초 이상 접촉시켜 표면의 미생물을 멸균시키는 방법

  예 알코올램프, 분제, 천연가스램프 등을 이용
- 금속류, 유리봉, 백금 루프, 도자기류 등의 멸균 시 사용
- 재생가치가 없는 오물을 태워버리는 소각법도 화염멸균법으로서 가장 강력한 멸균법임

❖ 열전도율
습열 > 건열 ∴ 시간↓

㉡ 건열멸균법

- 건열멸균기(Dry Oven)를 이용하여 170℃에서 1~2시간 가열하는 방법
- 유리기구, 주사기, 주사바늘, 글리세린, 분말 금속류, 자기류 등 습열이 침투하기 어려운 제품들의 소독에 주로 사용함

② **습열멸균법**: 습열멸균법은 끓는 물이나 증기를 이용하여 멸균하는 방법으로 수분으로 인해 미생물의 단백질 응고가 촉진되어 멸균 효과가 커지게 되며, 수분의 함량이 많을 때는 낮은 온도에서 반응이 일어나므로 건열보다 습열에 의한 방법이 살균하기 쉽고 능률적이며 경제적이다.

㉠ 자비소독법

- 100℃의 끓는 물에서 15~20분간 처리하는 방법으로 완전히 멸균되지는 않음
- 아포는 죽지 않지만 결핵균은 80℃로 5분이면 죽음
- 석탄산(5%)이나 크레졸(2~3%)을 첨가하면 소독 효과가 커짐
- 식기류, 도자기류, 주사기, 의류 등에 사용

㉡ 고압증기멸균법

- 포자 형성균의 멸균에 제일 좋은 방법, 고압증기멸균기(Autoclave) 사용
- 10Lbs(115.5℃)에서 30분간, 15Lbs(121.5℃)에서 20분간, 20Lbs(126.5℃)에서 15분간 처리
- 초자기구, 의료, 고무제품, 자기류, 거즈 및 약액 등의 멸균에 사용

㉢ 유통증기(간헐)멸균법(상압증기멸균법)

- 고압증기멸균으로 부적당한 경우 사용
- 유통증기(100℃)를 30~60분간 가열하는 방법
- 멸균 대상물은 자비소독의 경우와 같음
- 증기소독은 포자를 파괴할 수 없기 때문에 포자형성균의 오염이 예상되는 경우 포자를 멸살하기 위해서 간헐멸균을 함(간헐멸균은 1일에 1회씩 100℃의 증기로 30분간씩 3회 실시)

㉣ 저온소독법

- 결핵균, 소 유산균, 살모넬라균 등 포자를 형성하지 않은 세균의 멸균을 위해서 사용하는 방법
- 우유: 63℃에서 30분
- 아이스크림 원료: 80℃에서 30분
- 건조 과실: 72℃에서 30분
- 포도주: 55℃에서 10분(주류는 주로 부패방지가 주 목적)

㉤ 초고온순간멸균법: 멸균처리시간의 단축과 영양물질의 파괴를 줄이기 위하여 우유에서는 135℃에서 2초간 처리하는 방법

(2) 무가열멸균법 19 충남보건연구사

① 자외선멸균법

㉠ 태양광선의 자외선에 의한 소독이나 자외선살균 등을 이용하는 방법

㉡ 살균력이 강한 파장: 2,400~2,800 Å

㉢ 파장이 2,600 Å 이면 미생물의 핵산에 작용하고 2,800 Å 에서는 단백질에 작용한다.

㉣ 무균실, 수술실, 제약실 등에서 공기, 물, 식품, 기구, 용기 등의 소독

② 초음파멸균법

㉠ 약 8,800Hz의 음파는 강력한 교반 작용(Agitation)으로 충체를 파괴하는 살균력이 있다.

㉡ 20,000Hz 이상의 진동에서 강력한 살균력이 있다.

③ 방사선멸균법

㉠ 방사선은 동위원소에서 방출하는 방사능을 생물의 핵산(nucleic acid)을 파괴하거나 변형을 일으켜 돌연변이, 치사를 유발한다.

㉡ X-선 및 알파, 베타, 감마선은 살균력이 있으며 Covalt 60의 감마선으로 건열이나 높은 습열로 멸균할 수 없는 플라스틱 제품이나 기구류, 특히 주사기, 장갑, 수혈세트 등의 멸균에 이용한다.

㉢ 방사선은 투과력이 매우 강력하여 포장된 물품의 소독이 가능하다.

㉣ 감자, 고구마와 같은 농산물의 발아정지 및 육류나 어패류 살균, 의약품의 살균에 이용되고 있다.

㉤ 방사선의 잔류성 및 취급자의 방사선 오염의 우려 등 안전성 및 유해성에 주의를 요한다.

(3) 기타방법

① 냉동법: 식품의 저장에 주로 사용되며, 냉동법은 대부분의 경우 살균의 효과는 거의 기대하지 못하고, 균의 번식이나 활동을 억제할 뿐이다.

② 세균여과법: 각종 화학물질이나 열을 이용할 수 없는 시약, 주사제 등의 액체 상태의 물질을 세균여과기로 이용하는 방법이다.

③ 무균조작법: 미생물의 오염을 방지하는 방법으로 무균작업대, 무균실 등에서 조작함으로써 이미 멸균된 물체의 오염을 방지한다.

④ 희석: 어느 병원균이 질병을 일으키려면 일정 농도 이상의 균주가 있어야 하기 때문에 희석에 의해 소독의 효과를 볼 수도 있다.

3 화학적 소독법

(1) 소독약의 살균기전 17 대구, 21 울산보건연구사, 22 울산의료기술, 23 부산의료기술

① 산화 작용: 염소(Cl_2)와 그 유도체, H_2O_2, O_2, O_3, $KMnO_4$
② 균단백응고 작용: 석탄산, 알코올, 크레졸, 포르말린, 승홍(昇汞)
③ 균체의 효소 불활화 작용: 알코올, 석탄산, 중금속염, 역성비누
④ 가수분해 작용: 강산, 강알칼리, 열탕수
⑤ 탈수 작용: 식염, 설탕, 포르말린, 알코올
⑥ 중금속염의 형성 작용: 승홍, 머큐로크롬, 질산은
⑦ 균체막의 삼투압 변화 작용: 염화물, 석탄산, 중금속염

(2) 소독약의 구비 조건 18 경북의료기술

① 살균력이 강할 것(석탄산 계수가 높을 것)
② 물품의 부식성, 표백성이 없을 것
③ 용해성(Solubility)이 높고, 안정성(Stability)이 있을 것
④ 경제적이고, 구입이 쉬워야 할 것
⑤ 생체의 조직에 대한 독성이 낮아서 인체에 무독, 무해할 것
⑥ 사용 방법이 간편할 것
⑦ 침투력이 강할 것
⑧ 잔류 작용이 있을 것

(3) 석탄산 계수(Phenol Coefficient): 소독약의 살균력 측정에 이용 21 복지부, 23 경기의료기술

① 소독약의 살균을 비교하기 위하여 쓰여지는 것인데, 성상이 안정되고 순수한 석탄산을 표준으로 한다.
② 석탄산 계수: 20℃에서 10분 이내 멸균 페놀(Phenol)의 최저 농도와 비교한 수치=소독약의 희석 배수/석탄산 희석 배수
③ 장티푸스균과 포도상구균이 시험 균주이다.
④ 석탄산 계수가 높을수록 살균력이 좋다.

(4) 소독약의 종류 19 광주보건연구사, 20 경기의료기술, 21 충북·대구보건연구사

① 석탄산(Phenol) 21 경북, 23 경기의료기술
㉠ 방역용 석탄산 3%(3~5%)의 수용액을 사용한다.
㉡ 저온에서는 용해가 잘 되지 않으며, 산성도가 높다.
㉢ 고온일수록 소독 효과가 크기 때문에 열탕수로 사용하는 것이 좋다.
㉣ 장점
- 살균력이 안정됨
- 유기물에도 소독력이 약화되지 않음

ⓜ 단점

• 피부점막에는 자극성이 강함
• 금속의 부식성이 있음
• 냄새와 독성이 강함

ⓑ 살균기전: 균체 단백질의 응고 작용, 균체막의 삼투압 변화 작용, 균체의 효소계 침투 작용 등

ⓢ 소독 대상물: 환자의 오염의류, 용기, 오물, 시험대, 배설물, 토사물 등

② **크레졸** 21 대전

㉠ 석탄산보다 2배 살균력이 강하다(석탄산 계수: 2).

㉡ 물에 잘 녹지 않아 보통 비누액에 50%를 혼합한 크레졸비누액에 3% 수용액 만들어 사용한다.

㉢ 손, 오물, 객담 등의 소독에 사용한다.

㉣ 바이러스에는 소독 효과가 적으나 세균 소독에는 효과가 크다.

㉤ 유기물에 소독 효과가 약화되지 않는다.

㉥ 피부에 자극성이 없다.

㉦ 냄새가 강한 단점이 있다.

③ **과산화수소**(H_2O_2) 20 제주

㉠ 3% 수용액이 사용된다.

㉡ 무포자균을 빨리 살균할 수 있다.

㉢ 자극성이 적어서 구내염, 인두염, 입안 세척, 화농성 상처에 사용된다.

④ **승홍**(Mercury Dichliride)

㉠ 성인의 치사량이 1g 정도로 맹독성이어서 식기구나 피부소독에는 적당하지 않다.

㉡ 금속 부식성이 강하고 단백질과 결합하여 침전이 잘 일어나므로 주의를 요한다.

㉢ 액온도가 높을수록 살균력이 더 강하므로 가열해서 사용하는 것이 좋다.

㉣ 승홍 1에 식염 1과 물 1,000의 비율(약 0.1%: 손소독) 또는 승홍 0.5g에 물 500ml의 비율로 만든다.

㉤ 무색이므로 푹신(Fuchsine)액으로 염색하여 사용하는 것이 좋다.

⑤ **생석회**(CaO)

㉠ 습기가 있는 분변, 하수, 오수, 오물, 토사물 소독에 적당하다.

㉡ 공기에 오래 노출되면 살균력이 저하되므로 주의를 요한다.

㉢ 무포자균에 효과가 있다.

㉣ 석회유[수산화칼슘, $Ca(OH)_2$]는 생석회 분말 2 : 물 8의 비율로 만들어 건조한 소독 대상물에 사용한다.

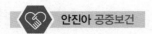

⑥ **알코올**(Alcohol) 15 전남, 21 부산

㉠ 70~75%의 에틸알코올을 피부(건강한 피부) 및 기구 소독에 사용된다.

㉡ 상처, 눈, 구강, 비강 등의 점막에는 사용하지 않는 것이 좋다.

㉢ 포자형성균에는 효과가 없고 무포자균에 유효하다.

⑦ **머큐로크롬**(Mercurochrome)

㉠ 2%머큐로크롬이나 2%에타놀아세토머큐로크롬액이 사용된다.

㉡ 점막 및 피부 상처에 사용된다.

㉢ 자극성은 없으나 살균력이 강하지 않다.

⑧ **역성비누**(Invert Soap) 20 경기의료기술・울산보건연구사

㉠ 0.01~0.1%액을 사용한다.

㉡ 물에 잘 녹고 무색, 무취, 무미, 무해하여 환자 및 환자접촉자, 식품종사자의 손소독에 많이 사용되며, 식품소독에 좋다(조리기구, 식기류, 점막이나 의료기수 소독 및 실내 분무 소독).

㉢ 자극성 및 독성이 없고 침투력, 살균력도 강하다.

㉣ 포도상구균, 이질균(Shigella), 결핵균에 유효하다.

⑨ **약용비누**

㉠ 비누의 기제에 각종 살균제를 첨가하여 만든 것이다.

㉡ 세척 효과와 살균제에 의한 소독 효과를 얻기 위해 만들어졌다.

㉢ 손이나 피부소독 등에 주로 사용된다.

⑩ **포르말린**

㉠ 세균단백질을 응고시켜 강한 살균력을 보인다.

㉡ 포르말린 가스의 소독에는 수증기가 필요하므로 포르말린 1에 물 34의 비율로 사용 전에 조제하여야 한다(0.02~0.1% 포르말린: 훈증소독).

⑪ **질산은**($AgNO_3$)

㉠ 1%의 질산은 용액은 임균성 신생아 안염을 예방하기 위해 출산 직후 신생아의 눈에 점안하는 데 사용된다.

㉡ 0.1~0.5%의 질산은은 화상이나 병소의 젖은 드레싱으로써 사용된다.

⑫ **붕산**(H_3BO_3)

㉠ 살균 작용은 없고, 소독 작용도 매우 약하며 자극이 적다.

㉡ 세안, 가글링, 질세정, 피부점막의 소독, 좌약, 베이비파우더 등 일반용과 의료용으로 사용된다.

㉢ 바퀴와 개미 퇴치에 붕산이 함유된 살충제가 사용되기도 한다.

(5) 소독대상물에 따른 소독방법

① **대소변, 배설물, 토사물**: 완전소독방법은 소각법이나, 약품으로서 석탄산수(대상물과 동량), 크레졸수, 생석회분말 등을 사용한다.

② **의복, 침구류, 모직물**: 일광소독, 증기소독, 자비소독을 하거나, 크레졸수, 석탄산수에 2시간 정도 담근다.

③ **고무제품, 피혁제품, 모피, 칠기**: 석탄산수, 크레졸수, 포르말린수 등을 사용한다.

④ **변소, 쓰레기통, 하수구**: 분변에는 생석회를, 변기 또는 변소내는 석탄산수, 크레졸수, 포르말린수를 뿌린다.

⑤ **병실**: 석탄산수, 크레졸수, 포르말린수를 뿌리거나 닦는다.

⑥ **환자 및 환자 접촉자**: 손은 석탄산수, 크레졸수, 승홍수, 역성비누를 사용하고 몸은 목욕을 시킨다.

⑦ **시체**: 석탄산수, 크레졸수, 승홍수, 알콜 등을 뿌리고 관내는 석회로 메운다.

OX QUIZ

Check

01	파스퇴르(Pasteur)는 전염병 예방을 위해 환경위생 상태개선을 시도하며 환경위생학을 근대과학의 하나로 정립하였다.	O X
02	건강위해성 평가는 독성자료를 이용하여 노출이 장기적으로 지속될 때 발생할 수 있는 인체 위해를 추정하는 과정으로, 위험성 확인, 용량반응 평가, 노출 평가, 위해도 결정의 주요 4단계로 이루어진다.	O X
03	유해성이 낮은 물질은 노출량이 많아도 위해성은 낮다.	O X
04	환경자극에 의해 저하되었던 기능이 정성적으로 회복되는 것은 대상성 순응이다.	O X
05	기후를 구성하는 요소로 기온, 강우, 기류, 기습, 강설, 구름, 일광, 복사열 등이 있으며, 기후의 3대 요소는 기온, 기습, 기류이다.	O X
06	공기의 구성 성분 중 이산화탄소는 대기의 0.3% 정도를 차지하며 실내공기오염의 지표로 사용된다.	O X
07	오염된 물에 염소를 주입하였을 때, 잔류염소가 최대점에 도달한 후에 감소하여 거의 0으로 내려갔다가 다시 증가하게 되며, 잔류염소가 최대점에 달한 점을 불연속점이라 한다.	O X
08	먹는 물 수질 시험에서 암모니아성 질소가 검출되면 물이 최근에 오염되었음을 추정할 수 있으며 질산성 질소가 검출되면 오래전에 오염되었음을 추정할 수 있다.	O X
09	환기를 위한 창의 면적은 방바닥 면적의 1/5~1/7이 적당하다.	O X
10	병원성 미생물의 생활력을 파괴 또는 멸살시켜 감염 및 증식력을 없애는 것을 소독이라 한다.	O X

OX Answer

01 X [파스퇴르(Pasteur) → 페텐코퍼(Pettenkofer)] **02** O **03** X [유해성이 낮은 물질이라도 노출량이 많으면 위해성이 높다.] **04** X [대상성 순응 → 자극성 순응] **05** O **06** X [0.3% → 0.03%] **07** X [잔류염소가 최저점에 달한 점을 불연속점이라 한다.] **08** O **09** X [1/5~1/7 → 1/20] **10** O

Chapter 02

환경보전

제1절 환경오염

관계법규
- 환경정책기본법(1990)

학습 길라잡이
- 환경오염의 특성
- 내분비계 교란물질의 특성 및 종류
- 환경보전을 위한 국제 협력
- 대기오염 및 수질오염 물질의 종류 및 특성

1 환경오염의 개념

(1) 정의 및 특성

① **정의**: 인위적 원인으로 공기, 물, 토양 등이 오염되어 일반 공중 또는 지역사회주민의 건강, 재산, 경제적 피해 및 자연환경의 악화를 초래하는 생활방해를 의미한다.

② **현대 환경오염의 특성**: 산업 발달로 인한 공장의 증가와 인구 집중에 따르는 오염의 누적화, 다발화 현상, 다양화(오염물과 소음 등), 광역화(도시에서 농촌까지 퍼져감), 월경화(2개국 이상에서 발생) 등의 특징으로 대두되고 있다.

③ **종류**: 대기오염, 수질오염, 산업 폐기물오염, 식품오염, 소음 및 진동, 일조권 방해, 부동산오염 등

(2) 발생요인

① 생산 구조의 변화와 소비의 증가, 무분별한 지역 개발 등으로 인해 발생
② 환경보전의 인식 부족
③ 산업 시설의 지나친 확대와 특정 지역의 집중화
④ 인구 증가 및 도시 집중화, 특정 지역의 집중도

2 환경오염의 역사적 사건

16 전북, 18 경기보건연구사, 20 경기보건연구사, 21 경기의료기술 · 경북의료기술, 22 경북 · 서울 · 경북의료기술 · 서울보건연구사, 23 인천보건연구사, 24 경기의료기술

사례	발생 지역	발생 시기	주요 원인	건강영향	조치
뮤즈(Meuse) 계곡 사례	벨기에 뮤즈계곡 공업지구	1930년 12월 (3일간)	공장 대기배출물, 아황산가스, 기온역전 현상	호흡기 증상, 급성 심부전증으로 60여 명 사망	
도노라 (Donora) 사례	미국 펜실바니아주 도노라 공업지구	1948년 10월 (5일간)	공장 대기배출물, 아황산가스, 기온 역전 현상	호흡기 증상, 20명 사망	
이타이이타이병	일본 도야마현 진츠강 유역	1940년대 후반	아연 채광 및 제련 과정에서 배출된 카듐에 의한 관계수 오염	신장 기능 손상, 골절, 심한 통증	
로스앤젤레스 (Los Angeles) 스모그	미국 로스앤젤레스	1940년대 이후, 특히 1942년, 1954년, 1955년	자동차 배기가스에 의한 광화학스모그	호흡기 자극 증상, 천식, 발작, 기관지염	강력한 대기오염 규제
런던(London) 스모그	영국 런던	1952년 12월 (5일간)	주거용 난방 연료(유연탄) 연소매연, 기온역전 현상	호흡기 및 심장 질환으로 4,000여 명 초과 사망	1953년 대기오염위원회 구성, 1956년 기후프로젝트 (Clean Air Act) 제정
미나마타병	일본 규슈 미나마타	1950년대	질소비료공장 폐수의 수은에 의한 수질오염	중추신경손상, 선천성 기형, 1,784명 사망	공해건강 피해보상법 제정(1969년)
욧가이 천식	일본 욧가이 시	1950년 이후, 1960년대 최악	공장 대기배출물질, 악취	천식 등 호흡기 질환으로 80여 명 사망	공해건강 피해보상법 제정(1969년)
러브커낼 사건	미국 뉴욕주 나이아가라 시	1940년대 폐기물 매립, 1970년대에 건강 문제 제기	PCB, 다이옥신 (Dioxin) 등에 의한 토양 오염	유산, 선천성 기형 발생	주민 이주, 슈퍼 펀드법 제정
포자리카 (Poza Rica)	멕시코 포자리카	1950년 11월	석유정제공장에서 황화수소가스 누출 (H_2S)	지역 주민 22,000명 중 320여 명 급성 중독증, 22명 사망 증상: 기침, 호흡 곤란, 점막 자극 등	
세베소 (Seveso) 사건	이탈리아 북부 세베소	1976년 7월	삼염화페놀 생산공장에서 염소가스를 포함한 다량의 유독성 화학물질 대기로 방출 → 화학물질 속 다이옥신의 하나인 TCDD로 주변 토양오염	피해지역 주민에게서 확인된 건강영향: 염소여드름, 말초신경염, 간효소의 상승, 면역기능 저하, 생식 독성	1982년 유럽에서는 독성물질로 인한 안전사고를 예방하고 대처하기 위한 세베소 지침(Seveso Directive)을 제정
보팔 사건	인도 보팔 시	1984년 12월	살충제 공장(미국 화학기업)에서 메틸이소시안염(MIC, methylisocyanate)이라는 독가스 유출	노동자 주택을 중심으로 3천 명의 사상자와 수십 만 명의 피해자 발생	1985년 4월 인도 정부 미국 기업을 상대로 배상 청구, 농약오염의 후유증 지금까지도 이어지고 있음

보충 가습기살균제에 의한 폐손상

(1) 2011년 4월 서울의 한 대학병원 중환자실에 중증폐손상으로 입원 후 사망하는 산모 사례가 연쇄적으로 발생 → 기존의 간질성 폐질환과 영상의학적, 조직병리학적 소견이 전혀 달랐으며 모든 치료에 대해 반응하지 않아 집중치료에도 불구하고 폐조직의 완전한 손상으로 사망에 이르는 것을 보고 이제까지 알려지지 않은 새로운 폐손상의 가능성을 우려하고 질병관리본부에 역학조사 의뢰.

(2) 질병관리본부의 역학조사 결과, 전국적으로 유사한 증상을 보이는 환자가 발생함을 확인하였으며 피해환자는 산모뿐 아니라 소아, 청소년 및 일반 성인에서도 나타남.

(3) 환자-대조군 연구 결과 가습기 사용(교차비 13.7), 특히 가습기살균제를 사용한 경우 교차비가 48.8로 고도의 연관성이 있었다.

(4) 발생시기는 가습기 살균제 사용이 가장 많은 시기와 3개월 정도의 간격을 보였다.

(5) 가습기살균제는 국내에서만 시판되고 있는 제품으로 세계적으로 유례가 없다.

(6) 원인성분: PGH, PHMG 계열의 살균제, CMIT, MIT 등의 성분

(7) 피해: 간질성 폐질환과 유사한 비가역적 폐 손상 및 그로 인한 사망

(8) 임상적으로 보고된 사례가 역학적으로 입증되고, 실험적 증명을 거쳐 인과관계가 단시간 안에 확정된 드문 사례로서 역학적 중요성이 강조되는 사건

3 환경보전을 위한 국제 협력 15 서울, 18 경기, 20 대구, 21 부산

(1) 1971년 람사 협약

국제습지조약으로 물새의 서식지인 습지를 보호하기 위한 협약이다.

(2) 1972년 스톡홀름 회의 15 경남

① 1972년 113개국의 정상들이 스웨덴 스톡홀름에서 '인간환경선언' 선포: 단 하나뿐인 지구를 보전하자는 공동 인식(The Only One Earth)

② '인간환경선언' 4대 원칙

㉠ 인간은 좋은 환경에서 쾌적한 생활을 영위할 기본적 권리가 있다.

㉡ 현재와 미래에 있어서 공기, 물 등의 자연생태계를 포함하여 지구의 천연자원이 적절히 계획·관리되어야 한다.

㉢ 유해물질의 배출 등으로 생태계가 회복될 수 없는 상태로 악화되지 않도록 한다.

㉣ 경제 개발, 사회 개발, 도시화 계획 등의 모든 계획은 환경의 보호와 향상을 고려하여 계획되어야 한다.

③ 1973년 UN 산하 국제환경전담기구인 UNEP가 창설되었다.

(3) 1972년 런던 협약 20 전남의료기술

폐기물 등 기타 물질의 방출에 의한 해양오염 방지 협약이다.

(4) 1985년 비엔나 협약

1985년 오스트리아의 비엔나에서 채택된 협약으로, 오존층 보호를 위한 협약이다. 오존층 파괴의 영향으로부터 지구와 인류를 보호하기 위해 최초로 만들어진 보편적인 국제협약이며, 이후 1987년 몬트리올 의정서에서 그 내용이 구체화되었다.

(5) 1987년 몬트리올 의정서 18 경북, 19 경북보건연구사·경남보건연구사

오존층 파괴물질의 규제에 관한 국제 협약으로 염화불화탄소(CFC)와 할론으로 된 여러 종류의 생산과 소비를 1994년까지 1986년 수준의 80%까지 줄이고, 1999년까지는 1986년 수준의 50%까지 줄이는 것으로 설계되었다. 그 이후로 사염화탄소와 트리클로로에탄, 수소화플루오르화탄소(HFCs), 수소염화플루오르화탄소(HCFCs), 수소브로모플루오르카본(HBFCs), 브롬화메틸, 그 외 다른 오존 파괴물질들의 제조와 사용뿐만 아니라 CFC와 할론의 사용을 점차 줄이다가 전폐시키는 것으로 협약이 개정되어 왔다.

(6) 1989년 바젤 협약 15 경북, 21 강원보건연구사

유해폐기물의 국가 간 이동 및 처분 규제에 관한 협약으로 기본 취지는 병원성 폐기물을 포함한 유해폐기물의 국가 간 이동 시, 사전 통보 등의 조치를 취함으로써 유해폐기물의 불법 이동을 줄이기 위한 것이다. 정식으로는 '유해폐기물의 국경을 넘는 이동 및 그 처분의 규제에 관한 바젤 조약'이라고 하며, 일정한 폐기물의 국경을 넘는 이동 등의 규제에 대해 국제적인 공조 및 수속 등을 규정한 조약이다.

(7) 1992년 리우 회의 19 충북보건연구사, 20 울산의료기술·21 경기경력경쟁, 24 경북의료기술

① 리우 회의(Rio Summit) 또는 지구 정상 회의(Earth Summit)는 1992년 6월 3일부터 6월 14일까지 브라질 리우데자네이루에서 열린 국제 회의로, 전 세계 185개국 정부 대표단과 114개국 정상 및 정부 수반들이 참여하여 지구의 환경보전 문제를 논의한 회의이다. 정식 명칭은 환경 및 개발에 관한 국제연합 회의(UNCED, United Nations Conference on Environment and Development)이다. 이 회의에서는 선언적 의미의 '리우 선언'과 '의제 21(Agenda 21)'을 채택하고, '지구온난화 방지 협약', '생물다양성 보존 협약' 등이 각각 수십 개국에 의해 별도 서명됨으로써 지구환경보호 활동의 수준이 한 단계 높아지는 성과를 낳았다.

② 채택된 선언

㉠ 지구 헌장으로서 '환경과 개발에 관한 리우 선언'

㉡ 환경보전 행동계획으로서 '아젠다 21'

㉢ 지구온난화 방지를 위한 '기후변화협약'

㉣ 종의 보전을 위한 '생물학적 다양성 보전조약'

㉤ 삼림보전을 위한 원칙

㉥ 환경보전을 위한 자금 공급 방책 및 기술 이전 등

③ 리우 선언

㉠ 1992년 브라질의 리우데자네이루에서 개최되었던 국제 연합 환경개발 회의(UNCED)에서 채택된 '환경과 개발에 관한 리우 선언'

㉡ 1972년 스톡홀름 회의에서 채택된 '인간환경선언'의 정신을 확대 · 강화 시킨 것

㉢ '환경적으로 건전하고 지속가능한 개발(ESSD, Environmentally Sound and Sustainable Development)'을 실현하기 위한 27개의 행동 원칙으로 구성

㉣ 주요 원칙

제1원칙	인류는 자연과 조화를 이루면서 건강하고 생산적인 생활을 할 권리가 있음
제2원칙	각국은 자국의 자원을 개발할 권리를 지니는 동시에 다른 국가의 환경에 손상을 주지 않도록 할 책임이 있음
제3원칙	개발 권리의 행사는 현재와 미래 세대의 개발과 환경상의 필요성을 충족시키는 범위 내에서 가능함
제4원칙	환경 보호와 개발은 일체적으로 추진되어야 함

㉤ 리우 선언의 원칙 실천을 위하여 '21세기 지구환경실천강령(Agenda 21)'을 채택

④ **기후변화협약**(UNFCCC): 온실 기체에 의해 벌어지는 지구온난화를 줄이기 위한 국제 협약이다. 이산화탄소를 비롯한 각종 온실 기체의 방출을 제한하고 지구온난화를 막는 데 주요 목적이 있다. 유엔기후변화협약 당사국총회(COP)는 UNFCCC에서 공식적으로 매년 개최하는 기후변화를 논의하는 컨퍼런스이다.

⑤ **생물다양성보전조약**(UNCBD): 생물다양성의 보호를 위한 국제적 대책과 관련 국가 간의 권리 · 의무 관계를 규정하기 위해 체결된 국제 협약으로 각국의 생물자원에 대한 주권적 권리를 인정하면서 회원국은 생물종의 파괴 행위를 규제하고, 생물다양성의 보전과 합리적 이용을 위한 국가 전략을 수립하도록 하고 있다. 또한 유전자원 제공 국가와 이를 이용하여 이윤을 창출하는 국가와의 공평한 이익 배분 및 유전자 변형 생물체(LMOs)의 국제적 안전 관리 등에 관한 규정을 두고 있다.

(8) 1997년 교토 의정서

17 대구, 18 전남, 19 전북의료기술, 20 경북보건연구사 · 세종보건연구사, 22 경북의료기술 · 대전의료기술 · 충북의료기술

① 유엔 기후변화협약의 구체적 이행 방안에 대한 국제 협약이며, 1997년 12월 교토에서 열린 기후변화협약 제3차 당사국 총회에서 합의되었다. 선진국의 온실가스 배출량 강제적 감축 의무 규정, 교토 메커니즘 등이 주요 내용이다.

② 교토 의정서 발효 배경

㉠ 전 세계적으로 환경 문제가 심화되면서 각국의 CO_2 배출량이 기온 상승에 얼마나 영향을 미쳤는지 알아본 결과, 미국을 비롯한 선진국의 산업 혁명 이래 배출한 이산화탄소(CO_2)가 지구기온 상승을 발생시킨 지구온난화의 주범으로 밝혀졌다.

㉡ 이에 효율적인 대기오염 방지를 위해 전 지구적 차원의 협약을 만들어 상세한 국제 기준을 설정하고 이를 감독, 규제해야 할 필요성이 대두되어 교토 의정서가 추진 · 발효되었다.

③ 감축 대상 가스: 이산화탄소(CO_2), 메탄(CH_4), 아산화질소(N_2O), 과불화탄소(PFC), 수소불화탄소(HFC), 육불화황(SF_6)

④ 주요 내용

㉠ 선진국(38개국)의 경우 1차 이행 기간인 2008~2012년 사이에 6개 주요 온실가스의 총 배출량을 1990년 수준보다 평균 5.2% 감축해야 함. 의정서 서명 당시 미국은 7%, 유럽 연합(EU)은 8%, 일본과 캐나다는 6%를 감축하기로 합의하는 등 국가별로 차별화하기로 하였다.

㉡ 2차 의무 감축은 개도국을 대상으로 2013년부터 2017년에 시행하기로 하였다.

㉢ 한국은 개발도상국으로 인정되어 교토 의정서 1차 공약 기간(2008~2012년)에는 온실가스 감축 대상에 포함되어 있지 않지만, 2차 공약 기간(2013~2017년)에는 이산화탄소 배출량이 세계 9위, GDP 규모 세계 10위국으로써 온실가스 감축 의무를 부담해야 할 것으로 보인다.

⑤ 교토 메커니즘: 교토 의정서에는 각국의 온실가스 배출 감축 의무 이행에 유연성을 확보하고 온실가스 저감 비용을 최소화시키기 위해 공동이행제도, 청정개발 체제, 배출권거래제도 등과 같은 체제를 도입하였는데, 이를 교토 메커니즘이라고 한다.

표 4-13 교토 메커니즘의 세부 내용

구분	세부 내용
공동이행제도 (JI, Joint Implementation)	부속서Ⅰ 국가(A국)가 다른 부속서Ⅰ 국가(B국)에 투자하여 온실가스 배출을 감축하면 그 가운데 일부를 A국의 감축으로 인정
청정개발사업 (CDM, Clean Development Mechanism)	부속서Ⅰ 국가(A국)가 비부속서Ⅰ 국가(C국)에 투자하여 온실가스배출을 감축하면 그 가운데 일부를 A국의 감축으로 인정
배출권거래제도 (ET, Emission Trading)	온실가스 감축 의무가 있는 국가들에 배출 할당량을 부여한 후, 해당 국가들이 서로 배출권을 거래할 수 있도록 허용

(9) 2001년 스톡홀름 협약 23 부산보건연구사

① 독성, 생물농축성 등 잔류성 유기오염물질로부터 인간의 건강과 환경을 보호하기 위해 2001년 스웨덴에서 채택한 협약이다.

② **POPs 규제 협약:** POPs(잔류성 유기오염물질)는 자연환경에서 분해되지 않고 먹이사슬을 통해 동식물 체내에 축적되어 면역 체계 교란, 중추신경계 손상 등을 초래하는 유해물질로 대부분 산업 생산 공정과 폐기물 저온 소각 과정에서 발생한다.

③ 스톡홀름 협약은 다이옥신, DDT, 퓨란, 올드린, 클로르덴, 딜드린, 엘드린, 헵타클로르, 마이렉스, 톡사펜, PCBs, 헥사클로로벤젠 등 모두 12개 잔류성 유기오염물질의 생산 및 사용을 금지하는 협약이다.

④ 25개 국가는 말라리아 퇴치를 위해 세계보건기구의 안전지침을 준수하는 범위 내에서 대체물질이 개발될 때까지 DDT를 계속 사용할 수 있도록 허용하고 있다.

(10) 2007년 발리로드맵(제13차 유엔 기후변화협약 COP13)

① 2007년 12월 15일 기후변화협약 제13차 당사국 총회(COP13)에서 채택된 합의문이다.

② 온실가스 감축에 대한 정량적인 목표를 설정하지는 않았지만 산림 벌채(deforestation)로 인한 배기가스 증가 억제, 기술 이전에 대한 결정뿐 아니라 적응 기금(Adaptation Fund) 착수 등을 포함한 핵심적인 문제들을 다루고 있다.

③ 발리에서의 결정은 안전한 기후 미래를 위하여 전 세계가 뜻을 함께하는 성과를 보여 주었다.

(11) 2012년 도하 기후변화협약(제18차 유엔 기후변화협약 COP18)

① 교토 의정서 합의내용을 2020년까지 8년간 연장하는 데 가까스로 합의하였다.

② 온실가스 배출량 세계 1위(이산화탄소 기준)인 중국과 3위인 인도는 교토 의정서 비준 시 개발도상국으로 분류되어 이산화탄소 감축 의무를 지지 않았다.

③ 배출량 세계 2위인 미국은 2001년 국내법상 문제가 있다는 이유로 교토 의정서 자체를 비준하지 않았다.

④ 러시아, 일본, 캐나다, 뉴질랜드 2차 공약 의무에서 빠졌다.

(12) 2015년 파리 기후변화협약(제21차 유엔 기후변화협약 COP21)[65]

19 서울·호남권, 21 복지부·서울보건연구사·대구보건연구사·충남보건연구사, 23 대구보건연구사

① 세계 195개국 정부 대표들이 프랑스 파리에 모여 2015년 12월 12일 폐막한 유엔기후변화협약 당사국 총회에서 온실가스를 줄이는 데 합의한 신(新) 기후체제인 파리협정을 만장일치로 채택하였다.

② 극한적인 홍수와 가뭄 등 글로벌 기후변화에 대응하기 위해 교토의정서를 채택한지 18년 만에 기후·환경·경제부문을 망라해서 영향을 미치는 새로운 국제 행동규범이 마련되었다.

③ 파리협정은 2020년 말 교토의정서가 만료되는 직후인 2021년 1월부터 적용되며 파리협정의 주요내용은 다음과 같다.

㉠ 기후변화 대응을 위해 선진국과 개도국 모두 참여한다.

㉡ 지구 평균 기온 상승을 산업화 이전 대비 2도보다 훨씬 낮은 수준으로 유지하고, 1.5도로 제한하기 위해 노력한다.

㉢ 개도국을 포함한 모든 국가가 자발적 온실가스 감축목표(NDC)를 5년 단위로 제출하고, 이행하기로 합의한다.

㉣ 기여방안을 의무 제출하되, 이행은 각 국이 자체 노력한다(제재조치 없음).

④ NDC(국가결정기여, Nationally Determined Contribution))

㉠ NDC란 기후변화에 대응하기 위하여 분야별로 당사국이 취할 노력을 스스로 결정하여 제출하는 목표를 말한다.

㉡ NDC는 감축, 적응, 재원, 기술, 역량배양, 투명성의 6개 분야를 포괄한다.

㉢ 파리협정은 모든 당사국에 NDC를 제출할 의무를 부과하였다. 동시에 보다 많은 국가들의 참여를 유도하기 위하여 NDC의 내용에는 법적 구속력을 부여하지 않았다.

---

65) 남철현 외, 공중보건학(제9판), 계축문화사, 2020, p.229~230.
환경부(2016.5) 파리협정 길라잡이, p.30.

㉣ 목표유형
- 절대량: 기준 연도 배출량에 대비하여 목표 설정
- BAU: 목표 연도의 배출 전망치(Business as Usual, 온실가스를 감축하기 위한 조치를 취하지 않을 경우 배출량 추정치)에 대비하여 목표 설정
- 집약도: 국내총생산(GDP) 1단위당 온실가스 배출량을 기준으로 목표 설정

⑤ 우리나라는 2030년까지 BAU 대비 37% 감축 목표를 설정하였다.

표 4-14 교토의정서와 파리협정 비교표

구분	교토의정서	파리협정
목표	온실가스 배출량 감축 (1차: 5.2%, 2차: 18%)	2℃ 목표. 1.5℃ 목표 달성 노력
범위	주로 온실가스 감축에 초점	온실가스 감축만이 아니라 적응, 재원, 기술이전, 역량배양, 투명성 등을 포괄
감축 의무국가	주로 선진국	모든 당사국
목표 설정방식	하향식	상향식
목표 불이행시 징벌 여부	징벌적(미달성량의 1.3배를 다음 공약기간에 추가)	비징벌적
목표 설정기준	특별한 언급 없음	진전원칙
지속가능성	공약기간에 종료 시점이 있어 지속가능한지 의문	종료 시점을 규정하지 않아 지속가능한 대응 가능
행위자	국가 중심	다양한 행위자의 참여 독려

*진전원칙: 당사국은 글로벌 이행점검 결과를 고려하여 5년마다 새로운 NDC를 제출하여야 한다. 새로운 목표는 이전보다 더 높은 수준이어야 하는데 이를 '진전원칙(principle of progression)'이라고 한다.

(13) 기후변화에 관한 정부 간 협의체(IPCC, Intergovernmental Panel on Climate Change) 18 부산

기후변화에 관한 정부 간 협의체(IPCC)는 기후변화 문제에 대처하기 위해 세계기상기구(WMO)와 유엔환경계획(UNEP)이 1988년에 공동 설립한 국제기구로, 기후변화에 관한 과학적 규명에 기여하고 있다.

(14) 유엔관리 세계 3대 환경협약

① 기후변화협약(UNFCCC, 1992)
② 생물다양성협약(UNCBD, 1992)
③ 사막화방지협약(UNCCD, 1994)

제2절 내분비계 교란물질

1 정의 및 특성

(1) 내분비계

① 생체의 항상성, 생식, 발생, 행동 등에 관여하는 각종 호르몬을 생산, 방출하는 신체기관

② 체내의 영양, 대사 등 항상성 유지, 외부 자극에 대한 반응, 성장, 발육, 생식에 대한 조절 및 체내의 에너지 생산, 이용, 저장과 관련된 기능 수행

(2) 내분비계 교란물질 15 서울보건연구사, 19 대전보건연구사

① 우리나라에 환경호르몬이라는 용어로 먼저 소개된 내분비계 교란물질이란 DDT, PCB 등 환경중의 화학물질이 사람이나 생물체의 몸속에 들어가서 성장, 생식 등에 관여하는 호르몬(내분비계)의 정상적인 작용을 방해하여 정자수의 감소, 암수변환, 암 등을 유발할 수 있다고 지적되는 화학물질이다.

② 미국 환경청(US EPA)의 정의: 체내의 항상성 유지와 발생과정을 조절하는 생체내 호르몬의 생산, 분비, 이동, 대사, 결합작용 및 배설을 간섭하는 외인성 물질

③ OECD: 생물체 및 그 자손에 악영향을 미쳐 그 결과 내분비계의 작용을 변화시킬 수 있는 외인성 화학물질

(3) 내분비계 교란물질의 특징

① 생체호르몬과는 달리 쉽게 분해되지 않고 안정되어 있다.

② 환경 중 생체 내에 잔존하며 심지어 수년간 지속되기도 한다.

③ 인체 등 생물체의 지방 및 조직에 농축되는 성질이 있다.

④ 인체에 들어가 호르몬의 정상적인 작용을 방해한다.

2 내분비계 교란물질의 종류 17 충북, 19 전북의료기술, 22 부산의료기술 · 보건직

(1) 현재 내분비계 교란을 일으킬 수 있다고 추정되는 물질

각종 산업용 화학물질(원료물질), 살충제 및 제초제 등의 농약류, 유기중금속류, 소각장의 다이옥신류, 식물에 존재하는 식물성 에스트로젠 등의 호르몬 유사물질, 약품으로 사용되는 합성 에스트로젠류 및 기타 식품 첨가물 등

(2) 대표적 물질

① 비스페놀 A: 플라스틱 용기, 음료캔, 병마개, 수도관의 내장코팅제, 치과 치료시 사용되는 코팅제

② 프탈레이트: 플라스틱 용기, 접착제, 전기용품, 어린이 장난감, 의약품, 페인트, 아교, 프린트 잉크, 코팅제, 건축용품

③ 알킬페놀: 합성세제원료

④ 스티렌 다이머, 트리머: 컵라면 용기

⑤ 파라벤: 화장품, 식품첨가물

⑥ 과불화화합물: 코팅프라이팬, 포장지

⑦ DDT, PCB: 과거 농약이나 변압기절연유로 사용되었으나 현재는 사용이 금지되었다.

⑧ 다이옥신류: 소각장에서 주로 발생

⑨ 수은: 폐건전지

세계생태보전기금(WWF) 분류(67종)	생활용품
• 다이옥신류 등 유기염소물질 6종 • DDT 등 농약류 44종 • 펜타-노닐 페놀 • 비스페놀 A • 디에틸헥실프탈레이트 등 프탈레이트 8종 • 스티렌 다이머, 트리머 • 벤조피렌 • 수은, 납, 카드뮴 중금속 3종	• 플라스틱 용기, 음료캔, 병마개, 수도관의 내장코팅제, 치과 치료 시 사용되는 코팅제: 비스페놀 A • 플라스틱 용기, 접착제, 전기용품, 어린이 장난감, 의약품, 페인트, 아교, 프린트 잉크, 코팅제, 건축용품, 합성세제: 프탈레이트 • 합성세제: 알킬페놀 • 컵라면 용기: 스티렌 다이머, 트리머 • 코팅프라이팬, 포장지: 과불화 화합물 • 폐건전지: 수은 • 화장품, 식품첨가물: 파라벤

(3) 작용기전

① 호르몬 유사 작용: 정상호르몬과 유사하게 작용하는 것으로 정상호르몬보다 강하거나 약한 신호를 전달함으로써 내분비계의 교란 작용을 유발한다.

② 호르몬 봉쇄 작용: 호르몬 수용체 결합 부위를 봉쇄함으로써 정상호르몬이 수용체에 접근하는 것을 막아 내분비계가 기능을 발휘하지 못하도록 한다(DDT의 분해산물인 DDE).

③ 호르몬 촉발 작용: 내분비계 교란물질이 수용체와 반응함으로써 정상적인 호르몬 작용에서는 나타나지 않는 생체 내에 해로운 대사 작용을 유발한다(암, 대사 작용 이상, 다이옥신).

(4) 생태계 및 인체에 미치는 영향

① 호르몬 분비의 불균형
② 생식 기능 저하 및 생식기관 기형
③ 생장장애
④ 암 유발, 면역 기능 저해

(5) POPs(Persistent Organic Pollutant, 잔류성 유기오염물질)

① 자연환경 내에서 분해되지 않고 먹이사슬을 통해 동식물의 체내에 축적되는 유기화합물질이다. 지방에 용해되고 체내에서 분해되지 않아 동물과 사람의 지방조직에 축적되는데, 특히 먹이사슬의 가장 상위 단계인 동물과 사람에게서 높은 농도로 발견된다.
② 면역 체계 교란, 중추신경계 손상 등을 초래하는 유해물질로 대부분 산업 생산 공정과 폐기물 저온 소각 과정에서 발생한다.
③ **주요 물질**: DDT, 알드린(Aldrin) 등 농약류와 PCB, 헥사클로로벤젠 등 산업용 화학물질, 다이옥신, 퓨란 등
④ 내분비계 교란물질과 잔류성 유기오염물질을 비교할 때, 양적으로 내분비계 교란물질이 훨씬 많다. 개념상 내분비계 교란물질은 호르몬을 방해하는 화학물질에 초점을 두고 있고, 잔류성 유기오염물질은 잔류성과 축적성, 생물농축성, 장거리이동성 등에 초점을 두고 있다.

보충 **생물농축** 18 울산보건연구사, 19 경기보건연구사·충북보건연구사

자연계에서 잘 분리되지 않는 농약이나 중금속 이온 등의 물질이 먹이연쇄의 상위 단계로 갈수록 농축되어 함량이 많아지는 현상이다.

(1) **농축비(농축계수)**: 생물체 중의 농도와 환경수 중의 농도비

농축계수 = 생물체의 중의 농도 / 환경수 중의 농도

(2) **특징**
① 생체 내에 분해가 쉽고, 배설률이 크면 농축되지 않는다.
② 자연계 생물은 식물연쇄로 연결되어 있으므로 특정 물질은 상위동물일수록 하위생물보다 농축의 정도가 높아진다.
③ 생물농축은 먹이연쇄를 통하여 이루어진다.
④ 수생생물 체내의 각종 중금속 농도는 환경수 중의 농도보다도 높은 경우가 많다.
⑤ 수생생물의 종류에 따라서 중금속의 농축비가 다르게 되어 있는 곳이 많다.

(3) **생물농축 물질**
① 농축이 일어나는 물질: DDT, PCB, Hg, Cd, Pb, Cr, Zn, 방사능물질 등
② 농축이 되지 않는 물질: 영양염류(N, P), ABS, Na 등

제 3 절 대기오염

대기오염은 대기 중으로 배출된 유해물질의 양이 대기의 자연정화능력을 초과할 때 발생한다. 대기오염은 산업 혁명 이후 본격적으로 문제가 되었다.

1 대기오염의 이해

(1) 정의 17 경기의료기술

① 세계보건기구(WHO)에서는 '대기오염은 대기 중에 인공적으로 배출된 오염물질이 존재하여 오염물의 양, 농도 및 지속시간이 어떤 지역주민의 불특정 다수인에게 불쾌감을 일으키거나 해당 지역에 공중보건상 위해를 미치고 인간이나 식물, 동물의 생활에 해를 주어 시민이 생활과 재산을 향유할 정당한 권리를 방해받는 상태'라고 정의하였다.

② 이 외에도 국가나 단체 또는 학자에 따라 정의가 약간씩 다르기는 하나 대체로 다음과 같은 공통점들이 있다.

㉠ 오염물질이 외부공기에 존재할 경우만을 말한다. 오염물질이 실내 공기에 존재할 경우에는 대기오염의 범주에 넣지 않고 산업보건 분야에서 다루며, 따로 실내 공기오염으로 구분한다.

㉡ 오염물질의 발생원이 인위적이어야 한다. 자연적인 발생원, 예를 들면 화산폭발, 산불, 산림, 모래바람, 해양으로부터 많은 오염물질이 대기 중으로 들어오지만, 일반적으로 대기오염 분야에서 다루지 않는다.

㉢ 사람뿐만이 아니고 동·식물과 재산상에 해를 줄 수 있는 양 혹은 물질이어야 한다. 예를 들면, CO_2는 그 자체가 동·식물에 그다지 유해한 물질이 아니므로 일반적으로 대기오염물질로 취급하지 않았으나 그 양이 너무 많아서 지구 온난화 현상을 유발할 때는 대기오염으로 간주한다.

㉣ 감지할 수 있는 물질로써 존재해야 한다. 소음과 같이 물질로 구성되어 있지 않으면 대기오염의 범주에 포함시키지 않는다.

(2) 「대기환경보전법」

① 대기오염으로 국민건강 및 환경상의 위해를 예방하고, 대기환경을 적정하게 관리·보전함으로써 모든 국민이 건강하고 쾌적한 환경에서 생활할 수 있게 하는 것을 목적으로 한다.

② 제2조 대기오염물질의 주요 용어

㉠ 가스: 물질이 연소·합성·분해될 때에 발생하거나 물리적 성질로 인하여 발생하는 기체상 물질

㉡ 입자상 물질: 물질이 파쇄 · 선별 · 퇴적 · 이적(移積)될 때, 그 밖에 기계적으로 처리되거나 연소 · 합성 · 분해될 때에 발생하는 고체상(固體狀) 또는 액체상(液體狀)의 미세한 물질

㉢ 먼지: 대기 중에 떠다니거나 흩날려 내려오는 입자상 물질

㉣ 매연: 연소 시 발생하는 유리탄소를 주로 하는 미세한 입자상 물질

㉤ 검댕: 연소 시 발생하는 유리탄소가 응결하여 입자의 지름이 1μ 이상이 되는 입자상 물질

㉥ 휘발성 유기화합물: 탄화수소류 중 석유화학제품, 유기용제, 그 밖의 물질로서 환경부장관이 관계 중앙행정기관의 장과 협의하여 고시하는 것

2 대기오염 물질

(1) 물리적 성상에 의한 분류

17 서울 · 경기의료기술, 18 경기보건연구사 · 군무원, 19 대구 · 인천, 20 경북의료기술, 21 복지부 · 호남권 · 부산 · 경남, 23 전북경력경쟁

① **입자상 물질**(PM, Particulate Matter): 대기 중에 존재하는 미세한 크기의 고체 및 액체의 입자들(1차 오염물질)

㉠ 분진(Dust): 일반적으로 미세한 독립 상태의 액체 또는 고체상의 알맹이, 10㎛ 이상의 크기를 가지며 비교적 무거워서 침강하기 쉬운 것을 강하분진, 입자가 10㎛ 이하의 크기로 가벼워서 가라앉지 않고 장시간 공기 중에 부유하는 것을 부유분진이라 한다.

❖ 분진
대기 중에 부유하고 있는 고체상 입자로서 유기 또는 무기물질의 연소 · 제조가공 과정에서 발생하는 매연, 회분, 철분, 연, 비소, 마그네슘 등의 입자이다.

㉡ 매연(Smoke) 및 검댕(Soot): 연료가 연소할 때 완전히 타지 않고 남는 고체물질로 매연은 1㎛ 이하 크기의 탄소입자, 검댕은 1㎛ 이상의 크기를 갖고 있는 유리탄소 및 타르 물질이 응결된 것이다.

㉢ 연무(액적, Mist): 가스나 증기의 응축에 의하여 생성된 대략 2~200㎛ 크기의 입자상 물질로 매연이나 가스상 물질보다 입자의 크기가 크다.

㉣ 흄(훈연, Fume): 보통 광물질의 용해나 산화 등의 화학 반응에서 증발한 가스가 대기 중에서 응축하여 생기는 0.001~1㎛의 고체입자(납, 산화아연, 산화우라늄 등에서 생성)이다.

② **가스상 물질**(Gases): 상온의 공기 중에 액체나 고체의 물질이 기화된 상태로 존재하는 것을 말하며, 대기오염물질의 약 90% 이상이 가스상 물질이다. 대표적인 것으로는 황산화물질, 질소산화물, 일산화탄소 및 탄화수소이다.

(2) 생성 과정에 의한 분류

16 경기, 17 대전, 19 강원의료기술, 20 대전 · 제주의료기술 · 전남의료기술 · 경기의료기술, 23 전북경력경쟁

① 1차 오염물질

㉠ 대기를 오염시키는 물질 중에서 직접 대기로 버려지는 것으로, 기온 역전 등에 의해 아침과 저녁, 밤을 거치면서 농도가 증가하나, 낮 동안에는 상승기류와 바람 등에 의해 확산되어 농도가 저하된다.

㉡ 입자상 물질, 가스상 물질 중 황산화물, 질소산화물, 일산화탄소, 탄화수소 등

② 2차 오염물질

㉠ 1차오염물질이 대기 중에서 오염물질 간 상호작용, 가수분해, 산화, 광화학반응 등 물리 · 화학적 반응을 거쳐 새롭게 형성되어진 오염물질을 말한다.

㉡ 광화학 오염물질: 1차 오염물질이 태양광선 중 고에너지를 가진 자외선에 의한 촉매반응으로 2차적으로 생긴 물질이다. 태양 에너지에 의해 발생하므로 낮 동안에 농도가 증가한다.

㉢ 오존, PAN류, 알데히드, 스모그 등

(3) 황산화물(Sulfu Oxide, SO_X: SO_2, SO_3, H_2SO_4)

18 경기 · 충남의료기술, 20 인천보건연구사, 21 서울고졸, 22 경기의료기술 · 강원의료기술, 24 경북의료기술

① 석탄이나 석유 연소 시 산화되어 발생하는 황산화물질로 아황산가스(SO_2), 삼산화황(SO_3), 황산(H_2SO_4) 등이 있다.

② 아황산가스(SO_2)

㉠ 산업화 초기에 심각한 대기오염을 일으켰고 런던 스모그의 주범으로 알려져 있다. 가스 형태이지만 대기 중에서 황산염으로 변화하기 때문에 입자의 형태로도 흡수가 된다. 아황산가스는 용해도가 높기 때문에 상기도에서 많이 흡수되고 폐로도 침투된다.

㉡ 특성

- 대기오염지표
- 황산제조공장, 석탄 연소 시 많이 배출되며, 감소 추세
- 무색, 자극성이 강한 냄새가 남
- 액화성이 강한 가스
- 금속 부식력이 강함
- 건강 장애: 호흡기 장애(상기도 자극), 눈 · 코 · 목의 점막 자극(급성 결막염)
- 환원성 표백제
- 산성비의 원인
- 농작물에 가장 피해를 주는 물질

(4) 질소산화물(Nitrogen Oxide: NO_X, NO, NO_2, N_2O) 22 대전의료기술 · 충남의료기술

① 석탄이나 석유 등 연료의 고온 연소 과정에서 생성되는데, 대도시에서는 자동차 배기가스가 주요 배출원이다.

② 특성

㉠ 수용성이 낮아 상기도보다 하기도에 자극증상을 일으킨다.

㉡ 심한 중독 시에 폐울혈, 폐부종을 일으킬 수 있다.

㉢ 호흡기의 방어기전을 약화시켜 호흡기 감염을 증가시킨다.

③ 발생원

㉠ 질산이 유기물과 접촉하는 곳: 질산, 황산, 폭약, 비료, 염료 및 다른 질소화합물의 제조 시, 그리고 부식, 금속세척, 전기도금, 석판인쇄 등의 작업 시

㉡ 가스와 전기 아크용접 시에는 오존과 함께 산화물을 생성한다.

㉢ 자동차 배기가스와 대기오염물질

㉣ 유기물 분해 시: 마초 저장고 농부병(Silo-Filler's Disease)을 일으킨다.

④ 일산화질소(NO)

㉠ 무색, 무취, 물에 거의 녹지 않는다.

㉡ 헤모글로빈(Hb, Hemoglobin)과 결합력이 강하다[즉, 니트로소헤모글로빈이 되어 산소 결핍을 유발(헤모글로빈 결합력이 일산화탄소보다 수백 배 정도 더 강하다.)].

⑤ 이산화질소(NO_2) 19 서울7급 · 경남보건연구사, 22 강원의료기술 · 인천보건연구사

㉠ 적갈색, 자극성, NO보다는 수용성

㉡ NO보다 인체의 기관에 미치는 영향은 5~7배 정도 더 강하다.

㉢ 호흡기의 방어기전을 약화시켜 호흡기 감염을 증가시키고, 기도에 손상을 입혀 호흡기 증상을 유발하며 폐기능을 감소시킨다.

㉣ 사일로우 중독(Silo-Filler Disease) 농부병: 농작물 저장소에서 근무하는 사람들에게 기침, 호흡 곤란, 객혈 등의 증상이 나타난다.

⑥ 아산화질소(N_2O)

㉠ 단시간 실시하는 수술의 마취제로 사용되며 장기간 흡입 시 사망할 수 있다.

㉡ 일명 스마일가스(Smile Gas)라고 한다.

㉢ 오존층 파괴와 온난화를 유발한다.

(5) 탄화수소(HC, Hydrocarbon)

① 연료의 연소 과정, 공업 공정 또는 자연적으로 발생하며 1차 오염물질로서 탄화수소는 대기 중의 NO_X와 반응하여 광화학 반응을 일으켜 2차 오염물질을 만들게 된다.

② **지방족 탄화수소**: 메탄(Methane), 에탄(Ethane), 프로판(Propane), 부탄(Butane) 등의 파라핀계(Paraffin) 탄화수소, 에틸렌(Ethylene), 프로필렌(Propylene), 부텐(Butene) 등의 올레핀계(Olefin) 탄화수소와 아세틸렌계(Acetylene) 탄화수소가 대기오염물질로 존재(특히, 올레핀계 탄화수소는 광화학산화물의 생성 원인으로 중요)

③ **방향족 탄화수소**: 석유나 석탄의 분해 과정에서 발생하는 벤젠 및 톨루엔(Toluen), 크실렌(Xylen) 등 유도체로서 방향성이 있다(특히, 자동차의 배기가스 중에는 32종류의 방향족 탄화수소가 있으며, 그중 9종이 발암성 물질로 추측되고, 벤조피렌은 폐암을 유발하는 물질로 중요).

(6) 일산화탄소(CO) 18 충북 · 서울, 19 강원보건연구사 · 광주보건연구사, 20 광주보건연구사, 23 전북경력경쟁

① 무색, 무취, 무미의 가스로 화석연료가 불완전 연소할 때 발생한다. 공기보다 약간 가벼워 공기와 잘 섞이며 인체에 흡수되면 적혈구 속의 헤모글로빈과 결합력이 산소보다 월등히 높아 산소 운반 능력을 떨어뜨리고 협심증, 시력장애, 신경, 폐기관 질환을 유발한다.

② **급성 중독 증상**: 두통, 피부혈관 확장, 권태, 현기증, 시력 저하, 구토, 시야 협착, 호흡과 맥박 증가, 심하면 경련, 혼수, 사망

③ **만성 중독 증상**: 기억력 감퇴, 불면증, 지각 이상, 파킨슨신드롬, 무력증, 진전, 운동실조, 후각 마비

(7) 미세먼지 66) 19 경기의료기술, 21 경기 · 전북의료기술, 22 서울고졸, 23 인천의료기술

① 미세먼지 농도 현황

㉠ 우리나라 주요 도시의 미세먼지 PM-10 연평균 농도는 전반적으로 감소하고 있다.

㉡ 전국적으로 2006년 이후 연평균농도는 크게 개선되어 2012년에는 모든 지역의 연평균 환경기준(50㎍/㎥)을 달성하였다.

㉢ 서울은 연간 기준치 50㎍/㎥ 이하로 떨어졌으나 아직 기준치를 충족시키지 못하고 있는 도시들이 있으며, 특히 2012년 이후에는 전체적으로 다시 높아지는 양상을 보이고 있다.

Tip

황사와 미세먼지의 차이

(1) 황사는 바람에 의해 하늘 높이 올라간 미세한 모래먼지가 대기 중에 퍼져서 하늘을 덮었다가 서서히 떨어지는 현상 또는 떨어지는 흙모래로 주로 자연적 활동으로 발생. 칼슘, 철분, 알루미늄, 마그네슘 등 토양성분을 주로 포함한다.

(2) 미세먼지는 주로 연소작용에 의해 발생하므로, 황산염, 질산염, 암모니아 등의 이온성분과 금속화합물, 탄소화합물 등 유해물질로 이루어진다.

66) 환경부, 미세먼지 현황
대한예방의학회, 예방의학과 공중보건학(제4판), 계축문화사, 2021, p.730~739.

4 환경보건

㉣ 국내 미세먼지 농도는 뉴욕, 런던 등 기타 OECD 국가의 주요도시 대비 여전히 높은 수준이다.

② 미세먼지 발생원인

㉠ 먼지의 발생원인은 자연적인 원인과 인위적인 원인으로 구분되나, 인위적인 발생이 대부분이다. 인위적인 발생원은 대부분 연료 연소에 의해 발생되며, 보일러, 자동차, 발전시설 등의 배출물질이 주요 발생원이다.

㉡ 미세먼지 PM-2.5는 자동차, 화력발전소 등에서 배출된 1차 오염물질의 대기 중 반응에 의한 2차 오염물질 생성이 주요 발생원이며, 주로 황산염, 질산염, 유기탄소 등으로 구성되어 있다.

㉢ 특히, 국내외적으로 난방용 연료사용이 증가하는 겨울철에는 오염물질 배출이 증가하여 고농도 현상 발생이 증가한다. 국내뿐 아니라 국외에서 유입된 오염물질도 우리나라 대기에 영향을 미친다. 연구결과에 의하면 대기오염물질 중 30~50% 내외가 국외에서 유입된 것이라 한다.

③ 건강영향

㉠ 미세먼지 농도의 증가는 응급실 내원, 호흡기 및 심혈관질환으로 인한 입원, 그리고 사망위험의 증가를 비롯한 여러 종류의 건강피해와 관련이 높은 것으로 알려져 있다.

㉡ 먼지의 건강영향은 먼지 크기에 따라 좌우되는데 10 이하의 미세먼지가 주로 문제가 되고 있다. 특히 PM-2.5에는 황산염, 질산염, 중금속 등의 성분이 상대적으로 높고 폐 깊숙이 침투하기 때문에 PM10보다 더 유해하다. 미세먼지는 폐 속으로 쉽게 흡입되고, 이중 아주 작은 입자들은 폐포에 도달할 가능성이 높으며, 폐에 장기간 남아있고 혈류 속으로 흡수될 수도 있다.

㉢ 일반적으로 다른 대기오염물질들은 같은 도시 안에서도 발생원과의 거리에 따라 농도 차이가 있으나 미세먼지는 실내외를 막론하고 비교적 균일하게 분포하는 것으로 알려져 있다.

㉣ 대기오염에 따른 조기 사망 증가의 대부분은 미세먼지에 의한 것으로 알려져 있다.

㉤ 미세먼지는 폐에 침착되면 염증반응을 일으켜 시토카인(cytokine)을 혈액 속에 방출한다. 0.1㎛ 이하의 나노입자는 폐포-모세혈관장벽을 통과하여 직접 혈관 속으로 들어가 전신적 염증반응을 일으켜 혈관내피와 죽상경화판에 직접 영향을 미치기도 하여 심혈관질환의 발생과 사망위험을 높이게 된다.

④ 세계보건기구 권고기준과의 비교

항목	국내기준	WHO 권고기준
미세먼지 (PM-10)	연간평균치 50㎍/㎥	연간평균치 20㎍/㎥
	24시간 평균치 100㎍/㎥	24시간 평균치 50㎍/㎥
초미세먼지 (PM-2.5)	연간평균치 15㎍/㎥	연간평균치 10㎍/㎥
	24시간 평균치 35㎍/㎥	24시간 평균치 25㎍/㎥

⑤ **미세먼지경보 단계**: 「대기환경보전법 시행규칙」 제14조(대기오염경보 단계별 대기오염물질의 농도기준) 대기오염경보 단계별 대기오염물질의 농도기준은 별표 7과 같다.

표 4-15 대기오염경보 단계별 대기오염물질의 농도기준(제14조 관련 별표7)

19 경기의료기술 · 강원의료기술 · 경북보건연구사 · 충북보건연구사, 20 전북의료기술

대상물질	경보 단계	발령기준	해제기준
미세먼지 (PM-10)	주의보	기상조건 등을 고려하여 해당지역의 대기자동측정소 PM-10 시간당 평균농도가 150㎍/㎥ 이상 2시간 이상 지속인 때	주의보가 발령된 지역의 기상조건 등을 검토하여 대기자동측정소의 PM-10 시간당 평균농도가 100㎍/㎥미만인 때
	경보	기상조건 등을 고려하여 해당지역의 대기자동측정소 PM-10 시간당 평균농도가 300㎍/㎥ 이상 2시간 이상 지속인 때	경보가 발령된 지역의 기상조건 등을 검토하여 대기자동측정소의 PM-10 시간당 평균농도가 150㎍/㎥ 미만인 때는 주의보로 전환
미세먼지 (PM-2.5)	주의보	기상조건 등을 고려하여 해당지역의 대기자동측정소 PM-2.5 시간당 평균농도가 75㎍/㎥ 이상 2시간 이상 지속인 때	주의보가 발령된 지역의 기상조건 등을 검토하여 대기자동측정소의 PM-2.5 시간당 평균농도가 35㎍/㎥ 미만인 때
	경보	기상조건 등을 고려하여 해당지역의 대기자동측정소 PM-2.5 시간당 평균농도가 150㎍/㎥ 이상 2시간 이상 지속인 때	경보가 발령된 지역의 기상조건 등을 검토하여 대기자동측정소의 PM-2.5 시간당 평균농도가 75㎍/㎥ 미만인 때는 주의보로 전환

※ 경보 단계별 조치

- 주의보 발령: 주민의 실외활동 및 자동차 사용의 자제 요청 등
- 경보 발령: 주민의 실외활동 제한 요청, 자동차 사용의 제한 및 사업장의 연료사용량 감축 권고 등

표 4-16 대기질 예보제

구분	좋음	보통	나쁨	매우 나쁨
PM-10(㎍/㎥, 1일)	0~30	31~80	81~150	151 이상
PM-2.5(㎍/㎥, 1일)	0~15	16~35	36~75	76 이상
O_3(ppm, 1시간)	0~0.030	0.031~0.090	0.091~0.150	0.151 이상

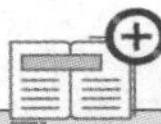

심화 미세먼지 저감 및 관리에 관한 법률 20 인천보건연구사, 21 경기

(1) 고농도 미세먼지 비상저감조치(법 제18조)

① 시·도지사는 환경부장관이 정하는 기간 동안 초미세먼지 예측 농도가 환경부령으로 정하는 기준에 해당하는 경우 미세먼지를 줄이기 위한 다음 각 호의 비상저감조치를 시행할 수 있다. 다만, 환경부장관은 2개 이상의 시·도에 광역적으로 비상저감조치가 필요한 경우에는 해당 시·도지사에게 비상저감조치 시행을 요청할 수 있고, 요청받은 시·도지사는 정당한 사유가 없으면 이에 따라야 한다.

1. 대통령령으로 정하는 영업용 등 자동차를 제외한 자동차의 운행 제한
2. 「대기환경보전법」 제2조제11호에 따른 대기오염물질배출시설 중 환경부령으로 정하는 시설의 가동시간 변경, 가동률 조정 또는 같은 법 제2조제12호에 따른 대기오염방지시설의 효율 개선
3. 비산먼지 발생사업 중 건설공사장의 공사시간 변경·조정
4. 그 밖에 비상저감조치와 관련하여 대통령령으로 정하는 사항

② 시·도지사는 제1항에 따른 비상저감조치를 시행할 때 관련 기관의 장 또는 사업자에게 대통령령으로 정하는 바에 따라 휴업, 탄력적 근무제도 등을 권고할 수 있다.

③ 제1항에 따라 비상저감조치를 요구받은 자는 정당한 사유가 없으면 이에 따라야 한다.

④ 제1항에 따른 비상저감조치의 대상지역, 발령의 기준·기간·절차 등에 필요한 사항은 대통령령으로 정한다. 다만, 제1항제1호에 해당하는 자동차 운행 제한의 방법·대상지역·대상차량·발령시간·발령절차 등에 필요한 사항은 시·도의 조례로 정한다.

(2) 비상저감조치의 시행기준(법 시행규칙 제7조)

① 시·도지사는 법 제18조제1항 각 호 외의 부분 본문에서 "환경부령으로 정하는 기준에 해당하는 경우"란 다음 각 호의 어느 하나에 해당하는 경우를 말한다.

1. **당일**(비상저감조치 시행일의 전날을 말한다. 이하 같다) **초미세먼지 평균 농도가 1세제곱미터당 50마이크로그램을 초과**하고, 다음 날(비상저감조치 시행일을 말한다. 이하 같다)의 **초미세먼지 24시간 평균 농도가 1세제곱미터당 50마이크로그램을 초과할 것으로 예측**되는 경우
2. **당일**에 「대기환경보전법 시행령」 제2조제3항제2호에 따른 **초미세먼지 주의보 또는 경보가 발령**되고, 다음 날의 **초미세먼지 24시간 평균 농도가 1세제곱미터당 50마이크로그램을 초과할 것으로 예측**되는 경우
3. **다음 날의 초미세먼지 24시간 평균 농도가 1세제곱미터당 75마이크로그램을 초과할 것으로 예측**되는 경우

② 제1항에 따른 비상저감조치 발령을 위한 초미세먼지 평균 농도 측정 시점 등에 관한 세부적인 사항은 환경부장관이 시·도지사와 협의하여 정한다.

(8) 염화불화탄소(CFCs) [67] 18 부산, 19 경남보건연구사

① 탄소, 염소, 수소, 플루오린 만으로 이루어진 유기화합물이다. 미국의 종합 화학회사인 듀폰(DuPont)사의 브랜드명인 프레온으로 흔히 알려져 있다. 에어컨, 냉장고 등의 냉매, 스프레이의 압축가스, 용매 등으로 널리 사용되어왔다.

② 염화불화탄소는 무색, 무미, 무취, 무독성, 불연성(비인화성)의 휘발성 물질로 화학적으로 안정적이고 부식성이 없기 때문에 발명 당시에는 '꿈의 물질'이라고 불렸다.

③ 염화불화탄소는 냉매제, 스프레이, 분사제 등 발생원에서 직접 대기로 방출되는 1차 대기오염물질로서, 대류권에서 체류기간이 길고(5~10년) 불활성이며 대기 중에서는 쉽게 분해되지 않는다.

④ 이러한 장점 때문에 1960년대 이후 산업발전과 더불어 사용량이 급증하였고, 냉매, 뿌리는 스프레이 제품의 분사제, 세정제, 발포제, 화장품 등 다양한 용도로 사용되었다.

⑤ 하지만, 이후 염화불화탄소는 오존층 파괴물질이면서 지구온난화 기여물질로 그 유해성이 크다는 연구들이 발표되고 몬트리올 의정서를 체결하여 생산을 금지하였다.

⑥ CFC는 오존층 파괴의 주범일 뿐만 아니라, 온실기체이기도 하다. CFC는 이산화탄소보다도 훨씬 강력한 온실효과를 일으킨다. 원래 지구에서는 적외선 형태의 복사열이 방출되어야 하는데, CFC는 이 적외선 파장의 빛을 강력하게 흡수하므로 심각한 온실효과를 유발한다.

⑦ 염화불화탄소는 대기권에서는 거의 분해되지 않고 성층권에서 자외선을 받으면 분해된다.

⑧ 프레온가스가 성층권에 도달하는 기간은 대략 15년이며 성층권에서 분해된 CFC에서 나오는 염소원자 하나가 100년 가량 존속하면서 약 10만개의 오존 분자를 파괴하는 것으로 알려져 있다. 일단 성층권까지 올라간 염화불화탄소는 강한 자외선과 접할 경우, 즉 단파 복사에 의한 광분해로 염소원자(Cl)를 유리시킨다. 염소원자가(Cl)가 분리된 후 오존(O_3)과 반응하여 일산화염소(ClO)와 산소(O_2)로 변화면서 오존층을 파괴한다.

---

67) 대한예방의학회, 예방의학과 공중보건학(제4판), 계축문화사, 2021, p.728.
환경부 홈페이지.
구성회 외, 공중보건학(제23판), 고문사, p.122~123.

4 환경보건

(9) 오존(O_3) 17 전북, 19 호남권, 21 서울고졸, 22 경기의료기술, 23 보건직

① 발생원

㉠ 자동차 배기가스가 광산화 반응 시(밤보다 낮에 농도가 높다.)

㉡ 아크용접 시 발생하는 자극제

㉢ 2차 오염물질: 자동차 배기가스에서 발생하는 NO_2나 탄화수소, 휘발성 유기화합물(VOCs) 등의 전구물질이 햇빛에 의한 광화학 반응으로 생성

② 특징

㉠ CFC에 의해 파괴

㉡ 대기 중 농도는 낮에 더 높음

㉢ 반감기는 약 1시간

㉣ 특이한 냄새가 남(마늘냄새)

㉤ 상온에서는 약간 푸른색을 띠는 기체이나, 액체가 될 때는 흑청색, 고체가 될 때는 암자색을 띰

㉥ 지구 대기중에 오존층을 형성하여 보호막의 역할도 하는 등 좋은 역할을 하지만, 지표면에 생성되는 오존은 인간의 건강에 해로운 대기오염물질이 됨

㉦ 온실 효과를 일으키는 온실가스

㉧ 산화력이 강하여 살균, 악취 제거에 사용되며 고무제품을 손상시킴

㉨ 작업 환경의 오존 허용 기준치는 각 국가마다 다르지만 보통 대기 중 오존농도는 0.1ppm 이하로 규정

③ 독작용

㉠ 코·눈 자극, 호흡기 자극

㉡ 기침, 흉부 압박, 호흡 곤란, 천식 악화, 상기도 점막 건조, 비출혈

㉢ 폐의 부종과 섬유화 유발

㉣ 만성 폭로 시 두통, 피로, 쉰목소리, 상기도 건조

④ 오존농도는 대략 일사량 및 기온에 비례하여 증가하고, 상대습도 및 풍속에 반비례하여 감소하는 경향이 있다.

표 4-17 오존이 발생하기 쉬운 기상 조건

구분	기상 조건
기온/습도	기온이 25℃ 이상이고, 상대습도가 75% 이하일 때
풍속	풍속 3.0m/s 이하의 약풍이 지속
일사량	일출 후 정오까지의 총 일사량이 6.4MJ/m_2 이상으로 일사가 강할 때
대기안정도	대기가 안정되고 전선성 혹은 침강성의 역전이 존재할 때
날씨	쾌청한 날씨

⑤ **오존경보제**: 대기 중 오존의 농도가 일정 기준 이상 높게 나타났을 때 경보를 발령함으로써 지역 거주 주민들의 건강과 생활 환경상의 피해를 최소화하기 위해 실시되는 제도(주의보, 경보, 중대경보 3단계로 발령)

표 4-18 오존경보 단계별 조치 사항(대기환경보전법 시행령 제2조 제4항, 시행규칙 별표 7) 19 경북보건연구사, 22 경기의료기술

구분	발령 기준	해제기준	단계별 조치
주의보	기상조건 등을 고려하여 해당지역의 대기자동측정소 오존농도가 0.12ppm 이상인 때	주의보가 발령된 지역의 기상조건 등을 검토하여 대기자동측정소의 오존농도가 0.12ppm 미만인 때	주민의 실외 활동 및 자동차 사용의 자제 요청 등
경보	기상조건 등을 고려하여 해당지역의 대기자동측정소 오존농도가 0.3ppm 이상인 때	경보가 발령된 지역의 기상조건 등을 고려하여 대기자동측정소의 오존농도가 0.12ppm 이상 0.3ppm 미만인 때는 주의보로 전환	주민의 실외 활동 제한 요청, 자동차 사용의 제한 및 사업장의 연료 사용량 감축 권고 등
중대 경보	기상조건 등을 고려하여 해당지역의 대기자동측정소 오존농도가 0.5ppm 이상인 때	중대경보가 발령된 지역의 기상조건 등을 고려하여 대기자동측정소의 오존농도가 0.3ppm 이상 0.5ppm 미만인 때는 경보로 전환	주민의 실외 활동 금지 요청, 자동차의 통행금지 및 사업장의 조업시간 단축 명령 등

※ 오존 농도는 1시간당 평균농도를 기준으로 하며, 해당 지역의 대기자동측정소 오존농도가 1개소라도 경보단계별 발령기준을 초과하면 해당 경보를 발령할 수 있다.

(10) 휘발성유기화합물(VOCs) 18 경기의료기술, 20 서울보건연구사, 23 보건직

① 휘발성유기화합물은 벤젠, 클로로포름, 메탄올, 사염화탄소, 포름알데하이드 등 다양한 물질들을 포함하고 있다.

② 질소산화물과 마찬가지로 오존의 전구물질인 동시에 자체로 호흡기에 자극증상을 일으키며 두통 등 비특이적인 증상을 유발하기도 한다.

③ 휘발성유기화합물은 페인트 등 유기용제를 다루는 과정이나, 자동차 배기가스, 그리고 주유소에서 연료를 넣을 때도 상당량 배출될 수 있다.

④ 휘발성유기화합물은 나무나 풀 같은 식물에서도 배출되는데 특히 기온이 높을 때 더욱 많이 배출된다.

(11) 기타 17 전북

① **PAN류**: PAN, PPN 및 PBN 등이 있으며 무색의 자극성 액체로 눈과 목을 자극한다.

② **알데히드(Aldehyde)**: 강한 자극성이 있는 무색의 기체로 눈, 기도, 점막에 대한 강한 자극을 일으키는 가스이다.

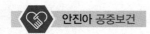

③ **스모그**(Smog): 광화학 작용과 그에 계속되는 화학 반응으로 발생한 부유입자는 연기나 먼지 등의 작은 입자와 함께 스모그를 만든다.

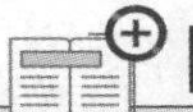 **심화** DPSEEA모형(driving force – pressures – state – exposure – effects – action)

20 경남보건연구사

(1) 대기오염의 관리방안을 도출하는데 세계보건기구 유럽시무처에서 개발한 모형이다.

(2) DPSEEA모형은 환경오염의 가장 근본적인 동인(driving force)에서부터 최종적인 결과인 건강영향에 이르기까지 단계를 설정하고 각 단계별로 적절한 조치를 취할 수 있음을 나타내는 모형이다.

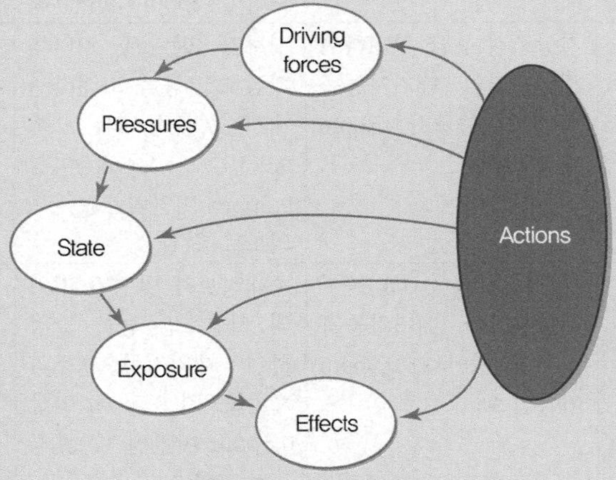

그림 4-19 DPSEEA 모형

(3) DPSEEA모형을 대기오염에 적용해보면 대기오염을 유발하는 가장 근원적인 동인은 대도시의 인구 집중, 에너지 과소비, 자동차 등을 들 수 있다. 이런 동인은 이산화질소, 탄화수소, 미세먼지 등의 대기오염물질을 배출하는 압력(pressure)으로 작용하고, 배출된 물질은 대기 중에 축적되고 오존과 같은 이차오염물질을 생성하여 대기 상태(state)를 악화시킨다.

(4) 대기가 악화되었다고 해서 자동적으로 건강피해를 일으키는 것은 아니고 노출(exposure)이 전제되어야 한다. 즉 대기오염 상태가 안 좋은 곳에서 숨을 쉴 때 비로소 노출이 되고 이어서 기침, 가래, 심장질환 등 다양한 건강영향(effects)이 일어나게 된다.

(5) 대기오염에 대한 관리는 DPSEEA모형의 각 단계별로 시행할 수 있다. 가장 근본적으로는 인구 분산, 에너지 절약 등이 동인에 대한 조치이고 대중교통수단을 확충하고 자전거 이용을 확대하여 차량통행량을 줄이거나 자동차나 공장의 배출 기준을 강화하는 것은 배출 압력을 낮추는 방법이며 디젤버스에 필터를 부착하거나 연료를 천연가스로 바꾸는 것은 대기 상태를 개선시키는 방법이다.

(6) 한국 주요 도시에서 시행하고 있는 오존과 미세먼지의 예보 및 경보제는 대기오염 수준을 미리 알려서 노출을 줄이기 위한 시도라고 할 수 있다.

제4절 실내공기 오염

1 실내공기 오염 물질[68] 20 경북보건연구사

(1) 포름알데히드 18 복지부, 20 경북 · 광주보건연구사

① 휘발성유기화합물의 일종으로 자극성 냄새를 갖는 가연성 무색 기체이며, 인화점이 낮아 폭발의 위험성을 가지며, 휘발성유기화합물과 함께 새집증후군의 원인물질로 알려져 있다.

② 실내에서 포름알데히드 농도는 온도와 습도, 건축물의 수명, 실내 환기율에 따라 크게 좌우된다. 특히, 지하생활환경에서 발생되는 실내공기 중의 포름알데히드는 건축자재, 상가, 포목점 등에서 많이 방출되어 효과적인 환기시설의 운영이 요구된다.

③ 우레아 단열재, 실내가구의 칠, 가스난로 등의 연소과정, 접착제, 흡연, 생활용품, 의약품, 접착제 등에 의해 발생되며, 일반적으로 방출되는 기간은 수십 년간으로 추정되고 있다.

④ 건강장해

㉠ 눈, 코 및 호흡기도에 만성 자극을 일으키며, 특히 정서적 불안정, 기억력 상실, 정신집중의 곤란 등 건강장해가 야기됨

㉡ 흡입, 흡수, 피부를 통한 경로로 침투되고, 이 중에서 흡입에 의한 독성이 가장 위험한 것으로 알려져 있음

㉢ 국제암연구기구(IARC)에서 인체발암물질로 분류하고 있음

(2) 라돈 17 서울의료기술, 19 충북 · 대전

① 라돈은 지각의 암석 중에 들어있는 우라늄(238U)이 몇 단계의 방사선 붕괴과정을 거쳐 생성되는 무색, 무취, 무미의 물질로, 공기보다 약 9배 무거우며, 지구상 어디에서나 존재하는 다른 물질과 화학적으로 결합하지 않는 불활성 기체이다.

② 라돈은 자연적으로 존재하는 암석이나 토양에서 발생하는 자연방사능 가스로써 실내 주요 오염원으로는 건물지반이나 주변 토양, 광석, 상수도 및 건물자재 그리고 조리나 난방목적으로 사용되는 천연가스 등이 있다.

③ 라돈은 건물의 균열, 연결부위, 혹은 배수관이나 오수관, 전기, 가스, 상하수도 주변의 틈을 통해서 실내로 유입된다.

68) 대한예방의학회, 예방의학과 공중보건(제4판), 계축문화사, 2021, p.740~741.

④ 붕괴과정에서 생성되는 라돈자손(radon daughter)은 호흡을 통해 흡입하게 되면, 폐에 흡착하여 붕괴하면서 방출되는 알파에너지를 주변 조직에 부여함으로써 장기적으로 폐암을 유발할 수 있는 생물학적 손상을 야기한다.

⑤ 자연환경이 아닌 생활환경하에서 흡연 다음으로 폐암 발생률이 높은 것으로 알려져 있다.

(3) 오존 17 부산의료기술

① 오존은 무색, 무미의 기체로서 냄새를 유발하며, 3개의 산소원자로 구성되어 있다.

② 실내공기 중의 오존은 사무실 등에서 사용하는 복사기, 레이저프린터, 팩스 등 높은 전압의 전기를 사용하는 사무용 기기에서 많이 발생하며, 환기가 잘 안되면 그 안의 사람들은 고농도의 오존에 노출되게 된다.

③ 사무기기 등에서 배출되는 오존은 기기에 부착되어 있는 오존필터에 의해 제거되도록 되어 있으나 기기의 사용과 수명이 오래됨에 따라 필터가 제 성능을 충분히 발휘할 수 없게 되므로 오존의 배출이 많아지게 된다.

(4) 석면(asbestos) 17 대구

① 석면은 자연계에서 산출되는 섬유상 광물의 총칭으로 부드러우면서 내화성, 내마모성, 내약품성에 뛰어나 우리 주변의 많은 제품에 사용되었다.

② 특히 석면타일, 석면슬레이트 등의 건축용 자재와 가정용품, 전기제품 등에 널리 쓰였지만 석면섬유가 흡입되어 장기간 노출될 경우 석면폐증, 악성 중피종 및 폐암 등을 발생시키는 위해성이 큰 물질로 알려지면서 현재 석면관리를 위해 다양한 정책을 수립중이다.

③ 석면 농도에 대한 기준치를 마련하여 일찍부터 규제를 하기 시작하여 국내에서도 1997년 이후 청석면과 갈석면의 수입, 제조 및 사용을 금지하고 있다.

④ 또한 2009년도부터는 0.1% 이상 석면이 함유된 모든 제품을 대상으로 제조 · 수입 및 사용이 금지되고 석면 해체 · 제거 업체의 등록제 도입, 석면피해자 보상 등을 포함한 석면안전관리법과 석면피해보상법이 제정되었다.

2 실내 공기 오염 20 충북

실내의 공기는 환경적 조건에 따라 물리 · 화학적 조성의 변화를 일으킬 수 있다.

(1) 군집독(Crowd Poisoning) 17 충남, 19 충북, 21 경기의료기술

① 다수인이 밀폐된 공간에 있을 때 실내 공기의 물리 · 화학적 변화

② 영향요인: 고온 · 고습 · 구취 · 채취 등의 냄새, CO 및 CO_2 등의 가스, 무기류, 먼지(분진) 등

③ 증상: 불쾌감, 두통, 권태, 현기증, 구토, 식욕 저하 등

④ 예방: 주위 공기 환기

(2) 새집증후군(SHS, Sick House Syndrome) 18 경기의료기술, 19 경기의료기술

① 새로 지은 건물 안에서 거주자들이 느끼는 건강상 문제 및 불쾌감

② 집이나 건물을 새로 지을 때 사용하는 건축자재나 벽지 등에서 나오는 유해물질로 인해 거주자들이 느끼는 건강상 문제 및 불쾌감

③ 원인: 휘발성 유기화합물[벤젠, 톨루엔, 클로로포름, 아세톤, 스틸렌, 포름알데히드(HCHO) 등]

④ 증상

㉠ 짧은 기간 노출 시 두통, 눈 · 코 · 목의 자극, 기침, 가려움증, 현기증, 피로감, 집중력 저하

㉡ 오랜 기간 노출 시 호흡기 질환, 심장병, 암 등의 질병 유발

⑤ 대책

㉠ 친환경 소재 사용

㉡ 환기 및 공기정화용품 사용

㉢ 실내온도를 높인 후 환기하여 휘발성 유해물질을 밖으로 배출

(3) 빌딩증후군(SBS, Sick Building Syndrome)[69]

① 특정 원인이 확인된 경우

㉠ 레지오넬라증, 과민성 폐장염

㉡ 실제 빌딩관련 건강장애에서 차지하는 부분은 크지 않다.

② 비특이적 증상을 나타내면서 특정 원인이 밝혀지지 않은 경우: 대부분 밀폐형 업무용 사무실 건물에서 문제가 제기되므로 이를 'tight building syndrome' 또는 'sick building syndrome(SBS)'라고 부른다.

---

69) 퍼시픽 학술편찬국, KMLE 예방의학, 퍼시픽북스, 2018, p.268.

③ 빌딩관련 건강장해의 원인

㉠ 실내공기의 질 및 물리적 근무환경이 현대적 빌딩관리 시스템으로 인해 악화되어 유발

㉡ 근무와 관련한 정신적 스트레스 및 근무 불만족에 기인

㉢ 실내공기오염, 물리적 근무환경, 정신적 스트레스 등의 요인이 복합적으로 작용

㉣ SBS의 발생 위험요인으로 성별(여성), 직위(비서나 단순 사무직), 레이저 프린터, 복사기 등의 사무용품 사용, 건물의 환기시설, 사회 심리적 스트레스 등이 유의한 관계를 나타내었다.

④ 빌딩관련 건강장해의 임상증상: 두통, 어지러움, 피곤함 등의 증상을 포함하여 점막자극증상, 피부자극증상, 호흡기계 증상 등이 빌딩 근무와 관련하여 나타나는 일련의 증상군

표 4-19 Sick Building Syndrome의 증상군(WHO 분류)

증상군	증상
눈, 코, 목구멍의 자극증상	통증, 눈의 건조함과 뻐근함, 이물감, 자극감, 목이 쉼
신경학적 또는 일반적 증상	두통, 정신적 피로감, 기억감퇴, 집중력 감소, 어지러움, 피곤함
피부 자극증상	통증, 발적, 가려움증, 건조함
비특이적인 과민 반응	콧물, 천식 같은 증상, 천명
냄새와 맛의 이상	냄새와 맛 감각의 이상, 불유쾌한 냄새와 맛의 느낌

3 실내공기질 관리법

19 충북보건연구사, 20 대구 · 인천의료기술, 21 충남 · 제주의료기술 · 충북보건연구사, 23 울산의료기술

(1) 실내공기질 유지기준(법 시행규칙 제3조 관련)

① 미세먼지(PM-10), 미세먼지(PM-2.5), 이산화탄소(CO_2), 포름알데히드(HCHO), 총부유세균, 일산화탄소(CO)

② 6개 물질에 대해 유지기준을 설정하고 위반 시 과태료 부과 등 행정조치를 한다.

<table>
<tr><th>오염물질 항목 / 다중이용시설</th><th>미세먼지 (PM-10) (μg/m³)</th><th>미세먼지 (PM-2.5) (μg/m³)</th><th>이산화탄소 (ppm)</th><th>폼알데하이드 (μg/m³)</th><th>총 부유세균 (CFU/m³)</th><th>일산화탄소 (ppm)</th></tr>
<tr><td>가. 지하역사, 지하도 상가, 철도역사의 대합실, 여객자동차터미널의 대합실, 항만시설 중 대합실, 공항시설 중 여객터미널, 도서관 · 박물관 및 미술관, 대규모 점포, 장례식장, 영화상영관, 학원, 전시시설, 인터넷컴퓨터게임시설제공업의 영업시설, 목욕장업의 영업시설</td><td>100 이하</td><td>50 이하</td><td rowspan="3">1,000 이하</td><td>100 이하</td><td>–</td><td rowspan="2">10 이하</td></tr>
<tr><td>나. 의료기관, 산후조리원, 노인요양시설, 어린이집</td><td>75 이하</td><td>35 이하</td><td>80 이하</td><td>800 이하</td></tr>
<tr><td>다. 실내주차장</td><td>200 이하</td><td>–</td><td>100 이하</td><td>–</td><td>25 이하</td></tr>
<tr><td>라. 실내 체육시설, 실내 공연장, 업무시설, 둘 이상의 용도에 사용되는 건축물</td><td>200 이하</td><td>–</td><td>–</td><td>–</td><td>–</td><td>–</td></tr>
</table>

1. 도서관, 영화상영관, 학원, 인터넷컴퓨터게임시설제공업 영업시설 중 자연환기가 불가능하여 자연환기설비 또는 기계환기설비를 이용하는 경우에는 이산화탄소의 기준을 1,500ppm 이하로 한다.
2. 실내 체육시설, 실내 공연장, 업무시설 또는 둘 이상의 용도에 사용되는 건축물로서 실내 미세먼지(PM-10)의 농도가 200μg/m³에 근접하여 기준을 초과할 우려가 있는 경우에는 실내공기질의 유지를 위하여 다음 각 목의 실내공기정화시설(덕트) 및 설비를 교체 또는 청소하여야 한다.
   가. 공기정화기와 이에 연결된 급 · 배기관(급 · 배기구 포함)
   나. 중앙집중식 냉 · 난방시설의 급 · 배기구
   다. 실내공기의 단순배기관
   라. 화장실용 배기관
   마. 조리용 배기관

(2) 실내공기질 권고기준(법 시행규칙 제4조 관련)

① 이산화질소(NO_2), 라돈(Rn), 총휘발성유기화합물(TVOC), 곰팡이

② 4개 물질에 대해 권고기준을 설정하여 자율적으로 준수하도록 하고 있다.

<table>
<tr><th>오염물질 항목 / 다중이용시설</th><th>이산화질소 (ppm)</th><th>라돈 (Bq/㎥)</th><th>총휘발성 유기화합물 (㎍/㎥)</th><th>곰팡이 (CFU/㎥)</th></tr>
<tr><td>가. 지하역사, 지하도 상가, 철도역사의 대합실, 여객자동차터미널의 대합실, 항만시설 중 대합실, 공항시설 중 여객터미널, 도서관·박물관 및 미술관, 대규모 점포, 장례식장, 영화상영관, 학원, 전시시설, 인터넷컴퓨터게임시설제공업의 영업시설, 목욕장업의 영업시설</td><td>0.1 이하</td><td rowspan="3">148 이하</td><td>500 이하</td><td>–</td></tr>
<tr><td>나. 의료기관, 어린이집, 노인요양시설, 산후조리원</td><td>0.05 이하</td><td>400 이하</td><td>500 이하</td></tr>
<tr><td>다. 실내주차장</td><td>0.30 이하</td><td>1,000 이하</td><td>–</td></tr>
</table>

제5절 대기오염과 기상

1 대기오염에 영향을 주는 기상조건

(1) 기온역전(대기오염이 가장 잘 발생하는 기상 조건)

15 경남, 17 경기의료기술·강원·경남, 20 서울고졸, 21 대구의료기술·경북의료기술·경북·대전·전남경력경쟁, 22 전북의료기술·광주의료기술, 23 경북의료기술

정상적인 경우 대류권에서는 고도가 상승함에 따라 대기의 온도는 하강하지만, 경우에 따라서 지표면이 상층보다 기온이 낮아서 지표면 공기의 상승이 억제되는 것을 기온역전이라고 한다. 기온역전은 지표면뿐만 아니라 대기층의 도중에서 층상으로 일어나는 때도 있다. 기온역전이 있을 때에는 안개가 발생하기 쉽다.

① **복사성 역전**(방사성 역전, Radiational Inversion) : 런던 스모그

㉠ 태양의 복사열에 의해 지표는 대기보다 쉽게 가열되고 주간에 충분히 가열됐던 지표가 야간에 냉각되면 지표 부근의 대기 온도가 상층의 대기보다 낮아져 역전층을 형성하게 되어 오염물질이 확산되지 않고 하층에서 정체된다.

㉡ 지표 가까이서 발생하므로 접지역전, 지표성 역전 또는 방사성 역전이라고도 하며, 지표 200m 이하에서 주로 발생한다.

㉢ 아침 햇빛이 비치면 쉽게 파괴되는 야행성의 특징이 있다.

㉣ 날씨가 맑고 바람이 적으며 습도가 낮을 때, 야간에서 새벽사이에 주로 발생하며 밤이 긴 겨울철에 발생빈도가 높다.

② **침강성 역전**(Subsidence Inversion) : LA 스모그

㉠ 고기압 중심에서는 상층의 공기가 서서히 침강하게 되며 이것을 채우기 위해 넓은 지역에 걸쳐 상공으로부터 하강하는 기류는 단열압축에 의해 온도가 상승하여 하층의 공기보다 온도가 높아지는 현상으로, 이 때 역전층이 형성된다.

㉡ 이 층은 대개 지표 상층 부분에서 발생되어 대기가 매우 안정하여 하층의 대기에 대하여 덮개 역할을 함으로써 오염물질의 연직 확산을 억제하며, 해가 뜬 후 복사열에 의한 지표면이 가열되면서 소멸되기 시작한다.

③ **전선성 역전**(Frontal Inversion)

㉠ 한랭전선이나 온난전선에 의하여 발생하는 역전

㉡ 대기 중에서는 보통 상공으로 올라가면서 기온이 낮아지지만 더운 공기가 찬 공기의 위를 타고 상승하는 전선면(Frontal Surface) 부근에서는 그 전이층에서 기온의 역전 현상이 발생(전선 역전층)한다.

㉢ 이 역전층 내에서는 보통 혼합비도 증가하는 경향을 보이며, 전선성 역전은 지형이나 계절에 관계없이 발생한다.

④ **지형성 역전**(Goegraphical Inversion)

㉠ 해안 지대에서 낮 동안에 찬 해풍이 불어와 육지의 더운 공기가 상승함으로써 생기는 역전

㉡ 산 너머에서 바람이 불 때 바람이 불어가는 쪽에서는 공기가 남거나 약한 열풍이 생겨 양자 사이에 역전면이 생길 수 있다.

㉢ 또 맑은 날 밤에 산허리가 방사에 의해서 냉각되어 그곳에 접한 공기가 아랫방향으로 흘러서 산기슭의 평지에 고여 역전층이 생길 수 있다.

㉣ 이러한 경우에는 평지의 접지 역전이 강해지며 분지에는 높은 농도의 오염이 생기기도 한다.

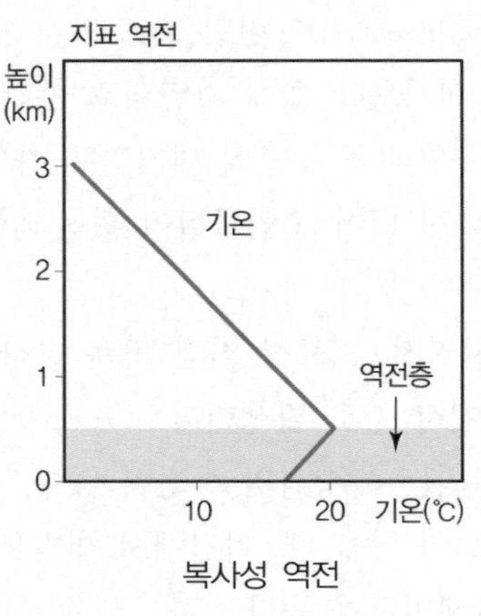

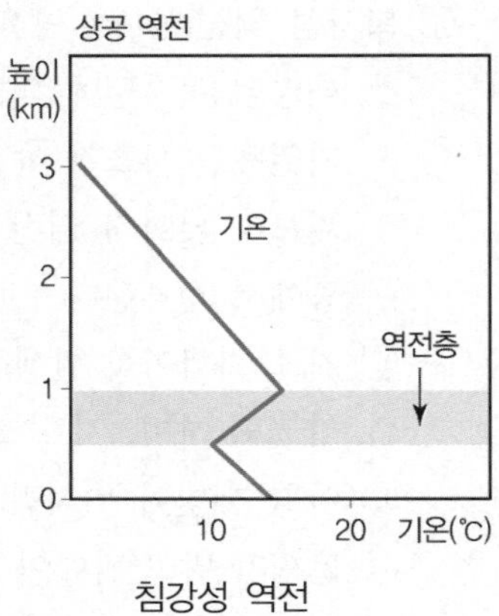

그림 4-20 역전층

보충 기온역전 관련 환경오염사건

17 경기의료기술 · 서울 · 충북, 19 서울 · 충북보건연구사 · 충남보건연구사, 23 경기보건연구사

(1) 런던 스모그

① 주로 공장 및 빌딩의 연소 시설이나 일반 가정 난방 시설 등에서 배출되는 아황산가스, 매연과 같이 직접 굴뚝에서 나오는 오염물질에 의하여 발생한 스모그이다.

② 이산화황이 공기 중의 산소와 반응하여 삼산화황이 되고, 이들이 공기 중의 수분과 반응하여 황산을 만들면 런던형 스모그가 생성된다.

③ 겨울철 밤과 새벽에 심하다.

(2) LA 스모그

① 주로 자동차의 배기가스 속에 함유된 올레핀계 탄화수소와 질소산화물의 혼합물에 태양광선이 작용해서 생기는 광화학 반응에 의한 것이다.

② 광화학스모그라고도 한다.

표 4-20 스모그의 두 가지 유형 비교

항목	London형	LA형
발생 시의 온도	−1~4℃	24~32℃
발생 시의 습도	85% 이상	70% 이하
역전의 종류	복사성 역전	침강성 역전
풍속	무풍	5m 이하
스모그 최성시의 시계	100m 이하	1.6~0.8km 이하
발생하기 쉬운 달	12월, 1월	8~9월
주된 사용 연료	석탄과 석유계	석유계
주된 성분	SOx, CO, 입자상 물질	O_3, NO_2, CO, 유기물
스모그 형태	농무형	연무형

반응의 형	열적	광화학적, 열적
화학적 반응	환원	산화
최다 발생 시간	이른 아침	낮
인체에 대한 영향	기침, 가래, 호흡기계 질환	눈의 자극

(2) 열섬 현상 17 강원, 19 광주보건연구사

① 특징

㉠ 도시 도로의 포장률 증가, 인위적인 열 생산량의 증가, 도시의 대형 건물과 공장들은 불규칙한 지면을 형성하여 자연적인 공기의 흐름이나 바람을 지연시켜 도심의 온도는 변두리보다 약 5℃ 정도 높게 되어 국지적인 기상의 변화가 생김

㉡ 따뜻한 공기는 상승하고 도시 주위로부터 찬바람이 지표로 흐르게 됨

㉢ 이때 대기오염물질이 상승하여 먼지 지붕을 형성하여 태양열에 의한 지표 가열을 방해하게 되므로 공기의 수직 이동이 감소되어 오염이 심화됨

② 열섬 효과의 인자

㉠ 도시가 시골보다 열 보전 능력이 큼(아스팔트, 콘크리트 벽 등)

㉡ CO_2가 많음, 인공열이 많음

㉢ 물 증발에 의한 열 소비가 적음

㉣ 바람이 적음

③ 열섬 효과가 주로 발생하는 때

㉠ 고기압의 영향으로 하늘이 맑고 바람이 약할 때 주로 발생함

㉡ 밤에 주로 발생

㉢ 여름보다 겨울에 주로 발생

(3) 난류

① 바람은 오염물의 운반뿐만 아니라 오염물을 청정한 공기와 혼합시켜 그 농도를 희석시킨다. 이것이 확산작용이다.

② 대기 중에서 오염물을 확산시키는 원인은 분자의 운동과 공기의 소용돌이이다.

③ 일반적으로 대기는 층류로서 움직이고 있을 때는 적고 여러 가지 크기의 소용돌이의 흐름으로 되어있다. 이것을 대기의 난류라고 한다.

④ 난류의 정도나 성질에 따라 오염물질의 확산이 좌우된다.

(4) 강수의 정화작용

① 빗방울이 미립자를 포착하여 대기를 정화하는 작용은 일반적으로 입자가 비교적 클수록 크다.

② 비는 부유분진 농도보다는 강하분진량에 영향을 더 미치게 된다. 강하분진량 중에서도 수용성 물질이 강수량과 밀접하게 관계한다.

2 대기에 의한 기상변화 20 충북

(1) 지구온난화(Global Warming): 온실 효과(Greenhouse Effect)

15 서울, 16 울산보건연구사 · 경기, 17 경기의료기술, 19 강원보건연구사, 20 서울 · 제주, 21 충남보건연구사, 24 경기의료기술

① 개념

㉠ 온실 효과란 대기 중의 탄산가스가 지표로부터 복사하는 적외선을 흡수하여 열의 방출을 막을 뿐만 아니라, 흡수한 열을 다시 지상에 복사하여 지구 기온을 상승시키는 것을 말한다.

㉡ 석유, 석탄 연료 사용 및 숲 파괴로 인한 이산화탄소 증가가 원인이 된다.

② 온실 효과 기여물질: CO_2 > CH_4, CFC > N_2O > HFCs, PFCs, SF_6, O_3 등

③ 교토 의정서 규정 6대 온실가스: CO_2, CH_4, N_2O, HFCs, PFCs, SF_6

표 4-21 CO_2를 기준으로 한 온실가스별 지구온난화지수와 주요 발생원[70] 23 충북보건연구사

온실가스	지구온난화지수	주요 발생원	배출량
이산화탄소(CO_2)	1	에너지 사용, 산림 벌채	77%
메탄(CH_4)	21	화석원료, 폐기물, 농업, 축산	14%
아산화질소(N_2O)	310	산업공정, 비료 사용, 소각	8%
수소불화탄소(HFCs)	140~11,700	에어컨 냉매, 스프레이 분사제	1%
과불화탄소(PFCs)	6,500~9,200	반도체 세정용	
육불화황(SF_6)	23,900	전기 절연용	

④ 온실 효과 영향

㉠ 지구 기후변화와 기상이변, 해면의 수위 상승과 저지대 수몰

㉡ 생태계의 파괴와 변화

㉢ 농업과 산림 피해(식물 수확량 감소)

㉣ 말라리아 등 열대성 질환 증가

70) IPCC, Intergovernmental Panel on Climate Change 4차 보고서, 2007.

(2) 열대야

① 여름 밤 기온이 25℃ 이상인 현상이다.

② 일평균 기온이 25℃ 이상이면서 일최고 기온이 30℃ 이상인 무더운 여름에 나타나며 대개 장마가 끝난 뒤에 나타난다.

③ 한낮에 뜨겁게 달아오른 지표의 열기는 해가 지면서 급격히 냉각되어 지표면의 대기가 식어야 하나 주변 상공의 대기온도가 지표면의 대기온도보다 더 높아 위로 상승하지 못하고 지표면을 달구었던 열기와 함께 정체되면서 밤에도 25℃ 이상의 고온 현상이 지속되는 일종의 밤의 대기역전(정체) 현상이다.

④ 불면증, 불쾌감, 피로감 증대, 탈진 등을 유발한다.

(3) 엘니뇨(El Nino)와 라니냐(La Nina) 현상

지구 자전으로 동풍이 불어 바닷물이 서쪽으로 밀리면 찬물이 올라오기 때문에 적도 부근 동태평양은 평상시엔 서태평양보다 수온이 낮다. 이에 따라 바닷물 온도가 높은 서태평양에서는 공기 온도까지 높아지고 상승기류가 생겨 저기압으로 강수량이 많아진다.

① **엘니뇨 현상** 17 경남, 19 경기

㉠ 동풍이 약해지고(적도 무역풍의 약화) 동태평양의 바닷물 온도가 올라가면서 바닷물의 방향을 역전시키는 현상

㉡ 해수면의 온도가 평년보다 0.5℃ 이상 높게 6개월 이상 지속

㉢ 엘니뇨란 남아메리카 페루 연안에서 형성되는 '따뜻한 해류'를 뜻하는 스페인어로 대략 9월에서 다음해 3월 사이 크리스마스를 전후로 나타나기 때문에 '작은 사내아이'란 별칭을 갖고 있음

㉣ 적도의 강력한 난류가 동쪽으로 반류하여 강하게 흐름에 따라 페루 부근은 호우가 발생하고 반대편 서부에는 큰 가뭄이 발생함

㉤ 대기 순환의 변화를 가져와 태평양 주변국뿐만 아니라 아시아, 아프리카까지 정상적인 기후 조건이 파괴되고 이상기후로 변함

㉥ 엘니뇨는 지구온난화와 깊은 관련이 있어 지구온난화로 인한 기상이변과 엘니뇨의 발생 주기가 같고, 그 발생 주기는 시간이 흐름에 따라 더 짧아지고 기상이변의 강도도 커짐

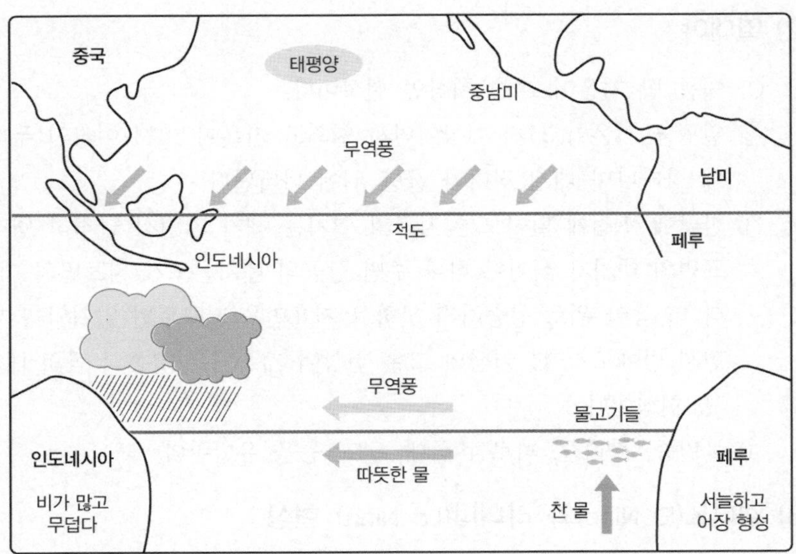

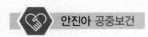

그림 4-21 무역풍이 정상적으로 불 때

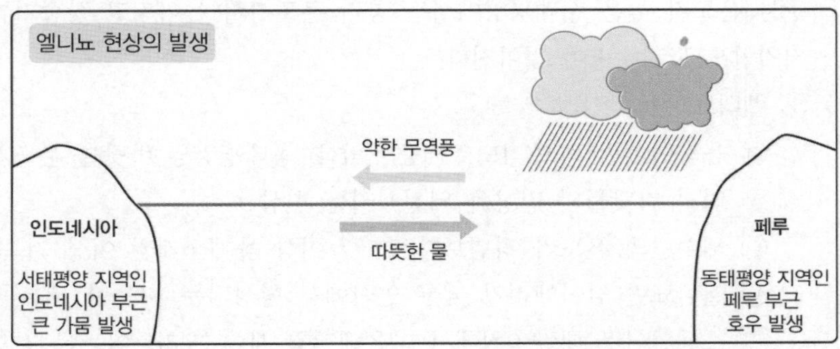

그림 4-22 무역풍이 약해지거나 반대로 불 때

② 라니냐 현상 15 전남, 20 인천보건연구사

㉠ 동풍인 무역풍이 강해지면서 적도 부근의 동태평양 해수 온도가 평소보다 낮아지는 현상

㉡ 해수면의 온도가 평년보다 0.5℃ 이상 낮아짐

㉢ 스페인어로 '작은 소녀'라는 뜻으로 엘니뇨와 반대 현상을 말함

㉣ 지구온난화의 영향으로 인도네시아 등 동남아시아에는 극심한 장마가, 페루 등 중남미에는 가뭄이, 그리고 미국에서는 심한 경우 극지방 같은 추위가 도래함

제 6 절 월경성 환경오염

물이나 대기의 오염이 한 특정 지역, 또는 한 국가로 퍼져나가게 되는 오염을 월경성 환경오염이라고 한다. 오염물질의 이동으로 인해서 여러 나라 또는 지역에 거친 오염이 일어나게 되므로 한 국가 또는 지역만의 관심으로 대처하기 어렵다.

1 황사

(1) 황사 현상

① 중국과 몽골의 사막에서 발원한 모래분진이 강력한 편서풍에 의해서 우리나라와 일본, 심한 경우에는 북미 지역까지 날아가는 현상이다.

② 한반도와 일본에서 관측되는 황사의 크기는 1~10㎛ 정도(1㎛ 입자는 수년 동안, 10㎛ 입자는 수시간~수일 정도 공중에 부유할 수 있음)이다.

③ 주성분은 미세한 먼지로 마그네슘, 규소, 알루미늄, 칼슘, 칼륨 같은 산화물이 포함되어 있다.

④ 사막 지대의 황사는 석영(규소), 황토 지대의 황사는 장석(알루미늄)이 주성분이다(철 성분도 많이 함유되어 있음).

⑤ 매년 주로 3~5월에 3~6일 정도 관측된다. 전국적으로 전체 관측 횟수를 보면 전라도 지방(최다 횟수 발생 지역은 광주)이 가장 많다. 발생일수로 보면, 서울·경기 지역과 서해안 지역이 길다. 드물게 서울에서 1991년 겨울(1991.11 30~12.3)에 관측된 경우가 있다. 지난 1999년 1월 25일에 이른 황사가 발생되기도 했고, 2001년에는 1월 2일 오후 1시경에 극심한 황사가 발생되었다.

(2) 황사의 피해

① 시정장애: 황사는 크기가 10㎛ 이하인 입자들로 햇빛을 산란·흡수하게 되므로 하늘이 뿌옇게 보여 시정을 악화시킨다.

② 호흡기, 눈장애: 황사는 미세입자(입자크기 2.5㎛ 이하)가 많기 때문에 호흡기에 침착되거나 눈에 들어가 기관지염, 천식, 안질 등의 질환을 일으킬 수 있다.

③ 정밀기기의 오작동 우려

㉠ 정밀기기의 가동부에 황사가 흡입되어 오동작할 우려가 있음

㉡ 기타 옷·차량·건물 등을 더럽히고 식물의 잎의 기공을 막거나 잎에 쌓여 생장에 장애를 줄 수 있음

(3) 황사의 이점

① 황사 속에 있는 석회 등의 알칼리성 성분이 산성비를 중화하고, 토양과 호수의 산성화 방지

② 식물과 해양 플랑크톤에 유기염류 제공

표 4-22 황사특보 발령 단계 및 행동요령 18 울산

구분	발령 기준	행동요령
경보	먼지농도(PM-10)가 800㎍/m^3 이상, 2시간 이상 지속 예상	• 노약자, 어린이, 호흡기 질환자의 외출 금지 권고 • 유치원과 초등학교의 실외 활동(운동, 실외 학습 등) 금지 및 수업 단축

2 산성비 16 경기

(1) 특징

① 아황산가스(SO_2)와 질소산화물(NOx)을 다량으로 포함하고 있는 침착물을 포괄하여 지칭하는 용어이다.

② 자연이나 인위적인 근원으로부터 배출된 휘발성유기화합물(VOCs), 아황산가스(SO_2), 질소산화물(NOx), 수은 같은 오염물질들이 대기 중에서 수분이나 산소 등의 다른 화학물질과 결합하여 산성을 띠는 물질을 형성함으로써 만들어진다. 이 산성 물질은 바람을 타고 국경을 넘어 멀리는 수백 킬로미터까지 이동하게 된다.

③ 일반적으로 빗물의 pH가 5.6 미만일 때를 산성비라 한다.

④ 주요 원인물질: 황산, 질산, 염산(자연)

(2) 영향

① 토양 및 수질을 산성화시켜 산림을 황폐화시킨다.

② 식물세포 파괴, 산림과 농작물 피해, 산성에 약한 수중 생물을 도태시켜 생태계를 교란한다.

③ 약한 대리석, 금속 사용 건축물이나 유적들을 손상시킨다.

④ 산성비 자체에 의한 건강에 주는 직접적인 영향은 특별히 알려진 것이 없다.

⑤ 산성비를 구성하는 물질들인 아황산이나 질소산화물에 의해 생긴 황산염과 질산염은 폐의 하기도까지 도달하여 천식과 기관지염을 유발할 수 있으므로 주의하여야 한다.

3 오존층 파괴 16 부산, 17 서울

(1) 특징

① **오존층**: 성층권(고도 25~30km)에 존재하는 오존층은 지상에 도달하는 자외선의 대부분과 유해한 우주선을 흡수하여 지구 생태계를 유지하는 데 중요한 역할을 한다.

② **오존층 파괴 현상**: 대기 중에 배출된 프레온가스는 성층권에 도달하게 되고, 자외선에 의해 분해되어 염소원자를 방출하는데, 이것이 오존의 산소원자와 결합함으로써 오존층을 파괴하고 있다. 남극 지역에서 많이 발생하고, 매년 봄마다 오존홀(Ozone Hole)이 나타나고 있으며, 그 크기가 확대되고 있다.

③ **오존층 파괴물질에 대한 생산 및 사용 규제**: 몬트리올 의정서(CFC, 할론, 브로마이드)

(2) 오존층 파괴물질 71)

① **프레온가스(CFCs)**: 대기권에서는 파괴되지 않는 매우 안정된 기체이지만 성층권까지 상승하면 오존 파괴물질인 염소분자를 방출하여 오존층을 파괴하게 된다. 따라서 HFC, HCFC등 대체물질들이 개발되고 있는데 HFC는 오존 파괴능력이 없는 반면 HCFC는 염소원자를 지니고 있어서 오존층 파괴 가능성이 있기 때문에 완전한 대체물질이 되지 못하고 있다.

② CFC에 브롬(Bromine)이 추가된 Halon이라는 소화제

③ CFC 제조원료인 사염화탄소(CCL_4)

(3) 영향

① 많은 양의 자외선(UVB)이 지상까지 닿게 되고 이러한 노출에 따라 여러 가지 영향이 나타나게 된다.

② 가장 심각한 건강상의 영향은 자외선 노출에 의한 피부암이다.

③ 피부노화 · 피부암 · 백내장 증가, 농작물이나 각종 생태계 파괴

(4) 오존층 보호 노력 72)

① 오존층 보호를 위한 포괄적 규정인 비엔나 협약이 1985년에 체결되고, 1989년 오존층 파괴물질의 생산 및 소비량 감축을 위해 환경문제와 무역을 연계시킨 몬트리올 의정서가 발효되었으며, 비엔나 회원국 중 선진국들은 1996년부터 오존층 파괴물질인 CFC의 생산과 사용을 중지하기로 했다.

---

71) 구성회 외, 공중보건학(제23판), 고문사, 2017, p.122.
72) 위의 책, p.123.

② 한국은 2010년부터 생산을 중지했다.
③ 2016년 몬트리올 의정서 당사국 회의는 2019년부터 CFC 대체물질로 개발된 수소불화탄소(HFCs)도 점진적으로 감축하기로 합의하는 등 오존층 보호 노력이 지속되고 있다.

제7절 대기환경기준

1 오염물질 기준치[73] 17 경기

(1) 건강기준치(criteria)

① 보통 인체의 건강장애를 고려해서 만든 기준치로서 법적인 구속력이 없고 법적 규제수단이 아니다.
② 인체를 고려한 것이기 때문에 나라마다 기준치가 다를 수 없다.

(2) 환경기준치(standard)

① 그 나라의 정치, 경제, 사회 등을 고려하여 그 나라가 추구하려고 하는 목표치(goal)는 행정상 중요한 의미를 갖게 된다.
② 그 자체가 행정상 규제대상이 되거나 법적 구속력을 갖고 있지 않기 때문에 기준치를 초과하였다고 하여도, 국민이나 사업자가 직접적으로 책임지는 것은 아니다.
③ 많은 과학적인 근거에 의해 그 나라 사정에 맞도록 환경대책을 수립하고 추진하기 위한 행정목표치이다.
④ 대기환경기준은 나라마다 차이가 있으며 우리나라의 「환경정책기본법」 시행령에 규정된 대기환경기준 항목은 아황산가스, 일산화탄소, 이산화질소, 미세먼지, 초미세먼지, 오존, 납, 벤젠 등 8종류이다.

(3) 배출허용기준(Emission standard)

① 환경기준치를 달성하기 위해 법적인 구속력을 갖는 배출규제이다.
② 배출을 규제하는 방법에는 배출량을 규제하는 방법, 굴뚝이나 배출 시간 등의 배출조건을 규제하는 방법, 배출지역을 규제하는 방법, 착지농도가 어떤 환경수준을 달성하도록 지상의 농도를 규제하는 방법 등이 있다.

73) 남철현 외, 공중보건학(제9판), 계축문화사, 2020, p.242~244.

③ 배출허용기준은 대기오염물질에 대하여 총량으로 규제하도록 하고 있으며, 가스상 물질과 입자상 물질로 구분하여 배출허용기준을 정하고 있다.

④ **가스상 물질의 배출허용**: 암모니아, 일산화탄소, 염화수소, 황산화물, 질소화합물, 황화수소 등 16종에 대하여 배출허용기준을 규정하고 있다.

⑤ **입자상 물질의 허용기준**: 먼지 및 카드뮴, 크롬, 니켈, 구리, 아연 등의 화합물과 매연 등에 대하여 규정하고 있으며, 매연의 경우 링겔만 농도표 2도 이하로 규정하고 있다.

2 대기환경 기준(「환경정책기본법 시행령」 제2조 관련)

15 경기·서울보건연구사, 16 충북·강원·대구·충북보건연구사, 17 부산·광주·경기·서울의료기술, 18 울산보건연구사, 19 서울·충북, 20 제주의료기술·충북·전남의료기술, 21 서울·충남·서울보건연구사·경기경력경쟁·대전보건연구사, 22 부산의료기술·보건직, 23 인천의료기술·대구·인천보건연구사

[별표1]

항목	기준
아황산가스(SO_2)	연간 평균치 0.02ppm 이하 24시간 평균치 0.05ppm 이하 1시간 평균치 0.15ppm 이하
일산화탄소(CO)	8시간 평균치 9ppm 이하 1시간 평균치 25ppm 이하
이산화질소(NO_2)	연간 평균치 0.03ppm 이하 24시간 평균치 0.06ppm 이하 1시간 평균치 0.10ppm 이하
미세먼지(PM-10)	연간 평균치 50㎍/m^3 이하 24시간 평균치 100㎍/m^3 이하
초미세먼지(PM-2.5)	연간 평균치 15㎍/m^3 이하 24시간 평균치 35㎍/m^3 이하
오존(O_3)	8시간 평균치 0.06ppm 이하 1시간 평균치 0.1ppm 이하
납(Pb)	연간 평균치 0.5㎍/m^3 이하
벤젠	연간 평균치 5㎍/m^3 이하

※ 비고

1. 1시간 평균치는 999천분위수(千分位數)의 값이 그 기준을 초과해서는 안 되고, 8시간 및 24시간 평균치는 99백분위수의 값이 그 기준을 초과해서는 안 된다.
2. 미세먼지(PM-10)는 입자의 크기가 10㎛ 이하인 먼지를 말한다.
3. 초미세먼지(PM-2.5)는 입자의 크기가 2.5㎛ 이하인 먼지를 말한다.

보충 링겔만 농도표(Ringelmann's smoke chart)

16 서울보건연구사, 17 부산의료기술, 20 충북

굴뚝에서 나오는 매연의 농도를 측정할 때 사용하는 농도기준표로, 백선에서 흑선까지 6단계가 있다. 우리나라 대기허용기준은 2도(40%) 이하이며, 매연의 농도와 비교해서 농도의 도수를 측정한다.

(1) 측정 방법(무풍에서)

① 굴뚝에서 약 40m 떨어져 연기의 흐름에 직각으로 선다.

② 굴뚝의 출구로부터 30~45cm에 위치한다.

③ 연기의 배경은 하늘로 하되, 태양 쪽으로는 향하지 않도록 한다.

④ 이상의 조건을 지켜 연기를 관찰한다.

(2) 특징

① 매연의 색과 비교하는 것이 아니고 태양광선이 매연에 흡수되는 상황을 비교한다.

② 측정법은 오차가 나기 쉬우나 간편한 것이 장점이다.

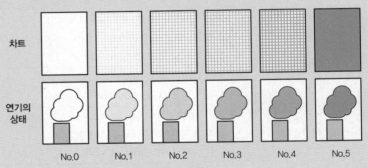

Card번호(농도)	흑색의 폭	백색의 폭	백색의 부분	매연농도
No.0(0도)	전백	–	100%	0%
No.1(1도)	1.0mm	9.0mm	80%	20%
No.2(2도)	2.3mm	7.7mm	60%	40%
No.3(3도)	3.7mm	6.3mm	40%	60%
No.4(4도)	5.5mm	4.5mm	20%	80%
No.5(5도)	전흑	–	0%	100%

측정: 배출구로부터 200m 이내의 지점에서 링겔만 비탁표를 측정자의 16m 앞에 놓고 굴뚝 배출구로부터 30~45cm에서 매연의 색을 비탁표와 비교한다.

그림 4-23 링겔만 농도표

제8절 수질오염

1 수질오염의 이해

(1) 수질오염의 정의

① 자연수의 수질이 인간 생활 및 산업 활동에 의해서 야기된 폐수 · 하수 및 분뇨 등이 배출되어 물리적 · 화학적 · 생물학적으로 변화하는 현상이다.

② 홍수 등 자연 현상으로도 발생할 수 있으나, 일반적으로 각종 폐수량의 증가 또는 용수와 하수량의 증가로 발생한다.

(2) 수질오염의 원인

① **생활하수**: 가정하수와 도시하수가 포함되며, 오염물질로 다량의 무기물 · 유기물 · 미생물이 함유되어 있다.

② **산업폐수**: 수질오염에 대한 가장 큰 문제로 공장에서 배출하는 각종 중금속을 비롯한 유기성 물질, 고도의 처리를 요하는 난분해성 물질 등의 배출이 많다.

③ **축산폐수**: 가축의 사육으로 인하여 배출되는 액체성 또는 고체성 오염물질로 대부분 유기물질로 구성되어 있다.

④ **농업하수**: 다량의 농약과 비료를 사용하므로 인하여 주성분인 인과 질소가 유출되어 부영양화 현상의 원인이 된다. 또한 DDT, PCB, 파라티온(Parathion) 등은 수중생물을 폐사시키고 동물과 인체에 피해를 준다.

표 4-23 우리나라 수질오염의 주요 원인[74)]

구분	발생량(천 톤/일)	오염부하(BOD기준)
생활하수	11,321(70%)	2,137(38%)
산업폐수	4,622(29%)	2,608(46%)
축산폐수	118(1%)	935(16%)

(3) 수질오염원의 분류 20 광주보건연구사, 21 경북의료기술, 22 부산의료기술 · 대구보건연구사

① 점 오염원(point-source)

㉠ 한 지점 또는 좁은 구역에서 다량의 오염물질이 하천에 배출되는 오염원이다.

㉡ 생활하수, 공장폐수, 축산폐수 등이 속한다.

㉢ 갈수기에 하천에는 수량이 적어 점오염에서 배출되는 오염물질을 희석할 수 있는 희석배수가 상대적으로 낮아 결국 하천의 오염물 농도는 증가한다.

---

74) 환경부, 환경백서 2012.

② 비점 오염원(nonpoint-source)

㉠ 오염원이 한 장소 또는 좁은 구역에 국한되어 있지 않고 넓은 장소에 산재되어 있는 경우로서 도시지역, 농촌지역, 산림지역, 광산지역, 휴양지역 등에 산재되어 있는 오염원들이 여기에 속한다.

㉡ 도시지역은 강우 강도 등에 따라, 농촌지역은 퇴비나 농약의 종류나 정도 등에 따라, 산림지역은 낙엽이 썩으면서 형성된 유기물층 등에 따라 오염 정도가 다르다.

㉢ 이것은 홍수기 강우에 의하여 넓은 지역에 산재되어 있던 비점 오염원의 오염물질들이 이 시기에 씻기기 때문이다.

2 수질오염 측정 지표

22 서울 · 인천보건연구사, 23 전북경력경쟁 · 인천의료기술, 24 경기의료기술

생물학적 오염지표로 유기성 오염물질에 관한 지표이다.

(1) 생물화학적 산소요구량(BOD, Biochemical Oxygen Demand): 하수 · 폐수 오염지표

15 경기의료기술, 16 경기의료기술, 17 광주 · 충남 · 울산의료기술, 20 충북보건연구사 · 서울보건연구사 · 세종보건연구사, 21 전북의료기술 · 제주의료기술 · 경북의료기술 · 세종보건연구사 · 대전보건연구사 · 전남보건연구사, 22 충북의료기술

① 하수 · 폐수 내의 오염물질(유기물)이 호기성 상태에서 미생물에 의해 분해되어 안정화되는 데 소비하는 산소량을 말한다.

② BOD가 높다는 것은 미생물에 의해 분해되기 쉬운 유기물질이 많다는 것을 의미한다.

③ 측정: BOD 5 → 20℃에서 5일간 BOD를 mg/L(ppm)으로 표기한 것

㉠ 2개의 시료 채취

㉡ 1개는 즉시 DO 측정

㉢ 다른 하나는 20℃에서 5일간 보관 후 DO 측정

㉣ BOD = ㉡ − ㉢

참고 BOD 측정 단계

(1) 1단계 BOD

① 불안정하여 분해되기 쉬운 탄소화합물 등의 유기물질이 산화될 때 소비되는 산소량

② 분해가 완료되기까지 20℃에서 7~10일 소요

(2) 2단계 BOD

① 질소화합물의 산화에 소비되는 산소량

② 제1단계 분해가 끝나면서부터 시작하여 완료될 때까지 약 100일 소요

(2) 화학적 산소요구량(COD, Chemical Oxygen Demand): 폐수 · 해수 오염지표

16 서울, 17 경북의료기술 · 부산의료기술, 19 경북의료기술 · 경기의료기술, 20 전북보건연구사 · 서울보건연구사, 21 경북의료기술 · 제주의료기술 · 세종보건연구사

① 물속의 피산화성 물질인 유기물질이 산화제에 의해 산화될 때 소비되는 산소량을 mg/L(ppm) 단위로 나타낸 것

② 산화제: 과망간산칼륨($KMnO_4$), 중크롬산칼륨($K_2Cr_2O_7$)

③ 장점

㉠ COD는 미생물이 분해하지 못하는 유기물도 측정 가능

㉡ BOD보다 짧은 시간 내에 측정 가능(2시간 정도면 측정 가능)

㉢ 독성물질이 있을 때도 측정 가능

④ 단점

㉠ 시약 자체의 불안정성

㉡ 산화의 불완전

㉢ 반응 조건에 의한 영향이 큼

(3) 용존산소량(DO, Dissolved Oxygen)

15 경북 · 경기의료기술, 17 경기의료기술 · 전북, 19 서울7급 · 서울고졸, 20 서울 · 경기의료기술 · 대전보건연구사 · 서울보건연구사, 21 경북의료기술 · 충북 · 전남경력경쟁 · 세종보건연구사 · 충북의료기술, 23 충남의료기술 · 강원의료기술 · 울산의료기술

① 하수 중에 용존된 산소량으로 오염도를 측정하는 방법

② 용존산소의 부족

㉠ 오염도가 높음을 의미

㉡ 용존산소가 부족하면 혐기성 부패에 의하여 메탄가스가 발생하고 악취 발생

③ DO의 변화

㉠ 수온이 낮을수록, 기압이 높을수록 높음

㉡ 염류의 농도가 높을수록 감소하기 때문에 해수나 경수는 산소 용해도가 낮음

㉢ 5ppm 이하가 되면 어류가 생존할 수 없는 오염 상태가 됨

(4) 수소이온농도(pH) 21 서울 · 세종보건연구사

① 수중에 존재하는 수소이온량을 나타내는 지수로서 물의 산성 또는 알칼리성을 나타낸다.

② pH와 액성과의 관계

㉠ 산성: $pH < 7$

㉡ 중성: $pH = 7$

㉢ 알칼리성: $pH > 7$

③ pH가 낮을수록(강산성일수록) 부식성이 강하다.

(5) 부유물질(SS, Suspended Solids) 20 충북보건연구사

① 무기 · 유기물질을 함유한 고형물질로 물에 용해되지 않는 0.1㎛ 이상의 물질

② 침전이 불가능한 입자: 0.1~5㎛

③ 침전이 가능한 입자: 5㎛ 이상의 입자로서 신선 하수의 경우 전체 부유물질의 50~60%

(6) 미생물검사 21 경기의료기술

① 일반세균: 일반세균을 검사항목으로 하는 이유는 인체에 직접적인 유해균이기 때문이 아니고 다른 미생물의 오염을 추측할 수 있는 지표로서의 의미가 있기 때문이다.

② 대장균군: 검사의 의미는 대장균 자체가 인체에 직접 유해한 세균이기 때문이 아니고, 다른 병원미생물이나 분변오염 등을 추측할 수 있는 오염지표로서의 의미가 있으며 검출방법이 간편하고 정확하기 때문이다.

(7) 알칼리도

알칼리성의 강약을 나타내는 지표로 황산 등의 강산 표준용액을 중화하여 적정화하는 데 소비되는 양을 탄산칼슘($CaCO_3$)으로 환산한 값

(8) 산도

알칼리성을 중화시킬 수 있는 능력

(9) 색도

① 색도 1도: 백금 1mg 함유 색도표준액을 정제수 1L에 용해시켰을 때 나타나는 색상

② 단위: mg/L, ppm

(10) 탁도

① 불순물에 의해 물이 탁해지는 정도

② 탁도 1도: 카올린 1mg을 정제수 1L에 혼합하였을 때의 흐린 정도

③ 단위: 도, NTU

(11) 경도

① 물속에 용해되어 있는 Ca^{2+}, Mg^{2+}, Mn^{2+}, Fe^{2+}, Sr^{2+} 등의 2가 양이온 함량을 탄산칼슘($CaCO_3$)으로 환산한 표시

② 단위: mg/L, ppm

③ 경도 높은 물: 비누 효과 나쁨, 가정용수로 좋지 않다.

4 환경보건

3 수질오염의 종류

(1) 부영양화 21 전북 · 인천의료기술, 23 경기의료기술 · 부산보건연구사

① 개념

㉠ 수중생물의 영양분이 증가한다는 의미

㉡ 정체수역에 합성세제, 비료 등에서 유래되는 질소(N), 인(P)과 같은 영양염류가 다량 유입 시 미생물로 인한 유기물 분해로 인하여 수중에 영양물질이 많아지는 현상

② 부영양화를 일으키는 인자

㉠ 정체수역에서 쉽게 발생

㉡ 주요 오염물질: 질산염(N), 인산염(P), 탄산염(C) 등

㉢ 조류 번식에 필요한 물질 C : N : P 비 = 100 : 15 : 1
(부영양화의 한계인자: P)

③ 부영양화를 일으키는 배출원: 합성세제, 썩은 식물, 축산폐수, 처리되지 않은 가정하수 및 공장폐수

④ 현상

㉠ 부유물질이 많아짐(수질의 색도 증가, 투명도 저하)

㉡ 태양광선의 침투가 어려워짐

㉢ 용존산소농도가 표수층은 플랑크톤 광합성에 의해 포화 또는 과포화되고, 심수층에서는 현저히 감소되며 산소의 소비는 주로 플랑크톤 사체의 산화를 의미

㉣ 수서생물의 종류 변화

㉤ 화학적 산소요구량(COD) 값의 증가

㉥ 적색 또는 녹색 물로 변화하며 물의 자정 능력 저하

⑤ 방지 대책

㉠ 사전

- 질소, 인 등의 영양원 공급 차단
- 무린세제 사용(인의 함량이 적은 합성세제)
- 유입 하수의 고도처리

㉡ 사후: 황산동($CuSO_4$), 활성탄 등을 살포하여 제거

(2) 적조 현상 23 경기의료기술

① 개념

㉠ 식물성 플랑크톤(규조류, 편모조류)의 이상 증식(급격하게 발생)으로 해수가 적색을 띠는 현상

㉡ 해역의 부영양화 현상

② 적조 발생요인

㉠ 정체성 수역(해류의 장시간 정체)

㉡ 수중 영양염류의 농도 증가(탄소, 질소, 인)

㉢ 적당한 염분농도

㉣ 수온의 상승

③ 적조 현상 발생으로 인한 피해

㉠ 일부 조류의 독소 방출

㉡ 과영양 상태로 진행되면 용존산소 소비

㉢ 용존산소가 소비되어 어류 등 다른 생물 피해

㉣ 적조생물이 어패류 아가미에 부착하여 질식사

④ 방지 대책

㉠ 질소, 인 등의 영양원 공급 차단

㉡ 유입 하수 고도 처리

㉢ 황산동($CuSO_4$), 활성탄, 황토 등을 살포하여 조류 제거

(3) 녹조 현상(수화)

① 부영양화된 호소나 유속이 느린 하천에서 식물성 플랑크톤인 녹조류나 남조류가 크게 늘어나 물빛을 녹색으로 변화시키는 현상이다.

② 수화라는 표현은 일반적인 조류의 대량 증식 현상을 모두 포함하는 말로 훨씬 넓은 범위의 의미를 가지고 있다. 녹조 현상은 수화 현상의 한 종류로 남조류의 대량 증식으로 인해 물색이 녹색으로 변색하는 현상만을 의미한다.

③ 영향: 남조류 독소에 의한 가축이나 야생동물의 폐사, 대량 증식한 조류가 분해되는 동안 수중 용존산소 감소로 인한 물고기 및 수중생물의 폐사

(4) 성층 현상 12 서울

① 호수에서 수심에 따른 온도의 변화로 물의 밀도차가 발생하여 표층, 변천대, 정체층 등으로 층이 발생하는 현상이다.

② 겨울이나 여름에 주로 발생한다.

③ 성층 현상의 순서

㉠ 표층수: 조류 광합성으로 DO 포화 및 과포화

㉡ 수온약층: 수온이 깊이에 따라 감소하는 중간 부분

㉢ 심수층

- 용존산소가 거의 없음
- 낮은 DO 농도로 인해 수중생물의 서식에 좋지 않음
- 저수지 바닥에 침전된 유기물은 혐기성 상태에서 분해되므로 수질이 악화됨
- 탄산가스가 매우 많음
- pH는 약산성임

(5) 전도 현상

① 호수, 저수지에서 봄, 가을 물의 온도변화로 밀도차가 발생한다.

② 수직운동이 가속화되는 현상이다.

③ 봄: 얼음이 녹으면서 수표면이 4℃ 정도 시 밀도가 최대로 심수층 → 표수층으로 이동된다.

④ 가을: 수표면의 수온이 강하, 수직적 정체현상이 파괴된다.

(6) 합성세제 [75)]

① 중성세제

㉠ 대표적인 것은 ABS(Alkylbenzene-sulfonate)를 주성분으로 하는 경성세제이다.

㉡ 2차대전 후에 많이 사용되었으나 수중에서 잘 분해되지 않고, 수중부패생물도 사멸시키며, 생물학적 하수처리과정에 영향을 주고, 기포형성이 지속되어 수면에 뜨게 되므로 수중 산소공급을 방해하여 자연수의 용존산소량을 감소시켜 물의 자정작용을 감퇴시킨다.

㉢ 주로 가정이나 공장에서 많이 사용되고 있다.

75) 남철현 외, 공중보건학(제9판), 계축문화사, 2020, p.255.

② 연성세제

㉠ LAS(Linear akylate sulfonate)를 기제로 사용하는 세제이다.

㉡ 미생물에 의해 쉽게 분해되나 성분이 Tripolyphosphate이어서 분해처리되면 인(P)성분이 조류의 영양원으로 이용되므로 부영양화현상에 의한 조류의 다량발생 등이 문제된다.

③ 합성세제

㉠ NTA(Nitrilotriacetic acid)를 성분으로 하는 세제이다.

㉡ 최초 개발 시에는 합성세제 자체로서의 조건을 만족시켜주고 생태적 악영향도 별로 없는 것 같았으나 그 후 수중의 수은, 카드뮴 등 중금속과 결합하여 매우 유독한 물질을 형성한다는 것이 알려졌다.

(7) 수질오염 사건

① 대구 수돗물 페놀 오염 사건

㉠ 1991년 구미 공단 옥계천변의 두산전자 회사에서 페놀원액 30톤이 유출되어 낙동강으로 유입된 사건

㉡ 오염된 물이 낙동강 대구 다수 정수장으로 흘러들어 염소 소독제와 결합하여 클로로페놀이 되어 약 1주일간 대구시 수돗물에서 심한 악취 발생

㉢ 증상: 복통, 설사, 유산, 목 통증, 두드러기 및 가려움증 등

② 이타이이타이병

㉠ 1920~1946년 사이 일본 도야마 현의 진즈 강 인근 주민들 사이에 발생한 병

㉡ 미쓰이 아연공장으로부터 배출된 카드뮴이 유입된 물을 농업용수와 먹는 물로 사용한 주민들이 체내 농축으로 발병한 사건

㉢ 증상: 서혜부, 허리 등 관절의 자발통이 심하고 뒤뚱거리는 오리걸음, 골연화증, 다뇨, 단백뇨 등

③ 미나마타병

㉠ 1953~1960년경 일본 구마코토 현 미나마타 시에서 발생한 사건

㉡ 인근 공장에서 배출된 메틸수은 함유 폐수가 어패류에 축적되고 어부와 그 가족, 낚시꾼 등 지역 주민들이 메틸수은에 오염된 물에서 어패류를 잡아먹고 발병

㉢ 증상: 중추신경계 질환으로 환청, 언어장애, 구심성 시야 협착, 정신장애, 사지 비틀림, 운동실조 등

④ 가네미 사건(PCB중독)

㉠ 1968년 일본의 기타큐슈에 있는 가네미회사에서 사료 원료로 판매한 미강유의 탈취 공정 중에 혼입된 PCB로 인해 발생한 사건

㉡ 증상: 식욕부진, 구토, 안질 등

⑤ 비소(As) 중독

㉠ 비소의 오염원은 화학공업, 황산제조공업, 비료제조공업 등의 폐수에 의해 오염됨

㉡ 급성 중독은 구토, 탈수증상 뒤에 복통, 체온저하, 혈압저하, 경련, 혼수상태가 되어 사망하며, 만성 중독은 피부가 청동색으로 되며, 손발과 피부에 각화현상이 일어나며, 구토, 복통, 빈혈, 체중감소, 신염을 일으킴

OX QUIZ

Check

01 현대 환경오염의 특징은 누적화, 안정화, 단일화, 광역화, 월경화 현상이다. O X

02 비스페놀 A는 대표적인 내분비계 교란물질로 주로 소각장에서 발생한다. O X

03 흄(Fume)은 광물질의 용해나 산화 등의 화학반응에서 증발한 가스가 대기 중에서 응축하여 생기는 0.001~1㎛의 고체입자이다. O X

04 아황산가스는 용해도가 높기 때문에 주로 상기도에 흡수되며 눈, 코, 목 등의 점막 자극이 심하다. O X

05 오존은 대표적인 2차 오염물질이며 만성 폭로 시 천식의 원인이 된다. O X

06 실내공기 오염물질 중 미세먼지(PM-10), 미세머지(PM-2.5), 이산화탄소, 포름알데히드, 총부유세균, 일산화탄소의 6개 물질에 대해 유지기준을 설정하여 적용하고 있다. O X

07 런던 스모그는 복사성 역전에 해당하는 유형이며, 발생 시의 온도는 24~30℃이다. O X

08 지구온난화의 원인이 되는 온실가스 중 가장 기여도가 높은 물질은 육불화황(SF_6)이다. O X

09 산성비의 주요 원인물질은 황산, 질산, 염산이며, 빗물의 pH가 6.5 미만일 때를 산성비라 한다. O X

10 BOD가 높다는 것은 미생물에 의해 분해되기 쉬운 유기물질이 많다는 것을 의미한다. O X

OX Answer

01 X [안정화, 단일화 → 다발화, 다양화] **02** X [비스페놀 A는 식품이나 음료수 캔의 코팅물질에 등에 사용된다.]
03 O **04** O **05** X [오존은 천식을 악화시킨다.] **06** O **07** X [24~30℃ → -1~4℃]
08 X [육불화황(SF6) → 이산화탄소(CO_2)] **09** X [pH6.5 → pH5.6] **10** O

Part 4 합|격|예|감 기출문제

01

대기오염 사건 중 병인에 아황산가스가 포함되지 않은 것은?

서울, 2022

① Meuse Valley(벨기에) 1930년 12월
② Donora(미국), 1948년 10월
③ Poza Rica(멕시코), 1950년 11월
④ London(영국), 1952년 12월

02

〈보기〉에서 설명하는 수질오염의 지표는?

서울, 2022

〈보기〉
수중의 유기물질이 호기성 상태에서 미생물에 의해 분해되어 안정화되는 데 소비되는 산소량으로, 유기물질 함량을 간접적으로 측정하여 하수의 오염도를 확인할 때 사용하는 지표이다.

① 수소이온 농도(pH)
② 용존산소량(Dissolved Oxygen, DO)
③ 화학적 산소요구량(Chemical Oxygen Demand, COD)
④ 생물화학적 산소요구량(Biochemical Oxygen Demand, BOD)

03

기온에 대한 설명으로 가장 옳지 않은 것은?

서울, 2022

① 일반적으로 기온이란 지상 1.5m 높이에서의 대기의 건구온도를 말한다.
② 인간이 의복에 의하여 체온을 조절할 수 있는 외기온도의 범위는 대략 10~26℃이다.
③ 성층권에서는 고도가 높을수록 온도가 하락한다.
④ 연교차는 저위도보다는 고위도에서 크다.

04

하수의 생물학적 처리방법인 호기성처리가 아닌 것은?

경기 의료기술, 2022

① 오니처리법 ② 살수여상법
③ 산화지법 ④ 활성슬러지법

05

수돗물 위생관리를 위한 수치로 옳은 것은?

경기 의료기술, 2022

① 일반세균 – 1ml에 200CFU를 넘지 아니할 것
② 질산성질소 – 10mg/L를 넘지 아니할 것
③ 암모니아성질소 – 5mg/L를 넘지 아니할 것
④ 과망간산칼륨 – 20mg/L를 넘지 아니할 것

06

다음 중 오존경보를 발령하는 기준은?

경기 의료기술, 2022

① 0.12　② 0.2
③ 0.3　④ 0.5

07

〈보기〉에서 설명하는 공기오염물질은 무엇인가?

경기 의료기술, 2022

〈보기〉
- 공장에서 석탄이나 석유 연소 시 발생하며 폐, 호흡기 질환을 일으킨다.
- 산성비의 원인이다.
- 식물 성장에 방해가 된다.

① 오존　② 아황산가스
③ 질소산화물　④ 일산화탄소

08

농약성분인 메틸이소시안염 가스가 유출되었던 환경오염사건은?

경북 의료기술, 2022

① 보팔 사건　② 도노라 사건
③ 가네미 사건　④ LA형 스모그

09

「환경정책기본법 시행령」상 환경기준의 대기 항목으로 옳지 않은 것은?

보건직, 2022

① 벤젠　② 미세먼지
③ 오존　④ 이산화탄소

10

내분비계 교란물질(환경호르몬)과 오염 경로의 연결이 옳지 않은 것은?

보건직, 2022

① 다이옥신 – 폐건전지
② 프탈레이트 – 플라스틱 가소제
③ DDT – 합성살충제
④ 비스페놀A – 합성수지 원료

11

대기오염과 관련 없는 것은?

경기 의료기술, 2023

① 산성비　② 군집독
③ 기온역전　④ 열섬현상

12

소독약의 살균력 측정 기준으로 사용되는 화학물질은?

경기 의료기술, 2023

① 크레졸(cresol)
② 석탄산(Phenol)
③ 헥사클로로펜(Hexachiorophene)
④ 염소(Chlorine)

13

불쾌지수에 대한 설명으로 옳은 것은?

경기 의료기술, 2023

① 겨울에 최고치를 보인다.
② 기온과 기습을 인자로 하여 느끼는 불쾌감이다.
③ 불감기류 상태에서 포화습도를 기준으로 인간이 느끼는 불쾌감 정도를 나타낸다.
④ 4가지 온열인자의 복합작용에 의해 느끼는 불쾌감이다.

14

정수장의 상수처리에 대한 설명으로 옳지 않은 것은?

경기 의료기술, 2023

① 약품침전법을 시행하면 세균 수도 감소효과도 있다.
② 약품침전을 시행 후 주로 완속여과법으로 연결된다.
③ 상수처리에서 미생물 제거에 주로 사용되는 것은 염소소독법이다.
④ 상수처리는 침전, 여과, 소독의 과정을 거친다.

15

수질오염지표 중 부영양화물질로 적조현상의 원인이 되는 것은?

경기 의료기술, 2023

① 생물화학적산소요구량(BOD)
② 총유기탄소(TOC)
③ 총인(T-P)
④ 부유물질(SS)

16

다음 중 먹는물 수질기준으로 옳은 것은?

경북 의료기술, 2023

① 일반세균은 100mL 중 100CFU를 넘지 않아야 한다.
② 살모넬라는 250mL에서 검출되지 않아야 한다.
③ 크롬 0.005mg/L를 넘지 않아야 한다.
④ 여시니아균 3L에서 검출되지 않아야 한다.

17

맑은 날 고기압 중심에서 상층의 공기가 침강하면서 하강하는 기류의 단열압축에 의해 온도가 상승하여 하층의 공기보다 온도가 높아지는 현상으로 지표 상층 부분에서 주로 발생되는 기온역적의 유형은 무엇인가?

경북 의료기술, 2023

① 침강성 역전 ② 지형성 역전
③ 전선성 역전 ④ 복사성 역전

18

다음 중 수질오염 지표에 대한 설명으로 옳은 것은?

전북 경력경쟁, 2023

① DO – 부족하면 혐기성분해가 진행되어 CH_4가 생성되고 악취가 난다.
② BOD – 2~3시간이면 측정이 가능하다.
③ COD – 높으면 미생물에 의해 분해되는 유기물이 많은 상태이다.
④ 대장균 – 1mL에서 검출되면 1급수이고 10mL에서 검출되면 심각한 오염수이다.

19

〈보기〉의 설명에 해당하는 물질은 무엇인가?

전북 경력경쟁, 2023

〈보기〉

석탄이나 석유연료의 불완전 연소 시 발생하며 무색 · 무미 · 무취 맹독성 가스인 이것은 혈중 헤모글로빈과의 강한 접합으로 인해 중독 시 건강장애를 유발한다.

① 질소산화물 ② 황산화물
③ 일산화탄소 ④ 오존

20

다음 대기오염물질 중 1차 오염물질에 해당하는 것은? 전북 경력경쟁, 2023

① 흄　② 오존
③ 스모그　④ PAN

21

다음에 해당하는 오염물질은? 보건직, 2023

- 2차 오염물질로 산화력이 매우 강하다.
- 대기환경보전법령상 대기오염경보 대상이다.
- 질소산화물이 자외선과 광화학 반응을 일으키는 과정에서 생성된다.

① 오존　② 스모그
③ 라돈　④ 폼알데하이드

22

「먹는물 수질기준 및 검사 등에 관한 규칙」상 건강상 유해영향 무기물질에 관한 기준으로 옳은 것은? 보건직, 2023

① 암모니아성 질소는 1.0mg/L를 넘지 아니할 것
② 납은 0.1mg/L를 넘지 아니할 것
③ 비소는 0.001mg/L를 넘지 아니할 것
④ 질산성 질소는 10mg/L를 넘지 아니할 것

23

다음에 해당하는 하수처리 방법은? 보건직, 2023

1차 침전지를 거친 폐수를 미생물 막으로 덮인 자갈이나 쇄석, 기타 매개층 등 여재 위에 뿌려서 폐수가 여재 사이를 흘러내리며 미생물과 접촉하면서 오염물질이 분해·처리된다.

① 살수여상법　② 활성오니법
③ 산화지법　④ 임호프조

24

새집증후군의 원인 물질인 휘발성유기화합물(VOCs)이 아닌 것은? 보건직, 2023

① 일산화탄소(CO)　② 벤젠(benzene)
③ 톨루엔(toluen)　㉦ 스티렌(styrene)

25

온열인자에 대한 설명으로 옳은 것은? 경기 보건연구사, 2023

① 온열인자는 기온, 기습, 실내, 복사열이다.
② 기온측정은 지표면에서 건구온도로 측정한다.
③ 피부온도와 외부온도가 같으면 복사전도가 일어나지 않는다.
④ 감각온도는 기온과 기습을 고려한 지수이다.

26

〈보기〉의 설명에 해당하는 환경오염 사건은 무엇인가?

경기 보건연구사, 2023

〈보기〉
- 주거용 난방 시설에서 배출되는 오염물질에 의해 발생하였다.
- 기온역전현상이 있었다.

① LA 스모그 ② 런던 스모그
③ 보팔 사건 ④ 세베소 사건

27

수질 기준 중 공중목욕탕 원수의 기준으로 옳은 것은?

경북 보건연구사, 2023

① 색도는 1도 이하로 하여야 한다.
② 탁도는 1NTU 이하로 하여야 한다.
③ 과망간산칼륨 소비량 1.2mg/L 이하가 되어야 한다.
④ 수소이온농도는 8.5 이상 9.6 이하로 하여야 한다.

28

다음 중 염소소독 시 발생되는 소독부산물질에 해당하지 않는 것은?

경북 보건연구사, 2023

① 총트리할로메탄 ② 크로로포름
③ 다이옥신 ④ 디브로모아세토니트릴

29

〈보기〉의 설명에 해당하는 화학적 소독약은 무엇인가?

경북 보건연구사, 2023

〈보기〉
- 살균기전: 균체 단백질의 응고 작용, 균체막의 삼투압 변화 작용, 균체의 효소계 침투 작용 등
- 사용 농도: 3~5%
- 특징: 피부점막에 강한 자극성, 금속부식성
- 적용: 용기, 오물, 실험대, 배설물

① 과산화수소 ② 알코올
③ 석탄산 ④ 크레졸

30

다음 설명에 해당하는 환경오염사건은 무엇인가?

경기 의료기술, 2024

- 1952년 석탄연료 사용에 의한 대기오염과 복사성 역전에 의해 발생한 스모그현상
- 인구집단에게 호흡기계 및 순환기계 질병을 일으키고 가축피해를 유발
- 1956년 대기청정법(clean air act)을 제정하게 된 계기

① 인도 보팔(Bhopal) 사건
② 미국 로스앤젤레스(Los Angeles) 사건
③ 멕시코 포자리카(Poza Rica) 사건
④ 영국 런던(London) 사건

31

하수처리 과정에서 오니처리 방법으로 옳지 않은 것은? 경북 의료기술, 2024

① 폭기 ② 건조법
③ 퇴비화 ④ 혐기성처리법

32

1992년에 열린 환경관련 주요국제협약으로 "지구정상회의"라고도 하는 회의는 무엇인가? 경북 의료기술, 2024

① 바젤협약 ② 리우회의
③ 스톡홀름회의 ④ 교토의정서

33

외부의 신선한 공기를 실내로 불어넣고 실내의 오염된 공기는 창문을 통해 자연스럽게 배기되도록 하는 환기방법은 무엇인가? 전북 의료기술, 2024

① 송기식 환기 ② 배기식 환기
③ 공기조정법 ④ 평형식 환기

34

현재의 공기 1m^{3}에 포화될 수 있는 수증기량과 그 중에 함유되어 있는 수증기량과의 차이는? 서울 의료기술, 2024

① 절대습도 ② 포화습도
③ 상대습도 ④ 포차

35

산소중독증의 증상에 해당하지 않는 것은? 서울 의료기술, 2024

① 폐부종 ② 이통(耳痛)
③ 감각둔화 ④ 충혈

36

불쾌지수 측정에 필요한 온열요소만을 모두 고르면? 보건직, 2024

ㄱ. 기온	ㄴ. 기습
ㄷ. 기류	ㄹ. 복사열

① ㄱ, ㄴ ② ㄱ, ㄷ
③ ㄴ, ㄹ ④ ㄷ, ㄹ

37

다음 특징을 모두 가지는 공기의 조성 성분은? 보건직, 2024

- 공기의 78%를 차지한다.
- 이상기압일 때 발생하는 잠함병의 원인이 된다.
- 호흡할 때 단순히 기도를 출입할 뿐 생리적으로 불활성인 기체이다.

① 산소 ② 질소
③ 이산화탄소 ④ 일산화탄소

합격예감 기출문제 정답 및 해설

[Answer]

01 ③	02 ④	03 ③	04 ①	05 ②
06 ③	07 ②	08 ①	09 ④	10 ①
11 ②	12 ②	13 ②	14 ②	15 ③
16 ②	17 ①	18 ①	19 ③	20 ①
21 ①	22 ④	23 ①	24 ①	25 ③
26 ②	27 ②	28 ③	29 ③	30 ④
31 ①	32 ②	33 ①	34 ④	35 ③
36 ①	37 ②			

01

① Meuse Valley(벨기에) 1930년 12월: 벨기에 뮤즈계곡 공업지구에서 공장대기배출물(아황산가스)에 의한 대기오염사건+기온역전현상
② Donora(미국), 1948년 10월: 미국 펜실베니아주 도노라공업지구에서 공장대기배출물(아황산가스)에 의한 대기오염사건+기온역전현상
③ Poza Rica(멕시코), 1950년 11월: 멕시코 포자리카의 석유정제공장에서 황화수소가스(H_2S)누출
④ London(영국), 1952년 12월: 영국 런던에서 주거용 난방연료대기오염물질(아황산가스)로 인한 대기오염사건+기온역전현상

02

① 수소이온 농도(pH): 수중에 존재하는 수소이온량을 나타내는 지수로서 물의 산성 또는 알칼리성을 나타낸다.
② 용존산소량(Dissolved Oxygen, DO): 하수 중에 용존된 산소량으로 오염도를 측정하는 방법. 용존산소의 부족: 오염도가 높음을 의미
③ 화학적 산소요구량(Chemical Oxygen Demand, COD): 물속의 피산화성 물질인 유기물질이 산화제에 의해 산화될 때 소비되는 산소량을 mg/L(ppm) 단위로 나타낸 것
④ 생물화학적 산소요구량(Biochemical Oxygen Demand, BOD): 하수·폐수 내의 오염물질(유기물)이 호기성 상태에서 미생물에 의해 분해되어 안정화되는 데 소비하는 산소량

03

기온

(1) ℃=5/9(℉−32)
(2) 측정: 옥외 − 1.5m에서 건구온도 측정 / 실내 − 45cm에서 측정
(3) 일교차: 하루 중 최저기온인 일출 30분 전과 최고기온인 오후 2시경 온도의 차이(내륙>해안>산림지대), 고위도>저위도
(4) 연교차: 1년 동안의 최고기온과 최저기온의 차이(한대>온대>열대), 고위도>저위도
(5) 적정 실내 온도: 거실 18±2℃, 침실 15±1℃, 병실 21±2℃
(6) 대기권의 기온: 지상 12km 이하의 대기권(대류권)에서는 100m 상승 시마다 0.6~1.0℃ 정도 낮아지며, 성층권에서는 고도가 높을수록 온도가 상승한다.

04

하수처리 과정

(1) 예비처리(물리적 처리): 스크리닝, 침사법, 침전법
(2) 본처리(생물화학적 처리)
  ① 혐기성 처리법: 부패조, 임호프탱크
  ② 호기성 처리법: 활성오니법(활성슬러지법), 살수여상법, 산화지법, 회전원판법
(3) 오니처리: 건조법, 소화법, 퇴비법 등

05

① 일반세균 − 1mL에 100CFU를 넘지 아니할 것
③ 암모니아성질소 − 0.5mg/L를 넘지 아니할 것
④ 과망간산칼륨 − 10mg/L를 넘지 아니할 것

06

오존경보제: 대기 중 오존의 농도가 일정 기준 이상 높게 나타났을 때 경보를 발령함으로써 지역 거주 주민들의 건강과 생활 환경상의 피해를 최소화하기 위해 실시되는 제도(주의보, 경보, 중대경보 3단계로 발령)

구분	발령 기준	단계별 조치
주의보	기상조건 등을 고려하여 해당 지역의 대기자동측정소 오존 농도가 0.12ppm 이상인 때	주민의 실외 활동 및 자동차 사용의 자제 요청 등
경보	기상조건 등을 고려하여 해당 지역의 대기자동측정소 오존 농도가 0.3ppm 이상인 때	주민의 실외 활동 제한 요청, 자동차 사용의 제한 및 사업장의 연료 사용량 감축 권고 등
중대경보	기상조건 등을 고려하여 해당 지역의 대기자동측정소 오존 농도가 0.5ppm 이상인 때	주민의 실외 활동 금지 요청, 자동차의 통행금지 및 사업장의 조업시간 단축 명령 등

07

황산화물은 석탄이나 석유 연소 시 산화되어 발생하며, 아황산가스(SO_2), 삼산화황(SO_3), 황산(H_2SO_4) 등이 있다.

아황산가스(SO_2)

(1) 산업화 초기에 심각한 대기오염을 일으켰고 런던 스모그의 주범으로 알려져 있다. 가스 형태이지만 대기 중에서 황산염으로 변화하기 때문에 입자의 형태로도 흡수가 된다. 아황산가스는 용해도가 높기 때문에 상기도에서 많이 흡수되고 폐로도 침투된다.

(2) 특성
① 대기오염지표
② 황산제조공장, 석탄 연소 시 많이 배출되며, 감소 추세
③ 무색, 자극성이 강한 냄새가 남
④ 액화성이 강한 가스
⑤ 금속 부식력이 강함
⑥ 건강 장애: 호흡기 장애(상기도 자극), 눈 · 코 · 목의 점막 자극(급성 결막염)
⑦ 환원성 표백제
⑧ 산성비의 원인
⑨ 농작물에 가장 피해를 주는 물질

08

보팔사건

1948년 12월 인도 보팔시의 살충제 공장(미국 화학기업)에서 메틸이소시안염(MIC, methylisocyanate) 이라는 독가스 유출되었던 사건으로 노동자 주택을 중심으로 3천 명의 사상자와 수십 만 명의 피해자가 발생하였다.

[오답해설]

② 도노라 사건: 1948년 미국 펜실바니아주 도노라 공업지구에서 공장의 대기배출물질(아황산가스)에 의한 대기오염 사건으로 당시 기온역전현상이 있어서 오염이 5일간 지속되었다.

③ 가네미 사건: 1968년 일본의 기타큐슈에 있는 가네미회사에서 사료 원료로 판매한 미강유의 탈취 공정 중에 혼입된 PCB로 인해 발생한 사건이다.

④ LA형 스모그: 1940년대 이후 미국 로스앤젤레스에서 자동차 배기가스에 의한 광화학 스모그로 대기가 오염되었던 사건으로 당시 침강성역전이 있었다.

09

대기환경기준: 아황산가스(SO_2), 일산화탄소(CO), 이산화질소(NO_2), 미세먼지(PM-10), 미세먼지(PM-2.5), 오존(O_3), 납(Pb), 벤젠

10

대표적 내분비계 교란물질

(1) 비스페놀 A: 식품이나 음료수 캔의 코팅물질 등에 사용. 플라스틱(합성수지) 용기, 병마개, 수도관의 내장코팅제, 치과 치료 시 사용되는 코팅제
(2) DDT, PCB: 과거 농약이나 변압기절연유로 사용되었으나 현재는 사용 금지됨
(3) 다이옥신류: 소각장에서 주로 발생
(4) 알킬페놀: 합성세제원료
(5) 프탈레이트: 플라스틱 용기, 접착제, 전기용품, 어린이 장난감, 의약품, 페인트, 아교, 프린트 잉크, 코팅제, 건축용품, 합성세제
(6) 파라벤: 화장품, 식품첨가물
(7) 스티렌다이머, 트리머: 컵라면 용기
(8) 수은: 폐건전지

11

군집독(Crowd Poisoning)은 다수인이 밀폐된 공간에 있을 때 실내공기의 물리 · 화학적 변화현상으로, 주요 영향요인은 고온 · 고습 · 구취 · 채취 등의 냄새, CO 및 CO_2 등의 가스, 무기류, 분진 등이다. 주요증상은 불쾌감, 두통, 권태, 현기증, 구토, 식욕저하 등이며 예방을 위해 주위 공기를 환기해야 한다.

12

석탄산 계수(Phenol Coefficient): 소독약의 살균력 측정에 이용

(1) 소독약의 살균을 비교하기 위하여 쓰이는 것인데, 성상이 안정되고 순수한 석탄산을 표준으로 한다.
(2) 석탄산 계수: 20℃에서 10분 이내 멸균 페놀(Phenol)의 최저 농도와 비교한 수치 = 소독약의 희석 배수 / 석탄산 희석 배수
(3) 장티푸스균과 포도상구균이 시험 균주이다.
(4) 석탄산 계수가 높을수록 살균력이 좋다.

13

불쾌지수(DI, Discomfort Index)

(1) 날씨에 따라 인간이 느끼는 불쾌감 정도를 기온과 습도를 조합하여 나타낸 수치이며 여름철 실내의 무더위를 예보하는 데 주로 이용되는 온습도지수이다.

(2) 각종 기상조건에 따라 공장, 사무실 등에서 전력소비량을 예측하기 위해서 고안된 것으로, E. Thom 등에 의해서 개발되었으며, 미국에서는 1959년 이래 불쾌지수(DI)로 이용되었다.

(3) DI＝(건구온도℃＋습구온도℃)×0.72＋40.6
　＝(건구온도℉＋습구온도℉)×0.4＋15

(4) 불쾌지수와 불쾌감의 관계(동양인과 서양인이 다름)
① DI ≥ 70: 약 10%의 사람들이 불쾌감을 느끼는 상태
② DI ≥ 75: 약 50%의 사람들이 불쾌감을 느끼는 상태
③ DI ≥ 80: 대부분의 사람이 불쾌감을 느끼는 상태
④ DI ≥ 85: 참을 수 없는 상태

14

(1) 상수의 처리과정
① 취수: 수원에서 필요한 원수를 확보하는 과정
② 도수: 취수한 원수를 도수로를 통해 정수 시설까지 이송하는 과정
③ 정수: 정수 시설에서 음용수 수질 기준에 맞게 정화하는 과정(침전 → 폭기 → 여과 → 소독)
④ 송수: 정수된 물을 정수지에서 배수지까지 이송하는 과정
⑤ 배수: 정화된 물을 적당한 수압하에 필요한 양만큼 분배하는 과정
⑥ 급수: 각 수요자의 수도관까지 보내지는 과정

(2) 약품침전
① 응집제를 이용하여 침전시키는 것으로 보통침전은 시간이 많이 소요되므로 대량 공급을 해야 하는 대도시에서 주로 약품침전법을 이용한다.
② 급속사여과지를 가진 정수장에서 사용한다.
③ 응집제의 사용으로 미세한 입자(부유물질, 콜로이드성 물질, 미생물 등)가 플록(floc)을 형성하여 빠르게 침전되며 탁도나 색도, 세균 제거 효과도 있다.
④ 응집제의 종류: 황산알루미늄, 염화제2철, 황산제1철, 황산제2철 등

15

부영양화는 정체수역에 합성세제, 비료, 축산폐수 등에서 유래되는 질소(N), 인(P)과 같은 영양염류가 다량 유입 시 미생물로 인한 유기물 분해로 인하여 수중에 영양물질이 많아지는 현상

16

① 일반세균은 1mL 중 100CFU를 넘지 않아야 한다.
③ 크롬 0.05mg/L를 넘지 않아야 한다.
④ 여시니아균 2L에서 검출되지 않아야 한다.

17

침강성 역전(Subsidence Inversion)

(1) 고기압 중심에서는 상층의 공기가 서서히 침강하게 되며 이것을 채우기 위해 넓은 지역에 걸쳐 상공으로부터 하강하는 기류는 단열압축에 의해 온도가 상승하여 하층의 공기보다 온도가 높아지는 현상으로, 이때 역전층이 형성된다.

(2) 이 층은 대개 지표 상층 부분에서 발생되어 대기가 매우 안정하여 하층의 대기에 대하여 덮개 역할을 함으로써 오염물질의 연직 확산을 억제하며, 해가 뜬 후 복사열에 의한 지표면이 가열되면서 소멸되기 시작한다.

18

- 용존산소량(DO, Dissolved Oxygen): 하수 중에 용존된 산소량으로 DO가 낮으면 오염도가 높음을 의미한다.
- 생물화학적 산소요구량(BOD, Biochemical Oxygen Demand): 하수·폐수 수질오염 지표로 BOD가 높다는 것은 미생물에 의해 분해되기 쉬운 유기물질이 많다는 것을 의미한다. 20℃에서 5일간 측정한다.
- 화학적 산소요구량(COD, Chemical Oxygen Demand): 폐수·해수 오염지표로 COD가 높다는 것은 산화제에 의해 산화될 유기물질이 많다는 것을 의미한다. 2~3시간이면 측정이 가능하다.
- 대장균: 「생활환경기준」상 100ml에서 50이하로 검출되면 수질은 "매우좋음(Ⅰa)"등급에 해당한다. 먹는 물 수질기준으로는 100mL에서 검출되어서는 안 된다.

19

일산화탄소(CO)는 물체가 불완전 연소할 때 많이 발생, 주로 석탄, 디젤, 휘발유 등의 불완전 연소로 인해 발생하는 무색, 무미, 무취, 맹독성 가스이다. 일산화탄소는 헤모글로빈(Hb)과의 친화성이 산소에 비해 250~300배 강하기 때문에 CO-Hb를 형성하고 HbO_2를 방해하여, 산소운반장애와 산소해리 촉진작용으로 생체조직의 산소결핍증을 일으킨다.

20

Fume(흄)

입사상 물질인 1차오염물질로 보통 광물질의 용해나 산화 등의 화학 반응에서 증발한 가스가 대기 중에서 응축하여 생기는 0.001~1㎛의 고체입자(납, 산화아연, 산화우라늄 등에서 생성)이다.

생성 과정에 의한 대기오염물질의 분류

(1) 1차 오염물질
  ① 대기를 오염시키는 물질 중에서 직접 대기로 버려지는 것으로, 기온 역전 등에 의해 아침과 저녁, 밤을 거치면서 농도가 증가하나, 낮 동안에는 상승기류와 바람 등에 의해 확산되어 농도가 저하된다.
  ② 입자상 물질, 가스상 물질 중 황산화물, 질소산화물, 일산화탄소, 탄화수소 등
(2) 2차 오염물질
  ① 1차오염물질이 대기 중에서 오염물질 간 상호작용, 가수분해, 산화, 광화학반응 등 물리·화학적 반응을 거쳐 새롭게 형성되어진 오염물질을 말한다.
  ② 오존, PAN, PBN, PPN, 알데히드, 스모그 등

21

오존(O_3)

(1) 자동차 배기가스에서 발생하는 NO_2나 탄화수소, 휘발성유기화합물(VOCs) 등의 전구물질이 햇빛에 의한 광화학반응으로 생성되는 2차오염물질이다.
(2) 산화력이 강하여 살균, 악취 제거에 사용되며 고무제품을 손상시킨다.
(3) 독작용: 코·눈 자극, 호흡기 자극, 기침, 흉부 압박, 호흡곤란, 천식 악화, 상기도 점막 건조, 비출혈, 폐의 부종과 섬유화 유발
(4) 오존농도는 대략 일사량 및 기온에 비례하여 증가하고, 상대습도 및 풍속에 반비례하여 감소하는 경향이 있다.
(5) 오존경보제: 대기 중 오존의 농도가 일정 기준 이상 높게 나타났을 때 경보를 발령함으로써 지역 거주 주민들의 건강과 생활 환경상의 피해를 최소화하기 위해 실시되는 제도(주의보, 경보, 중대경보 3단계로 발령)
  • 주의보: 오존농도 0.12ppm 이상인 때
  • 경보: 오존농도 0.3ppm 이상인 때
  • 중대경보: 오존농도 0.5ppm 이상인 때

22

① 암모니아성 질소는 0.5mg/L를 넘지 아니할 것
② 납은 0.01mg/L를 넘지 아니할 것
③ 비소는 0.01mg/L를 넘지 아니할 것

23

살수여상법

큰 돌을 겹쳐서 여과조를 만들고 여기에 하수를 살포하면 돌에 증식되는 미생물과 더불어 생물막을 형성하게 하는데, 표면의 미생물은 호기적 활동을 하며, 막의 저부에서는 산소의 공급이 단절되므로 혐기성 미생물의 증식에 의한 혐기성 작용이 진행되므로 살수여상법은 통성 혐기성 처리라 할 수 있다. 살수여상법은 주로 산업폐수처리나 분뇨의 소화처리 후 탈리액(脫離液)의 처리에 이용되는 방법으로 수량이 갑자기 바뀌어도 조치가 가능(수량변동에 유리함)한 장점이 있으나, 여름철에 위생 해충의 발생 및 악취가 심하며 높은 수압이 필요하다.

24

휘발성유기화합물(VOCs)

(1) 휘발성유기화합물은 휘발하기 쉬운 수백 종의 화학물질의 집합체를 일컫는 것으로 증기압이 높아 대기 중으로 쉽게 증발되고, 물질에 따라 발암성을 보인다.
(2) 새집증후군의 원인물질로 대부분의 건축자재에서 시공 후 초기단계에 다량의 휘발성유기화합물질이 방출되며 시간의 경과에 따라 점차 감소된다.
(3) 「다중이용시설 등의 실내공기질관리법」에서는 총휘발성유기화합물은 100세대 이상의 신축공동주택에서는 개별적인 휘발성유기화합물에 대해서 각각 포름알데히드 210㎍/m^3, 벤젠 30㎍/m^3, 톨루엔 1,000㎍/m^3, 에틸벤젠 360㎍/m^3, 자일렌 700㎍/m^3, 스틸렌 300㎍/m^3 이하의 수준으로 유지할 것을 권고하고 있다(법 시행규칙 별표4의2).
(4) 휘발성유기화합물은 노출되었을 시 보편적인 증상은 현기증, 호흡기 자극 증상, 피부자극 등이 있으며, 노출농도가 심해짐에 따라 의식상실, 마비 및 사망에까지 이르기도 한다. 만성장애로는 감각이상, 시각 및 청각장애, 기억력 감퇴, 작업능률저하, 수면장애, 우울증 및 말초신경장애 등이 있다.

25

공기의 물리적 성상인 기온, 기습, 기류 및 복사열 등을 온열인자(Thermal Factor) 또는 4대 온열요소라 하며, 이들 온열인자에 의하여 덥고 추운 감각을 느끼고, 이에 따라 체온을 조절하게 된다. 이들 온열인자가 각각 독립적이기 보다는 상호 복합적으로 작용하여 인체의 체온조절에 영향을 미친다.

[오답해설]
① 온열인자는 기온, 기습, 기류, 복사열이다.
② 기온측정은 지표면으로부터 1.5m 높이에서 건구온도로 측정한다.
④ 감각온도는 기온과 기습, 복사열을 고려한 지수이다.

26

런던 스모그

(1) 주로 공장 및 빌딩의 연소 시설이나 일반 가정 난방 시설 등에서 배출되는 아황산가스, 매연과 같이 직접 굴뚝에서 나오는 오염물질에 의하여 발생한 스모그이다.
(2) 이산화황이 공기 중의 산소와 반응하여 삼산화황이 되고, 이들이 공기 중의 수분과 반응하여 황산을 만들면 런던형 스모그가 생성된다.
(3) 복사성 기온역전이 발생하는 겨울철 밤과 새벽에 심하다.

27

공중목욕장의 수질 기준 _ 원수(「공중위생관리법 시행규칙」 별표 2 〈개정 2022. 6. 22.〉)

(1) 색도는 5도 이하로 하여야 한다.
(2) 탁도는 1NTU 이하로 하여야 한다.
(3) 수소이온농도는 5.8 이상 8.6 이하로 하여야 한다.
(4) 과망간산칼륨 소비량은 10mg/L 이하가 되어야 한다.
(5) 총 대장균군은 100mL 중에서 검출되지 아니하여야 한다.

28

「먹는 물 수질기준」상 소독제 및 소독부산물질에 관한 기준

가. 잔류염소(유리잔류염소를 말한다)는 4.0mg/L를 넘지 아니할 것
나. 총트리할로메탄은 0.1mg/L를 넘지 아니할 것
다. 클로로포름은 0.08mg/L를 넘지 아니할 것
라. 브로모디클로로메탄은 0.03mg/L를 넘지 아니할 것
마. 디브로모클로로메탄은 0.1mg/L를 넘지 아니할 것
바. 클로랄하이드레이트는 0.03mg/L를 넘지 아니할 것
사. 디브로모아세토니트릴은 0.1mg/L를 넘지 아니할 것
아. 디클로로아세토니트릴은 0.09mg/L를 넘지 아니할 것
자. 트리클로로아세토니트릴은 0.004mg/L를 넘지 아니할 것
차. 할로아세틱에시드(디클로로아세틱에시드, 트리클로로아세틱에시드 및 디브로모아세틱에시드의 합으로 한다)는 0.1mg/L를 넘지 아니할 것
카. 포름알데히드는 0.5mg/L를 넘지 아니할 것

29

석탄산(Phenol)

(1) 방역용 석탄산 3%(3～5%)의 수용액을 사용
(2) 저온에서는 용해가 잘 되지 않으며, 산성도가 높음
(3) 고온일수록 소독 효과가 크기 때문에 열탕수로 사용하는 것이 좋음
(4) 장점: 살균력이 안정됨, 유기물에도 소독력이 약화되지 않음
(5) 단점: 피부점막에는 자극성이 강함, 금속의 부식성이 있음, 냄새와 독성이 강함
(6) 살균기전: 균체 단백질의 응고 작용, 균체막의 삼투압 변화 작용, 균체의 효소계 침투 작용 등
(7) 소독 대상물: 환자의 오염의류, 용기, 오물, 시험대, 배설물, 토사물 등

30

런던 스모그

(1) 주로 석탄연료를 사용하는 공장 및 빌딩의 연소 시설이나 일반 가정 난방 시설 등에서 배출되는 아황산가스, 매연과 같이 직접 굴뚝에서 나오는 오염물질에 의하여 발생한 스모그이다.
(2) 이산화황이 공기 중의 산소와 반응하여 삼산화황이 되고, 이들이 공기 중의 수분과 반응하여 황산을 만들면 런던형 스모그가 생성된다.
(3) 복사성 기온역전이 발생하는 겨울철 밤과 새벽에 심하다.
(4) 영국은 이 스모그 사건의 재발 방지를 목적으로 1956년 청정대기법(Clean Air Act)을 제정하였다.

31

오니처리(Sludge disposal)

(1) 하수처리 과정 중 오니의 종류에 따라서 처리방법에 차이가 있을 수 있으나, 일반적으로 육상투기, 해양투기, 소각처리, 퇴비화, 사상건조법, 소화법 등이 있다.
(2) 사상건조법: 오니를 모래 위에 말려서 이용하는 방법으로 비료 등으로 이용하고 있다.
(3) 소화법(혐기성 처리): 소화탱크에 오니를 넣어서 혐기성 부패를 일으키게 하여 유기물을 분해 안정화시키고 병원성미생물을 사멸시키는 방법으로 충분히 소화된 오니는 사상건조법과 마찬가지로 비료화 할 수 있으며, 나머지는 해양이나 육상투기를 할 수 있어서 소화법은 가장 진보된 오니처리방법이라 할 수 있다.

32

리우회의(Rio Summit) 또는 지구 정상 회의(Earth Summit)는 1992년 6월 3일부터 6월 14일까지 브라질 리우데자네이루에서 열린 국제 회의로, 전 세계 185개국 정부 대표단과 114개국 정상 및 정부 수반들이 참여하여 지구의 환경보전 문제를 논의한 회의이다. 정식 명칭은 환경 및 개발에 관한 국제 연합 회의(UNCED, United Nations Conference on Environment and Development)이다. 이 회의에서는 선언적 의미의 '리우선언'과 '의제 21(Agenda 21)'을 채택하고, '지구온난화 방지협약', '생물다양성 보존 협약' 등이 각각 수십 개국에 의해 별도 서명됨으로써 지구환경보호 활동의 수준이 한 단계 높아지는 성과를 낳았다.

33

인공환기

(1) 공기 조정법
① 공기의 온도, 습도, 기류를 인공적으로 조절하는 방법
② 공기의 온도와 습도를 조절할 수 있고, 배기의 오염물을 처리하는 여과 시설을 일반적으로 갖추고 있기 때문에 보건학적으로 가장 이상적인 방법

(2) 배기식 환기법
① 선풍기 또는 팬에 의해 흡입 배기하는 방법
② 배기식 환기법은 오염물 배기나 처리에 유효하다.

(3) 송기식 환기법
① 선풍기 또는 팬에 의해서 신선한 외부 공기를 불어넣는 방법으로 실내오염 공기가 흩어져서 불쾌감을 초래하기도 한다.
② 오염물 제거에는 효과가 없으나 신선한 공기를 공급하여 주며 오염물을 희석시킨다.

(4) 평형식 환기법
① 배기식과 송기식을 병용한 환기 방법이다.
② 평형식 환기법으로 고려할 점은 건축 구조와의 관련성, 실내의 미관, 실내의 열원과 문제, 진애, 소음 등이다.
③ 평형식 환기법에서 보통 많이 사용하는 방법은 위로부터 수평으로 흡입하고 밑에서 수평으로 배출하는 방법이다.

34

기습

(1) 일반적으로 공기는 약 4%의 수증기를 함유하고 있으며, 기온이 상승하면 공기 중에 포함될 수 있는 수증기량은 증가한다. 기습은 낮에는 태양의 복사열을 흡수하고 지표면의 과열을 막으며 밤에는 지열복사를 차단하여 기후를 완화시키는 작용을 한다.
(2) **포화습도**: 일정 공기가 함유할 수 있는 수증기량에는 한계가 있는데, 한계에 달했을 때를 포화 상태
(3) **절대습도**: 현재 공기 $1m^3$ 중에 함유된 수증기량
(4) **상대습도**: 현재 공기 $1m^3$ 포화 상태에서 함유할 수 있는 수증기량과 현재 그중에 함유되어 있는 수증기량과의 비를 %로 표시한 것
상대습도(%) = 절대습도 / 포화습도 × 100
(5) **포차**: 공기 $1m^3$가 포화 상태에서 함유할 수 있는 수증기량과 현재 그중에 함유한 수증기량과의 차이이다.
포차 = 포화습도 − 절대습도

35

산소 중독

(1) 대기 중 농도가 높거나 분압이 높은 산소를 장기간 호흡할 때 발생한다.
(2) 폐부종, 충혈, 이통, 흉통 등이 있으며 심하면 사망한다.

36

불쾌지수(DI, Discomfort Index)는 날씨에 따라 인간이 느끼는 불쾌감 정도를 기온과 습도를 조합하여 나타낸 수치이다.

불쾌지수와 불쾌감의 관계(동양인과 서양인이 다름)

- DI ≥ 70: 약 10%의 사람들이 불쾌감을 느끼는 상태
- DI ≥ 75: 약 50%의 사람들이 불쾌감을 느끼는 상태
- DI ≥ 80: 대부분의 사람들이 불쾌감을 느끼는 상태
- DI ≥ 85: 대부분의 사람들이 참을 수 없는 상태

37

질소는 공기 78%로 정상기압에서는 인체에 직접적인 피해가 없으나 고기압 환경이나 감압 시에는 영향을 받게 된다(잠함병, 감압병).

만|점|예|감 예상문제

01

WHO는 "환경위생은 인간의 생체적 발육, ( ) 및 ( )에 유해한 영향을 미치거나 미칠 가능성이 있는 인간의 이화학적 환경요인 모두를 통제하는 것이다."라고 정의하고 있다. ( ) 안에 들어갈 말은?

① 건강, 생존　② 건강, 생활
③ 정신, 사회　④ 정신, 생활

02

위해도 평가를 하는 궁극적인 목적은 무엇인가?

① 위험성 확인　② 노출 평가
③ 위해도 결정　④ 위해도 관리

03

다음 중 온열 조건에 영향을 미치는 온열 인자에 해당하지 않는 것은?

① 복사열　② 기압
③ 습도　④ 기류

04

다음 중 기온에 대한 설명으로 옳지 않은 것은?

① 일교차는 오전 8시경의 온도와 오후 2시경의 온도의 차이이다.
② 일반적으로 일교차는 내륙 지역이 해안 지대보다 크다.
③ 기온은 ℃ 또는 ℉로 나타내며 ℃ = 5/9(℉ − 32)이다.
④ 지상으로부터 높이 100m 상승 시 기온은 1℃씩 낮아진다.

05

거실이나 작업장의 실내 활동에 적합한 온도(㉠)와 병실의 최적온도(㉡)를 바르게 연결한 것은?

① ㉠ − 18℃　㉡ − 15℃
② ㉠ − 15℃　㉡ − 18℃
③ ㉠ − 21℃　㉡ − 18℃
④ ㉠ − 18℃　㉡ − 21℃

06

다음 중 습도에 대한 설명으로 옳지 않은 것은?

① 일정 온도의 공기 중에 포함되어 있는 수분의 양을 의미하며 일반적으로 공기는 약 4%의 수증기를 함유하고 있다.
② 절대습도는 현재 공기 $1m^3$ 중에 함유한 수증기 양 또는 수증기 장력을 의미한다.
③ 온도가 올라갈수록 상대습도는 낮아지고 절대습도는 올라간다.
④ 포화습도는 일정 공기가 포화 상태로 함유할 수 있는 수증기 양이나 수증기 장력을 의미한다.

07

기류에 대한 설명으로 옳지 않은 것은?

① 기류는 신체 발열 작용을 촉진한다.
② 불감기류는 실내나 의복 내 존재하며 인체의 신진대사를 촉진한다.
③ 카타 온도계는 풍속이 작고 풍향이 일정하지 않는 실내 기류 측정에 사용된다.
④ 불감기류는 0.2~0.5m/sec이다.

08

다음 중 감각온도에 대한 설명으로 옳지 않은 것은?

① 기온, 기습, 기류로 이루어진 체감온도이다.
② 기류 1m/sec, 습도 100%일 때의 온도이다.
③ 여름철 쾌감 감각온도는 18~26℃이다.
④ 감각온도는 피복, 계절, 성별 등 기타 조건에 따라 변한다.

09

다음 중 복사열 측정에 이용되는 기구는 어느 것인가?

① 카타 온도계
② 흑구 온도계
③ 아스만 통풍 건습계
④ 아우구스트 건습계

10

다음 중 불쾌지수(DI)를 구하는 방법으로 알맞은 것은?

① (건구온도 × 습구온도)℃ × 0.72 + 40.6
② (건구온도 × 습구온도)℃ × 0.72 ÷ 40.6
③ (건구온도 + 습구온도)℃ × 0.72 + 40.6
④ (건구온도 + 습구온도)℃ × 0.72 ÷ 40.6

11

대부분의 사람이 견딜 수 없는 상태의 DI는?

① 68　② 75
③ 80　④ 85

12

적외선에 대한 설명으로 옳지 않은 것은?

① 7,800Å(780nm) 이상으로 가장 긴 파장이다.
② 열선이라고도 하며 온실 효과를 유발한다.
③ 비타민D를 생성시켜 구루병 예방 효과가 있다.
④ 인체에 일사병, 피부홍반, 백내장 등의 장애를 일으키게 한다.

13

다음 중 자외선에 대한 설명으로 옳지 않은 것은?

① 질소산화물과 올레핀계 탄화수소와 광화학 반응을 일으킨다.
② 자외선은 피부 홍반 및 수포 형성, 색소 침착 등을 일으킬 수 있다.
③ 적당한 자외선 조사는 신진대사 및 조혈 작용을 촉진한다.
④ 건강선이라고도 하는 도르노(Dorno) 선의 파장은 3,200∼4000 Å 이다.

14

대기의 기온의 변화를 바르게 설명한 것은?

① 성층권의 기온은 고도에 관계없이 일정하다.
② 성층권에서 고도에 따라 기온이 낮아진다.
③ 대류권에는 고도에 따라 기온이 점점 낮아진다.
④ 대류권의 기온은 고도에 관계없이 일정하다.

15

다음 중 공기의 자정 작용과 관계가 없는 것은?

① 희석 작용　② 세정 작용
③ 살균 작용　④ 여과 작용

16

산소 결핍 시 호흡 곤란을 일으키는 농도는?

① 14% 이하　② 10% 이하
③ 7% 이하　④ 5% 이하

17

다음 중 CO_2에 대한 설명으로 옳지 않은 것은?

① 무색, 무취, 약산미를 가진 맹독성 가스이다.
② 성인 한 사람이 1시간 동안 호흡 시 배출하는 CO_2의 양은 20L이다.
③ 실내 공기오염의 지표로 사용된다.
④ 적외선의 복사열을 흡수하여 온실 효과를 일으키는 가스이다.

18

다음 질식으로 인한 의식상실 또는 사망을 일으키는 이산화탄소의 농도는?

① 3% 이상　② 5% 이상
③ 7% 이상　④ 10% 이상

19

실내 공기의 이산화탄소 허용 기준은?

① 0.01%　② 0.1%
③ 1%　④ 10%

20

다음 일산화탄소에 대한 설명 중 잘못된 것은?

① 물체가 불완전 연소할 때 많이 발생하며 주로 석탄, 디젤, 휘발유 등의 불완전 연소로 인해 발생한다.
② CO는 헤모글로빈(Hb)과 친화성이 산소에 비해 250~300배 강하므로 CO-Hb를 형성하고 HbO_2를 방해하여, 산소운반 장애와 산소해리 촉진 작용으로 생체 조직의 산소결핍증을 일으킨다.
③ 무색, 무미, 무취의 맹독성 가스로서 10% 미만의 중독으로도 두통과 같은 임상 증상이 나타난다.
④ 급성 증상으로 전두부 긴박감, 두통, 피부혈관 확장, 현기, 시력 저하, 구토, 호흡과 맥박 증가, 허탈 상태가 오고 심한 경우 경련, 혼수가 나타나며 사망할 수 있다.

21

다음 중 수원에 대한 설명으로 옳지 않은 것은?

① 지표수는 하천, 강, 호수, 저수지 등에 존재하는 물이다.
② 지하수는 지표수가 지층 통과로 지하에 존재하는 물이다.
③ 복류수는 지표수와 지하수 양측의 성질을 포함한다.
④ 지표수는 유기물의 함량이 낮아 상수로 이용된다.

22

다음 중 물의 자정 작용이 아닌 것은?

① 세정 작용
② 산화·환원 작용
③ 침전 작용
④ 자외선에 의한 살균 작용

23

상수의 급수 과정으로 옳은 것은?

① 수원 → 취수 → 도수 → 정수 → 송수 → 배수
② 수원 → 도수 → 취수 → 송수 → 정수 → 배수
③ 수원 → 송수 → 취수 → 정수 → 도수 → 배수
④ 수원 → 취수 → 정수 → 도수 → 송수 → 배수

24

상수 처리 과정에서 급속여과에 대한 설명으로 옳지 않은 것은?

① 1일 처리수량이 완속여과에 비해 크다.
② 역류세척을 실시하여 모래를 재생한다.
③ 약품에 의해 응집 침전시킨 후 여과한다.
④ 유지관리비가 적게 든다.

25

염소소독에 대한 설명으로 옳지 않은 것은?

① 염소요구량이란 수중에 있는 유기물질에 의해 환원되어 소모되는 염소의 양을 말한다.
② 잔류염소란 염소를 주입하였을 때 염소요구량에 의해 소모되고 남아 있는 염소를 말하는 것으로 결합형과 유리형 두 가지가 있다.
③ 결합형 잔류염소는 염소가 암모니아나 질소화합물과 반응하여 존재하는 형태로 유리잔류염소보다 살균력이 강하고 강한 냄새가 난다.
④ 불연속점이란 물에 주입되는 염소가 유기물의 산화로 잔류염소가 0 가까이 감소되다가 산화가 끝나면 증가하는 전환점을 의미한다.

26

물을 여과하여 공급함으로써 장티푸스와 같은 수인성 감염병이 감소하는 현상은?

① 페텐쿠퍼(Pettenkofer) 현상
② 밀스-레인케(Mills-Reincke) 현상
③ 스노우(Snow) 현상
④ 코흐(Koch) 현상

27

다음 중 특수정수법이 아닌 것은?

① 불소주입법 ② 조류제거법
③ 지올라이트법 ④ 염소소독법

28

다음 중 먹는 물의 기준으로 옳은 것은?

> 가. 불소 1.5mg/L 이상
> 나. pH 5.8~8.5
> 다. 탁도 5NTU를 넘지 아니할 것
> 라. 일반 세균 1mL에서 100CFU 이하

① 가, 나, 다 ② 가, 다
③ 나, 라 ④ 가, 나, 다, 라

29

다음 중 수질오염의 최근 오염 추정 지표가 되는 것은?

① 암모니아성 질소
② 질산성 질소
③ 과망간산칼륨 소비량
④ 일반세균

30

다음 중 합류식 하수도에 대한 설명으로 옳지 않은 것은?

① 점검 및 청소, 관리, 보수가 유리하다.
② 건설비가 적게 든다.
③ 빗물에 의해 하수가 희석되므로 하수처리가 용이하다.
④ 계획우수량을 산정하기 유리하다.

31

다음 중 하수 처리의 순서가 올바른 것은?

① 예비 처리 – 오니 처리 – 본 처리
② 예비 처리 – 본 처리 – 오니 처리
③ 본 처리 – 예비 처리 – 오니 처리
④ 오니 처리 – 예비 처리 – 본 처리

32

1893년 영국에서 처음 개발되었으며 폐수를 미생물막으로 덮은 자갈이나 쇄석, 기타 매개층 등 여재 위에 뿌려서 미생물막과 폐수 중 유기물을 접촉시켜 분해시키는 하수 처리 방법은?

① 살수여상법 ② 활성오니법
③ 부패조 ④ 임호프 탱크

33

다음 중 하수 처리의 본 처리 과정 중 혐기성 분해처리에 해당하지 않는 것은?

① 부패조 ② 임호프 탱크
③ 메탄발효법 ④ 활성오니법

34

하수 처리 방법 중 활성오니법에 관한 설명으로 옳지 않은 것은?

① 화학적 처리 방법에 속한다.
② 좁은 면적에서도 가능하다.
③ 호기성 균에 의한 산화 작용을 이용한다.
④ 도시 하수 처리에 주로 사용된다.

35

다음 중 살수여상법에 대한 설명으로 옳지 않은 것은?

① 산업폐수 처리에 주로 사용된다.
② 자갈, 쇄석, 플라스틱 등의 여재를 이용하여 폐수 내 오염물질을 제거하는 공정이다.
③ 건설비, 유지비 등이 적게 들어 유지와 관리가 용이하다.
④ 하수량의 변동에 조치하기가 어렵다.

36

다음 중 「환경정책기본법」에 의한 하천수 중 사람의 건강보호기준으로 틀린 것은?

① 비소 – 0.05mg/L 이하
② 카드뮴 – 0.001mg/L 이하
③ 시안 – 검출되어서는 안 됨
④ 수은 – 검출되어서는 안 됨

37

하천수의 경우 생활환경 기준 중 1a 등급의 기준은?

① 생물화학적 산소요구량(BOD)이 0.1mg/L 이하
② 생물화학적 산소요구량(BOD)이 1.0mg/L 이하
③ 생물화학적 산소요구량(BOD)이 5.0mg/L 이하
④ 생물화학적 산소요구량(BOD)이 10.0mg/L 이하

38

폐기물 처리 방법인 소각법의 장점이 아닌 것은?

① 매립에 비하여 작은 부지면적이 소요된다.
② 건설 및 유지비가 적게 든다.
③ 소각으로 발생하는 열을 에너지원으로 사용 가능하다.
④ 도시 중심부에 설치 가능하여 운송비 절감 효과가 있다.

39

다음 중 주택의 위생학적 조건에 적합하지 않은 것은?

① 지하수 위 1m 이상이 좋다.
② 물의 침투성이 크면 좋다.
③ 쓰레기 등의 매립지는 최소 30년 이상 경과되어야 한다.
④ 남향이나 동남향이 좋다.

40

선풍기 또는 팬(Fan)에 의해 흡입 배기하는 방법으로 오염의 배기나 처리에 유효한 환기법은?

① 공기 조정법 ② 배기식 환기법
③ 송기식 환기법 ④ 평형식 환기법

41

채광을 위한 창의 면적은 바닥면적의 몇 %가 되게 하는 것이 좋은가?

① 15~20% ② 20~30%
③ 30~40% ④ 40~50%

42

다음 중 교실의 조도로 적절한 것은?

① 50Lux ② 120Lux
③ 150Lux ④ 300Lux

43

다음 중 의복의 방한력을 나타내는 단위는?

① REM ② CLO
③ BOD ④ MPH

44

유해곤충 방제의 가장 근본이 되는 것은?

① 환경 정비 ② 트랩 설치
③ 천적 이용 ④ 살충제 이용

45

모기가 매개하는 질병으로 틀린 것은?

① 중국얼룩날개모기 – 말라리아
② 작은빨간집모기 – 일본뇌염
③ 토고숲모기 – 뎅기열
④ 열대숲모기 – 황열

46

유기인계 살충제에 대한 설명으로 옳지 않은 것은?

① 중독 시 구토, 눈물, 땀분비 증가 등의 증상이 나타날 수 있다.
② 휘발성이 강해 잔류 기간이 짧다.
③ 잔류성이 강해 환경오염 문제가 되고 있다.
④ 중독 시 증상 완화를 위해 아트로핀이 사용된다.

47

소독력에 영향을 주는 요소가 아닌 것은?

① 오염균의 특성과 수
② 소독제의 농도
③ 채광
④ 온도

48

고압증기멸균법으로 적절한 증기의 압력에 따른 온도와 소독 시간은?

① 100도 15분 ② 121도 30분
③ 121도 20분 ④ 126도 10분

49

다음 중 살균 작용에 따른 소독제의 종류가 잘못 연결된 것은?

① 산화 작용 – 염소, 염소유도체, 과산화수소, 과망간산칼륨, 오존
② 균체단백질 응고 작용 – 석탄산, 알코올, 크레졸
③ 가수분해 작용 – 강산, 강알칼리, 열탕수
④ 균체효소 불활화 작용 – 식염, 설탕, 알코올, 포르말린

50

소독약의 희석배수가 300이고, 석탄산의 희석배수가 150일 때 석탄산 계수는?

① 0.5　② 1
③ 1.5　④ 2

51

자동차 배기가스로 인한 세계적인 대기오염 사건과 가장 관련이 깊은 것은?

① Muse Vally　② 런던 스모그
③ 도노라 사건　④ LA 스모그

52

다음 중 환경호르몬에 대한 설명으로 옳지 않은 것은?

① 생물체에 흡수되면 내분비계의 정상적인 기능을 방해하는 화학물질이다.
② POPs는 자연환경에서 분해되지 않고 먹이사슬을 통해 동식물의 체내에 축적되는 유기화합물질이다.
③ 휘발성 유기화합물질은 지방에 용해되고 체내에서 분해되지 않아 동물과 사람의 체내에 축적되어 면역 체계 교란, 중추신경계 손상 등을 유래하는 물질로 대부분 산업 생산 공정과 폐기물 소각 과정에서 발생한다.
④ 환경호르몬은 극히 적은 양으로 생태계 및 인간의 생식기능 저하 · 성장장애 · 기형 · 암 등을 유발한다.

53

1997년 체결된 선진국 온실가스 감축 목표를 주요 내용으로 하는 환경과 관련된 조약은?

① 리우 선언　② 스톡홀름 선언
③ 교토 의정서　④ 몬트리올 의정서

54

환경보전과 관련된 국제적 노력에 대한 설명으로 옳지 않은 것은?

① 1972년 런던 협약은 해양오염 방지 협약이다.
② 1985년 비엔나 협약은 오존층 보호를 위한 협약이다.
③ 1989년 바젤 협약에서 유해폐기물에 대한 국가 간 이동 및 처분을 규제하였다.
④ 1992년 리우 회의에서 온실가스 배출량 강제 감축 의무를 규정하였다.

55

다음 중 대기오염 물질 중 입자상 물질을 모두 고른 것은?

가. 분진	나. 탄화수소
다. 매연	라. 일산화탄소
마. 안개	바. 훈연

① 가, 나, 다　　② 나, 다, 라
③ 가, 다, 마, 바　　④ 가, 다, 라, 마, 바

56

오존(O_3)에 대한 설명으로 옳지 않은 것은?

① 암을 유발하는 원인이 되는 오염물질이다.
② 살균, 탈취, 탈색 작용이 있으며, 고무제품을 손상시킨다.
③ 상기도에 손상을 주어, 폐렴, 천식 악화의 원인이 된다.
④ 산화력이 강하므로 눈과 목을 자극한다.

57

여름철 오존(O_3) 피해에 대비하여 발령하는 오존(O_3) 경보에 해당하는 것은?

① 0.01ppm　　② 0.12ppm
③ 0.2ppm　　④ 0.3ppm

58

SO_2에 대한 설명으로 옳지 않은 것은?

① 대기오염의 지표가 되는 물질이다.
② 자극성 가스로 금속 부식력이 강하다.
③ 액화성이 강한 가스이다.
④ 소화기계 장애를 유발한다.

59

다수인이 밀폐된 실내에 장시간 있으면 실내 공기의 물리 · 화학적 변화로 인해 발생하는 현상은?

① 군집독　　② 새집증후군
③ 빌딩증후군　　④ 일산화탄소 중독

60

기온역전 현상에 대한 설명으로 옳은 것은?

① 순수한 열섬 현상을 의미한다.
② 상층부의 기온이 하층부의 기온보다 높다.
③ 상층부의 기압이 하층부의 기압보다 높다.
④ 기온이 낮아지는 현상이다.

61

런던 스모그에 대한 설명으로 옳지 않은 것은?

① 스모그의 형태가 복사성이다.
② 스모그 발생 시간이 주로 낮이다.
③ 스모그 발생 시기가 주로 겨울이다.
④ 석탄계 연료 사용이 주요 원인이 된다.

62

도시의 많은 인구와 빌딩, 자동차, 주택 등에서 배출되는 열 방출량, 높은 도로 포장률로 인한 태양 복사열의 반사율이 높아 농촌보다 기온이 2~5℃ 정도가 높고 비가 많이 오며 안개가 자주 끼는 현상으로 먼지지붕 효과라고도 불리는 현상은?

① 열섬 현상 ② 열대야 현상
③ 온난화 현상 ④ 엘니뇨 현상

63

열대야에 대한 설명으로 옳은 것은?

① 낮 기온이 25℃ 이상
② 밤 기온이 25℃ 이상
③ 낮 기온이 20℃ 이상
④ 밤 기온이 20℃ 이상

64

온실 효과 기여도가 가장 높은 기체는?

① SO_2 ② NO_2
③ CO ④ CO_2

65

교토 의정서에서 규정된 6가지 온실가스에 해당하지 않는 것은?

① CO_2 ② CH_4
③ CFC ④ N_2O

66

오존층 파괴에 대한 설명으로 옳지 않은 것은?

① 대기 중에 배출된 프레온가스는 성층권에 도달하여 광화학반응에 의해 오존을 파괴한다.
② 오존층 파괴는 열대성 질환 증가의 직접적인 원인이 된다.
③ 1987년 몬트리올 의정서에서 오존층 파괴 물질인 CFC, 할론, 브로마이드의 생산 및 사용을 규제하였다.
④ 오존층 파괴로 인해 피부노화, 피부암 등이 증가한다.

67

엘니뇨 현상에 대한 설명으로 옳지 않은 것은?

① 남아메리카 페루 연안에 형성되는 따뜻한 해류이다.
② 신의 아들이란 별칭을 가지고 있다.
③ 해수면의 온도가 평년보다 0.5℃ 이상 높게 6개월 이상 지속된다.
④ 적도 무역풍의 증가로 인해 동태평양의 수온 및 해수면이 평년보다 낮아진다.

68

다음 중 산성비의 가장 중요한 원인물질은?

① 일산화탄소
② 탄화수소
③ 먼지
④ 황산화물 및 질소산화물

69

산성비에 의한 영향으로 옳지 않은 것은?

① 광합성 작용을 억제하여 식물의 성장 방해
② 급수관, 건축재료, 의류, 금속 등의 부식
③ 인체 면역기능 저하로 피부노화, 피부암 발생률 증가
④ 강과 호수의 산성화로 어류의 생존 방해

70

다음 중 우리나라 대기환경 기준으로 옳지 않은 것은?

① O_3 연간 평균치 0.06ppm 이하
② CO 1시간 평균 25ppm 이하
③ NO_2 연간 평균치 0.03ppm 이하
④ PM-10 24시간 평균치 100㎍/m^3 이하

71

링겔만 차트가 2도일 때 매연 농도는?

① 0% ② 20%
③ 40% ④ 60%

72

수중에 녹아 있는 산소(DO)에 대한 설명으로 옳지 않은 것은?

① 일반적으로 온도 및 염분이 낮을수록, 기압이 높을수록 DO는 많아지고, 유기물질이 많으면 DO는 감소한다.
② 수중 유기물질이 많으면 DO는 감소한다.
③ 생물화학적 산소요구량이 높아지면 DO는 증가한다.
④ 물의 오염도가 낮아지면 DO는 증가한다.

73

수중에 포함되어 있는 미생물에 의해서 호기성 분해가 될 때 필요로 하는 산소량을 mg/L 또는 ppm 단위로 나타낸 것으로 하천이나 하수, 공장폐수 등 수질오염의 지표가 되는 BOD가 측정하고자 하는 바는?

① 무기물 ② 유기물
③ 잔류염소 ④ 부유물질

74

상수의 수질검사에서 과망간산칼륨($KMnO_4$) 소비량으로 추정될 수 있는 것은?

① 물의 경도 ② 미생물 오염
③ 유기물 종류 ④ 유기물의 오염 정도

75

부영양화 현상에 대한 설명으로 옳은 것을 모두 고르면?

> 가. 일사량이 풍부하여 하절기에 주로 발생한다.
> 나. 수조류나 동식물성 플랑크톤의 증식이 억제된다.
> 다. 질소와 인 등의 영양염류가 수중에 증가하기 때문에 생긴다.
> 라. 수중 용존산소가 증가된다.

① 가, 나, 다　② 가, 다
③ 나, 라　④ 가, 나, 다, 라

76

적조 현상의 원인요인이 아닌 것은?

① 영양염류의 대량 유입
② 수온의 상승
③ 해수의 정체
④ 독성물질의 과다 유입

77

성층 현상에 대한 설명으로 옳지 않은 것은?

① 호수나 저수지의 깊이에 따른 수질 변화이다.
② 심수층은 낮은 DO농도로 생물 서식에 좋지 않다.
③ 주로 봄, 가을에 발생한다.
④ 표수층은 조류 광합성으로 DO 포화 및 과포화 상태이다.

만점예감 예상문제 정답 및 해설

[Answer]

01 ①	02 ④	03 ②	04 ①	05 ④
06 ③	07 ①	08 ②	09 ②	10 ③
11 ④	12 ③	13 ④	14 ③	15 ④
16 ②	17 ①	18 ④	19 ②	20 ③
21 ④	22 ①	23 ①	24 ④	25 ③
26 ②	27 ④	28 ③	29 ①	30 ④
31 ②	32 ①	33 ④	34 ①	35 ④
36 ②	37 ②	38 ②	39 ①	40 ②
41 ①	42 ④	43 ②	44 ①	45 ③
46 ③	47 ③	48 ③	49 ④	50 ④
51 ④	52 ③	53 ③	54 ④	55 ③
56 ①	57 ④	58 ④	59 ①	60 ②
61 ②	62 ①	63 ②	64 ④	65 ③
66 ②	67 ④	68 ④	69 ③	70 ①
71 ③	72 ③	73 ②	74 ④	75 ②
76 ④	77 ③			

01

WHO 환경위생전문위원회
환경위생이란, 인간의 생체적 발육, 건강 및 생존에 유해한 영향을 미치거나 미칠 가능성이 있는 인간의 이화학적 환경 요인 모두를 관리하는 것이다.

02

위해성 평가는 위해도 확인, 노출 평가, 용량-반응 평가를 통해 유해성을 결정하고 유해성을 바탕으로 위해도를 관리한다.

03

4대 온열 인자
기온, 기습, 기류, 복사열

04

일교차
- 최고기온과 최저기온의 차
- 하루 중 최저기온은 일출 30분 전, 최고기온은 오후 2시경
- 내륙 > 해안 > 산림 지대

05

실내 온도
- 거실 18±2℃
- 병실 21±2℃

06

온도가 올라갈수록 상대습도는 낮아지고 포화습도는 높아지며 절대습도는 일정하다.
기온 ↑ → 포화습도 ↑, 상대습도 ↓, 절대습도 일정

07

① 기류는 신체 방열 작용을 촉진한다.

08

감각온도(EF, Effective Temperature, 체감온도, 실효온도)
포화습도(습도 100%), 무풍(0.1m/sec) 상태에서 동일한 온감을 주는 기온

09

- 카타 온도계: 기류 측정
- 아스만 통풍 건습계: 습도 측정
- 흑구 온도계: 동판으로 만든 구의 중심부에 온도계의 구부가 있어 복사열 측정에 사용

10

불쾌지수(DI, Discomfort Index)
날씨에 따라 인간이 느끼는 불쾌감 정도를 기온과 습도를 조합하여 나타낸 수치
DI = (건구온도℃ + 습구온도℃) × 0.72 + 40.6
　= (건구온도℉ + 습구온도℉) × 0.4 + 15

11

- DI ≥ 70: 약 10%의 사람들이 불쾌감을 느끼는 상태
- DI ≥ 75: 약 50%의 사람들이 불쾌감을 느끼는 상태
- DI ≥ 80: 대부분의 사람이 불쾌감을 느끼는 상태
- DI ≥ 85: 대부분의 사람이 참을 수 없는 상태

12

③ 비타민D를 생성시켜 구루병을 예방하는 것은 자외선이다.

13

도르노(Dorno) 선의 파장은 2,800~3,200Å이다.

14

대류권 고도에 따라 기온은 낮아지고, 성층권 고도에 따라 기온은 높아진다.

15

공기의 자정 작용

- 바람에 의한 희석 작용
- 강우, 강설에 의한 세정 작용
- 산소, 오존 등에 의한 산화 작용
- 자외선에 의한 살균 작용
- 식물의 탄소동화 작용
- 중력에 의한 침강 작용

16

저산소증

흡기 중의 산소 함유량이 약 14% 이하에서는 생체 조직에 공급되는 산소의 절대량이 감소되므로 저산소증이 나타나게 된다.

- 14%: 호흡 수 증가, 맥박 증가, 중노동 곤란
- 10%: 호흡 곤란
- 7% 이하: 정신 착란, 감각 둔화, 질식, 혼수

17

이산화탄소는 무색, 무취, 약산미의 비독성 가스이다.

18

실내 공기 중 이산화탄소 농도

- 3% 이상: 불쾌감, 호흡 촉진
- 7% 이상: 호흡 곤란
- 10% 이상: 의식 상실, 사망

19

실내 공기 이산화탄소 서한량: 0.1%(1,000ppm)

20

일산화탄소 10% 미만은 증상이 나타나지 않으며 10~20%일 때 두통과 같은 임상증상이 나타난다.

21

지표수는 오염이 쉽게 되어 유기물의 함량이 높다.

22

물의 자정 작용의 종류

- 물리적 작용: 희석 작용, 침전 작용(침강 작용), 확산 작용, 여과 작용 등
- 화학적 작용: 산화·환원 작용, 응집 작용
- 생물학적 작용: 미생물에 의한 유기물질 분해 작용과 식균 작용
- 살균 작용: 자외선에 의한 살균

23

상수의 급수 과정

수원 → 취수 → 도수 → 정수 → 송수 → 배수

24

급속여과는 건설비가 적게 들지만 유지 관리비가 많이 든다.

25

- 결합잔류염소는 살균력이 약하며 잔류성이 크고 냄새가 적다.
- 유리잔류염소는 살균력이 강하며 냄새가 난다.

26

밀스-레인케(Mills-Reinke) 현상

- 1893년 미국의 밀스(Mills): 매사추세츠 주의 로렌스(Lawrence) 시의 수도에 여과지를 만들어 급수한 결과 장티푸스의 발생이 감소하고 일반 사망률도 감소
- 독일 레인케(Reinke): 콜레라 예방을 목적으로 함부르크 시의 엘베 강을 여과 급수한 결과 사망률이 감소

27

- 특수정수법은 원수가 특이한 물질을 함유하고 있을 때의 정수법으로 상수 처리 단계에 포함되지 않는다.
- 특수정수법: 경수연화법(제올라이트법), 조류제거법, 망간 제올라이트법 등

28

- 불소 – 1.5mg/L 이하
- 탁도 – 1NTU를 넘지 아니할 것

29

- 암모니아성 질소: 최근 오염 추정 지표
- 질산성 질소: 오래된 오염 추정 지표

30

④ 합류식 하수도는 계획우수량을 산정하기 어렵다.

31

하수 처리 과정

예비 처리(스크리닝 – 침사법 – 침전법) – 본 처리(생물학적 처리) – 오니 처리

32

살수여상법(Trickling Filter Process)

- 살수여상은 활성 슬러지법과는 달리 1차 침전지의 유출수를 미생물로 된 점막으로 덮인 쇄석이나 기타 매개층 등 여재 위에 뿌려서 생물막과 폐수 내의 유기물을 접촉시켜 처리하는 방법
- 미생물은 여과조의 상부층에서 호기적 활동을 하며, 저부에서는 산소의 공급이 단절되어 혐기성 미생물의 증식에 의한 혐기성 작용을 하므로 통성 혐기성 처리라 할 수 있다.

33

호기성 분해 처리

활성오니법, 살수여상법, 산화지법, 회전원판법

34

활성오니법은 생물학적 처리 방법으로 호기성 균에 의한 산화 작용이다.

35

④ 하수량 변동에 조치하기 유리하다. 여상의 폐색이 잘 일어나고 높은 수압 요구, 겨울철 동결 문제, 괭화 현상이 일어나지 않는다.

36

② 카드뮴 – 0.005mg/L 이하

37

하천의 생활환경 기준

1a 매우 좋음: BOD 1 이하, COD 2 이하, DO 7.5 이상

38

소각법의 단점

건설비와 운전 관리비가 많이 들고, 전문 숙련공이 필요하다.

39

지하수 위 3m 이상이 좋다.

40

- 공기 조정법: 공기의 온도, 습도, 기류를 인공적으로 조절하는 방법
- 송기식 환기법: 신선한 외부 공기를 불어넣는 방법으로 오염물 제거에는 효과가 없으나 신선한 공기를 공급하여 오염물을 희석시킨다.
- 평형식 환기법: 배기식과 송기식을 병용한 환기법

41

채광을 위한 창의 면적은 바닥면적의 1/5~1/7이 되게 하는 것이 좋다.

42

인공조명

- 낮에는 200~1,000Lux, 야간에는 20~200Lux가 적당하며, 교실, 현관, 복도 등은 300Lux, 도서실, 정밀 작업장은 600~1,500Lux가 적당하다.
- 태양빛과 가장 비슷한 주황색이다.

43

열 차단 단위로 기온 21℃, 기습 50%, 기류 10m/sec에서 신진대사율이 50kcal/m^2/hr로 피부온도가 92°F(33℃)로 유지될 때의 의복의 방한력을 1CLO로 하고 있다.

44

위생해충에 대한 가장 근원적인 구제법은 환경적 방법으로 발생원 및 서식처를 제거하는 것이다.

45

- 토고숲모기 – 사상충병(말레이사상충)
- 열대숲모기 – 황열, 뎅기열

46

휘발성이 강해 잔류 기간이 짧아 환경오염 문제가 적다.

47

소독력 영향 요소

- 오염균의 특성과 수
- 화학적 소독제 농도
- 화학적 소독제 노출 시간
- 온도
- 소독할 물질의 종류와 상태
- 유기물질의 양

48

고압증기멸균법

- 포자 형성균의 멸균에 제일 좋은 방법으로, 고압증기멸균기(Autoclave) 사용
- 10Lbs(115.5℃)에서 30분간, 15Lbs(121.5℃)에서 20분간, 20Lbs(126.5℃)에서 15분간 처리

49

- 균체효소 불활화 작용 – 석탄산, 알코올, 중금속염, 역성비누 등
- 탈수 작용 – 식염, 설탕, 알코올, 포르말린

50

$$\text{석탄산 계수} = \frac{\text{소독약의 희석배수}}{\text{석탄산의 희석배수}} = \frac{300}{150} = 2$$

51

LA 스모그

주로 자동차의 배기가스 속 탄화수소와 질소산화물의 혼합물의 광화학 작용에 의해 발생하는 광화학 스모그이다.

52

지방에 용해되고 체내에서 분해되지 않아 동물과 사람의 체내에 축적되어 면역 체계 교란, 중추신경계 손상 등을 유래하는 물질은 잔류성유기오염물질이다.

53

유엔 기후변화협약의 구체적 이행 방안에 대한 국제 협약이며, 선진국의 온실가스 배출량 강제적 감축 의무 규정, 교토 메커니즘 등이 주요 내용이다.

54

온실가스 배출량 강제 감축 의무를 규정한 것은 1997년 교토 의정서이다.

55

- 입자상 물질 – 분진, 매연, 검댕, 안개, 연무, 훈연 등
- 가스상 물질 – 황산화물, 질소산화물, 일산화탄소, 탄화수소, 황화수소, 불화수소

56

오존은 자동차 배기가스와 탄화수소 결합에 자외선 작용으로 생성되는 2차 오염물질이다.
① 암 발생 원인은 아니다.

57

- 오존주의보: 0.12ppm
- 오존경보: 0.3ppm
- 오존중대경보: 0.5ppm

58

호흡기계 장애를 유발한다.

59

- 새집증후군: 집이나 건물을 새로 지을 때 사용하는 건축자재나 벽지 등에서 나오는 유해물질로 인해 거주자들이 느끼는 건강상 문제 및 불쾌감
- 빌딩증후군: 빌딩으로 둘러싸인 밀폐된 공간에서 오염된 공기로 인해 발생하며 근로자 20~30%가 경험

60

상층으로 올라갈수록 기온이 낮아져야 하나 대기의 정체 등으로 인하여 어느 특정 지역에서 지표면의 기온이 지표면 상층보다 낮은 경우

61

런던 스모그는 주로 −1~4도의 겨울철 이른 아침에 발생한다.

62

열섬 현상

도시 도로의 포장률의 증가, 인위적인 열생산량의 증가 그리고 도시의 대형 건물과 공장들은 불규칙한 지면을 형성하여 자연적인 공기의 흐름이나 바람을 지연시켜 도심의 온도는 변두리보다 약 5℃ 정도 높게 되어 국지적인 기상의 변화가 생긴다.

63

열대야

여름 밤 기온이 25℃ 이상인 현상으로 일평균기온이 25℃ 이상이면서 일최고기온이 30℃ 이상인 무더운 여름에 나타나며 대개 장마가 끝난 뒤에 나타난다.

64

온실 효과 기여물질

CO_2 > CFC, CH_4 > N_2O 등

65

- 프레온가스(CFC, 염화불화탄소)는 1987년 몬트리올 의정서에서 오존층 파괴물질로 규제 대상 지정
- 교토 의정서 규정 6대 온실가스: CO_2, CH_4, N_2O, HFCs, PFCs, SF_6

66

열대성 질환은 지구온난화로 인해 증가하며 오존층 파괴가 직접적인 원인이 되지는 않는다.

67

무역풍 증가로 동태평양 수온 및 해수면이 평년보다 낮아지는 것은 라니냐 현상이다. 엘니뇨 현상은 무역풍의 약화로 동태평양의 수온 및 해수면이 평년보다 높아진다.

68

산성비의 주요 원인물질
황산, 질산, 염산(자연)

69

산성비 자체에 의한 직접적인 건강영향은 특별히 알려진 것이 없다.

70

오존 8시간 평균치 0.06ppm, 1시간 평균치 0.1ppm 이하. 변화량이 많아 연간 기준을 보지 않는다.

71

- 0도 – 매연 0%
- 1도 – 매연 20%
- 2도 – 매연 40%
- 3도 – 매연 60%
- 4도 – 매연 80%
- 5도 – 매연 100%

72

생물화학적 산소요구량이 많아지면 DO는 감소한다.

73

BOD
하수 · 폐수 내의 오염물질(유기물)이 호기성 상태에서 미생물에 의해 분해되어 안정화되는 데 소비하는 산소량을 말한다.

74

화학적 산소요구량
물속의 피산화성 물질인 유기물질이 산화제에 의해 산화될 때에 소비되는 산소량을 mg/L(ppm) 단위로 나타낸 것

75

부영양화는 수중생물의 영양분이 증가되어 플랑크톤이 과도하게 증식되면 표수층은 플랑크톤 광합성으로 용존산소가 포화되지만 심수층은 용존산소가 감소된다.

76

적조 발생요인
- 정체성 수역(해류의 장시간 정체)
- 수중 영양염류의 농도 증가(탄소, 질소, 인)
- 적당한 염분농도
- 수온의 상승

77

성층 현상은 주로 겨울이나 여름에 발생한다.

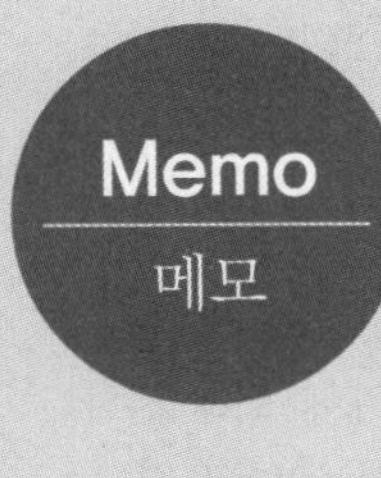
Memo
메모